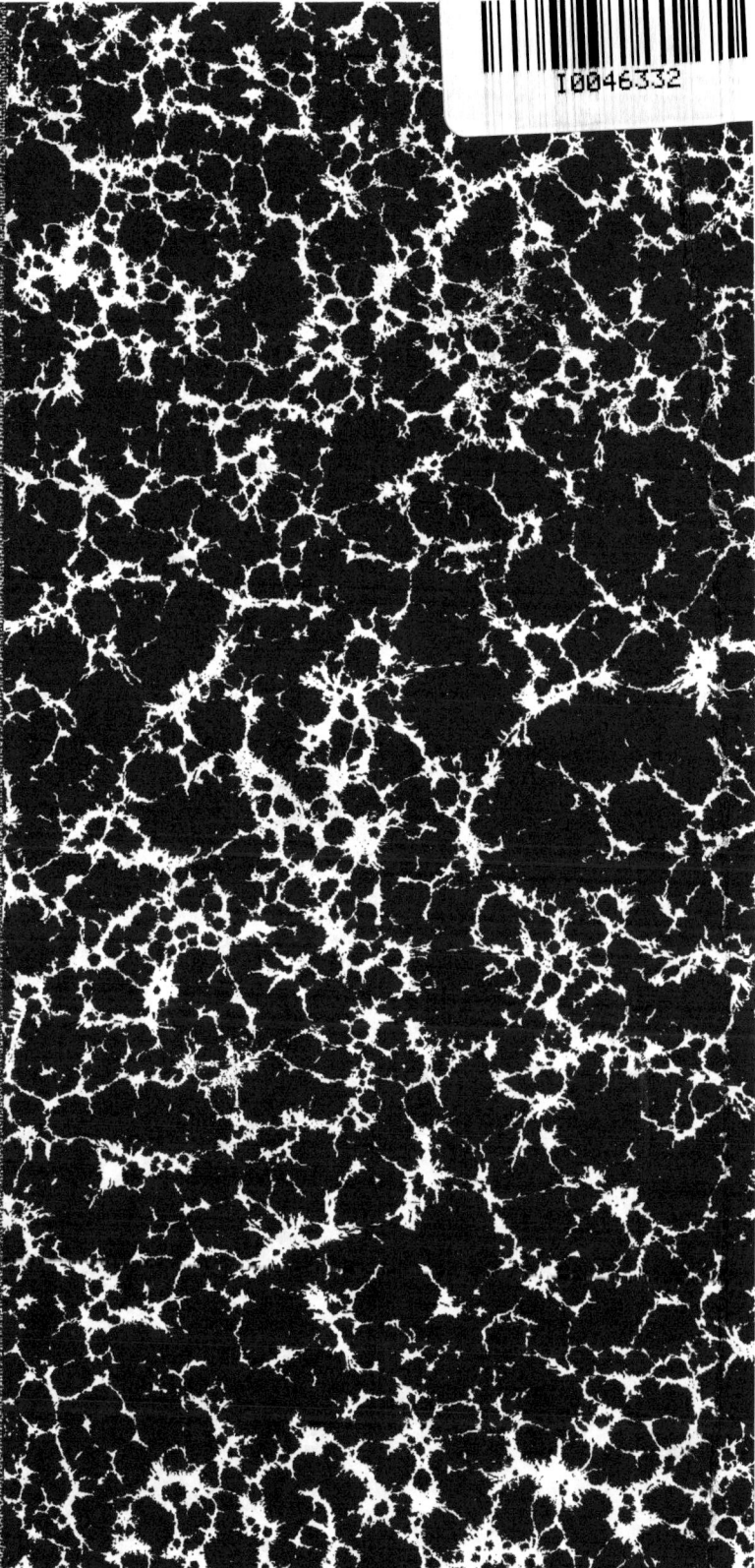

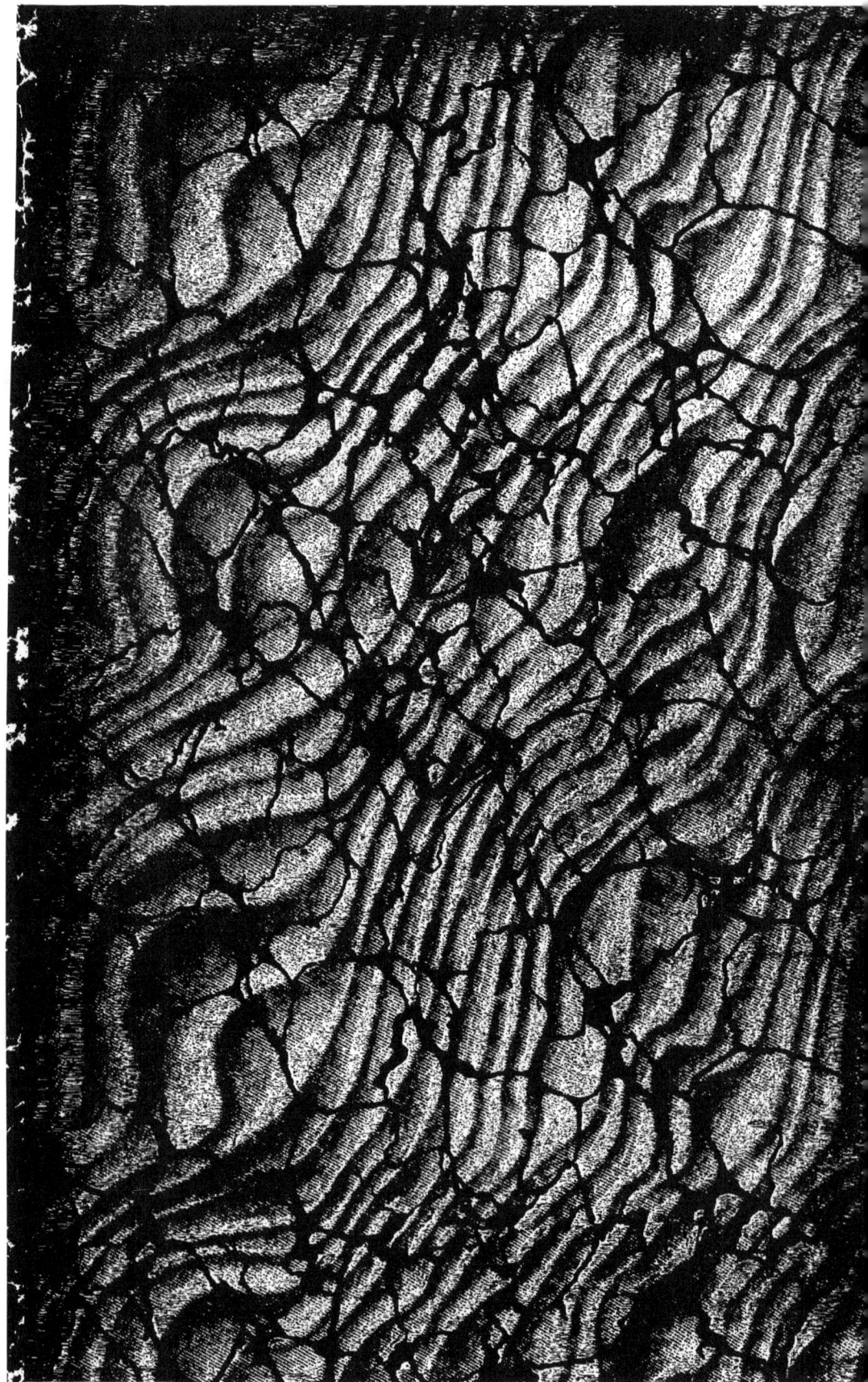

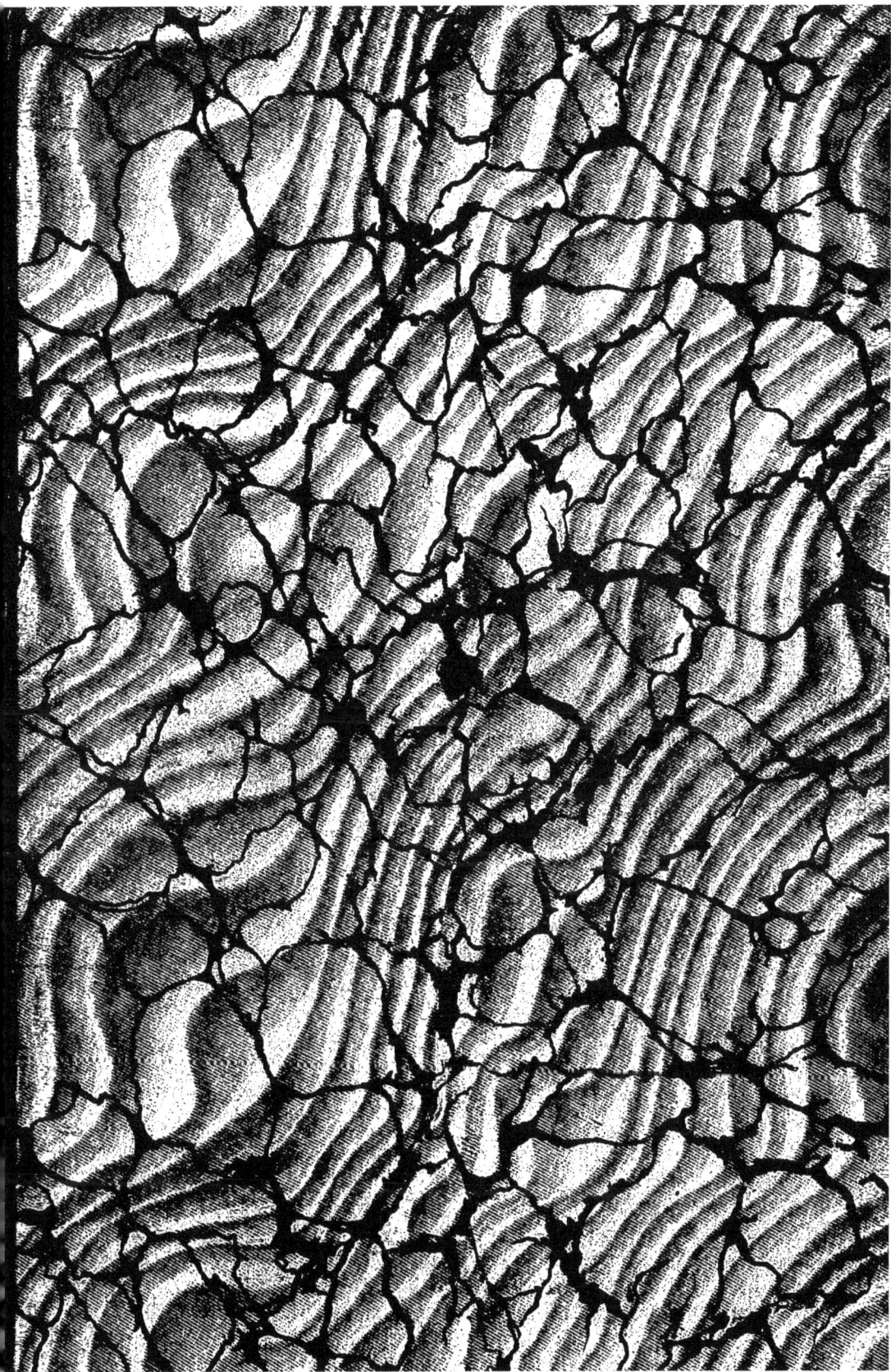

ANATOMIE NORMALE ET PATHOLOGIQUE

DES

FOSSES NASALES

ET DE LEURS

ANNEXES PNEUMATIQUES

PAR

E. ZUCKERKANDL

Professeur d'Anatomie à l'Université de Vienne.

TRADUIT SUR LA 2e ÉDITION ALLEMANDE

PAR

L. LICHTWITZ | **P. GARNAULT** (de Paris)
Docteur en Médecine de l'Université de Vienne | Docteur en Médecine,
et de la Faculté de Bordeaux. | Docteur ès-sciences naturelles.

Tome I (Texte).

PARIS

G. MASSON, ÉDITEUR

LIBRAIRE DE L'ACADÉMIE DE MÉDECINE

120, Boulevard Saint-Germain.

1895

PRINCIPAUX OUVRAGES DU DR LICHTWITZ.

Les anesthésies hystériques des muqueuses et des organes de sens et les zones hystérogènes des muqueuses. (Paris, 1887, chez Baillière et Fils.)

Du diagnostic de l'empyème « latent » de l'antre d'Highmore par le lavage explorateur. (Paris, 1890, chez G. Masson.)

De la fréquence de l'empyème « latent » bilatéral de l'antre d'Highmore, etc. (Paris, 1892, chez G. Masson.)

De l'empyème « latent » du sinus frontal diagnostiqué et traité par voie naturelle. (Paris, 1893, chez G. Masson.)

Carcinome de la corde vocale etc. (Paris, 1891, chez G. Masson.)

Extirpation par voie naturelle des papillomes multiples du larynx, chez l'enfant, à l'aide d'une nouvelle méthode : l'intubation avec tube fenêtré. (Paris, 1892, chez G. Masson.)

Hydrorrhée nasale. (Paris, 1893, chez G. Masson.)

De l'emploi des accumulateurs en médecine et de la meilleure manière de les charger. (Paris, 1893, chez G. Masson.)

Maladies des cavités accessoires du nez. (Dans le traité de médecine publié chez Maloine, Paris, 1895.)

En collaboration avec le Dr Sabrazès :

Du Cholestéatome de l'oreille. (Paris, 1894, chez G. Masson.)

PRINCIPAUX OUVRAGES DU DR GARNAULT.

Recherches anatomiques et histologiques sur le Cyclostoma elegans, 1887. Thèse de doctorat ès-sciences naturelles (de la Sorbonne) et Actes de la Société linnéenne de Bordeaux.

Sur la signification morphologique des enveloppes de l'œuf, chez les Chitonides, 1888. Archives de zoologie expérimentale, de LACAZE-DUTHIERS.

De la caryocinèse et de ses relations avec le processus de la fécondation, par WALDEYER. Traduit de l'allemand, avec l'exposé de mes recherches sur les phénomènes intimes de la fécondation chez l'*Helix aspersa*, Archives de Tocologie et Bulletin scientifique du nord de la France et de la Belgique, de GIARD.

La voix, le chant et la parole, par LENNOX BROWNE et BEHNKE. Traduit de l'anglais sur la 14e édition. Société d'éditions scientifiques. Paris, 1893, 2e édition.

Le massage vibratoire et électrique dans les affections de la gorge, des oreilles et du nez. Société d'éditions scientifiques. Paris, 1894.

Les maladies du nez. Dans le traité de médecine, publié sous la direction de BERNHEIM, chez Maloine. Paris, 1895.

Le traitement manuel de Ling dans ses applications à la médecine et à la chirurgie, par le Dr KELLGREN. Traduit de l'anglais sur la 2e édition. Maloine, Paris, 1895.

Précis des maladies de l'oreille. 1 vol. de 700 pages avec 171 figures. Doin, Paris, 1895.

ANATOMIE NORMALE ET PATHOLOGIQUE

DES

FOSSES NASALES

ET DE LEURS

ANNEXES PNEUMATIQUES.

ANATOMIE NORMALE ET PATHOLOGIQUE

DES

FOSSES NASALES

ET DE LEURS

ANNEXES PNEUMATIQUES

PAR

E. ZUCKERKANDL

Professeur d'Anatomie à l'Université de Vienne.

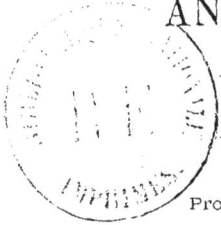

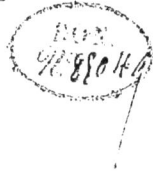

TRADUIT SUR LA 2ᵉ ÉDITION ALLEMANDE

PAR

L. LICHTWITZ
Docteur en Médecine de l'Université de Vienne
et de la Faculté de Bordeaux.

P. GARNAULT (de Paris)
Docteur en Médecine,
Docteur ès-sciences naturelles.

Tome I (Texte).

PARIS

G. MASSON, ÉDITEUR

LIBRAIRE DE L'ACADÉMIE DE MÉDECINE

120, Boulevard Saint-Germain.

1895

TABLE DES MATIÈRES

PREMIÈRE PARTIE

DEUXIÈME PARTIE

PRÉFACE DE LA DEUXIÈME ÉDITION

DE LA PREMIÈRE PARTIE

La deuxième édition de ce premier volume paraît sous une forme essentiellement différente, car j'ai cru bon de la compléter. Je ferai remarquer en particulier que le chapitre du système vasculaire des fosses nasales est une monographie que j'ai publiée en 1884, dans les mémoires de l'Académie impériale de Vienne. J'ai ajouté aux chapitres qui concernent l'ostéologie des fosses nasales une série d'observations d'Anatomie comparée; j'ai cru devoir le faire, parce que beaucoup de détails anatomiques de ces organes restent incompréhensibles, si on ne les étudie que chez l'Homme.

Ces compléments et additions ont porté le nombre des feuilles de 13 à 25 et celui des planches de 22 à 34.

Le manuscrit allemand de ce volume a été remis à l'impression à la fin de décembre 1892.

E. Zuckerkandl.

PRÉFACE DE LA DEUXIÈME PARTIE

J'offre aujourd'hui au public le second volume de cet ouvrage. Il renferme en beaucoup d'endroits des notes complémentaires du premier volume paru il y a dix ans. De plus, il fournit de nouvelles données que je n'avais pas pu publier alors, faute d'observations. J'ai examiné, d'après des recherches nouvelles, quelque questions, par exemple, celle de l'empyème de l'antre d'Highmore, celle de la structure des polypes du nez, dont la discussion est à l'ordre du jour.

L'ordre des chapitres ne correspond pas à celui des différentes cavités pneumatiques, mais j'ai disposé ces chapitres de telle façon que le suivant découle du précédent. Ainsi l'inflammation de la muqueuse de l'antre est traitée avant l'article « Polypes du nez »; afin d'établir une comparaison, il était nécessaire de parler d'abord du stroma de la muqueuse du sinus maxillaire enflammée, avant d'aborder la description des polypes gélatineux.

Je dois le cas d'hypérostose des cornets et celui qui a trait à l'inversion de l'incisive, à l'amabilité de mon collègue, le professeur H. Kundrat. La préparation de l'odontome du maxillaire supérieur appartenait autrefois à la collection de feu le professeur W. Gruber.

Le matériel sur lequel j'ai basé mes conclusions générales est contenu dans les différents chapitres correspondants. Ceux des lecteurs qui voudraient comparer le résultat de leurs propres recherches avec ceux contenus dans cet ouvrage, me pardonneront, j'en suis convaincu, la multiplicité des cas rapportés. D'autres qui voudront simplement s'orienter sur la question, sauront facilement s'y reconnaître.

J'ajoute que le manuscrit de ce livre a été donné à l'impression au mois de décembre de l'année dernière.

Vienne, Pâques 1892.

E. Zuckerkandl.

PRÉFACE DES TRADUCTEURS

Le premier volume de l'*Anatomie normale et pathologique des fosses nasales et de ses cavités pneumatiques* date de 1882 ; le deuxième de 1892.

Si nous avons retardé jusqu'à présent la traduction de cet ouvrage, c'est que nous avons attendu, sur les conseils de l'auteur lui même, la publication de la nouvelle édition du premier volume. Cette nouvelle édition, considérablement augmentée et remaniée au point de former une œuvre nouvelle, a paru l'an dernier seulement.

Nous n'avons pas à présenter au public scientifique l'ouvrage de Zuckerkandl dont on trouve des extraits dans la plupart des travaux de rhinologie et qui a servi de base à la rhinologie moderne. Notre traduction a pour but de faciliter les recherches des cliniciens peu familiarisés avec la langue allemande et de faire connaître dans son ensemble cet ouvrage fondamental. Les anatomistes et ceux qui s'occupent d'histologie et d'anthropologie, pourront aussi consulter ce travail avec fruit.

Dans l'édition allemande, le premier et le deuxième volumes contiennent chacun le texte et les planches. Il nous a paru préférable de réunir le texte en un volume, les 58 planches doubles et leurs légendes en un autre.

Il ne faudra point s'étonner de trouver dans la première partie de l'ouvrage des détails complémentaires de la deuxième partie, l'édition nouvelle de la première partie remaniée ayant paru un an après la publication du deuxième volume.

Nous devons adresser nos remercîments à M. Masson, notre éditeur, dont le concours nous a permis d'arriver plus facilement au but que nous nous étions proposé.

Le 1er Novembre 1894.

Dr LICHTWITZ. Dr GARNAULT.

INTRODUCTION

Lorsqu'on étudie la structure des divers segments osseux de la tête, on voit qu'un grand nombre d'entre eux présente des espaces pneumatiques. L'ethmoïde, le frontal, le sphénoïde, le temporal, le maxillaire supérieur, le palatin, parfois aussi l'os malaire et l'occipital (Hyrtl) (1) sont pneumatisés. Parmi les autres os de la tête, quelques-uns, il est vrai, ne renferment pas d'espaces pneumatiques, mais se trouvent dans des espaces pneumatiques où limitent ces espaces. Parmi ces os nous signalerons les cornets inférieurs, le vomer, les unguis et les os propres du nez.

Les espaces des os frontal, ethmoïdal et sphénoïdal, ainsi que ceux de la charpente maxillaire supérieure, se relient directement aux fosses nasales, centre de tous les espaces pneumatiques, tandis que les autres cavités pneumatiques de la tête, aussi bien que les systèmes respiratoire et digestif, ne se trouvent en communication avec les fosses nasales que par l'intermédiaire de la cavité naso-pharyngienne. La paroi latérale du nez est limitée du côté de la cavité naso-pharyngienne par un sillon situé entre la trompe d'Eustache et le cornet inférieur. Je ne crois pas que l'on doive réunir la cavité naso-pharyngienne et les fosses nasales en une seule cavité, parce qu'il existe entre ces deux organes des différences physiologiques et histologiques importantes.

La communication des espaces pneumatiques les uns avec les autres permet aux affections de se propager facilement d'une cavité à une autre.

Pour la critique de ces processus, la connaissance exacte du volume et de la situation des cavités, ainsi que leur mode de communication ne sont pas sans importance.

L'étude de l'anatomie nous explique, entre autres choses, quels sont les points d'élection des inflammations, le mode d'extension des exsudats qui s'écoulent. Elle fait voir aussi si les fluides

(1) Ueber die pneum. Räume d. Occiput. Wien. med. Wochenschr. 1860.

accumulés peuvent s'écouler facilement ou non, si, enfin, l'inspection des cavités malades et l'introduction des instruments est aisée ou difficile.

La fonction principale des fosses nasales qui consiste à maintenir ininterrompues les relations entre le monde extérieur, la sphère olfactive et les poumons, diffère suivant que les fosses nasales sont étroites ou larges, que les cornets sont rapprochés ou éloignés les uns des autres, qu'ils sont ou non en contact avec la cloison; en effet, ces dispositions architectoniques influent sur le courant d'air inspiré. Dans une cavité aussi étroite que les fosses nasales, lorsque, par exemple, la fente olfactive est fermée par suite d'une hypertrophie de la muqueuse siégeant dans la région antérieure du cornet ethmoïdal inférieur, on ne peut plus voir ce qui se trouve derrière cet obstacle, d'autant moins que dans ces cas la pharyngo-rhinoscopie n'arrive pas non plus à donner une notion exacte de la région cachée. L'anatomie sera le seul guide qui pourra fournir l'interprétation de ces cas, car seules les données tirées de la dissection permettront, d'après quelques indications recueillies sur le vivant, de conclure à l'état des régions inaccessibles. Les dissections nous apprennent qu'après une affection des annexes pneumatiques, il persiste souvent un exsudat dans l'une et l'autre de ces cavités. Bien que les fosses nasales, les sinus frontaux et maxillaires ne présentent plus aucune manifestation pathologique, l'exsudat peut exister encore dans le sinus sphénoïdal et son revêtement offre des altérations pathologiques. Comment pourrait-on comprendre, diagnostiquer et traiter ces processus sans avoir jamais étudié l'anatomie? Deuxième argument : la chirurgie des polypes du nez a fait des progrès assez considérables, il n'en est pas de même de la notion de leur siège. Dans les divers travaux on fait bien provenir les polypes de la muqueuse de l'ethmoïde, du méat moyen ou du toit du nez; mais en disant cela on ne définit pas plus leur siège qu'on ne définit celui de la rate lorsqu'on dit « qu'elle se trouve dans l'abdomen ».

Les nombreuses variations de forme des polypes, rendent nécessaire l'étude d'un grand nombre de cas; car ce n'est que de cette façon qu'on peut se faire une idée claire de leur forme, de leur développement et de leur siège.

Afin de m'instruire sur ces questions ainsi que sur plusieurs autres, j'ai disséqué trois cents cadavres d'*adultes* et j'ai ainsi obtenu un grand nombre de préparations instructives à beaucoup

de points de vue. Au point de vue pathologique, on doit remarquer
que le matériel que j'ai eu à ma disposition, provenait de la salle de
dissection d'anatomie physiologique ; mes découvertes étaient
purement accidentelles et pour cette raison je ne puis rien dire du
développement clinique des affections. Je n'ai pu, dans cette série
de dissections, rassembler aucun document sur quelques formes
pathologiques telles que : ulcérations, tuberculose de la muqueuse
nasale, caries des parois du nez, grosses tumeurs et hémorrhagies
foudroyantes.

On trouvera toutes mes remarques dans les pages qui suivront.
Sur quelques points, j'ai déjà fait des communications préliminaires (1). Beaucoup de détails ne sont pas nouveaux, cependant
je crois avoir traité l'anatomie des espaces pneumatiques d'une
façon complète, avoir rectifié bien des choses et fait avancer la
question des affections inflammatoires de ces cavités, ainsi que
celle des polypes et de l'ozène simple. C'est dans l'étude anatomique de l'ozène, que j'ai trouvé les plus grandes difficultés ;
cependant, même dans ce cas, je suis arrivé à des résultats
satisfaisants. Après de laborieuses recherches, j'ai acquis la
conviction que les états atrophiques des cornets sont toujours
précédés d'un stade hypertrophique ; c'est pour cette raison que
l'atrophie des cornets n'est pas, comme certains auteurs le pensent,
la cause de l'ozène simple ; l'atrophie n'est que le dernier stade du
processus.

Les médecins éloignés des instituts anatomiques qui voudront
jeter çà et là un coup d'œil sur ce chapitre de l'anatomie, pourront
peut-être trouver un avantage dans les nombreuses planches de ce
travail. S'il en est ainsi, j'aurai atteint par la publication de cette
monographie, le but que je me suis proposé.

J'ajouterai enfin, que la première édition de ce travail a été
terminée en septembre 1880 et envoyée à l'impression au mois de
novembre de la même année.

(1) Medic. Jahrbücher, Jahrgang 1880 ; et dans une communication faite au
Collège des médecins de Vienne dont une analyse a paru dans la Wiener med.
Zeitung, 1881, n° 9.

PREMIÈRE PARTIE

CHAPITRE I.

Aperçu historique sur l'Anatomie et la Physiologie
des cavités pneumatiques.

Les recherches anatomiques n'ont pu, jusque dans ces derniers temps, arriver à nous donner une idée nette des fonctions des cavités pneumatiques du crâne. Nous connaissons, et il y a long-temps déjà que l'on connaissait, les dispositions anatomiques des cavités pneumatiques, les membranes qui les recouvrent et leur système nerveux, mais toutes ces notions n'arrivaient pas à nous expliquer le fonctionnement de ces organes. Pour ce qui est de la cavité nasale, on a des connaissances plus précises. Grâce à la découverte du nerf olfactif, et aux recherches de C. SCHNEIDER (1),

(1) SCHNEIDER C. V. *Liber de osse cribriformi, etc.* Wittenbergæ, 1655 et *De catharris.*

C'est à SCHNEIDER que revient aussi l'honneur d'avoir découvert l'amygdale pharyngée. Dans son troisième volume sur les catarrhes, il y a une planche désignée par l'indication de figure, II, dans laquelle se trouve représenté, par des lignes et des points, un organe qui occupe sur la partie basilaire de l'os occipital, la région située entre les choanes et le grand trou occipital. Voici ce qu'en dit SCHNEIDER à l'explication des figures : « Designat membranam, quæ additamentum ossis occipitalis investit ; et tegit : haec continet mucum et emittit : quamobrem vocanda venit *membrana pituitaria posterior* ». Voici sa description « Huic membranæ haec sedes est : Oritur illa ab extremo illo æris meatu, quem os vomer dictum dividit aut, ut dilucidius dicam, ubi in inverso capite, cui maxilla inferior dempta est, processus pterygoides utrinque ac in medio os vomer dictum desinunt ibi incipit haec membrana et prope usque ad foramen magnum ossis occipitis fertur. Ea itaque, ut modo jeci additamentum ossis occipitis operit. Sume in manus caput modo obtruncatum, ac inverte, et oblata inferiore maxilla, hanc membranam considera. An invertas caput ita, ut facies superiora intueatur, utque os occipitis respiciat ad pectus tuum. Tum haec membrana facile notabitur. Quod enim spatii inter os vomer dictum et magnum foramen ossis occipitis extat, illa inoblivitur qui combattit avec succès l'idée d'une libre communication entre la cavité nasale et les ventricules du cerveau, l'anatomie de l'organe olfactif fut élaborée magistralement, et toutes les opinions fantastiques qui avaient cours sur le trajet de l'air inspiré et les conditions de l'olfaction, furent renversées. Renversée aussi, fut l'hypothèse de Gallien, basée sur une observation très intéressante et très exacte qui permettait à Fr. Sansovino (1) de pouvoir encore appeler au seizième siècle la cavité nasale « la cloaca del cerebro ».

L'anatomie et la physiologie des cavités accessoires firent des progrès plus lents. Les opinions erronées sur le contenu de ces cavités furent à la vérité fréquemment renversées, mais pour renaître bientôt, et à l'heure actuelle, malgré les progrès de nos connaissances anatomiques, nous n'en savons pas beaucoup plus long sur la signification des cavités accessoires que n'en savaient nos prédécesseurs, plongés dans leurs rêveries anatomiques. Ce qui suivra aura pour but de le démontrer, et nous étudierons tout d'abord l'anatomie, et *notamment la question du contenu des cavités pneumatiques.*

L'étude de la littérature ancienne nous apprend que les opinions professées sur la nature du contenu des cavités pneumatiques de la tête ont été des plus diverses ; on ne saurait leur reprocher leur monotonie. Le plus grand nombre des auteurs n'envisageaient l'ensemble des cavités accessoires pneumatiques des fosses nasales, ni au point de vue anatomique, ni au point de vue physiologique ; on en trouve la raison dans l'insuffisance des anciennes recherches anatomiques et dans la manie que l'on avait d'expliquer les choses

membrana, de qua nos primi loquimur. Facile se dat in conspectum; colore enim est exalbida, viciniae membranæ sunt sanguineæ, hoc est subfuscæ. Præterea est plenior, et quasi præpinguis. Hæc semper uda est et muco quodam glutinoso sudat. Si illa in inversa capite acu compungitur, et illud mox in mensa observatur, ut eam attingant dentes; pituita per illa foramina se penetrat, exit, hæret pendula, tandem interposito tempore exstillat et in mensam delabitur. Hæc membrana non valde abdita est, sed latet in aperto et ita *latuit usque ad hunc diem.* Tempus est ei nommen indere. Eam vocamus pituitariam posteriorem, glandulæ quidem, quæ in osse cuneiformi latitat, tale est vocabulum, quod recentiores duce Galeno putarint, illæ decurrere pituitam. Verum cum illa glandula tali officio non fungatur, sed hæc potius membrana *hoc certe illa cognomentum merebitur.* » Après Schneider, Santorinus et A. v. Haller ont aussi signalé cet organe.

(1) Sansovino Fr. *L'edificio del corpo humano.* Venet, 1550.

sans en connaître le fond. Ce qu'on trouvait dans une cavité devait être différent de ce qui existait dans la cavité voisine, et on n'était même pas d'accord sur le contenu des divers sinus. Il s'ensuivit que l'on attribua des fonctions différentes à des sinus, parce qu'ils étaient séparés anatomiquement. Un autre fait vint encore augmenter cette confusion; quelques-uns des auteurs passèrent sous silence l'une ou l'autre de ces cavités, assez souvent lorsqu'ils avaient étudié avec soin la cavité de l'os frontal, ils n'étudiaient plus que celle du sphénoïde, et souvent même laissaient cette dernière de côté. Le sinus maxillaire supérieur, en particulier, fut très délaissé par les anciens anatomistes. Cela est d'autant plus surprenant, qu'à cette époque on connaissait non seulement l'anatomie normale des autres sinus, mais encore les variétés qui peuvent se produire, telles que l'absence du sinus frontal, la variabilité de ses dimensions, l'asymétrie fréquente de sa cloison.

Je me suis efforcé de réunir les diverses opinions qui ont été émises sur l'anatomie et la physiologie des cavités pneumatiques; et ce qui va suivre contiendra le résultat de ces recherches historiques.

En étudiant la première question, qui n'est pas sans importance, et que les anciens auteurs se sont posés sur le contenu de ces cavités, on voit déjà qu'une foule d'opinions diverses furent enseignées simultanément, sans trop se combattre. On les servait pour satisfaire les besoins scientifiques du public médical au point de vue de l'anatomie des cavités pneumatiques. Ainsi, par exemple, quelques auteurs parlent d'une « *membrana viridis* » qui se trouverait dans le sinus frontal. D'autres n'en font pas mention et parlent en revanche d'un contenu *médullaire* du sinus frontal et de l'antre d'Highmore. Un troisième groupe fondait ensemble ces deux manières de voir admettant, en même temps que la membrane verdâtre, l'existence d'une substance médullaire. Par contre, d'autres anatomistes encore, veulent au contraire que ces cavités soient tantôt vides et tantôt pleines. On voit que l'on ne manquait pas d'opinions. Quels étaient leurs représentants? Laurentius (1), Spigel (2), C. Bauhinus (3), D. Olhafius (4) et autres (5),

(1) Laurentius. A. *Hist. anat.* Parisiis, 1628.
(2) Spigel. *De hum. corp. fabrica.* Amstel, 1645.
(3) Bauhinus C. *Theatrum anatomicum.*
(4) Schneider. *De Catarrhis.*
(5) D. de Marchettis (*Anatomie*, Patavii, 1654) admet même une substance

admirent la théorie de la membrane verte. La théorie de la couleur de la muqueuse du sinus frontal se trouva dans divers travaux, jusqu'à ce que Conr. Schneider eût expliqué ce fait de la manière la plus simple, en montrant qu'il s'agissait d'un phénomène cadavérique. Ainsi que le prouve une citation rapportée plus loin, on n'ouvrait la cavité du nez et ses annexes qu'après avoir disséqué les autres parties du cadavre. Il s'ensuivait naturellement que la muqueuse des sinus présentait la coloration louche de la putréfaction.

L'opinion que l'espace pneumatique renferme un contenu médullaire ou muqueux, compta entre autres partisans Salomon Albertus (1), Th. Bartholinus (2), Jessen (3), Kyper (4), Spigelius (5), Veslingius (6), Palfyn (7). D'après Jessenn, les sinus frontaux renferment : « medullosum quid, sed fere liquidum, ac veluti oleosum, quod probabile est, per foramen in orbita oculi ad majorum angulum, terebratum, ad oculum humectandum percolari ». Spigelius admit aussi la membrane colorée en vert et ajoute : Le sinus frontal renferme en outre une « materiam viscidam et cerebri substantiam non valde absimilem ». Vesling soutient une opinion analogue; il dit, en décrivant le sinus frontal « cavernam amplam possidet, quam medullosum stipat corpus, membranula fere viridi succinctum ». Kyper s'exprime ainsi : Le sinus frontal serait créé « vel ad medullæ ossis illius comprehensionem meliorem facere, vel conferre ad odorem paulatim effusionem in organum odoratus proprium ».

Th. Bartholinus traite cette question en en faisant la critique. Dans les « Institutiones Anatomicæ » il dit, à propos du sinus frontal : Certains croient que ces cavités sont destinées « ut ibi colligantur excrementa non modo crassa, sed etiam aquæa, quæ ad glandulam lacrymalem delata lacrymas efficiant »; d'autres, au contraire, admettent que, « materiam medullosam inibi contentam,

verte dans les sinus frontaux, qui serait quelquefois remplacée par une substance blanche (substantia viridis aliquando etiam alba).

(1) Albertus Salomon. Historia plerarumque part. hum. corp. Vitebergæ, 1583.

(2) Bartholinus Thomas. Anat. reformata. Hagæ, 1658.

(3) Jessenius I. Tractus anat. Wittebergæ, 1601.

(4) Kyper. Anthropologia Lugd. Bat., 1660.

(5) Spigel. L. c.

(6) Vesling I. Syntagma anat. Patavii, 1637.

(7) Verheyn Ph. Anat. corp. hum. Coloniæ, 1712.

foramen, Canthi, majoris oculi transire, oculum que humectare et lubricare. » Bartholinus, lui-même, n'admet pas cette manière de voir ; mais dans l'*Anatomia reformata* (1) parue dix ans plus tard, il remet en honneur une vieille théorie ; dans ce livre, en effet, il est encore question de la *membrana viridis* et d'un *corpus molliusculum* et *medullosum* du sinus frontal. L'opinion de Bartholinus sur le sinus frontal et le sinus maxillaire n'était certainement pas basée sur des observations anatomiques, car ce que dans les *Institutiones Anatomicæ* Bartholinus n'accorde pas au sinus frontal, dans l'*Anatomia reformata*, il le rapporte sans scrupules aux autres cavités pneumatiques. Le maxillaire supérieur est creux « tum ad lævitatem, tum ut medullam contineat pro nutritione ossium et superiorum dentium », c'est ainsi qu'il s'exprime dans les *Institutiones ;* il attribue au sinus sphénoïdal cette fonction importante : « ut aër inspiratione ad spiritus necessitatem elaboretur, et ut excrementa pituitosa per infundibulum ex ventriculis cerebri destillent. » Th. Bartholin avait donc sur chaque cavité pneumatique son opinion anatomique particulière.

Palfyn s'imagine que tous les espaces pneumatiques « illas esse præcipue confectas ad separandun mucum, atque adeo ad massam sanguineam ejus ablatione purificandam, ipsumque unicum per aliquod temporis spatium retinendum, ne cogamur perpetuo emungere nares ».

A. Vesale (2), G. Fallope (3), Diemerbrœck (4) et autres, soutinrent que le sinus frontal et les autres cavités accessoires étaient alternativement pleines et vides. De tous ces auteurs, G. Fallope fut celui qui traita de la façon la plus approfondie la question du contenu des cavités pneumatiques ; il soumit, de plus, les opinions de ses prédécesseurs à une critique rigoureuse. Nous lui devons les premiers renseignements sur le développement des cavités pneumatiques. Cet auteur combattit l'existence de la *medulla mollis* des sinus sphénoïdaux et maxillaires et n'admit, outre la présence de l'air, que celle du contenu muqueux. Dans la partie critique,

(1) Je ne puis dire si l'opinion exprimée dans les *Institutiones* est celle du vieux Casp. Bartholinus, car je n'ai pu consulter son anatomie originale.
(2) Vesalius A. *Oper. omn. anat. et chirurg.* Tom. I, Lugd. Bat. 1725.
(3) Fallopia G. *Observationes Anatomicæ*. Venetiis, 1562.
(4) Diemerbrœck Isbrandus. *Oper. omn. anat. et med.* Ultrajecti, 1685.
Sinus frontalis tenuissima membrana succincta (est), et modo vacua, modo humore quodam mucoso repleta (Diemerbrœck).

il honore d'une mention les auteurs qui soutiennent cette opinion :
« quod aër attractus per nares ingrediatur cavitates geminas
frontis, ibique servetur, donec fluat ad hos sinus (sphenoidales)
a quibus ad cerebrum idem aër attrahitur pro materia spiri-
tuum », il honore cette théorie qu'il considère comme la « troisième » de l'expression suivante : « tertia et magis suspecta sen-
tentia ». Après avoir encore énuméré et exécuté comme elles le
méritent plusieurs autres théories relatives à ce sujet, Fallope
conclut par cette remarque excellente : « ex his ego colligo, licere
cuique philosophari, at non semper sine errore ».

Diemerbroeck mérite d'être nommé à côté de Fallope, car il ne
faisait pas dériver le mucus accumulé dans le sinus sphénoïdal de
la cavité cranienne. Si donc le mucus ne provenait pas de la cavité
cranienne, il devait être produit par la membrane muqueuse du
sinus sphénoïdal elle-même, et cette opinion représentait un
progrès. La théorie de Diemerbroeck, que nous venons de citer,
peut être rapprochée de celle beaucoup plus ancienne, d'après
laquelle le mucus du sinus sphénoïdal (1), d'après d'autres celui
aussi du sinus frontal (2), provenait de l'hypophyse du cerveau et
s'écoulait dans l'antre sphénoïdal à travers les lacunes de la selle
turcique.

A. Vesale (3), R. Columbus (4), G. Fallope (5), J. Valverda (6)
et Diemerbroeck (7), se sont, il est vrai, élevés énergiquement
contre cette opinion de Gallien ; ils contestèrent la perméabilité de
la selle turcique, et, pour en donner un exemple, disons que Vesale
pensait que le mucus cérébral s'écoulait hors du crâne en passant
à travers le trou déchiré antérieur. Jac. Sylvius (8), comme toujours,

---

(1) L'historique le plus complet sur le sinus sphénoïdal se trouve contenu dans
le travail de C. V. Schneider « De catarrhis »

(2) Casserius Placentinus. Penthastheseion de quinque sensibus. Venet, 1609.
« Capacissima illa cavitas frontis ossibus insculpta multum humoris per poros
illos, qui ossi cerebro contiguo innati sunt; recipere partemque principem ab onere
exonerare utilissima est. At ne et hic ipsa locus perpetuo onere prematur, viam
ipsi natura instar canalis subministravit, per quam in cavitatem ossium turbina-
torum onus suum deponat, »

(3) L. c.

(4) De re anatomica. Parisiis, 1572.

(5) L. c.

(6) Anat. corp. hum. Venetiis, 1724.

(7) L. c.

(8) Oper. med. Genevæ, 1635.

s'éleva avec passion contre Vesale, qui attaquait la théorie de Gallien. Pour donner la caractéristique de cet anatomiste, je citerai le passage qui a trait à la défense de Gallien, à propos du sinus sphénoïdal. Sylvius écrit : « Hujus ossis circumscriptio tam pulchre a Galeno absolvitur, ut nihil addendum putem, nisi quod id os habet apophysis extra cranium quidem duas pterygodeis intra vero κλινοειδεῖς tres, unam posticam, quæ superiorem. Duas anticas ad nervorum opticorum exortum, quæ inferiorem lecti partem repræsentent. Inter quas loco ossis profundiore et omnium tenuissimo vel unum est foramen medium, capiti aciculæ par, aut multa exigua visu et tactu perceptibilia, seu in coronam sita, per quæ pituita ex cerebri ventribus in choanam recepta, transmittitur in duos specus maximos his foraminibus subjectos et inde in nares et palatum. Quæ foramina Lutetiæ habuerint omnia crania, quotquot mihi videre contingit tum recentia, tum siccata »; et il termine le passage par cette phrase dirigée contre Vesale, et qui dépasse comme violence tout ce qu'on peut demander : « Ne quis aures patefaciat homini indoctissimo et arrogantissimo, neganti omnia, quæ sua visione aut imbecilla aut per ignorantiam, ingratitudinem, impuditiam fascinato non deprehendit ». Cela ne suffit pas à Sylvius, car il répète dans ses « Calumniæ secundæ amolitio » ses attaques injustes et dictées par une rage féroce : « Ne igitur posthac bone vir præceptoribus tuis veracibus et naturæ obstrepe, cujus fabricam ignoras et operum ejus usum negas iniquissime, sed quod suadeo, explora in recenti cadavere et tuam ipsam arrogantiam, impietatem, ignorantiam, ingratitudinem mox agnosces neque dices posthac ossa illa sphænoidea precarie foraminulenta apparere, non talia esse natura. Sic enim respondisti Sanctangelo, nostro medico perdocto offerenti sceletum pueri recentissimum, quem nos per eundem Cornelio Bærsdorpio Cæsareæ Majestatis archiatro longe præstantissimo missum curavimus, cum ossibus aliis, tuas calumnias confutantibus. — Sed nihil horum præ tui dogmatis rabie aspectus dignatus es, ne palinodiam canere coram viris bonis et doctis cogereris, sic hæc sensibus tuis fidem veritatis Galenicæ et calumniarum tuarum fecissent. Quod si laborem experiundi, quæ scripsi, refugias, cranium recens superne, qua sunt foramina in sphænoide, pugiunculo pertunde et aquam per calamum vel infundibulum parvum infunde : spectabis eam mox in nares, nunc in palati foramina pro situ vario cranii diffluere. Id cranium penitius si aperias et latius ut totum sinum fundum appareat, foramina, quæ ante dixi, spectabis. Noli igitur esse incredulus, nec aures et oculos veritati agnoscendæ tam pertinaciter occlude ». Diemerbroeck (1) a soutenu l'opinion exactement contraire sur la question des canaux qui conduisent dans le sinus sphénoïdal : « Ne Lynceis quidem oculis quispiam illic foraminula ulla videbit », écrit-il, et « si dicas per osseae sellæ aut duræ meningis invisibiles poros illam pituitam evacuari posse, hoc æque est ac si dicerem per minimum acus foramen transire posse camelum ».

Jusqu'à présent, nous avons eu à nous occuper de théories qui admettent très nettement l'existence dans l'une ou l'autre des cavités pneumatiques d'une substance palpable. Nous devons opposer maintenant aux défenseurs de cette opinion, un petit groupe d'anatomistes distingués : Valverda (2), Columbus (3), J. Riolan (4), Verheyn (5) et Schneider (6), furent les adversaires des théories que nous avons exposées et soutinrent que les tissus étaient remplis d'air. Cette théorie, à la vérité, ne se développa point tout d'un coup; nous la voyons cependant, au moment de la période du grand élan scientifique, suivre une voie plus nette. J. Valverda admet que le sinus frontal est rempli d'air. R. Columbus dit : le frontal se partage dans l'arcade sourcillière en deux tables, « ut sinum amplum ibi conficiat ad aërem continendum », et la cavité du sinus sphénoïdal, « quod continuum est cum cavitate ossis frontis in qua dixi aërem sursum per nares attractum servari usque quo in hoc ipsum antrum delabatur. Hujusmodi antrum in omnibus fere amplum est et vacuum in aliquibus spongiosæ cujusdam substantiam plenum ». On ne peut admettre sous le nom de substance spongieuse que la substance spongieuse de l'os qui se rencontre d'une façon typique dans les cas d'absence du sinus sphénoïdal, absence qui a du reste été remarquée par les anatomistes anciens. Columbus a pu, avec facilité, réunir de nombreuses observations sur cette variété osseuse ainsi que sur d'autres; il dit, en effet, en parlant de lui-même : « Sexcenta millia capitum

---

(1) *L. c.*

(2) *L. c.*

(3) *L. c.*

(4) *Anthropographia.* Parisiis, 1618 (16-18 Polypes de l'ethmoïde). — *Fil. Encheiridium anat. et path.* Lugd. Bat., 1649.

(5) *L. c.*

(6) De osse cribriformi.

inspicere manibusque attrectare mihi per otium licuit multis in
locis, ac præsertim Florentinæ in Divæ Mariæ Novæ amplissimo
Xenodochio, ubi per innumera prope modum sæcula demortuorum
ossa in elegantissimas strues digesta servantur, ne non Romæ in
communi gentium omnium cœmeterio, quem Campum sanctum
nominant ».

N. Highmore (1), ainsi que d'autres auteurs, ont fait avancer cette
idée de la pneumatisation des sinus. Afin de rendre justice au
mérite d'Highmore, je rapporterai le passage intéressant dans lequel
il expose son opinion sur l'utilité des sinus frontaux et des arcades
sourcilières. Il dit, à propos du sinus frontal, après avoir, comme
Bartuolin, cité et réfuté toutes les anciennes idées : « Nos vero
illas a natura primario institutas arbitramur, ut protuberantiam
illam et eminentiam superciliorum extundunt, quæ aliter adeo
feliciter fieri vix poterit. Si enim ex osse solido extuberet frons et
supercilium, onus nimis grave ac naturæ molestum effingeretur.
Hisce vero cavernulis processus seu prominent superciliorum, ad
faciei gratiam et *oculorum propugnaculum,* tenditur, neque
gravitas offensiva inde conciliatur, atque hanc in omnibus processibus et prominentiis (ad quodcunque officium designatis) metho-
dum observavit natura; ut nulli parti inutile pondus designaret,
quo officium damus inevitabile compensetur. Sic os maxillæ
superioris Magnum est, maximeque protuberat, cavum tamen
est adeo, ut natura non solum robur, sed et utile quandoque ac
conveniens excogitare videatur ». Dans sa description du sinus
maxillaire qui, malgré toute son insuffisance, est encore moins
défectueuse que celle de ses prédécesseurs, il dit (2) : « Antrum hoc
frequentius vacuum aliquando muco repletum reperitur, in quod
humores a capite per meatum quemdam a cavitate illa in osse
frontis, et ab osse frontis, et ab osse ethmoide destillare poterunt ».

Les auteurs que nous avons cités jusqu'ici, bien qu'ils aient
fait des recherches approfondies sur quelques-unes des cavités pneumatiques, n'avaient pas essayé d'en faire une étude d'ensemble.
Jean Riolan, le jeune, fut incontestablement le premier qui eut ce
mérite. Dans son « *Encheiridium anatomicum* », paru en 1649,
qui constitue le premier essai d'anatomie pratique, il dit au sujet

(1) *Corp. hum. disquisitio anat.* Hagæ comitis, 1681.
(2) Ainsi, pour n'en fournir qu'un exemple, il passe sous silence le canal qui
fait communiquer les fosses nasales avec la cavité du sinus.

des cavités pneumatiques des fosses nasales : « *Omnes sunt vacui, membrana tenui obducti* ». Il résulte donc de tout cela, qu'un temps très long s'écoula avant que l'on n'arrivât à cette manière de voir extrêmement simple et en rapport avec l'observation anatomique, et que l'on pût dire, que tous les sinus étaient vides, c'est-à-dire remplis d'air ; mais on ne conserva pas longtemps cette opinion. Les observations exactes de REALDUS COLUMBUS et de RIOLAN n'eurent aucun écho. Les opinions émises par ces auteurs, quelque excellentes qu'elles fussent et malgré toute leur évidence, n'étaient pas suffisamment filandreuses pour réveiller les médecins plongés dans leur léthargie anatomique et pour leur faire abandonner les dogmes physiologiques dans lesquels ils étaient ancrés. Il fallut donc reprendre la question à nouveau et redécouvrir encore des faits déjà découverts, pour arriver, par cette rumination répétée d'un même sujet, à sortir du cercle d'inertie dans lequel on était renfermé. C'est sur ce point aussi qu'il était réservé à Conrad SCHNEIDER (1), ce savant distingué, de prononcer le mot décisif. Il exposa, en s'appuyant sur ses recherches anatomiques, et cela de la façon la plus démonstrative et la plus complète, l'impossibilité des opinions anciennes. Il démontra que la méthode de dissection alors employée était l'unique cause des opinions erronées que l'on avait émises sur le contenu des espaces pneuma-tiques. Les espaces pneumatiques, dit-il, si on les étudie à l'état frais sont toujours vides, « si vero novissimis diebus sectionis, ut sceletus compingi queat, tandem sæpe ut fit, ad hoc os effringen-dum descendimus, non negabimus vitiosam quondam materiam inibi aliquando reperiri posse, cum humore tabescentium partium, quæ procul absint, in hanc cavitatem (il parle du sinus frontal) confluere posse videantur. Nam dissectionis professores finitor anatomia corporis hanc cavitatem jam effractam introspicere solent ». Il donne la même explication pour la membrane verte et la substance médullaire du sinus maxillaire.

Sur quoi reposaient les données inexactes que FALLOPE, RIOLAN, SCHNEIDER et autres, avaient dû combattre ? N'y avait-il pas d'autres causes d'erreur que celle qu'indique SCHNEIDER ? Est-ce à des apparences cadavériques qu'il faut faire remonter la cause des opinions si erronées soutenues par les divers auteurs, ou bien faut-il encore la chercher ailleurs ? La putréfaction suffit bien pour

(1) De osse cribriformi.

expliquer la membrane verte, mais elle est insuffisante pour expliquer le mucus et le corps médullaire. Il fallait bien que les anciens eussent vu des substances semblables, car on ne peut comparer quelque chose que l'on n'a pas vu au mucus ou à la moelle, et comme par les phénomènes cadavériques il ne se développe pas de produits de ce genre, il fallait bien qu'ils aient observé quelque autre chose. Comme je ne connais qu'un genre de faits anatomiques où l'on ait remarqué quelque chose ressemblant à la moelle, l'altération de la muqueuse des cavités accessoires dans le catarrhe chronique, je serais porté à en conclure que les anciens avaient rencontré dans leurs dissections des membranes muqueuses malades, qu'ils considéraient comme physiologiques. Le passage suivant, emprunté à J. F. BLUMENBACH (1), me confirme dans cette manière de voir : « Post Vesalium veterum plurimi de molliusculo quodam aut medullari, et cortici cerebri non absimili corpore, quod hac, de qua hucusque locuti sumus, membrana inclusum sit et sinus frontales impleat, tradiderunt : quod tamen temporis progressu sensim disparuit, nemini que recentiorum visum est : ut adeo veteribus bonis viris, mucus, aliquando in his sinubus reperiundus, pro singulari ejusmodi corpore medullare imposuisse videatur ». D'après BLUMENBACH, les anciens virent dans le mucus accumulé une substance analogue à la moelle. S. REININ-GER (2), chercha également une explication, mais, comme le prouve le passage suivant, l'opinion à laquelle il arriva n'est pas la même que celle de BLUMENBACH. REINENGER écrit : « Sæpe cogitavi illos viros pro medulloso habuisse scobem ossis serra dissecti inque lateribus membranæ humidæ facile adhærentem ut speciem corpus-culorum medullosorum facile referat. Quum vero in nupera anatome viderem ossium maxillæ inferioris (il veut dire superioris) laminas externas cautissimi diffringi et aufferri, ut membrana cavitatem cingens integra remaneret, duobus locis prope fundum hujus cavitatis sese conspiciendas præbebant moleculæ ex flavo albicantes, quarum altera lenticulæ magnitudinem, altera non multo minorem habebat. Hæc cum accuratius examinarentur, visæ sunt nihil aliud, quam globulos pinguedinosos membranæ illi

(1) *Handb. d. vergl. Anat.* Göttingen, 1824. *Prolusio anat. de sinibus frontalibus,* Göttingæ, 1779.
(2) *Dissert. inaug. de cavitatibus ossium capitis,* etc. Dans le 8ᵉ vol. des thèses réunies par HALLER.

adhærentes fuisse. Forte simile, quid Vesalio (1) videre accidit in examine ejus, quam describit, cavitatis ». Sans aucun doute, les corps décrits par Reininger comme « globuli pinguedinosi », n'étaient autre chose que les kystes de la membrane du sinus maxillaire étudiés plus récemment par Giraldès.

Schneider prouva de la façon la plus démonstrative que les sinus renfermaient de l'air, et leur anatomie disposait alors de tous les moyens permettant d'arriver à une interprétation *physiologique* exacte.

On peut se figurer maintenant que la théorie de Schneider devait être dès lors acceptée par tout le monde. Il n'en fut cependant pas ainsi. On ne parlait plus, après l'argumentation décisive de Schneider, des théories erronées sur la membrane verte et la substance médullaire ; mais, et même jusque dans ces derniers temps, il s'est trouvé des professeurs d'anatomie pour soutenir énergiquement la théorie de la sécrétion abondante de mucus dans les cavités accessoires ; de telle sorte, qu'à ce point de vue, une époque plus récente, est restée en arrière de Schneider. R. Vieussens (2) qui accepta complètement la manière de voir de Schneider sur la cavité nasale, rejeta, lui aussi, la théorie de la pneumaticité des cavités accessoires. Il ne discute pas, il est vrai, cette théorie, il n'appuie sa manière de voir sur aucun argument ; il dit, au contraire, tout simplement : le rôle des sinus serait de débarrasser le sang qui monte au cerveau, de son mucus. Dans sa description du cerveau, on peut lire : « Postquam membranam pituitariam descripsimus, ejusque munia explicuimus, sequitur, ut aquosa capitis emissaria, seu duodecim, describamus sinus, quos abituri in spiritum animalem sanguinis expurgationi quodammodo conducere dici potest, cum ad ipsos velut ad distincta aquæ emissaria sanguinis cerebrum versum tendentis, aquosi, lenti crassique succi amandentur ; isti vero sinus, quorum alios sphænoideos, alios ethmoideos (sex), alios frontales et alios maxillares nominamus, intra calvariæ baseos, et maxillæ superioris ossa reconduntur. Verus sinuum usus est, ut pituitosos instar aquæ emissariorum admittant succos, qui a sanguine secernuntur, in iis membranæ pituitariæ productionibus, quibus interiora ipsorum

(1) Vesale signale aussi un « corpus molliusculum » dans le sinus frontal.
(2) De natura et necessitate spiritus animalis et de succo nervoso. (*Bibliotheca anat.* de Manget.)

abducuntur. » Puisqu'il n'existe pas, à l'état normal, de mucus dans les sinus, ou bien la théorie de Vieussens repose sur des dissections de cas pathologiques, ou bien il se fit une théorie sur la nature des amas de mucosités, sans base anatomique; en tous cas, Vieussens, de même que tous ceux qui soutiennent la même manière de voir, n'aurait pu que gagner à faire des recherches plus nombreuses sur les sinus.

Au xviiie siècle, Verheyn, après avoir démontré l'absurdité des autres opinions, soutint que les sinus étaient remplis d'air; c'est à lui que nous devons cette observation d'une réelle importance que les vaisseaux et les glandes qui sont plongés dans la membrane muqueuse qui tapisse les espaces pneumatiques, sécrètent un liquide qui protège cette membrane contre la dessication. Le grand A. v. Haller (1) retomba dans l'erreur de Vieussens; la membrane des sinus devait, d'après lui, sécréter un mucus, qui passait dans la cavité nasale, s'y mêlait à celui qui provenait de la membrane de Schneider et protégeait les nerfs contre la dessication. Haller s'appuie sur des observations anatomiques; il écrit en effet : « Eum mucum — in sinubus reperio, neque maxillari potissimum, tum in sphenoideo tunc quidem facillime, quando eis circumjecta ossa sensim demolior, ut sola membrana supersit. Absque ejus modi muco sinus fuisse, credo cl. viris ut tamen nihil inde concludant contra experimenta mea, qui cum mucum toties in homines viderim? » Reininger professe la même opinion au sujet du mucus qui coule des sinus dans la cavité nasale; il dit en effet : « Dicta humiditas, ut scopo satisfaceret fluida, aquosa, levi tamen viscositate imbuta esse debuit. Quoniam vero aër continuo admissus partem fluidorum subtilioremque abripit, successive illa spississcere stagnationeque corrumpi vel in tophum mutari deberet, nisi adessent foramina, per quæ sensim efflueret : quorum eam esse collocationem et fabricam, ut in quocunque demum actu corporis, sive caput servemus erectum, sive antrorsum, sive retrorsum, sive in alterutrum latus inclinemus ex aliqua semper earum cavearum ad humectandas nares, et ipsas cavitates expurgandas, effluere humorem necesse sit, non solum autopsia docet, verum etiam a doctissimis viris Boerhæve et Morgagno inculcatum legimus. »

Les anatomistes, après Haller, se divisèrent en plusieurs camps; les uns enseignaient l'opinion déjà professée par Schneider sur les

(1) *Elem. Phys.* t. V. Lausannæ, 1763.

sinus pneumatiques; les autres, comme le montrera en détail l'aperçu physiologique que nous allons faire, admettaient avec Haller que les sinus sécrétaient le mucus, ou tout au moins ils considéraient que cette sécrétion était une des fonctions importantes que remplissaient ces cavités. Parmi les premiers, nous comptons : W. Braune et F. E. Classen (1), C. Langer (2), H. Meyer (3) et M. J. Weber (4); parmi les derniers : Fr. Arnold (5), F. H. Bidder (6), B. Haarwood (7), E. Huschke (8), J. Hyrtl (9), F. Magendie (10), R. A. Rudolphi (11) et J. G. Walter (12).

(1) *Die Nehenhöhlen d. Menschl. Nase in ihrer Bedeutung f. d. Mechanismus d. Riechens. Zeitschr. f. Anat.* Bd. II. Leipz. 1877.

(2) *Lehrb. der Anatomie.* Wien, 1856.

(3) *Lehrb. d. phys. Anat.* Leipzig, 1857.

(4) *Handb. d. Anat. d. menschl. Körp.* Bonn, 1839. — *Handb. d. vergl. Osteologie. Erster Theil.* Bonn, 1824.

(5) *Handb. der Anat.* Bd. II. Freiburg, 1850.

(6) *Handwörterbuch d. Physiol.* Braunschweig, 1845. — *Article : Riechen. Neue Beobachtungen über die Bewegungen des weichen Gaumens und über den Geruchsinn.* Dorpat, 1838.

(7) *System der Vergl. Anat. und Phys*, Traduit de l'Anglais. Berlin, 1799. Je crois devoir citer ici en détail le travail de cet auteur. Haarwood dit : « Bien que l'on ne doive pas accepter l'opinion généralement admise sur ces sinus et d'après laquelle ils serviraient à renforcer l'olfaction, on doit cependant reconnaître facilement qu'ils ont une fonction très apparente et très importante. On doit les considérer comme servant à renforcer l'organe vocal. Ils en augmentent en effet la force, en même temps qu'ils corrigent le ton des diverses modulations que nous émettons pour communiquer nos idées. Le changement désagréable de la voix que l'on produit en fermant le nez, prouve bien la vérité de cette remarque. Les anatomistes attribuent, en général, à ces sinus une autre fonction bienfaisante, ils sécréteraient le liquide muqueux qui doit lubrifier l'intérieur du nez; les extrémités des nerfs olfactifs ne sont revêtues que d'une enveloppe très mince et demandent à être protégées contre l'âcreté de nombreuses substances liquides, à l'action desquelles elles sont fréquemment exposées. La dessication empêcherait aussi, vraisemblablement, leur fonctionnement. L'action du mucus est principalement nécessaire à ces deux points de vue. Il n'est pas vraisemblable que la surface exiguë des fosses nasales puisse sécréter ce liquide en quantité suffisante; mais ces cavités y suppléent abondamment. Le liquide sécrété se trouve également exposé dans les sinus à l'action des lymphatiques, et sa consistance augmente ainsi dans des proportions convenables. »

(8) *Lehre von den Eingeweiden und Sinnesorganen.* Leipzig, 1844.

(9) *Topographische Anat.* Wien, 1871.

(10) *Précis élémentaire de Physiologie*, 2e édition. Paris, 1825.

(11) *Grundriss der Phys.* Bd. II. Berlin, 1823.

(12) *Handbuch der Osteologie.*

Si, maintenant, en terminant cette étude historique des sinus, nous jetons un coup d'œil en arrière, nous voyons que l'on n'a pas dépassé les idées de R. Columbus, G. Fallope, Riolan et de Schneider, et que les opinions pleines de justesse émises par ces auteurs ne sont point parvenues à la connaissance des médecins ; tant il est difficile, même dans cette partie de l'anatomie, d'établir la vérité, sur un point où l'absurde, avec ses tendances monstrueuses, a une fois pris racine.

Les idées que l'on a émises sur la physiologie des cavités pneumatiques de la tête, ont encore dépassé en inexactitude celles qui avaient été soutenues sur l'anatomie. Les citations précédentes nous en ont déjà fait connaître quelques-unes, nous allons maintenant indiquer les autres.

Une des théories les plus curieuses est assurément la suivante : les espaces pneumatiques seraient destinés, « ut in illis elaboretur aër ad generationem, seu ad expurgationem spiritus animalis ». Joh. Veslingius dit à propos du corpus medullosum renfermé dans le sinus frontal : « Idque aëris ad cerebrum commeantis præparandi gratia factum creditur ». Et comme nous l'avons déjà indiqué, d'après Th. Bartholin, le sinus sphénoïdal aurait pour fonction : « ut aër inspiratione ad spiritus necessitatem elaboretur ». On opposa à cette théorie des objections très fortes, parmi lesquelles celle de Gab. Fallope peut être considérée comme la plus grave. De même que Conr. Schneider (1) démontre que l'air n'était pas nécessaire à l'élaboration des esprits animaux, puisque l'enfant possède ce fluide dans le sein de sa mère, de même, Fallope soutint que les espaces pneumatiques ne peuvent servir à l'élaboration ou à l'extension de ce fluide, parce que les enfants « in quibus tamen spiritus naturales recreantur » ne possèdent pas, en général, d'espaces pneumatiques.

D'autres anatomistes et médecins, tels que Jessen, appliquèrent cette théorie au sinus sphénoïdal. Il devait agir de la façon suivante : « ut aër inspiratione haustus elaboretur, et a sordibus elementaribus expurgetur » ; ou bien, comme J. Sylvius et Th. Bartholinus l'admettaient, « ut excrementa pituitosa per infundibulum

(1) De ossi cribriformi.

ex ventriculis cerebri destillent ». D'après une théorie non moins absurde, les sinus frontaux étaient destinés : « ut ibi colligantur excrementa non modo crassa, sed etiam aquea, quæ ad glandulam lacrymalem delata lacrymas efficiant ». Ils servaient aussi de réservoir à la matière médullaire, qui devait lubrifier le globe de l'œil, afin de faciliter ses mouvements. WEINHOLD (1) a émis sur les espaces pneumatiques une théorie bien digne de prendre rang parmi les précédentes. A une époque où les conquêtes faites sur le terrain de l'anatomie et de la physiologie des cavités accessoires étaient déjà appréciables, cet auteur chanta de la façon suivante les hauts faits de ces espaces pneumatiques : « On doit maintenant admettre comme très vraisemblable que « l'accord (2) sensible » transformant les cavités de la face en organe actif, a pour consé-quence d'abolir l'accord du système artériel ; c'est cet accord qui également fait commencer la sécrétion dans cet organe et règle l'énergie avec laquelle elle s'exécute. Toutes les cavités de la région faciale apparaissent maintenant comme un unique organe sécréteur de grande taille. Nous ne pouvons plus considérer ces lacunes comme le cloaque de l'organisme ; elles s'ouvrent toutes dans le nez et forment ainsi une association de cavités. Elles constituent dans leur ensemble un animal, un polype, dont les trompes plongées dans le polypier du système artériel, sucent et enlèvent, pour le salut de son organisme, son excédent de fibrine par un réseau infini de petits polypes ou de cryptes muqueux. Il forme l'indifférence de l'extérieur et de l'intérieur ; il est en rapport avec le monde extérieur et plonge profondément dans l'intérieur, près du siège capital de la vie ; sans la compensation qu'il exerce sur le système artériel, la transformation en azote de l'acide d'hydrogène et de carbone serait impossible et tous les processus d'assimiliation succomberaient comme processus plas-tiques. C'est pour cela que j'ai envisagé les parties des cavités dépourvues de nerfs olfactifs comme uniques organes d'exhalation, comme grande surface de sécrétion : *l'équateur, l'appareil d'équa-tion, le porteur équatorial du système artériel, tout le long de l'échelle animale* ».

(1) *Ideen über die abnormen Metamorphosen der Highmorshöhle*. Leipzig, 1810.

(2) Il parle, en effet, un peu plus haut, d'un accord délicat de la membrane muqueuse dans le sinus, qui produit par le système ganglionnaire une décharge du principe vital sur les nerfs de la muqueuse de la face.

Que le lecteur me pardonne cette citation; je ne l'ai rapportée que pour montrer ce que l'on peut avoir à supporter, bien qu'on ne soit qu'un simple espace pneumatique.

Il était aussi à la mode autrefois de croire que les cavités accessoires avaient une influence favorable sur la phonation. Ainsi, SPIGEL dit que le sinus frontal est construit de manière « ut canora magis fit »; KYPER dit que c'est « ad vocem sonoram edendam ». Th. BARTHOLIN, lui aussi, partage cette manière de voir et prétend que l'on ne trouve pas les sinus frontaux chez les hommes qui ont une mauvaise phonation. FALLOPE, INGRASSIAS (1), DIEMERBRŒCK, LIEUTAUD (2), VERHEYN et HAARWOOD partagèrent cette manière de voir. SCHNEIDER (3) et KYPER furent d'un avis contraire. Le dernier de ces auteurs donne une preuve manifeste de son opinion, en rapportant l'observation de la dissection d'un indivdu qui n'avait pas de sinus frontaux et qui, cependant, avait une bonne voix, tant que sa gorge était en bon état. Une observation de BLUMENBACH sur un certain J. Beck montre la même chose « qui cum magna palati tam mollis, quam ossei parte pleraque etiam nasi organa (ossa nasi, septum cum vomeris maxima parte, spongiosa inferiora in totum; eorum autem, quæ ad os cribrosum pertinent, magnam partem) perdiderat. Is spongio obturatis sinubus et frontis et reliquorum calvariæ ossium, adeoque absque ullo narium sinuumque juvamine, imo absque molli uvula (quam magis deglutitioni, quam sermoni prodesse exinde concludere licet) distincte satis loqui et sonoras voces edere poterat; cum contrario sublata spongia et apertis adeo ex larynge ad sinus calvariæ viis, plane non loqui et ægre vociferari potuerit. »

Les espaces pneumatiques furent aussi considérés comme aidant à l'olfaction, et à ce point de vue, G. MARTINIUS (4) avait raison de les appeler « cavitates olfactoriæ ». « Ad odores hauriendos, cum ibi aër odore prægnans excipiatur paulimque conservetur, ne nares tam subito præterlabatur, mode odor per integrum diem in narium summitate præsentitur (5) ». Telle est l'opinion de SPIGEL sur

---

(1) SCHNEIDER. *De osse cribriformi.*

(2) *Essais anatomiques.* Paris, 1766. La cavité du nez, de même que celle des sinus qui y répondent, donnent plus de force au son et rendent la voix plus agréable.

(3) *De osse cribriformi.*

(4) MARTINIUS. *Eust. tab. anat. comm.* Edinburgi, 1755.

(5) SCHNEIDER dit « que les cavités nasales et les cellules ethmoïdales suffisent pour expliquer ce dernier phénomène. »

la formation des sinus frontaux, et SCHNEIDER rapporte que quelques médecins pensaient que la membrane verte et la moelle imaginaire jouaient un rôle très important dans la perception des sensations olfactives. Les auteurs qui ont émis la même opinion sur les sinus sphénoïdaux sont cités dans les remarquables travaux de SCHNEIDER; CALDANIUS (1), HALLER et MARTINIUS ont enseigné que tous les espaces pneumatiques servent à l'olfaction. CALDANIUS écrit dans ses *Institutiones physiologicæ* « Ut vero facile est intelligere, eo accuratius sensum organa proprius numeribus defungi, quo ampliori supcrficie prædita sunt — ita ut per olfactus organum vividius incitemur, naribus hactenus descriptis peculiares natura adjecit, quas anatomici sinus dicunt. Hi sinus omnes in nares patent. » L'opinion de HALLER ne diffère de cette théorie que parce qu'il admet que la faculté olfactive est plus faible dans les annexes pneumatiques que dans la cavité du nez. BLUMENBACH dit aussi que les sinus frontaux servent à augmenter le pouvoir olfactif. Cet auteur base sa théorie sur ce que ce J. Beck, dont il a déjà été question et qui était affligé d'une perte de substance étendue du nez, percevait encore les odeurs; il s'exprime en ces termes à ce sujet : « et exempla pertinacium odorum per multos dies, nescio an hebdomadas, naribus inhærentium, qualia post olfacta carcinomata aut sedes dysentericas, aut sputa phtisicorum annotarunt observatores, ex eo explicari possent, quod ejusmodi particulæ odoriferæ magna copia et vehementi impetu nares ingressæ et ad sinus frontis et reliquæ calvariæ delatæ; illinc quasi inclusæ et per longum tamen tempus dissipatæ fuerint. » Ces dédutions ne sont pourtant pas très solides, car, dans le cas de Beck, il y avait encore une partie de la muqueuse olfactive qui était conservée, et cette citation prouve simplement que l'air chargé de substances odorantes pouvait se conserver un certain temps dans les annexes de la cavité nasale.

J.-G. WALTER (2) subit aussi l'influence de cette théorie inexacte. Il est vrai qu'il exclut l'antre d'Highmore, lorsqu'il parle du rôle des cavités pneumatiques dans l'olfaction. Il dit, en effet, que les antres servent à la conservation du mucus qu'ils retiennent, l'orifice de communication entre ces cavités et le nez étant très rétréci par les régions voisines. Par contre, WALTER accordait une

(1) *Instit. physiolog.* Pat., 1778.
(2) *Id.*

très grande importance physiologique à la muqueuse des sinus frontaux et sphénoïdaux au point de vue de l'odorat. Je trouve la même opinion dans le traité de dissection de G. J. ILG (1), l'anatomiste distingué de Prague. Il s'exprime de même au sujet des cavités accessoires. « Elles ont aussi pour fonction de conserver une réserve de mucosités, qui sert non seulement à entretenir l'humidité de la muqueuse olfactive proprement dite, mais encore à retenir une grande quantité des particules odorantes contenues dans l'air, qui se rassemblent dans leurs cavités et qui y restent plus longtemps. »

Cette manière de voir sur les fonctions des cavités pneumatiques, combattue autrefois, vigoureusement, par Conrad SCHNEIDER (2), l'a été, dans ces derniers temps, d'une manière si énergique, par les expériences de J.-L. DÉCHAMPS (3), RICHERAND (4) et HYRTL (5), qu'actuellement elle a perdu tout crédit.

D'autres ont vu dans les cavités, une disposition de la nature destinée à combiner le volume à la légéreté. VESALE et C. SCHNEIDER avaient déjà enseigné cette théorie qui est encore en honneur aujourd'hui. Th. BARTHOLINUS l'admit, entre autres fonctions, pour le sinus maxillaire; de même N. HIGHMORE, ainsi que nous l'avons

---

(1) *Grandlinien der Zergliederungskunde des Menschenkörpers.* Bd. II. Prag, 1812.

(2) *De osse cribriformi.*

(3) J. L. DÉCHAMPS. *Des maladies des fosses nasales et leurs sinus.* Paris, 1804.

Qu'il me soit permis de rapporter le résultat des expériences de M. DÉCHAMPS : « Un homme de 54 ans, chez qui les sinus frontaux avaient été ouverts par une chute malheureuse, conserva une fistule après la cicatrisation de la blessure. Cette fistule donna à DÉCHAMPS l'idée d'introduire des substances odorantes dans la cavité frontale, et de rechercher si elle était capable de sentir. On mit du camphre à plusieurs reprises dans le sinus frontal, après avoir bouché l'orifice de communication avec la cavité nasale, et on vit que ces cavités ne contribuent en rien à l'olfaction.

(4) H. CLOQUET. *Osphrésiologie.* Paris, 1821.

CLOQUET dit à propos des recherches de RICHERAND : « M. le Professeur RICHERAND a vu des injections odorantes dans l'antre d'Highmore, par une fistule du bord alvéolaire, ne produire aucune sensation olfactive. »

(5) HYRTL. *Descriptive Anatomie.* Wien, 1878.

HYRTL a injecté dix gouttes de vinaigre aromatique dans la cavité de l'antre d'Highmore, chez une jeune fille affligée d'une hydropisie de cet antre, quatre jours après la ponction, sans observer la production d'aucune sensation olfactive.

vu. Récemment, Joh. Müller (1) a exprimé cette théorie de la façon la plus claire en disant : « Il paraît être indifférent à la nature, que les cavités des os soient remplies d'air ou de graisse ; d'une façon ou d'une autre, les os sont plus légers que s'ils étaient massifs ».

Je puis passer ici sous silence l'ancienne théorie signalée déjà dans la première partie. D'après cette théorie, les sinus sphénoïdaux et maxillaires serviraient au passage du mucus. Je ne m'occuperai maintenant que de cette théorie reprise récemment par Haller, Blumenbach et Albin, d'après laquelle les espaces pneumatiques serviraient à la sécrétion du mucus. Cette mucosité passe dans le nez, à travers les orifices de communication, afin d'entretenir l'humidité de la muqueuse nasale et de la préserver de la sécheresse. Il y a beaucoup d'objections à faire à cette manière de voir qui, actuellement encore, est en honneur et qui cependant n'a pas eu de portée ; la faute en est à ces anatomistes, qui basent leurs recherches plutôt sur leurs lectures que sur les dissections de cadavres. Si nous faisons abstraction des sinus frontaux dont l'orifice est situé favorablement pour l'écoulement des liquides, l'examen le plus simple montre pourtant que les orifices de communication des sinus sphénoïdaux et maxillaires sont placés si haut, que toujours, du moins dans les parties profondes, il doit séjourner une certaine quantité de mucus secrété. Toutefois, il n'en est pas toujours ainsi ; on ne trouve jamais, à l'état normal, de sécrétion dans les cavités ; nous devons donc admettre avec Verheyn, que les produits de la muqueuse des cavités accessoires servent à la membrane propre de ces cavités ; ils la lubrifient et la protègent contre la dessication. La sécrétion lubrifie la muqueuse, mais ne s'accumule pas, parce qu'elle s'évapore en partie et se resorbe aussi en partie. J.-B. Winslow (2) dit déjà dans son remarquable manuel d'anatomie, à propos de la description de la communication entre le nez et le sinus maxillaire : « notandum est, hasce aperturas fundo sinus multo elevatiores esse. Sinus maxillares in nullo situ penitus et ambo evacuari possunt ». Et M.-J. Weber dit que la membrane muqueuse des cavités accessoires ne sécrète qu'une faible quantité d'un mucus clair et aqueux pour lubrifier leur membrane propre ; ce mucus ne sert pas, comme on l'admet

(1) *Handb. d. Phys. Bd. II.* Coblentz, 1840.
(2) *Expos. anat. struct. corp. hum.* Frankf. et Lips., 1753.

d'ordinaire, à lubrifier la membrane olfactive. Il se base sur ce que :

1° Les glandes de la muqueuse nasale sont suffisantes pour sécréter d'une manière régulière et constante un mucus épais ;

2° Le mucus clair des cavités accessoires, même produit en grande quantité, ne suffirait pas ;

3° Les orifices de communication seraient placés trop haut et seraient trop petits.

Il faudrait donc que les cavités soient toujours remplies. Les cavités accessoires ont plutôt pour fonction « de diminuer la trop grande quantité d'air qui, dans l'inspiration, passerait à travers le nez dans les poumons ; elles en emmagasineraient une partie. Naturellement, il se produit une modification de cet air dans ces cavités, comme dans le poumon. La membrane qui revêt ces cavités accessoires est, par sa structure, parfaitement adaptée pour transformer et absorber l'air atmosphérique, comme cela se produit dans les alvéoles pulmonaires. Cet air est amélioré et renouvelé par la pénétration d'une nouvelle quantité d'air inspiré, et il n'est pas nécessaire, il est même impossible, que cet air parte de là pour aller dans les poumons, afin d'y subir une transformation, ainsi que quelques écrivains l'ont admis ». Rudolphi fait observer avec raison : « que l'on a admis dans une certaine mesure, que l'air qui pénétrait par le nez dans ces cavités, subissait une transformation avant d'arriver dans les poumons ». S'il en était ainsi, ce serait une circonstance défavorable pour l'air destiné au poumon ; car, déjà, dans ces cavités, la désoxygénation de cet air commencerait. A moins d'admettre que l'air ne fait que s'y réchauffer, auquel cas il faudrait, pour ce faire, que les cavités présentent un volume très développé. La respiration ne peut pas être considérée comme une fonction secondaire, elle est aussi importante que la pénétration de l'air dans les cavités accessoires ; il ne faut pas que le poumon souffre de cette pénétration. Ainsi, la nature accomplit le but assigné à ces cavités, de la manière la plus parfaite et reproduit les alvéoles pulmonaires, même dans le système osseux. »

L'opinion que les cavités accessoires servent de réservoir à mucus, a été combattue par plusieurs auteurs ; et, comme nous l'avons indiqué, d'une façon péremptoire par Weber. Elle n'est cependant pas encore complètement renversée ; elle jouit du même sort que cette autre, qui reconnaît comme fonction aux cavités accessoires de réchauffer l'air. Ce réchauffement devrait alors, ou élever la température de l'air inspiré, ou déterminer un courant de l'air chargé de substances odorantes, dans la fente olfactive, qui produirait une perception intense des odeurs. Dans le *Manuel d'Anatomie* de Arnold, on trouve expressément indiquée la théorie du courant de l'air réchauffé, seulement il admet, comme j'ai déjà eu l'occasion de le faire remarquer, que les cavités fournissent aussi à la muqueuse du nez, le mucus en quantité suffisante pour la lubrifier. D'après H. Meyer, les cavités accessoires serviraient exclusivement à réchauffer l'air inspiré; tandis que Braune et Classen, par leurs expériences, sont arrivés au résultat suivant : les cavités accessoires sont vidées dans l'inspiration, et le courant d'air qui est ainsi produit dans la région olfactive, est important pour la perception des odeurs. Il y a plusieurs objections contre cette dernière théorie. Affirmer que les cavités accessoires ont pour fonction de réchauffer l'air inspiré, cela est inadmissible.

Les expériences intéressantes de Braune et Classen prouvent seulement qu'il se produit une raréfaction d'air dans les cavités accessoires pendant l'inspiration, mais elles ne démontrent pas que cette raréfaction favorise l'olfaction. Dans le voisinage de la fente olfactive, il n'y a, en somme, que les orifices des cellules ethmoïdales inférieures et celles des sinus sphénoïdaux, mais non celles des autres grandes cavités accessoires; et, assez souvent, plusieurs des espaces pneumatiques sont développés d'une manière rudimentaire ou manquent complètement, sans que l'on trouve une compensation d'un autre côté, et l'on ne peut cependant guère admettre que l'important appareil accessoire d'un organe des sens puisse varier autant que le ferait celui de l'organe olfactif. S'il en était ainsi pour l'organe olfactif, ce serait un fait isolé, car on ne retrouve rien d'analogue dans aucun des autres organes des sens.

L'anatomie comparée jette quelque lumière sur le rôle des cavités pneumatiques; elle nous enseigne que chez les animaux qui ont un appareil olfactif parfait, quelques sinus (notamment les sinus frontaux et sphénoïdaux) renferment des portions du puissant labyrinthe ethmoïdal. Chez les animaux microsmatiques et chez l'Homme, la cavité nasale suffit pour contenir l'ethmoïde réduit, et les sinus devenus vides, disparaissent ou persistent.

Quant à l'Orang, chez lequel les sinus du maxillaire supérieur s'unissent pour former une vaste cavité, j'ai pensé que nous avions peut-être affaire à une espèce de résonnateur, qui serait pour le nez ce que sont les sacs de résonnance pour le larynx. Mais le fait que ces cavités ne sont pas constantes, enlève beaucoup de vraisemblance à cette théorie.

Dans certains cas, on doit invoquer des raisons architectoniques. Chez l'éléphant, par exemple, où la lourde trompe, les mâchoires et les dents énormes sont suspendues au crâne, si l'enveloppe osseuse crânienne qui limite une cavité grosse comme la tête d'un homme, eût été formée d'une paroi mince, elle n'eût pu permettre l'insertion aux masses musculaires et aux ligaments nécessaires pour supporter la puissante charpente faciale. Pour cette raison, le volume du crâne doit être fortement augmenté, et la nature a obtenu de la façon la plus simple cette augmentation de surface, par le développement de grands espaces pneumatiques. De même, c'est au puissant développement du muscle temporel qu'il faut vraisemblablement rapporter la persistance des sinus frontaux chez le Gorille. En effet, si on compare sur des coupes médianes du crâne les surfaces interne et externe dans les différents cas où le sinus frontal est petit ou volumineux, on constate que lorsqu'il est volumineux, la table externe est plus grande que l'interne ; et que, lorsqu'il est petit, le muscle temporal ne trouve pas des surfaces d'insertion assez vastes.

Il est certain que les sinus devenus vides, n'ont rien à faire avec le mécanisme de l'olfaction, et il suffit, à ce point de vue, de faire remarquer qu'ils ne renferment aucun filet olfactif ; que ce sont justement les animaux sans odorat qui possèdent les sinus les mieux développés et que les singes inférieurs et les enfants, qu'on ne peut soupçonner d'être privés d'odorat, ne possèdent aucune trace de sinus.

Le seul fait que les derniers auteurs qui se sont occupés de ce chapitre de l'anatomie des cavités accessoires les ont regardées comme toujours vides, constitue cependant un grand progrès, si l'on tient compte de ce qu'on admettait il y a deux cents ans.

CHAPITRE II

Méthodes de section.

Les rapports de forme des fosses nasales et de leurs annexes pneumatiques, comme déjà HYRTL l'avait indiqué dans son traité de dissection, doivent être étudiés sur des coupes sagittales et frontales, car de cette façon seulement, il est possible d'arriver à une notion complète de la topographie de ces cavités. On doit étudier les fosses nasales sur des coupes, lorsqu'on connaît les détails anatomiques de chacune des cavités et des organes qu'elles renferment. Il est nécessaire aussi de pratiquer une grande série de coupes, car la morphologie de la cavité du nez est très variable. On fera donc des dissections nombreuses, pour apprendre toutes les relations et toutes les variétés qu'il sera utile au médecin de connaître.

COUPE DU MAXILLAIRE SUPÉRIEUR.

La *coupe sagittale médiane* de la mâchoire supérieure met à jour trois cavités pneumatiques : en avant, le sinus frontal ; au milieu, la cavité du nez ; en arrière, le sinus sphénoïdal. Si l'on fait passer la coupe à côté de l'apophyse crista galli et de la cloison du nez, les trois cavités seront sûrement ouvertes d'un côté ; sur la coupe opposée, la cloison nasale sera intacte ; le sinus frontal, et souvent aussi le sinus sphénoïdal ne sont pas ouverts. Si, dans la coupe sagittale latérale, les cornets ont été endommagés d'un côté, on peut, après avoir enlevé la cloison, se servir de l'autre moitié pour l'étude des cornets. En opérant avec soin, on réussit le plus souvent à conserver les deux moitiés en bon état. La cloison n'est entamée par la scie que lorsqu'elle est asymétrique ou qu'elle présente un large éperon et que la coupe traverse la plus étroite des deux fosses nasales.

On voit de plus, sur les coupes sagittales médianes de la mâchoire supérieure : le vestibule nasal, la forme des cornets du nez, l'état de leur muqueuse et les méats. Le bord inférieur du cartilage triangulaire fait dans le vestibule du nez une saillie en forme de coulisse, appelée pli du vestibule (Pl. I, fig. 15 et Pl. IX, fig. 2 a). En vertu de cette disposition, le courant d'air inspiré se dirige vers le méat inférieur. Pour étudier le méat inférieur, il faut enlever le cornet inférieur et examiner les dépressions assez variables de la paroi latérale, ainsi que l'orifice du canal lacrymal. L'orifice du canal lacrymal est recouvert par l'extrémité antérieure du cornet. Si le canal se termine plus haut, l'orifice constitue une ouverture béante, en avant de laquelle se trouve parfois une petite valvule insuffisante et étroite. Si, au contraire, le canal est plus long, il se prolonge, sous forme d'un tube, dans la muqueuse de la paroi externe du nez et, d'ordinaire, dans ce cas, le vestige du canal nasal est indiqué par un sillon qui va jusqu'au plancher du nez (sulcus lacrymalis de Verga) (Pl. IX, fig. 2 et Pl. XXII, fig. 4).

Pour rendre le méat moyen accessible, il est nécessaire d'enlever le cornet ethmoïdal inférieur (cornet moyen) qui recouvre la paroi externe sur un grand espace. Il est préférable de le sectionner avec des ciseaux, mais de façon que le cornet reste suspendu à son extrémité postérieure, afin de pouvoir le rabattre dans sa position naturelle. Alors, apparaît sur la paroi externe du méat moyen, la fente semilunaire *(hiatus semilunaris)* (Pl. IX, fig. 2 *h* et Pl. IX, fig. 3), dans laquelle sont cachés les orifices de communication *(ostia frontale et maxillare)* des sinus frontaux et maxillaires. Il faut enlever, dans une préparation, la lèvre inférieure de la fente, pour arriver à voir les orifices de communication (Pl. IX, fig. 3 *Of* et *Om*), l'élargissement en forme d'entonnoir de la fente, ainsi que les orifices de quelques cellules ethmoïdales antérieures. Cette préparation montre de plus, que l'orifice frontal *(Of)* est placé dans une situation plus favorable pour permettre l'écoulement des sécrétions, que l'orifice maxillaire *(Om)*, et qu'un liquide contenu dans le sinus maxillaire, même s'il arrive jusqu'à l'orifice, ne pourra s'écouler que si la tête est convenablement inclinée, parce que l'*ostium maxillare* est situé plus profondément que la fente semilunaire, de toute la largeur de l'infundibulum.

On examinera ensuite la paroi externe du méat moyen, en arrière de l'*hiatus semilunaris*. On y trouve une région peu résistante, cédant légèrement à la pression, constituée, dans une certaine étendue, uniquement de parties molles et qui forme la membrane de séparation entre le nez et le sinus maxillaire (Pl. IX, fig. 2 *c*). Pour bien étudier la topographie de cette région, il est nécessaire de laisser sécher des préparations bien nettoyées. On y voit que cette membrane muqueuse comble les lacunes qui persistent entre l'apophyse unciforme de l'ethmoïde et la paroi latérale du nez (Pl. IX, fig. 1 *FFF*). En cet endroit, on trouve, en moyenne, une fois sur neuf ou dix cas, un trou *(ostium maxillare accessorium)*, formé par la déhiscence des parties molles, qui mérite d'attirer l'attention, parce que, dans ce cas, il existe deux communications entre la cavité du nez et le sinus maxillaire. De ces orifices, l'orifice accessoire est celui qui se prête le plus favorablement à l'écoulement des exsudats (Pl. XXI, fig. 4 *a*).

Du point d'insertion antérieur du cornet moyen, part un épaississement de la paroi externe du nez, qui rejoint l'os nasal;

H. Meyer (1) le désigne sous le nom de digue nasale *(agger nasi)*. En face de la digue nasale, la cloison présente aussi un bourrelet et ces deux saillies rétrécissent l'entrée de la fente olfactive. Dans le voisinage de l'extrémité postérieure de ce cornet, on trouve l'orifice pharyngien de la trompe d'Eustache.

Au dessus du cornet ethmoïdal inférieur, on observe encore, normalement, deux cornets, le cornet ethmoïdal moyen et le cornet ethmoïdal supérieur; parfois, il existe même un quatrième cornet ethmoïdal. Ces cornets sont séparés sur la face nasale de l'ethmoïde par deux ou *trois fentes ethmoïdales (fissuræ ethmoidales)*, dont la longueur diminue graduellement de bas en haut, ainsi que cela a lieu pour les cornets. Entre l'extrémité postérieure des cornets ethmoïdaux et la face antérieure du sphénoïde, se trouve une petite fente verticale *(recessus spheno-ethmoidalis)* (Pl. XI, fig. 3 *c*), dans laquelle s'ouvre l'*ostium sphenoidale* du sphénoïde. Il faut sonder l'orifice, se rendre compte de sa position et de ses rapports avec la muqueuse, sur la face antérieure du sphénoïde. Pour étudier les cellules ethmoïdales, il faut, avec de forts ciseaux, prolonger les fentes ethmoïdales médianes, en avant et en haut, jusqu'à la lame criblée. De cette façon, les cellules ethmoïdales qui ne sont autre chose que les prolongements latéraux des fentes ethmoïdales, seront suffisamment mises à jour. Les fentes ethmoïdales latérales, ainsi que les cellulles ethmoïdales antérieures se trouvent dans le méat moyen; l'antérieure correspond à l'*hiatus semilunaris;* la postérieure est limitée par la bulle ethmoïdale et le cornet ethmoïdal inférieur. Les fentes ethmoïdales médianes conduisent de la fente olfactive dans les cellules ethmoïdales postérieures.

La cloison du nez sera étudiée sur la moitié opposée de la préparation; on examinera sa position et la conformation des bourrelets latéraux et des épines qui s'y rencontrent si souvent. Les particularités anatomiques de la cloison, ainsi que ses relations avec les différentes parties des parois externes du nez, se voient beaucoup mieux sur des coupes frontales que sur des coupes sagittales.

On doit aussi étudier sur l'une des préparations, les orifices des glandes; par l'ablation des couches superficielles de la muqueuse, on mettra à nu le tissu erectile (Pl. XIII, fig. 7); on constatera ensuite, à l'aide d'incisions, l'épaisseur de la muqueuse dans les diverses régions du nez; on détachera quelques lambeaux de cette

(1) *L. c.*

muqueuse qu'on examinera à contre-jour, de façon à déterminer les points où, déjà, à l'œil nu, on peut apercevoir les granulations glandulaires.

A l'étude de la cavité nasale fait suite celle du sinus maxillaire. Pour cette étude, on fera passer dans la charpente maxillaire, entre les tiers interne et moyen du toit de l'orbite, une seconde coupe sagittale, parallèle à la coupe médiane ; par ce procédé, on ne met pas, il est vrai, bien en lumière la forme du sinus maxillaire, mais on peut obtenir une vue d'ensemble sur sa grandeur, son revêtement et sa communication avec la cavité nasale. L'ostium maxillaire se trouve placé juste au dessous du point d'union de la paroi médiane du sinus avec le toit (Pl. XXIX, fig. 2-5).

Après le décollement du revêtement du sinus maxillaire, on voit le nerf sous-orbitaire, puis les nerfs dentaires antérieurs et postérieurs.

Il sera très instructif de préparer des coupes horizontales passant juste au dessus du plancher nasal du maxillaire supérieur et d'étudier le plancher des sinus maxillaires après décollement de la muqueuse, en raison des saillies des alvéoles dentaires. Je dois cependant faire observer, que cette étude donnera toujours de meilleurs résultats sur des maxillaires macérés. Pour pouvoir rassembler des données sur ce sujet, il faut disséquer ainsi plusieurs maxillaires supérieurs, car les alvéoles dentaires ne sont pas toujours saillantes dans les sinus maxillaires (Pl. XXVIII, fig. 1-5).

Il est bon de faire remarquer, à propos des *coupes frontales de la charpente maxillaire*, qu'il faut en préparer plusieurs, pour arriver à étudier la différence qui existe entre les régions antérieure moyenne et postérieure des fosses nasales. Les coupes frontales intéressent trois cavités : la cavité nasale et les deux sinus maxillaires. La position de ces trois cavités dans leurs rapports respectifs, la topographie de la région olfactive et des cornets, la largeur des méats, la disposition de la cloison, peuvent être très bien étudiées sur ces coupes. Si l'on veut aussi étudier sur ces coupes frontales les autres espaces pneumatiques, on n'a qu'à enlever avec le ciseau ou à l'aide d'une seconde coupe frontale la paroi antérieure du sinus frontal. Le sinus sphénoïdal sera ouvert par une coupe frontale ou par l'ablation de son toit (la selle turcique). La coupe frontale pourtant est préférable, parce qu'elle montre plus clairement l'étendue du sinus sphénoïdal et son orifice dans la cavité du nez.

Pour mettre en évidence sur des coupes frontales du maxillaire supérieur le rapport de l'ostium maxillaire avec l'infundibulum, il faut faire passer la coupe par l'ostium lui-même (Pl. XI, fig. 1 et 2). On y arrive surtout, en faisant passer la coupe frontale à travers la charpente maxillaire, juste au devant de l'extrémité postérieure de l'apophyse crista galli. Si l'ostium n'est pas assez large et si la coupe a passé à côté, on peut arriver facilement, à l'aide du bistouri ou des ciseaux, à mettre en lumière le rapport que l'on veut étudier.

On peut étudier la cavité *naso-pharyngienne* de trois façons :

1° Sur des coupes sagittales ; mais la coupe doit, en même temps, sectionner la colonne vertébrale, autrement la paroi postérieure du pharynx perdrait son point d'appui et la fossette de Rosenmüller sa forme ;

2° Sur une préparation avec résection d'un maxillaire supérieur, ce qui permet de voir de côté dans la cavité naso-pharyngienne ; cela est toujours bon, lorsqu'on s'exerce ou cathétérisme de la trompe d'Eustache et qu'on veut, à tout instant, contrôler la position de l'instrument introduit ;

3 Sur des coupes frontales de la cavité nasale : Si, dans ce but, on peut utiliser le fragment postérieur d'un maxillaire supérieur sectionné par une coupe frontale, il est indiqué d'enlever le reste des cornets des parois latérales du nez, et le cas échéant, la cloison. On a alors une bonne vue d'ensemble de la cavité naso-pharyngienne intacte, des parois latérales, des orifices pharyngiens, des trompes avec leurs bourrelets, de la saillie du *levator palati* sur le plancher de l'orifice tubaire, de la fossette de Rosenmüller, et enfin, sur la voûte, de la tonsille pharyngée. Pour une préparation qui ne doit servir qu'à la démonstration, cette dernière région sera préparée plus commodément en faisant passer la coupe frontale à travers la charpente maxillaire, suivant la projection de la dernière molaire.

Avant de pratiquer les coupes, on devra faire l'examen des fosses nasales, par leur orifice externe et par les choanes. Pour le premier de ces examens, un spéculum nasal ordinaire suffit ; pour arriver à voir par les choanes dans la cavité nasale, on doit enlever les vertèbres cervicales et fendre la paroi postérieure du pharynx. On arrive également de cette manière à voir les cornets, les méats et même la fente semilunaire du méat moyen, et l'on peut facilement sonder ainsi l'ostium maxillaire (Pl. X, fig. 6) ; on pourra, en outre, s'orienter sur la position et la conformation de la cloison nasale, ce qui, dans certains cas, pourrait avoir une certaine influence sur l'orientation des coupes.

Et maintenant, comment doit-on procéder pour les coupes *pathologiques* des fosses nasales? On doit tout d'abord distinguer deux cas : ou bien l'on peut en user à son gré avec la tête, ou bien, en raison de certaines considérations, comme par exemple à cause des funérailles, une mutilation qui défigure la tête ne peut être pratiquée.

Si la section doit être faite sur un crâne qui est entièrement à la disposition de l'anatomiste, la dissection se présente alors dans des conditions plus simples; mais, ici encore, il y a pourtant deux choses à considérer. Il peut arriver, en effet, que l'on s'occupe de recherches, comme je l'ai fait moi-même, ou bien que l'on veuille confirmer un diagnostic par l'autopsie. S'il y a de grosses tumeurs dans la cavité du nez ou dans un des espaces pneumatiques, qui se traduisent au dehors par des signes bien nets, on dirige alors la section suivant chaque cas, et il est inutile de donner ici un schéma général de la section. Si, au contraire, on est simplement à la recherche de formations pathologiques, la meilleure méthode est la première, c'est celle que nous avons déjà mentionnée, et qui consiste à ouvrir la cavité nasale par une coupe sagittale. Avant de pratiquer la coupe, on doit examiner les fosses nasales par l'orifice antérieur et par les choanes; l'observateur acquiert ainsi des données sur les anomalies éventuelles, et peut alors modifier en conséquence la coupe qu'il veut faire passer à travers la cavité nasale.

Les maladies inflammatoires de la muqueuse nasale se voient le mieux sur les coupes sagittales; on peut constater en même temps l'état de la muqueuse qui revêt les sinus frontaux et sphénoïdaux, et si on fait encore une seconde coupe sagittale latérale, à travers la cavité maxillaire, on a aussi sous les yeux la muqueuse de ce sinus.

Si l'observateur veut recueillir le mucus ou l'exsudat accumulé dans les cavités pneumatiques, il doit, avant de faire la coupe, ouvrir prudemment, au ciseau, chacune des cavités, les sinus frontaux en avant, les sinus sphénoïdaux par en haut, et le sinus maxillaire après l'ablation de l'os malaire, par l'apophyse zygomatique, ou par la face antérieure du maxillaire ; mais je considère cependant cette opération comme superflue, car en ouvrant à la façon ordinaire, il reste toujours encore assez de liquide dans les sinus. On peut aussi ouvrir l'antre d'Highmore par les fosses nasales, mais on détruit ainsi la préparation, et on doit la détériorer le moins possible.

De même, on ne peut étudier d'une manière approfondie l'anatomie des polypes et des autres tumeurs de la muqueuse, que sur des coupes sagittales. Sur des coupes frontales elles seraient traversées par la scie, et de cette façon leur pédicule ne serait pas mis à nu dans toute sa longueur; sur les coupes sagittales de la cavité nasale, au contraire, ni les cornets, ni la paroi externe du nez, ne sont lésés, ce qui est important, parce que les polypes se développent de préférence dans les parties anguleuses des fosses nasales, sur les bords du cornet moyen, sur les lèvres de la fente semilunaire, sur les bords des orifices frontaux maxillaires et ethmoïdaux. On étudiera nettement sur ces coupes leur étendue, leur insertion, leur relation avec les orifices de communication, et leur influence sur les cornets.

Lorsque je commençai à faire des sections de la cavité nasale, j'avais l'intention de poursuivre, à côté de mes études anatomophysiologiques de la cavité nasale, des recherches sur la forme et la position des polypes; j'ai fait des coupes sagittales sur cent cinquante crânes, et j'ai ainsi recueilli tous les cas représentés sur les planches de ce livre, et bien d'autres encore. Comme les tumeurs, à l'exception de celles qui sont représentées dans la Pl. XVIII, fig. 4, n'avaient pas un développement excessif, elles ne furent jamais entamées par la coupe sagittale, pas même dans les cas où il y avait de gros polypes. J'ai aussi mis à nu, par les coupes frontales, quelques polypes; pourtant, jamais aucune de ces coupes, pour les raisons que j'ai déjà exposées, ne m'a donné une image exacte de la forme du polype dans son ensemble et de plus, les polypes étaient souvent lésés par les coupes.

Avant de faire une coupe frontale, on doit, par de petits orifices pratiqués sur les parois antérieures, externes et postérieures du maxillaire, rendre les antres d'Highmore accessibles à la vue. S'il existe par exemple des tumeurs, on ouvrira les cavités par une section sagittale ou frontale, suivant le siège des tumeurs.

On peut, dans les autopsies, se dispenser de faire des coupes frontales et sagittales. On arrive très bien à étudier les diverses parties des fosses nasales après l'enlèvement du plancher du nez; on pénètre alors dans les fosses nasales et on enlève successivement les parties que l'on a déjà examinées. J'objecterai à cette méthode que si, à la fin de la dissection, on rencontre quelque anomalie que l'on veuille conserver, la préparation est déjà détruite. La méthode que nous avons proposée permet d'exécuter la dissection de la manière la plus parfaite. Les préparations que l'on obtient, sont, ainsi que le montre ma collection, claires et instructives; et, pour cette raison, je crois que l'on doit préférer cette méthode à celle que nous venons d'indiquer.

Si, en raison des funérailles, on ne doit pas mutiler la tête, il faut enlever la charpente nasale, sans léser les parties molles du visage, qui, dès l'opération terminée, devront être replacées et soutenues convenablement. SCHALLE (1) a indiqué une méthode de section dont l'avantage consiste en ce que la préparation renferme aussi les organes auditifs. Dans ces derniers temps, TH. HARKE (2) a cependant signalé cet inconvénient, qu'avec la méthode de SCHALLE, les organes renfermés dans les fosses nasales sont divisés de telle façon par le trait de scie frontal, que les extrémités antérieures des cornets inférieur et moyen ne restent jamais dans la préparation, et que la région de l'*hiatus semilunaris* est détruite. HARKE recommande le procédé suivant, dans les cas où l'on se propose d'examiner les fosses nasales et leurs cavités accessoires pneumatiques, et lorsque les organes de l'ouïe ne présentent pas un intérêt considérable : sur le crâne, dont le cerveau a été enlevé par le procédé ordinaire, on décollera la peau de la face jusqu'aux os du nez, ainsi que la peau de la nuque, en même temps que les muscles qu'elle recouvre, jusqu'au trou occipital et à l'apophyse mastoïde. On ouvre alors l'oreille moyenne d'après les procédés ordinaires, puis on divise le crâne par une coupe sagittale, latérale par rapport au plan médian, qui va jusqu'au trou occipital et aux os du nez. Ensuite on divise avec un large ciseau le palais et les deux vertèbres supérieures, ce qui permet alors d'écarter suffisamment les deux moitiés du crâne, et parfois, dans cette manœuvre, les os qui ne sont pas encore tout à fait divisés se brisent, et les deux moitiés du crâne s'ouvrent comme un livre. Si cela ne suffit pas, on enlève avec une scie pointue la plus grande partie du sphénoïde, et l'on peut toujours arriver à voir largement les cavités nasales.

(1) *Eine neue Sectionsmethode für die Nasen-, Rachen- und Gehörorgane.* Virch. Arch., Bd. 71, Berlin, 1877.
(2) *Ein neues Verfahren, die Nasenhöhle etc. freizulegen*, Virch. Arch., Bd. 125, 1892.

Dans son second travail (1), HARKE recommande, lorsque l'articulation de la mâchoire ne permet pas un écartement suffisant des deux moitiés de la face, de scier d'arrière en avant et sous la peau, une des branches verticales de la mâchoire.

CHAPITRE III

Anatomie du Nez extérieur.

Entre le maxillaire supérieur et le maxillaire inférieur, se trouve la cavité impaire de la bouche, surmontée par les deux fosses nasales situées au milieu des deux os maxillaires supérieurs. La bouche et les fosses nasales sont séparées l'une de l'autre par le palais ; entre les deux fosses nasales se trouve la cloison. L'entrée des fosses nasales fait sur la face une saillie en forme de pignon *(nez extérieur)*. Pour distinguer les fosses nasales proprement dites, du nez extérieur, nous leur donnerons le nom de *nez intérieur*. Sur un crâne macéré, on ne remarque sur la face qu'une unique ouverture l'*orifice pyriforme*, conduisant dans les fosses nasales, tandis qu'en arrière, ces deux cavités s'ouvrent dans le pharynx par deux orifices, les *choanes*. Lorsque le sujet n'est pas réduit à l'état de squelette, l'orifice antérieur du nez est aussi divisé en deux par la cloison cartilagineuse.

Le nez extérieur, dans les parties cartilagineuses, est mou et flexible ; le nez intérieur, au contraire, est limité par des parois rigides ; les deux parois forment normalement une fente béante, dont la largeur dépend quelque peu de l'état de turgescence variable des corps caverneux.

Nous distinguons dans chaque fosse nasale *quatre* parois : la latérale, la médiane, la supérieure et l'inférieure. Les deux premières sont verticales, les deux dernières horizontales. Des parois latérales et du toit partent les *cornets* qui font saillie dans les fosses nasales ; ils limitent entre eux *trois* ou *quatre méats*. Le toit de chaque méat est formé par la face concave du cornet qui

(1) *Die Section der oberen Athmungswege.* Berlin. klinische Wochenschrift, 1892, n° 30.

le surmonte; le reste de la paroi latérale des fosses nasales, les fentes ethmoïdales exceptées, est constitué par les parois latérales et le plancher du nez. Tous les méats s'ouvrent directement ou indirectement dans cette partie des fosses nasales qui s'étend sans interruption du toit jusqu'au plancher, et à laquelle je donnerai, d'après la terminologie de J. HENLE (1), le nom de *méat commun* du nez.

CHARPENTE DU NEZ EXTÉRIEUR.

Le nez extérieur constitue une saillie de la face, nettement séparée de tous côtés des parties environnantes. Dans son ensemble, on peut la comparer à une pyramide triangulaire, dressée verticalement. La *base* de la pyramide est perforée par les narines. Le sommet se trouve immédiatement au dessous de la partie nasale de l'os frontal. Il est marqué par une dépression à laquelle on donne le nom de racine du nez. Les deux faces latérales de la pyramide se rejoignent sur la ligne médiane pour former une arête aplatie, que l'on appelle le *dos du nez;* elles descendent à pic vers les orbites et les joues. Le dos du nez s'étend de la racine nasale à la pointe arrondie du nez, qui est le point de réunion entre le dos du nez et la base.

Chacune des faces latérales présente un sillon arciforme (*sulcus alæ*) qui limite nettement la partie inférieure de la face latérale vers la joue et la lèvre supérieure. La partie inférieure de la face latérale circonscrite par cette rainure fait une saillie plus forte que la partie supérieure ; elle est souple, mobile, et porte le nom d'*aile du nez.*

Le *squelette du nez extérieur* se compose de parties *osseuses* et *cartilagineuses;* les premières forment les parties supérieures, rigides, du nez extérieur, situées entre les orbites ; les secondes, les parties inférieures, flexibles, du même organe, qui se trouvent entre les joues.

La portion osseuse du nez extérieur se compose de six os : des os propres du nez, des deux apophyses frontales du maxillaire supérieur, de l'apophyse nasale du frontal et de la lame perpendiculaire de l'os ethmoïde (Pl. I, fig. 1-6).

L'apophyse frontale du maxillaire supérieur représente une plaque irrégulièrement quadrangulaire, dont l'extrémité inférieure

(1) *Knochenlehre.*

se détache du corps du maxillaire supérieur, tandis que l'extrémité supérieure est dentelée pour s'unir au frontal. Des deux bords latéraux, l'externe limite l'orbite en dedans, le médian, faiblement dentelé et légèrement effilé, s'articule avec l'os nasal. La direction et la largeur de cette apophyse varient pour chaque individu, et on observe des relations compensatrices de largeur entre cette apophyse et l'os nasal.

Les os propres du nez représentent en général des osselets allongés, quadrangulaires, courbés en forme de selle, qui comblent l'espace situé entre les deux apophyses frontales du maxillaire supérieur et qui constituent essentiellement le dos osseux du nez. Les dimensions et la forme des os du nez varient dans de grandes proportions. La longueur normale varie de 15 à 34 mill., et sa largeur de 5 à 15 mill ; lorsque sa longueur est démesurée, l'os nasal dépasse l'apophyse frontale du maxillaire supérieur au niveau de l'orifice pyriforme. Le degré de voussure est également variable : l'os nasal peut former une petite plaque osseuse plane et étroite, ou bien une gouttière.

Des quatre bords de l'os nasal, le supérieur s'articule avec la partie nasale de l'os frontal, le latéral avec l'apophyse frontale du maxillaire supérieur, l'interne avec le bord semblable de son congénère. Le bord inférieur est libre et ferme en haut l'ouverture pyriforme. Les bords internes des os nasaux s'élargissent du côté de la cavité nasale, de façon à former chacun une lamelle. Ces deux lamelles juxtaposées constituent un bourrelet osseux peu saillant, la crête nasale interne, qui prend part à la formation de la cloison.

La face antérieure de l'os nasal est lisse et criblée de plusieurs trous destinés au passage des vaisseaux nourriciers ; la face nasale, au contraire, est rugueuse, et l'on y voit un sillon où se trouve logé le nerf ethmoïdal antérieur.

Sur la face interne de l'os nasal existent parfois des osselets aplatis, ronds ou polygonaux, qui peuvent atteindre les dimensions d'un grain de chènevis ; ce sont les *ossicula subnasalia* (Pl. I, fig. 7 et 8). Ces osselets pourraient s'unir en un point circonscrit avec les os propres du nez, ou bien avec la lame perpendiculaire de l'ethmoïde. Il n'est pas rare que du bord antérieur de la lame perpendiculaire un fragment se détache pour constituer un osselet indépendant, qui forme de chaque côté un petit appendice alaire (fig. 8). Ces deux apophyses sont certainement identiques aux osselets que nous avons décrits plus haut. Le mode de développement de la charpente nasale explique très bien la présence des ossicules sous-nasaux.

Les os propres du nez jouent un grand rôle comme *signe distinctif de la race*. Je me bornerai pour le moment à dire qu'on peut, d'après leur forme, différencier bien mieux que d'après le crâne lui-même, la race caucasique de la race mongole, malaise ou nègre. Les os propres du nez, dans la race caucasique, présentent une voussure et une forte saillie au dessus de l'apophyse frontale du maxillaire supérieur (Pl. I, fig. 1); ces os, dans le crâne des autres races, sont aplatis et ne font au dessus des apophyses frontales des maxillaires supérieurs, qu'une saillie très faible ou même nulle (Pl. I, fig. 2, 5 et 6). Chez les nègres, les os propres du nez sont courts et très larges; chez les Chinois, ils sont souvent longs et extrêmement étroits. Dans la race caucasique, en regardant de profil, on constate que l'os nasal se trouve placé dans le prolongement de la paroi faciale de l'apophyse frontale du maxillaire supérieur. Sur le crâne des autres races, on voit que l'os nasal forme avec le bord médian de l'apophyse frontale, un angle qui peut atteindre 90°; les os propres du nez remplissent simplement l'espace situé entre les deux apophyses frontales des maxillaires supérieurs, tandis que dans la race caucasique, ils forment une voûte au dessus de cet espace. Pour cette raison, l'ouverture pyriforme est allongée et ovale dans cette race et est limitée en haut par une ligne courbe (Pl. I, fig. 4), tandis que chez les autres elle est au contraire courte, quadrangulaire et comme obliquement taillée (Pl. I, fig. 3 et 5).

KOLLMANN (1) fait remarquer avec raison, que l'élargissement et l'aplatissement des os propres du nez non rudimentaires est un symptôme pithécoïde. Le dos du nez de l'*Hylobates* est en effet ainsi constitué. On peut généraliser cette proposition, et dire qu'un os nasal long et aplati est un symptôme d'animalité, puisque cette forme est caractéristique de la tête des quadrupèdes.

L'épine nasale de l'os frontal constitue une épaisse apophyse osseuse convexe, à surface rugueuse; elle est large à son point d'implantation sur le frontal et se termine en pointe à son extrémité libre. Sur cette apophyse reposent, du côté de la face, les os

(1) *Ueber den Werth pithekoïder Formen*. Corresp.- Bl. d. deutsch-anthrop. Gesellsch., n° 11, 1883.

propres du nez, ainsi que les apophyses frontales du maxillaire supérieur ; du côté du nez, le bord supérieur de la lame perpendiculaire de l'os ethmoïde.

La *portion cartilagineuse* du nez extérieur qui forme, *grosso modo*, vers le bas, le prolongement du nez osseux, est constituée par la cloison cartilagineuse placée sur la ligne médiane. Cette cloison se recourbe de chaque côté en une plaque latérale (Pl. I, fig. 9 et 12), et en une autre petite plaque cartilagineuse qui s'unit à chacun de ces prolongements, et que l'on appelle *cartilage de l'aile du nez (cartilago alaris)* en raison de sa position dans l'aile du nez.

Le cartilage de la cloison a une forme irrégulièrement quadrangulaire, et présente une épaisseur d'environ 1,5 mill. Son extrémité postérieure s'insinue dans l'angle osseux formé par le vomer et la lame perpendiculaire de l'ethmoïde, tandis que sa moitié antérieure se trouve située sur la ligne médiane, entre les deux ailes du nez, et descend jusqu'au niveau du plancher des narines (Pl. I, fig. 10, et Pl. II, fig. 1 Q*u*). Au dessous des os propres du nez, part de chaque côté de la cloison cartilagineuse, une plaque triangulaire, légèrement convexe vers l'extérieur, c'est le *cartilage triangulaire* (Pl. I, fig. 9, 10 et 11). On y observe un bord supérieur, un bord inférieur et un bord médian, ainsi qu'une pointe latérale mousse. Le bord médian est en rapport avec le cartilage de la cloison, le bord supérieur s'unit par l'intermédiaire d'un faisceau de tissu conjonctif au bord libre de l'os propre du nez ; le bord inférieur s'unit de la même manière au cartilage alaire, tandis que la pointe mousse s'adapte à peu près au niveau du bord de l'ouverture pyriforme, au point où s'embranche l'apophyse frontale du maxillaire supérieur.

Le *cartilage de l'aile du nez* forme une plaque cartilagineuse à peine épaisse de 1 mill., recourbée en forme de crochet à son extrémité antérieure (médiane) ; son bord inférieur, en grande partie, limite l'orifice externe du nez (Pl. I, fig. 9, 10 et 11). La longue branche du crochet qui se trouve logée latéralement dans l'aile du nez, monte presque aussi haut, dans la partie antérieure, que l'aile du nez (elle atteint 13 mill. dans sa partie la plus large) ; la partie postérieure est beaucoup plus étroite (elle peut atteindre 7 mill.), elle paraît avoir été froissée et se décompose d'ordinaire en plusieurs parties (Pl. I, fig. 11, 13 et 14). Puisque le cartilage est moins développé dans les régions postérieures, il s'ensuit une mobilité plus grande à la partie postérieure qu'à la partie antérieure. *Nous devons encore faire observer que la partie antérieure du cartilage alaire dépasse le bord inférieur du cartilage triangulaire* (Pl. I, fig. 9, 10 et 11).

La courte branche du crochet est étroite ; elle correspond au bord interne de la narine et s'insinue dans la cloison membraneuse (Pl. I, fig. 11 et 13). Le point où les deux branches en se recourbant s'unissent l'une à l'autre, surmonte le cartilage de la cloison en avant et forme la charpente résistante de la pointe du nez. Le cartilage des ailes du nez est mobile dans toutes les directions, mais surtout de bas en haut et de haut en bas.

Outre les cartilages que nous avons déjà décrits, et qui contribuent surtout à donner au nez la forme qu'il possède, il existe encore dans le nez extérieur d'autres petits cartilages, *cartilages sésamoïdes*, logés entre l'aile du nez et le cartilage triangulaire ; et en même temps que ces petits cartilages intercalaires, on trouve parfois sur les faces latérales du cartilage triangulaire de petites écailles cartilagineuses (Pl. II, fig. 4 *s*). On remarque encore, juste au dessus de l'épine nasale, de chaque côté du septum cartilagineux, une petite lame cartilagineuse irrégulière (cartilage de Huschke), dont les dimensions sont extrêmement variables, et qui représente le rudiment de ce cartilage qui, chez les animaux, entoure l'organe de Jacobson.

Un périchondre épais recouvre tous les cartilages du nez qui sont reliés entre eux par du tissu fibreux.

Par suite de la voussure du cartilage triangulaire et de l'aile du nez par rapport au plan de la face, le bord inférieur du cartilage triangulaire, avec son revêtement cutané interne, forme une crête placée dans le plan sagittal, *plica vestibuli* (Pl. I, fig. 10 et 15). Cette crête fait saillie dans le vestibule nasal et constitue, avec la zone de la cloison située vis à vis, un orifice en forme de fente, appelé *orifice nasal interne* (Pl. I, fig. 15), qui met en communication le vestibule nasal avec la cavité nasale proprement dite. La partie large du vestibule nasal qui se trouve au dessous du pli du vestibule, forme une espèce de cheminée pour le courant d'air inspiré.

Le pli du vestibule existe chez tous les mammifères, et chez eux, se continue directement avec le cornet inférieur ; chez l'homme, cette transition n'existe que d'une manière exceptionnelle.

MUSCLES DU NEZ EXTÉRIEUR.

Les muscles du nez sont disposés sur deux couches : une couche superficielle qui comprend le releveur de l'aile du nez et de la lèvre supérieure et plus profondément le muscle nasal proprement dit.

Le releveur (Pl. II, fig. 2 L) part de l'apophyse frontale du maxillaire supérieur et s'insère par sa portion nasale à la peau du sillon de l'aile du nez. Une partie du muscle s'entrecroise avec des faisceaux du *muscle nasal* profond (Pl. II, fig. 2 *b c*). Ce muscle, lui-même, forme un revêtement musculaire qui entoure le nez cartilagineux ; il fait défaut sur le dos du nez, où il devient aponévrotique, ainsi que sur la pointe, et subit une interruption au niveau du sillon de l'aile. Le *muscle nasal* naît sur l'apophyse alvéolaire et à côté d'elle, sur la paroi faciale du maxillaire supérieur ; à son origine, il est recouvert par le releveur. Seules les parties qui recouvrent le nez cartilagineux sont situées superficiellement. Le muscle nasal se divise en trois portions, qui sont :

a) Une portion antérieure, qui s'insère à la branche médiane du cartilage de l'aile du nez (Pl. II, fig. 3 *a*) ;

b) Une portion moyenne (*musculus depressor alæ nasi* des auteurs), qui se fixe au bord postérieur de l'aile du nez (Pl. II, fig. 3 *b*) ;

c) Une portion postérieure (*musculus compressor nasi* des auteurs), qui passe au dessus de l'aile du nez sur le cartilage triangulaire, entoure le nez, et s'unit sur le dos de cet organe, par une aponévrose, à celle du côté opposé (Pl. II, fig. 3 *c*). Quelques faisceaux de ce muscle s'insèrent au bord postérieur de l'aile du nez, et ce sont ces faisceaux qui s'entrecroisent avec le releveur. Le muscle se continue aussi vers le haut, sur le nez osseux, et PH. SAPPEY (1) a donné à cette partie du muscle nasal le nom de *muscle innominé.*

Dans l'aile du nez, se trouve une mince plaque musculaire étroitement soudée à la peau, le *musculus alæ*, appelé en France, dilatateur des narines, qui naît du bord postérieur de l'aile du nez, recouvre le cartilage de l'aile et, en réalité, ne constitue qu'un prolongement médian de la portion moyenne du muscle nasal (Pl. II, fig. 2 *a*)

(1) *L. c.*

A l'exemple de HENLE (1), je réunis donc les diverses parties du muscle nasal profond, parties qui ont été considérées par les anciens anatomistes comme des individualités musculaires, et j'ajouterai que la préparation faite de dedans en dehors, ne laisse aucun doute sur leur parfaite unité.

Outre ces muscles typiques, existent encore de petits muscles nasaux inconstants, tels que le petit compresseur du nez et le petit releveur de l'aile du nez, qui manquent très souvent, preuve de leur faible importance physiologique.

Action physiologique. — Des trois portions du muscle nasal, l'antérieure abaisse la cloison cartilagineuse, la moyenne, l'aile du nez, tandis que la portion postérieure porte en abduction le cartilage triangulaire, comme le muscle alaire le fait pour l'aile du nez. Cependant les diverses fractions musculaires ne semblent pas jouir de la propriété de se contracter isolément. L'activité du muscle nasal se manifeste déjà à l'état de repos de l'aile, car le tonus musculaire maintient les parois latérales à une certaine distance de la cloison; de cette façon, le vestibule nasal reste béant. Cette fixation de l'aile du nez est importante pour la respiration; car, par suite de l'abaissement de la pression intranasale de l'air pendant l'inspiration, l'orifice du vestibule nasal pourrait facilement se fermer; et de fait, on observe cette fermeture dans la paralysie des muscles du nez. Pendant l'acte de renifler et de flairer, le vestibule du nez s'élargit et s'allonge, de sorte qu'une colonne d'air plus dense qu'auparavant, peut, à ce moment, pénétrer dans le nez.

REVÊTEMENT INTERNE DU VESTIBULE NASAL.

Peau. — La peau forme sur la charpente cartilagineuse et osseuse du nez un revêtement qui lui adhère intimement. Elle est mince sur le dos du nez, plus épaisse sur le septum cutané et à la pointe.

Les poils sont si fins que l'on doit, comme l'a dit Fr. MERKEL (2), s'aider de la loupe pour les voir, tandis que les glandes sébacées ont un volume considérable. Leurs orifices sont visibles à l'œil nu,

---

(1) *Muskellehre.*
(2) *Handb. d. topograph. Anat. Bd.* 1. Braunschweig, 1885-1890.

surtout au niveau de l'aile du nez. Ph. Sappey (1) distingue trois couches de glandes sébacées :

a) Une couche superficielle, formée de glandes simples avec un à trois utricules, qui s'ouvrent dans la gaîne des poils ;

b) Une couche moyenne, composée de glandes plus grosses, dont beaucoup s'ouvrent directement à la surface de la peau ;

c) Une couche profonde, formée de glandes très compliquées, à lobules nombreux, qui s'ouvrent directement.

Les glandes sudoripares existent en grand nombre dans la peau du nez.

Le tissu sous-cutané renferme peu de graisse ; au niveau des ailes, il est uni plus intimement aux tissus sous-jacents, que dans les autres régions du nez ; aussi peut-on facilement déplacer et plisser la peau du nez, sauf sur les ailes. Pour ce qui concerne la *transition* entre la peau et la muqueuse nasale, les avis sont partagés. Merkel (2), par exemple, décrit comme muqueuse, tout le revêtement du vestibule nasal ; il s'exprime ainsi : « La *muqueuse* porte autour des orifices des narines les poils « vibrissae » que nous avons déjà signalés et qui sont accompagnés de glandes sébacées fortement développées. Elle est recouverte par l'épithelium stratifié de la peau et présente une structure dense. » J. Henle (3) s'exprime de la même manière. D'après Sappey (4), au contraire, la peau ne se transformerait en muqueuse qu'au niveau du pli du vestibule.

La description de C. Toldt (5) concorde entièrement avec les données fournies par A. Ecker (6). La muqueuse du vestibule nasal, parsemée de papilles pourvues de vaisseaux, mais dépourvues de glandes, est recouverte d'épithélium stratifié, qui dépasse un peu en arrière les limites de l'ouverture pyriforme et recouvre la portion antérieure du méat inférieur, ainsi que l'extrémité antérieure du cornet nasal inférieur. C'est à l'entrée du nez que se fait la transformation de la peau en muqueuse, puisque, même dans cette région, les couches cellulaires les plus superficielles sont cornées, et on y observe des glandes sébacées et des poils.

(1) *L. c.*
(2) *L. c.*
(3) *Handb. d. Eingeweidelehre.*
(4) *L. c.*
(5) *Lehrb. d. Gewebelehre.* Stuttgart, 1888.
(6) *Ueber die Geruchsschleimhaut d. Menschen.* Zeitschr. f. wissensch. Zool. Bd. 8.

Mes recherches sur ces rapports m'ont conduit aux résultats suivants : le vestibule nasal possède dans sa partie inférieure un revêtement cuticulaire ; dans sa région supérieure, au contraire, une muqueuse. Au niveau des bords des narines, la peau de la face se retourne en dedans et conserve encore tous les caractères de la peau pendant un trajet assez long. On y trouve de petits poils, des glandes sébacées ; et le réseau vasculaire qui les entoure, conserve la forme caractéristique qu'il a dans la peau. La peau constituée ainsi que nous venons de le dire, *ne se transforme pas* directement en une muqueuse nasale typique, mais il existe entre les deux une région amincie formant la transition ; on y peut distinguer deux parties : une inférieure, unie à la peau, et une supérieure, qui se perd dans la muqueuse typique des narines. *La partie inférieure qui se relie à la peau se rapproche beaucoup du revêtement du conduit auditif osseux.*

Cette partie du revêtement vestibulaire, que je considère encore comme du tissu cutané, est constituée par un feutrage conjonctif épais, à la surface duquel s'élèvent de nombreuses papilles (Pl. II, fig. 4 A et 5), *tandis que les glandes et les poils manquent complètement.* Le feutrage cutané est recouvert d'un épithélium pavimenteux stratifié, dont la couche la plus superficielle peut être cornée.

Au niveau des *ailes* du nez, on trouve le véritable tégument, d'abord en avant, au niveau du bout du nez, puis en arrière, sur les parties membraneuses ; tandis que la région moyenne, jusqu'au dessus du pli du vestibule, est recouverte par la forme de transition de la peau.

Sur la *cloison,* la véritable peau va de l'orifice de la narine à une zone dont la situation correspond à peu près à la hauteur de la branche interne du cartilage de l'aile du nez. La membrane conjonctive, dépourvue de glandes, s'élève de ce point jusqu'au niveau d'une ligne située à 1 centimètre 1/2 au dessus de l'orifice nasal ; elle est oblique de bas en haut et d'arrière en avant.

Cette partie du revêtement cutané passe ensuite à cette zone du cartilage triangulaire, tantôt plus voisine, tantôt plus éloignée du pli du vestibule, au point que nous avons désigné plus haut sous le nom de moitié *supérieure* du revêtemnet, où se fait la *transition* avec la muqueuse nasale typique. Nous trouvons dans le stroma, des glandes et du tissu adénoïde ; les papilles font défaut, on ne les rencontre plus que rarement au niveau de la zone de transition. On

pourrait considérer comme sous-muqueuse la couche de tissu située
entre les glandes d'un côté, et l'os ou le cartilage triangulaire d'un
autre côté; on observe de gros vaisseaux dans cette couche. Ce
tissu se perd directement dans le périchondre et dans le périoste.
L'épithélium superficiel est encore l'épithélium pavimenteux
stratifié; dans ces couches superficielles, les cellules sont encore
fortement aplaties sans pourtant être cornées (aux points où
s'ouvrent les conduits excréteurs des glandes, on voit la couche
épithéliale stratifiée, épaissie, se prolonger profondément dans leur
intérieur); vient ensuite une bande dans laquelle l'épithélium
superficiel fortement aplati fait défaut et, à sa place, on trouve
plutôt des cellules rondes comprimées latéralement avec de gros
noyaux qui ne se transforment que progressivement en cellules
cylindriques disposées en palissade (Pl. II, fig. 4-6).

VAISSEAUX ET NERFS DU NEZ EXTÉRIEUR.

Vaisseaux. Le nez extérieur possède un système vasculaire
puissamment développé qui communique avec celui du nez
intérieur.

Les artères (Pl. II, fig. 7) proviennent en grande partie de l'artère
maxillaire externe qui, arrivée au niveau du bord postérieur de
l'aile du nez, fournit habituellement deux rameaux alaires, l'inférieur beaucoup plus grêle que le supérieur. L'artère inférieure
passe près du bord de l'aile du nez et s'anastomose avec les
artères voisines ainsi qu'avec l'artère de la cloison. L'artère supérieure passe sur l'aile du nez vers l'intérieur et, comme l'inférieure,
s'unit au niveau du plan médian avec le vaisseau du même nom
de l'autre moitié de la face.

L'artère de la cloison provient, de chaque côté, de l'artère de la
lèvre supérieure et pénètre dans le septum cutané.

On trouve encore dans le réseau artériel du nez extérieur, un
rameau provenant de l'artère ophthalmique (rameau dorsal du nez)
qui descend sur la face latérale du nez et s'anastomose avec le
rameau supérieur de l'aile.

Le réseau artériel s'unit : d'abord directement avec les artères
du nez interne dans le vestibule nasal, et indirectement par l'intermédiaire de capillaires (au niveau des limites de la muqueuse).

Veines (Pl. II, fig. 8). Les veines du nez extérieur présentent

des anastomoses semblables à celles des artères, et, comme
Sesemann (1) l'indique, elles sont nombreuses et richement
anastomosées entre elles, surtout au niveau de la pointe du nez.
Du réseau veineux partent trois à quatre gros troncs ; l'un va de
l'aile du nez à l'ancienne veine faciale et en même temps s'élève
un peu vers le haut. Une autre veine plus grosse part du plexus,
se dirige verticalement vers le haut et s'ouvre non loin de l'angle
interne de l'œil, dans la grosse veine de la face. De chaque côté
de la ligne médiane, il existe encore une grosse veine qui monte
vers la racine du nez et s'anastomose dans le réseau veineux situé
entre les deux veines angulaires. Les veines du nez extérieur,
comme je désirerais le faire ressortir spécialement, sont sujettes à
des variations multiples.

La grande richesse du nez extérieur en artères et en veines, son
réseau capillaire serré, et enfin les nombreuses relations qui
existent entre ses vaisseaux et ceux de la cavité nasale, expliquent
suffisamment la rougeur qui se produit au niveau de la peau, dans
le cours des hyperémies de la muqueuse nasale.

Les vaisseaux lymphatiques du nez extérieur s'ouvrent dans
d'assez gros troncs qui, d'après Ph. Sappey, se rendent aux
ganglions lymphatiques de la fosse sousmaxillaire.

Nerfs. Les filets *moteurs* proviennent du facial, les filets *sensibles*
du sous-orbitaire et de l'ethmoïdal antérieur. Ce dernier nerf a
un trajet compliqué, il traverse en effet les cavités de l'orbite
du crâne et du nez. Le nerf traverse la plaque fibreuse qui sépare
l'os propre du nez du cartilage triangulaire et innerve la peau de
la pointe du nez.

DES ANOMALIES DE LA CHARPENTE OSSEUSE DU DOS DU NEZ.

Les anomalies des os propres du nez, ainsi qu'en général celles
de la charpente osseuse, sont fréquentes. Elles influent d'une
manière prédominante sur la forme générale du visage, et déjà
à ce point de vue, sont dignes d'être signalées. Les principales
variétés de forme du dos du nez qu'on rencontre, sont dues à ce
que les os propres du nez deviennent plus petits, qu'ils perdent
leur articulation avec le frontal et s'atrophient à tel point que leur

(1) *Die Orbitalvenen des Menschen*, Arch. f. Anat. u. Physiol. 1869.

forme typique devient méconnaissable, ou bien enfin, à ce qu'ils sont frappés d'arrêt de développement. Le plus souvent alors, les apophyses frontales du maxillaire supérieur s'élargissent, s'unissent l'une à l'autre, ou bien il reste entre elles une petite fente dans laquelle on voit la lame perpendiculaire de l'ethmoïde ou une plaque cartilagineuse. Jusqu'à présent, j'ai observé, en fait d'anomalies par manque de développement, les cas suivants :

1° Les os nasaux sont d'égale longueur mais d'inégale largeur. L'un d'eux peut être deux fois aussi large que l'autre. Fréquemment, cette anomalie se combine avec une forme de nez qu'on appelle le nez plat.

2° Les os du nez ont une petitesse anormale; ils sont triangulaires et fréquemment ne font qu'une saillie faible ou nulle au dessus de l'apophyse frontale du maxillaire supérieur. L'extrémité supérieure de l'os nasal est effilée et s'articule juste à peine avec l'os frontal.

3° Même forme des os nasaux; l'un d'eux s'articule avec le frontal, mais non l'autre, parce que l'apophyse frontale du maxillaire supérieur envoie un prolongement entre le nasal et le frontal (Pl. III, fig. 1 et 2).

4° Disposition semblable. Os nasaux courts; l'un est d'une largeur normale, l'autre triangulaire et ne s'articule pas avec le frontal. La partie nasale de l'os frontal envoie deux prolongements coniques à la rencontre des os nasaux (Pl. III, fig. 3).

5° Un des os nasaux est atrophié et ne s'articule pas avec le frontal; l'autre est volumineux et son extrémité supérieure est élargie de telle façon qu'il s'unit à l'apophyse frontale du côté opposé (Pl. III, fig. 4).

6° Les deux os nasaux sont raccourcis et triangulaires; leurs sommets n'atteignent pas le frontal, parce que au dessous de cet os les deux apophyses frontales viennent en contact (Pl. III, fig. 5). L'articulation anormale de l'apophyse frontale du maxillaire supérieur peut atteindre une longueur de un centimètre.

7° Les os du nez sont raccourcis, atrophiés et triangulaires; ils s'articulent avec une apophyse du frontal. Il s'agit vraisemblablement, dans ce cas, d'une division des os propres du nez par une suture transversale et d'une soudure des fragments supérieurs l'un à l'autre et avec le frontal (Pl. III, fig. 6).

8° Ouverture pyriforme s'élevant à une hauteur anormale. Les apophyses du maxillaire sont élargies dans leurs parties supérieures. La moitié de la partie nasale de l'os frontal envoie entre eux une apophyse, dirigée de haut en bas, longue de un centimètre environ, épaisse et voûtée, qui, de chaque côté, est entourée par un os de forme irrégulière, divisé en deux du côté gauche. On peut les considérer comme des rudiments des os propres du nez (Pl. III, fig. 7).

9° Les apophyses frontales des maxillaires supérieurs sont inclinées l'une vers l'autre, semblables à des pignons. Elles limitent par leurs moitiés supérieures une fente étroite remplie par une crête résultant de l'union de l'épine nasale supérieure avec un prolongement superficiel né de la partie nasale de l'os frontal. Dans la moitié inférieure de la fente, plus large que normalement, on trouve de chaque côté une plaque osseuse, convexe-concave et elliptique, longue de 6-8 millimètres, large de 3 millimètres. Cette plaque remplit la fente en grande partie, on peut la considérer comme un rudiment d'un os propre du nez (Pl. III, fig. 8).

10° Crâne d'une femme âgée de trente à trente-cinq ans. Ouverture pyriforme s'étendant très loin en haut. Charpente osseuse du nez raccourcie. Apophyses frontales du maxillaire supérieur élargies et soudées l'une à l'autre, au dessous de la partie nasale de l'os frontal, sur une longueur d'environ 10 millimètres. Bord inférieur libre du point de soudure et divisé en plusieurs apophyses courtes auxquelles s'unissent deux petites écailles osseuses symétriques de 4-5 millimètres de long et de 3 millimètres de large (Pl. III, fig. 9).

11° Négresse. Ouverture pyriforme s'étendant loin vers le haut. Charpente osseuse du nez raccourcie. Apophyses frontales des maxillaires supérieurs élargies dans leurs parties supérieures, situées « frontalement » et unies par leurs bords internes. Elles sont séparées, en haut par une courte apophyse de la partie nasale de l'os frontal, en bas par un osselet de forme triangulaire soudé à l'épine nasale. L'apophyse frontale du maxillaire supérieur du côté droit est de 3 millimètres plus large que la gauche (Pl. III, fig. 10).

12° Ouverture pyriforme s'étendant loin vers le haut. Dos du nez osseux extrêmement rudimentaire. Apophyses frontales des maxillaires supérieurs très élargies et convergentes. Entre elles on trouve une fente assez large, remplie par une saillie osseuse longue de 8 millimètres, divisée à son extrémité inférieure en plusieurs denticules. Os lacrymal rudimentaire (Pl. III, fig. 11).

13° Cas semblable. La fente limitée par les apophyses frontales du maxillaire supérieur est plus étroite que dans le cas précédent et contient un petit prolongement de la partie nasale de l'os frontal (Pl. III, fig. 12).

14° Cas semblable. Apophyses frontales du maxillaire supérieur extraordinairement larges, 18 et 19 millimètres. La fente qui les sépare a, en haut, 4 millimètres de large. Cette fente est comblée par une saillie en forme de bourrelet, longue de 11 millimètres, soudée à l'épine nasale supérieure, et qui paraît constituée par la soudure de plusieurs petites plaques osseuses.

15° Ouverture pyriforme très longue. Saillie dorsale du nez rudimentaire. Les apophyses frontales des os maxillaires supérieurs sont élargies et limitent une très petite fente, au milieu de laquelle on aperçoit la lame perpendiculaire de l'os ethmoïde (Pl. III, fig. 13).

16° Ouverture pyriforme s'élevant très haut. Saillie dorsale du nez, courte, rudimentaire. Les apophyses frontales élargies s'unissent dans leur moitié inférieure; dans leur moitié supérieure, elles enchâssent une courte apophyse triangulaire de la partie nasale de l'os frontal. La lame perpendiculaire de l'ethmoïde avance au dessus de l'ouverture pyriforme.

17° Cas semblable. Seule la pointe de l'épine nasale supérieure dépasse le bord libre des apophyses frontales des maxillaires supérieurs, soudées l'une à l'autre (Pl. III, fig. 14).

18° Nègre. Cas semblable, mais les apophyses frontales élargies des maxillaires supérieurs sont intimement unies l'une à l'autre sur toute leur longueur.

19° Ouverture pyriforme extraordinairement longue, en raison de l'absence complète des os propres du nez; il n'existe aucune trace de dos osseux du nez, car les apophyses frontales des maxillaires supérieurs ne se rejoignent même plus. Les courtes plaquettes osseuses, qui, vers le haut, s'unissent au frontal, correspondent à la courte épine nasale supérieure (Pl. III, fig. 15).

20° Embryon du sixième mois. L'os nasal droit est triangulaire et remplit complètement la fente située immédiatement au dessous de l'os frontal, entre les deux apophyses du maxillaire supérieur. L'os nasal gauche fait défaut.

21° Enfant nouveau-né un peu avant terme. Les os nasaux manquent, tandis que les apophyses frontales des maxillaires supérieurs sont normales, comme largeur et situation (Pl. III, fig. 16).

Les singes possèdent normalement des os nasaux rudimentaires. Je vais rapidement indiquer les formes que j'ai observées.

Cebus cirrifer. Os nasaux aplatis, triangulaires, à pointe dirigée vers le front.

Cercopithecus ruber. Même forme. L'effilement est encore plus marqué. Les os du nez sont unis l'un à l'autre et atteignent juste à peine le frontal.

Macacus cynomolgus. Os du nez plats, triangulaires, soudés l'un à l'autre. La pointe ne s'articule pas avec le frontal, mais avec un petit bâtonnet logé entre les apophyses frontales et le frontal.

Cercopithecus (d'espèce indéterminée). Os nasaux comme dans les exemples précédents, mais ne s'articulant pas avec l'os frontal.

Hylobates. Os du nez courts, larges, plats, quadrangulaires.

Orang. Os du nez soudés l'un à l'autre, plats, formant un petit bâtonnet osseux. (Il en est déjà ainsi chez les animaux très jeunes.)

Chimpansé. Os du nez courts, étroits, plats, déprimés, soudés sur la ligne médiane.

Gorille. Cas 1 : os du nez plats, longs, triangulaires et étroits ; Cas 2 : os du nez, plats, longs, triangulaires et larges au niveau de l'ouverture pyriforme, élargis; Cas 3 et 4 : os du nez, plats, longs, en forme de sablier ; la partie qui s'articule avec l'os frontal est élargie, puis les os du nez se rétrécissent sur une grande longueur, augmentent rapidement de diamètre au niveau de l'ouverture pyriforme, et atteignent sur leur bord libre une largeur notable ; Cas 5 : os du nez, très gros, allongés, rectangulaires, et d'une largeur excessive, notamment au niveau de l'orifice pyriforme.

Dans ces cinq cas, les os du nez étaient déjà soudés l'un à l'autre, et formaient un bourrelet saillant correspondant à la suture médiane primitive (dans la moitié supérieure).

Résumé. Les formations rudimentaires des os du nez se groupent par conséquent de la façon suivante :

a) Os du nez, asymétriques, l'un plus large que l'autre, atrophiés.

b) Os du nez, raccourcis, triangulaires, et ne s'articulant pas avec l'os frontal, soit parce que les apophyses frontales des maxillaires supérieurs s'intercalent entre le frontal et les os du nez, soit que l'un des os propres du nez ait repoussé son congénère, par suite de l'élargissement de son extrémité supérieure.

c) Les os du nez sont remplacés, d'une façon complète ou incomplète, par l'épine nasale supérieure, ou par un prolongement anormal du frontal, ou par les deux ensemble, ou par la lame perpendiculaire de l'ethmoïde. Enfin, on peut trouver aussi une apophyse formée de toutes les parties que nous avons signalées. Elle est logée entre les apophyses frontales du maxillaire supérieur, et flanquée sur son bord libre de petits ossicules.

d) Absence complète des os nasaux et des formations désignées au paragraphe c. Dans ce cas, les apophyses frontales du maxillaire se trouvent en contact sur la ligne médiane, ou bien sont séparées par un intervalle nasal.

L'hypothèse qui suppose l'existence de plusieurs points d'ossification rudimentaires pour les os du nez, est celle qui explique le mieux l'encastrement d'une saillie qui, partie du frontal, s'insinue entre les apophyses frontales des maxillaires supérieurs, et qui peut être soudée à l'épine nasale située au dessous. Quelques uns des points d'ossification se soudent entre eux, avec le frontal, avec l'épine nasale supérieure, et même avec l'une des apophyses frontales du maxillaire supérieur. D'autres pourraient se développer en plaquettes osseuses situées latéralement ou en avant, par rapport à l'épine frontale. Ces derniers correspondent évidemment à ces formations que l'on appelle, à tort, *os prénasaux.*

Il semble parfois, que pour chaque os nasal il existe deux noyaux d'ossification, un supérieur et un inférieur. Dans ce cas, les deux moitiés des os du nez s'unissent au moyen d'une suture transversale ; ou bien, comme dans le premier cas, les points d'ossification supérieurs se soudent à l'os frontal pour former une saillie sur laquelle on trouve les os rudimentaires du nez.

Il m'est possible de dire comment se comportent les parties molles dans les cas d'anomalies de la saillie osseuse du dos du nez, car j'ai pu faire des recherches sur les cadavres de deux adultes, d'un nouveau-né et d'un embryon.

Le premier cas (cas 19, Pl. III, fig. 15) se rapporte à une jeune fille de vingt ans : le nez était long, mince, bien courbé, saillant, et la palpation du nez intérieur ne pouvait faire songer à une malformation. La peau enlevée, on voyait une épaisse membrane conjonctive qui s'élevait jusqu'à la partie nasale de l'os frontal. *La cloison cartilagineuse était recouverte par cette membrane ; elle était munie latéralement d'ailes cartilagineuses, qui remplaçaient les os propres du nez absents, et s'élevait jusqu'au frontal.*

Dans le second cas, qui se rapporte à une femme de trente à trente-cinq ans (cas 10, Pl. III, fig. 9), le nez était également étroit et fortement saillant. Sous la peau, on trouvait sur la ligne médiane, au niveau de la soudure des deux apophyses frontales du maxillaire supérieur, un bourrelet fibreux. La charpente cartilagineuse du nez se prolongeait vers le haut jusqu'à l'échancrure située entre les écailles osseuses et les apophyses frontales du maxillaire.

Sur le crâne du nouveau-né (cas 21, Pl. III, fig. 16), le nez avait l'aplatissement normal. Le nez cartilagineux s'élevait jusqu'au frontal, et là, s'unissait à l'ethmoïde cartilagineux.

Le crâne de l'embryon de six mois présentait les mêmes particularités, mais d'un seul côté seulement.

Par conséquent, dans les quatre cas que nous venons d'indiquer, au point où les os faisaient défaut, la charpente cartilagineuse primitive se trouvait conservée, et on peut conclure par analogie que les choses se passent ainsi dans tous les cas de malformation.

Quant à la fréquence des anomalies des os propres du nez chez les différents peuples, il faudrait en faire une étude spéciale, car ma statistique, les crânes de nègres (1) exceptés, ne renferme que des cas choisis en raison des anomalies que nous avons décrites ; ils sont donc sans valeur pour la statistique.

Sur 474 crânes provenant de peuples extra-européens (surtout de Malais, de Nègres et de Chinois) 10,1 °/₀ des cas (48) présentaient des anomalies des os du nez, que l'on peut classer de la façon suivante :

a) Os du nez atrophiés, de forme triangulaire, et ne s'articulant pas avec le frontal, 14 cas ;

b) Même disposition, mais les os du nez s'articulent avec le frontal ; 16 cas.

c) Les os du nez sont d'inégale largeur ; l'un d'eux est beaucoup plus étroit que l'autre, atrophié, dans quelques cas de forme triangulaire ; 14 cas.

d) Les os du nez manquent (cas 11 et 17). Nous avons vu encore un autre cas semblable au n° 17 ; 3 cas.

e) Os du nez élargis aux dépens des apophyses frontales du maxillaire supérieur, mais beaucoup trop courts et effilés à leur extrémité libre (nègre) ; 1 fois.

Sur 714 crânes appartenant à des peuples européens, nous ne trouvons des anomalies de l'os du nez que dans 1,5 °/₀ des cas (11), à savoir :

a) Os nasal triangulaire, mais ne s'articulant pas avec le frontal ; 4 cas.

---

(1) Tous les autres éléments de ma statistique ont été recueillis à la salle de dissection de Vienne.

4

b) Os frontal triangulaire et étroit, mais ne s'articulant pas ;
6 cas.

c) Ébauche d'une forme triangulaire ; 1 cas.

Notre littérature renferme quelques données sur les défectuosités de structure des os propres du nez que nous devons à J. van
der Hœven (1), Henle (2), Schwegel (3), R. Virchow (4) et Kollmann (5). Le premier a observé l'absence complète des os du
nez sur le crâne d'un Bochismane. Les apophyses frontales des
maxillaires supérieurs se trouvent dans ce cas accolées l'une
à l'autre, et ce n'est que sur une faible étendue qu'une partie de
la lame perpendiculaire de l'ethmoïde se trouve emboîtée entre
elles. De plus, J. van der Hœven a souvent observé, chez les Malais,
l'enclavement d'une portion de la lame perpendiculaire de l'ethmoïde entre les deux os propres du nez. Enfin ce savant a aussi
décrit la forme dans laquelle les os du nez se terminent en pointe
à leur extrémité supérieure, prennent une forme triangulaire et
ne s'articulent plus avec la partie nasale de l'os frontal. Il a trouvé
cette anomalie sur le crâne d'un Malais de Bornéo.

Des anomalies qu'il a eu l'occasion d'observer, Henle signale les
suivantes : *a*, les os du nez sont de volume inégal ; *b*, l'un des
os du nez envoie un prolongement transversal entre le frontal et
son congénère ; *c*, soudure de la suture médiane, disposition rappelant celle du crâne des singes ; *d*, toute trace de séparation entre les
os du nez et les apophyses frontales des maxillaires supérieurs a
complètement disparu (race nègre) ; *e*, les apophyses frontales des
maxillaires supérieurs s'étendent si loin vers la ligne médiane,
qu'à peine il reste entre les parties supérieures une fente étroite,
s'élargissant vers le bas ; on observe dans la fente un fragment
osseux soudé à la lame perpendiculaire de l'ethmoïde ; *f*, même
disposition, mais on trouve dans la fente, au dessus d'un osselet
indépendant, un prolongement qui descend du frontal. Henle fait
aussi cette remarque que l'absence et l'atrophie des os du nez
s'observent fréquemment sur les crânes d'exotiques.

(1) *Ueber Formabweichungen und Varianten der Nasenbeine.* Zeitschr. f.
wiss. Zool., Bd. XI.

(2) *Knochenlehre.*

(3) *Knochenvarietäten.* Zeitschr. f. rat. Medicin, 1859.

(4) *Ueber einige Merkmale niederer Menschenrassen am Schädel.* Berlin, 1875.

(5) *Ueber den Werth pithehoïder Formen.* Corresp. Blatt. d. deutsch. anthrop.
Geelslch. 1883, no 11.

A. Schwegel a observé sur 200 crânes plusieurs synostoses des os du nez, soit entre eux, soit avec les apophyses frontales des os maxillaires supérieurs. Il a observé cinq fois un os nasal médian et deux latéraux ; une fois deux os nasaux latéraux plus gros et deux internes plus petits ; une fois deux supérieurs et deux inférieurs unis par des sutures transversales ; dans les quatre derniers cas, il existait une division transversale des os propres du nez, mais on ne doit pas admettre qu'il s'agisse d'os internasaux de Meyer.

R. Virchow, dans son travail, a surtout insisté sur cette défectuosité dans laquelle l'os nasal présente une forme triangulaire et ne s'articule pas avec le frontal.

W. Ranke (1), qui rechercha cette anomalie, l'observa deux fois sur 1493 crânes de Bavarois.

Kollmann admet que chez les crânes chamæprosopes, les caractères pithécoïdes se rencontrent plus fréquemment sur les os du nez et pour les méats que sur les crânes leptoprosopes. Les signes caractéristiques des crânes chamæprosopes sont : squelette de la face plus large, orbites plus larges que hauts, nez court et large, dos du nez court et arcades zygomatiques fortement recourbées. D'après Kollmann, diverses causes contribuent à donner au nez sa forme aplatie, entre autres la forme catharrhinienne anormale du nez, décrite par Virchow, que l'on observe de temps en temps aussi chez les peuples allemands.

Le développement défectueux des os du nez est un fait intéressant, en ce sens que, chez les singes anthropoïdes, l'atrophie marquée des os du nez et leur fusion entre eux est la règle. J. van der Hœven fait remarquer que chez l'Orang il n'est pas rare de constater l'absence des os du nez, et de les trouver remplacés par la lame perpendiculaire de l'ethmoïde, que, de plus, on observe la forme triangulaire des os du nez chez l'*Inuus nemestrinus*. Quelques formes d'os nasaux rudimentaires constituent donc, par excellence, un caractère pithecoïde.

FOSSES PRÉNASALES.

(Pl. III, fig. 17).

Dans la plupart des cas, le plancher du nez est séparé de la partie faciale de l'os intermaxillaire par une crête bien développée. Parfois, cependant, elle fait défaut, et l'on trouve à la place du

(1) *Beitr. z. phys. Anthrop. d. Bayern.* München, 1883.

bord inférieur de l'ouverture pyriforme, de chaque côté, une fossette de profondeur variable que l'on désigne sous le nom de *fosses prénasales*, terme que j'ai proposé (1). La situation et les limites des fosses prénasales exigent une description exacte de l'ouverture pyriforme, que nous allons faire immédiatement.

Le bord de l'orifice pyriforme est constitué par plusieurs parties : latéralement, par le bord antérieur du corps du maxillaire (*crista maxillaris*, HOLL (2)); en haut, par les bords tranchants des os propres du nez; en bas, par une crête (*crista intermaxillaris*, HOLL) située entre le plancher du nez et l'apophyse alvéolaire (face faciale de l'intermaxillaire) qui, dans les cas typiques, forme une arête peu élevée, étendue transversalement entre l'extrémité inférieure de la crête maxillaire et l'épine nasale inférieure. La crête intermaxillaire n'est pas uniforme; elle est constituée, au contraire, par deux parties, comme on le voit nettement sur le crâne d'un jeune sujet. Ces deux parties sont : le bord latéral de l'épine nasale inférieure et la crête maxillaire. Les deux moitiés de l'épine nasale forment, dans les cas bien développés, une petite plaque triangulaire; la base est en rapport avec le bord antérieur du plancher du nez, la pointe est saillante, le bord médian est en contact avec son congénère du côté opposé; quant au bord latéral, il se dirige en arrière et, dans les cas bien développés, on le trouve sur le plancher du nez, vers l'extrémité antérieure du cornet inférieur. Le bord maxillaire de l'ouverture pyriforme descend verticalement jusqu'à l'os intermaxillaire, puis, situé en avant du bord latéral de l'épine, il cotoie la face faciale de l'intermaxillaire et se dirige vers la ligne médiane en formant un arc. Quant à cette partie de la crête de l'os maxillaire, qui, à la vérité, n'est pas toujours bien marquée et qui manque même quelquefois, personne ne l'a signalée jusqu'à ce jour, tous les auteurs disent que la crête maxillaire se termine dès qu'elle a atteint l'intermaxillaire.

Entre les deux moitiés de la crête intermaxillaire, car elles ne se confondent pas, on trouve une surface aplatie, au niveau de laquelle le plancher du nez se continue directement avec la face faciale de l'intermaxillaire. La forme que nous venons de décrire est caractéristique pour le squelette facial des enfants; HOLL l'a

---

(1) *Reise der Novara-Expedition.* Wien, 1875.

(2) *Ueber die Fossae prænasales, etc.* Wiener med. Woch., nos 24 et 25, 1882.

décrite avant G. Mingazzini (1), et a déjà fait remarquer sa persistance dans certains cas.

Typiquement, ce n'est pas par l'union de sa partie intermaxillaire avec l'épine nasale que se fait la fusion de la crête maxillaire
avec le bord latéral de l'épine nasale, ce qui constitue la règle.
La partie intermaxillaire participe plus rarement à la délimitation
de l'ouverture pyriforme et constitue une seconde branche de
division, située plus haut, de la crête maxillaire qui normalement
va rejoindre l'épine nasale. Je lui donnerai le nom de branche
médiane de la crête maxillaire, appelant latérale celle dont nous
avons parlé plus haut.

La fusion de la crête maxillaire avec l'épine nasale s'observe
plus fréquemment après la septième année qu'avant; cependant,
j'ai déjà observé sur un enfant de sept mois une crête très nette
séparant le plancher du nez de l'os intermaxillaire.

*Entre la branche latérale de la crête maxillaire et le bord latéral
de l'épine nasale, se développe parfois déjà chez l'enfant une fosse
prénasale superficielle de forme semilunaire; chez l'adulte, également, les limites de cette dépression sont celles que nous avons déjà
indiquées* (Pl. III, fig. 17).

Chez l'adulte, il est de règle, ainsi que je l'ai déjà dit, de voir le
bord maxillaire de l'ouverture pyriforme se continuer avec l'intermaxillaire et de trouver une limite bien marquée entre le plancher
du nez et l'apophyse dentaire. Cette forme s'observerait, d'après
les matériaux dont j'ai pu disposer, dans 62 % des cas. Le point
que nous avons indiqué varie souvent, et cependant l'on rencontre
des formes dont l'interprétation est parfois difficile.

J'ai observé moi-même les formes et les variétés qui suivent au
sujet de la crête intermaxillaire :

a) La forme de l'enfant persiste (schéma 1).

b) Le bord latéral de l'épine nasale se dirige vers l'extrémité
antérieure du cornet; la crête maxillaire se divise en deux
branches (une interne et une latérale) dont l'une, l'interne, s'unit
au bord latéral de l'épine nasale pour constituer une arête limite,
tandis que la branche latérale se porte typiquement vers la ligne
médiane, vers la face faciale de l'intermaxillaire (schéma 2). Les
fosses prénasales apparaissent lorsque la région située entre le
bord latéral de l'épine et sa branche latérale se creuse.

(1) *Ueber die ontog. u. philog. Bedeutung der verschied. Formen der
Apertura pyriformis*, Arch. f. Anthrop., Bd. 20.

c) Même disposition, mais la branche latérale de la crête maxillaire manque (schéma 3); il ne peut se développer de fosses prénasales.

d) Même disposition, mais l'épine nasale est rudimentaire.

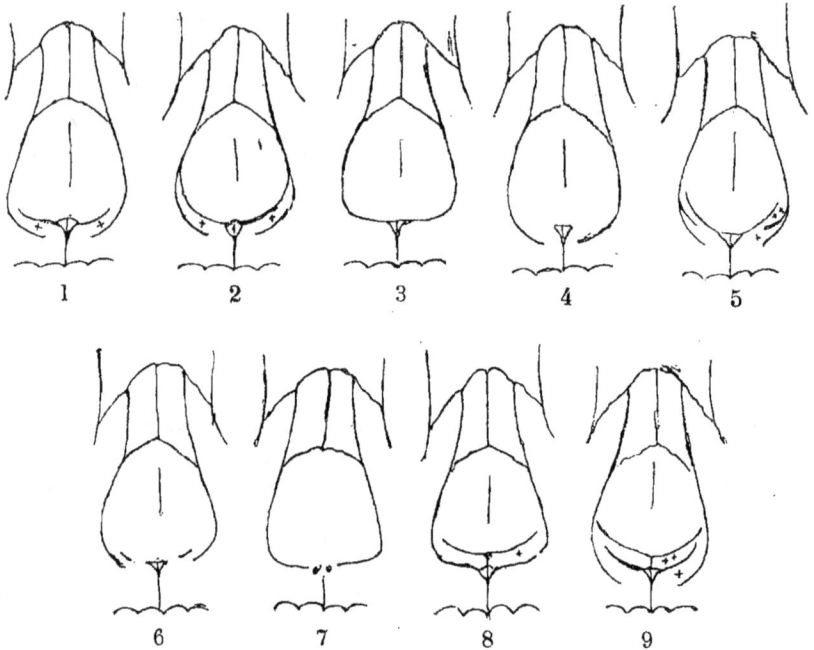

e) Les bords latéraux de l'épine nasale font défaut; la crête maxillaire se continue avec les branches latérales (schéma 4).

f) Le bord latéral de l'épine nasale se continue avec l'extrémité antérieure du cornet. La crête maxillaire est divisée en deux branches; il existe deux sillons entre les trois crêtes (schéma 5).

g) Épine nasale rudimentaire, ses bords latéraux manquent complètement; on trouve la crête maxillaire ainsi que la branche latérale.

h) Épine nasale rudimentaire; ses bords latéraux sont séparés; outre cela, forme typique (schéma 6).

i) Épine nasale rudimentaire; ses bords latéraux ont disparu sans laisser de traces; la crête maxillaire n'est représentée que par la branche latérale, haut située et limitant le plancher du nez (schéma 7).

Les fosses prénasales pourraient se développer dans la plupart

des formes; elles sont limitées vers le bas par la partie intermaxillaire de la crête maxillaire, c'est-à-dire par leur branche latérale;
en haut, par la branche médiane de la crête maxillaire, par la
crête intermaxillaire ou par les bords latéraux de l'épine nasale
inférieure. Les fosses prénasales sont donc limitées en bas par
une crête qui, normalement, est distincte du cadre de l'ouverture
pyriforme. *On s'en rend plus particulièrement compte en étudiant
les cas dans lesquels, en même temps que les fosses prénasales, il
existe une crête intermaxillaire bien développée.* Je ne puis donc
partager complètement l'avis de Mingazzini, lorsqu'il nous dit pour
expliquer le développement des fosses prénasales : Si les bords
(parties de la crête intermaxillaire) ne se réunissent pas, le bord
latéral de l'épine nasale se dirige en arrière et se continue vers
le cornet inférieur; si, dans ce cas, le bord latéral de l'ouverture
pyriforme se prolonge vers la ligne médiane et rejoint l'épine
nasale, se développe alors la face prénasale limitée par deux bords
saillants.

Th. Dwight (1) décrit de la façon suivante les limites des fosses
prénasales : « Il est si évident, dans ce cas aussi bien que dans
toutes les figures que je puis me rappeler, que la limite antérieure
est constituée par le bord de l'orifice nasal, que le mettre en doute
me paraît impossible. Mais la limite postérieure de la fosse n'est
pas formée par le bord antérieur du nez, ni dans ce crâne, ni dans
tous ceux de l'expédition du Novara, autant que je puisse m'en sou-
venir. Dans ces cas, Zuckerkandl semble avoir réellement raison. »
Si Dwight avait étudié un plus grand nombre de crânes, il serait
arrivé à une opinion différente de celle qu'il vient d'émettre, au
sujet de la limite inférieure des fosses prénasales. La limite supérieure des fosses prénasales n'est pas formée dans tous les cas par
une des crêtes dont nous avons parlé plus haut; parfois, *en arrière*
de la crête intermaxillaire, sur le plancher du nez (entre l'épine
nasale inférieure et le canal incisif), se développe une crête
orientée transversalement, décrivant un arc qui s'élève vers l'extrémité antérieure du cornet; on trouve dans cette crête le rameau
nasal du nerf dentaire antérieur avec les vaisseaux du même nom.
Parfois, ce canal présente des orifices sur une partie de son trajet,
ou bien il est entièrement ouvert et, dans ce dernier cas, il est
représenté par un sillon. Si l'on sonde le canal au niveau du

(1) *Fossa prænasalis.* Arch. f. Anthr., Bd. 21, Heft. 3, 1892.

plancher nasal, la sonde pénètre dans le canal sous-orbitaire.
J'appellerai cette crête, crête nasodentaire, et le canal, canal
nasodentaire. Fréquemment, en effet, la partie du plancher du nez,
limitée de chaque côté par cette crête et par la saillie latérale de
l'épine nasale, se transforme de chaque côté en une fossette (*fossula
intranasalis*), qui existe tantôt seule, tantôt en même temps qu'une
fosse prénasale (schéma 8 et 9).

Si les crêtes que nous venons de signaler sont absentes (crête
intermaxillaire, crête naso-dentaire) ainsi que l'épine nasale ; et
que, en même temps, l'intermaxillaire devienne fortement prognathe, le plancher du nez se continue directement sans aucune
séparation, avec l'intermaxillaire orienté obliquement, et il se
forme un plan prénasal, mieux appelé plan naso-intermaxillaire,
comme chez les singes et chez d'autres animaux.

La fosse prénasale n'est pas une forme pithécoïde, mais au contraire anthropoïde, ou, comme MINGAZZINI le fait observer avec
raison, une variété de la forme anthropoïde. Elle est plus fréquente
et mieux développée chez les peuples exotiques prognathes que
chez nous. Elle ne dépend pas cependant du degré de prognathie,
la meilleure preuve en est dans ce que la fosse prénasale se rencontre également chez les orthognathes.

Le plan prénasal est un caractère *pithécoïde*.

L'ASYMÉTRIE DU NEZ.

Le toit osseux du nez s'écarte fréquemment de la ligne médiane,
en s'inclinant vers l'un ou l'autre des côtés de la face. Le phénomène est entièrement physiologique, car il n'existe aucune trace
de traumatisme (fracture), déterminant l'asymétrie si fréquente
du nez extérieur. J'ai observé cette anomalie, qui dépare l'expression du visage plus fréquemment sur les nez étroits et fortement saillants que sur les nez larges et plats. Les os du nez, au
lieu d'être placés sur la ligne médiane, sont, dans ce cas, déviés
latéralement, et le nez cartilagineux est, ainsi que H. WELCKER (1)
l'a indiqué, dévié du même côté que le dos du nez, ou bien du côté
opposé. Cette variété est combinée avec une asymétrie du bord
inférieur de l'ouverture pyriforme, dont une moitié est plus basse

(1) *Die Asymmetrie der Nase*, etc.. Stuttgart, 1882.

que l'autre. Cet abaissement se produit tantôt du côté vers lequel le nez se dévie, tantôt du côté opposé. Quant à la cause de cette asymétrie, WELCKER pense que le développement asymétrique du squelette peut jouer un rôle, mais il ne doute pas que l'obliquité du nez puisse être produite par la pression que subit le nez lorsque l'on se couche toujours sur le même côté du corps. On ne saurait exclure la possibilité de ce mécanisme, mais il n'est guère possible d'admettre que, lorsqu'on se couche habituellement sur un côté de la face, la pression exercée par le plan résistant entraîne la fermeture de l'un des orifices de la respiration.

CHAPITRE IV

Anatomie des Cornets.

SURFACE NASALE DU MAXILLAIRE SUPÉRIEUR.

Les parties du maxillaire supérieur qui contribuent à la formation des fosses nasales sont : la *paroi médiane du maxillaire supérieur* (paroi nasale du maxillaire), et la *face interne de l'apophyse frontale du maxillaire supérieur*.

La face nasale du maxillaire est lisse dans sa moitié antérieure, située dans la projection de la plaque palatine ; elle est rugueuse, au contraire, dans sa moitié postérieure qui s'articule à l'os palatin.

Des quatre bords de la face nasale, le supérieur se prolonge dans le plancher de l'orbite, l'antérieur dans la partie faciale du maxillaire, le postérieur dans la tubérosité maxillaire, tandis que le bord inférieur se continue sans limite tranchée avec le plancher du nez. Entre les parties lisses et rugueuses de la surface nasale, la face nasale présente une grande lacune ronde ou ovale (Pl. IV, fig. 1), *hiatus maxillaris* (HENLE). On trouve entre cet orifice et l'apophyse frontale un sillon court et large (*sillon lacrymal),* limité en arrière par le bord de l'hiatus maxillaire retourné vers l'intérieur du nez, et en avant par le bord taillé à pic de l'apophyse frontale (Pl. IV, fig. 1). Parfois, le bord recourbé de la fente est si large qu'il rejoint le bord opposé.

Le *bord supérieur* de l'hiatus maxillaire est taillé à pic ou élargi; dans ce dernier cas, il se divise en deux lamelles, entre lesquelles on trouve les *cellules* de Haller (1), petites loges dont le nombre et les dimensions sont susceptibles de varier (Pl. IV, fig. 1 *C*, *H*). Ces cellules contiennent une partie des espaces labyrinthiques que l'on trouve sur la face inférieure de l'ethmoïde.

La face nasale de l'apophyse frontale se rétrécit vers le haut et porte deux crêtes rugueuses disposées sagittalement, une supérieure *(crête ethmoïdale)* pour l'insertion de l'ethmoïde *(agger nasi)*, et une inférieure *(crista turbinalis)*, pour l'insertion du cornet inférieur. La première se trouve placée à peu près au milieu de l'apophyse frontale, la seconde part du bord antérieur limitant le sillon lacrymal, et correspond à peu près à la limite inférieure de l'apophyse frontale.

La lame perpendiculaire du palatin recouvre la partie postérieure, rugueuse, de la paroi nasale du maxillaire, et s'étend jusqu'au bord postéro-inférieur de l'hiatus maxillaire. Une partie de cette lame s'avance au devant de cet orifice et, de cette façon, rétrécit la lacune. En face des deux crêtes de l'apophyse frontale, la paroi nasale des lames verticales du palatin présente également deux crêtes (Pl. IV, fig. 2 *Ct* et *Ce*) qui portent les mêmes noms et qui, de la même manière, soutiennent les extrémités postérieures des cornets ethmoïdaux et du cornet inférieur. Le trou sphéno-palatin se trouve immédiatement au dessus de la crête ethmoïdale de l'os palatin ; il met les fosses nasales en communication avec la fosse pterygo-palatine et conduit aux fosses nasales les vaisseaux et les nerfs nasaux postérieurs. Au dessous du trou sphéno-palatin, on trouve encore plusieurs petites lacunes de l'os palatin qui conduisent dans le canal pterygo-palatin, situé entre les os maxillaires et palatins.

CORNET INFÉRIEUR (CONCHA MAXILLARIS).

Le cornet forme une lame osseuse, mince, cintrée, légèrement enroulée, dont un bord s'attache à la charpente du maxillaire, mais dont les autres parties font saillie dans les fosses nasales. La longueur du cornet mesuré avec son revêtement muqueux, varie de 25 à 49 millimètres, sa largeur de 5 à 16 millimètres.

Henle, dont nous suivrons la division, distingue sur cet os un

(1) *Icon. anat.* Fasc. IV. Göttingæ, 1743.

corps et trois apophyses. Le corps présente une face convexe et une face concave, une extrémité antérieure et une extrémité postérieure, un bord supérieur (latéral) et un bord inférieur (médian). *La face convexe du cornet* porte un certain nombre de sillons artériels présentant par places des ponts qui les recouvrent; leur direction est surtout sagittale. Ces sillons, ainsi que les nombreux pores qui traversent l'os, rendent rugueuse la face convexe du cornet. Les pores conduisent, ainsi que J. HERZFELD (1) l'a reconnu, en partie dans d'étroits canaux vasculaires, et en partie dans des espaces de forme irrégulière, anastomosés entre eux, qui contiennent du tissu médullaire comme les lacunes du tissu spongieux des os (Pl. IV, fig. 3). Le cornet inférieur ne présente pas seul un aspect spongieux; on retrouve également cet aspect sur les cornets ethmoïdaux; il est particulièrement remarquable sur le bord libre du cornet ethmoïdal moyen.

La face concave du cornet n'est épaisse, rugueuse et perforée, que sur la partie marginale; elle est plutôt lisse dans ses autres parties. Le bord libre (inférieur) présente un bourrelet très marqué, faiblement enroulé. *Le bord supérieur* est nettement taillé à pic, il adhère en partie au maxillaire supérieur; ce bord d'insertion se divise en trois parties : l'antérieure, la moyenne et la postérieure. La partie moyenne, en même temps la plus longue, est horizontale et forme *in situ naturali* le bord inférieur de l'hiatus maxillaire; les autres parties se réunissent à ses deux extrémités sous des angles obtus; l'une d'elles, l'antérieure, s'unit à la crête turbinale du maxillaire supérieur, la postérieure s'unit à la crête turbinale de l'os palatin. Aux points où les trois parties se réunissent, le bord d'insertion envoie des prolongements dirigés vers le haut. *Le prolongement antérieur, apophyse lacrymale,* est une courte lamelle quadrangulaire qui s'insinue entre les bords du sillon lacrymal et constitue en le formant, le canal lacrymal osseux (Pl. IV, fig. 2 *Pl*). Ce prolongement est constant; il n'en est pas de même de *l'apophyse postérieure, processus ethmoïdalis,* qui représente une lamelle de forme irrégulière qui se porte au devant de l'apophyse unciforme de l'ethmoïde, avec laquelle elle s'unit fréquemment (Pl. IV, fig. 2 *Pe*).

Le processus maxillaire, qui forme la troisième apophyse, la plus développée du bord d'insertion, est très importante. Contrairement

(1) *Beitr. z. Anat. d. Schwellkörp. d. Nasenschleimh.* Arch. f. mikr. Anat., Bd. 34.

aux précédents, il se dirige vers le bas (Pl. IV, fig. 2 *Pm*); il a tantôt la forme quadrangulaire, tantôt celle d'un croissant irrégulier.

L'apophyse maxillaire fixe le cornet inférieur au maxillaire supérieur et contribue en outre à former l'hiatus maxillaire. Une partie du bord libre de l'apophyse s'articule avec le bord inférieur de l'hiatus; l'autre partie l'entoure (Pl. IV, fig. 2 *Pm*) et s'unit à la face latérale de la paroi du nez (face médiane de l'antre maxillaire); l'apophyse maxillaire rétrécit ainsi vers le bas la fente maxillaire.

Les deux extrémités effilées du cornet inférieur s'étendent presque jusqu'aux orifices antérieurs et postérieurs des fosses nasales (ouverture pyriforme et choanes); on peut les distinguer facilement l'une de l'autre; l'antérieure est large et aplatie, la postérieure étroite et roulée. C'est pour cette raison que l'extrémité postérieure du cornet inférieur fait sur la paroi externe du nez une saillie plus forte que l'extrémité antérieure, surtout lorsque son revêtement muqueux est conservé, et l'orifice postérieur du méat est plus large que l'antérieur.

Le degré d'enroulement du cornet inférieur est très variable; il n'est pas toujours le même pour les deux narines d'un même individu. Le cornet inférieur est souvent aplati; dans ce cas, une mince lamelle osseuse part de la paroi latérale du nez sous un angle aigu; dans d'autres cas il est tellement enroulé que l'on peut distinguer sur le cornet deux parties, une supérieure horizontale, formant un angle droit avec la paroi latérale et recouvrant le méat inférieur, et une partie descendante qui a plutôt une direction verticale.

Comme le cornet inférieur forme avec les faces latérales et palatines du maxillaire supérieur le méat inférieur, de sa conformation dépendra la largeur du méat. Lorsque la courbure du cornet inférieur est faible, et qu'il part à angle aigu de la paroi externe du nez, le méat inférieur est rétréci et le canal aérien, situé entre la cloison et le cornet, est au contraire élargi; dans la disposition inverse du cornet, le méat est large et la distance entre le cornet et la cloison est moindre.

Les malformations du cornet ne sont pas rares. On y observe des dépressions, en forme de fossettes ou de sillons, sur la face convexe, ou bien des incisures sur les bords (Pl. IX, fig. 4 *a*, et Pl. XXIII, fig. 1 *a*). Ces fossettes sont en partie congénitales, en partie produites par des actions mécaniques que la cloison exerce sur le cornet. Je me contenterai provisoirement, pour cette raison, de signaler les malformations congénitales et j'y étudierai les malformations acquises à la fin de l'anatomie de la cloison. Le diagnostic différentiel entre les deux espèces d'incisures du cornet inférieur est facile à faire, parce que dans l'une des formes la muqueuse est atrophiée.

Les incisures congénitales du cornet peuvent atteindre une longueur de 7-13 millimètres (Pl. IX, fig. 4 a, et Pl. XXIII, fig. 1 a). La situation de l'incisure est variable; elle se trouve tantôt en avant, tantôt en arrière; on peut aussi rencontrer deux encoches à côté l'une de l'autre; le cornet prend alors un aspect lobulé.

On a aussi observé la soudure des cornets avec le plancher des fosses nasales, ainsi que leur perforation. Nous ne décrirons ces formes qu'en étudiant les états pathologiques des fosses nasales, car il est très vraisemblable qu'elles sont la conséquence de processus pathologiques.

REMARQUES SUR L'ANATOMIE COMPARÉE DU CORNET INFÉRIEUR.

Le *cornet inférieur des mammifères* présente diverses formes que l'on peut rapporter à *deux types fondamentaux*, qui sont le *cornet enroulé* et le *cornet ramifié*.

Le cornet enroulé peut être *simple* ou *doublement enroulé*. Ce dernier se compose d'une plaque osseuse axiale mince, qui part de la paroi nasale du maxillaire, sous un angle droit ou obtus, et qui s'élargit au niveau du point d'implantation en une *plaque basale*, qui contribue à fermer en partie le sinus du maxillaire. Chez le chevreuil, par exemple, la plaque basale est divisée en une lamelle osseuse supérieure plus courte et en une lamelle inférieure plus longue, qui servent à former la paroi latérale externe du nez (paroi interne du maxillaire); *la lamelle inférieure pourrait être considérée comme correspondant à l'apophyse maxillaire du cornet inférieur de l'homme* (Pl. IV, fig. 4 et 5 f).

La plaque axiale du cornet se continue, à son extrémité médiane, par une lamelle osseuse qui se retourne brusquement et s'enroule d'une façon plus ou moins compliquée.

Le cornet simplement enroulé diffère du cornet doublement enroulé, par l'absence de la lame osseuse *supérieure* enroulée.

Le *cornet ramifié* est une sorte de cornet doublement enroulé, dans lequel un grand nombre de lamelles secondaires partent des deux lamelles principales enroulées et qui présentent aussi un enroulement propre. Le cornet *plissé* représente la transition entre le cornet enroulé et le cornet *ramifié;* c'est une plaque osseuse doublement enroulée, dont la face nasale ne présente qu'un petit nombre de sillons dirigés sagittalement. Que l'on s'imagine un grand nombre de ces sillons, dans lesquels les crêtes terminales se seraient prolongées, et qui se seraient ramifiées à leur tour, et l'on aura le schéma du cornet ramifié.

Le *cornet inférieur de l'homme* est simplement enroulé et ne trouve son analogue que chez *les singes.* D'après mes recherches, on voit chez les singes inférieurs et les anthropoïdes les *deux formes* de cornets enroulés. Chez le *Pavian,* comme chez l'homme, on trouve un cornet simplement enroulé; il est doublement enroulé chez le *Mycetes.* Parmi les *Singes anthropoïdes,* l'*Hylobates concolor* présente un cornet doublement enroulé, dont la plaque supérieure est plus courte et plus faiblement enroulée que l'inférieure. Chez l'*Orang,* le cornet est aussi doublement enroulé, mais sa plaque supérieure ne forme qu'une crête peu marquée. Chez le *Chimpansé,* le cornet inférieur est, ou bien simplement enroulé, ou bien présente le rudiment d'une lamelle supérieure. Chez cinq *Gorilles,* j'ai trouvé toujours le cornet simplement enroulé, comme chez l'homme.

Les données que je viens d'exposer résultent de l'étude d'un nombre relativement petit de crânes de singes. J'ignore si l'on peut rencontrer des variétés, et il serait indiqué de faire des recherches analogues sur des matériaux plus nombreux.

Pendant la vie intra-utérine, on trouve un vestige du double enroulement du cornet inférieur, et je renvoie, pour ce sujet, au chapitre sur le développement des fosses nasales. On voit sur les cornets fœtaux, que sur la plaque axiale s'insère une lamelle supérieure, qui n'atteint pas cependant un fort degré de développement, et qui disparaît plus tard totalement.

Dursy (1) soutient la même opinion; cependant cet embryologiste distingué est tombé dans l'erreur. Il a confondu l'ébauche de l'apophyse unciforme avec la plaque supérieure du cornet inférieur. Je citerai le passage en question du travail de Dursy, qui s'exprime en ces termes : « Le cornet inférieur du Bœuf, du Cochon

(1) *Zur Entwicklungsgesch. d. Kopfes.* Tübingen, 1869.

et de l'Homme se ressemblent beaucoup comme forme et position. »
On peut, sur le cornet inférieur « d'un embryon de Bœuf, reconnaître une racine et deux branches recourbées divergeant, l'une
vers le haut, l'autre vers le bas. Au dessus et à côté de la branche
supérieure, on pénètre dans l'orifice du sinus maxillaire, entouré
de toutes parts de cartilages; la paroi médiane du sinus se continue
dans la racine du cornet. Les cornets inférieurs d'un embryon,
long de 1,08 cm., ont une forme semblable... Sur les cornets
inférieurs développés de l'adulte, les processus ethmoïdal et lacrymal constituent les restes de la branche embryonnaire supérieure ;
l'apophyse maxillaire est la racine, tandis que le cornet proprement
dit représente la branche inférieure. »

*Au point de vue phylogénétique, il est utile de faire remarquer
que la forme du cornet inférieur, quelque variable qu'elle puisse
être dans les divers ordres, peut être ramenée à une forme fondamentale, unique, très ressemblante au cornet inférieur doublement
enroulé des animaux adultes.* Le cornet embryonnaire ramifié se
comporte comme le cornet enroulé, c'est-à-dire qu'il se recourbe
eu haut et en bas sous forme d'une mince plaquette cartilagineuse
sur laquelle on ne saurait encore reconnaître aucune trace de ramification.

ETHMOÏDE.

On distingue sur l'ethmoïde trois parties : la *lame criblée*, la
lame perpendiculaire et, de chaque côté de cette dernière, le *labyrinthe ethmoïdal.*

La *lame criblée* (Pl. IV, fig. 6-8) se trouve placée horizontalement entre les parties orbitaires de l'os frontal, au niveau de la
fosse cranienne antérieure, dont elle représente la partie la plus
faible, et elle forme une plaque rectangulaire, mince, à diamètre
longitudinal disposé sagittalement. Le bord antérieur et les bords
latéraux s'unissent à l'os frontal, le bord postérieur s'unit au corps
du sphénoïde. Leur caractère le plus saillant est de présenter des
trous *(foramina cribrosa)* disposés de chaque côté de l'apophyse
crista galli dont nous parlerons plus tard. Ces orifices traversent
la plaque ethmoïdale et servent au passage des nerfs olfactifs.
Leur nombre est variable, ainsi que leur diamètre, qui varie entre
celui d'une pointe d'aiguille et celui d'un petit grain de chènevis.
Les grands trous sont disposés sur deux rangées : une *latérale*,

près d'un bord latéral, et une *médiane*, près de l'apophyse crista galli. *Chacun des grands trous ne constitue d'ordinaire que l'orifice d'une fossette au fond de laquelle on ne trouve que deux à quatre foramina cribrosa.* A l'extrémité antérieure de la plaque ethmoïdale, s'établit de chaque côté une longue fente (fissure de la lame criblée), qui conduit à un large sillon de la cloison destinée au nerf olfactif. A côté de ce sillon, on trouve une seconde fente également allongée, qui normalement est limitée par l'aile de la crista galli et par la partie orbitaire de l'os frontal : dans cette fente, pénètre le nerf ethmoïdal.

La *lame perpendiculaire* s'insère à angle droit sur la partie médiane de la face inférieure de la lame criblée ; c'est une lame osseuse verticale, relativement longue ; l'apophyse crista galli située sur la face cérébrale de la plaque ethmoïdale y forme un bourrelet épais et peu saillant, situé dans le prolongement de la lame perpendiculaire. La lame criblée d'un côté, les lames perpendiculaire et ethmoïdale de l'autre, sont disposées en forme de croix, sur des coupes transversales.

L'apophyse crista galli a la forme d'une plaque épaisse dont les faces latérales présentent une voussure; sa hauteur diminue d'avant en arrière. A l'intérieur, cette apophyse est spongieuse, ou bien elle est munie d'un sinus aerifère (Pl. XXXIII, fig. 2 a), communiquant avec le sinus frontal. Du bord antérieur de la crista galli descend de chaque côté une courte lamelle, le *processus alaris.* Ces deux processus limitent entre eux un sillon qui complète, avec un sillon correspondant du frontal, un canal borgne, le *foramen cæcum.* (Voir aussi le chapitre « Vaisseaux ».)

L'apophyse crista galli et le toit de l'orbite ont une grande influence sur la configuration de la plaque ethmoïdale. Lorsque la crête est étroite et que les toits des orbites ne sont pas épais, la lame ethmoïdale est *superficielle* (Pl. IV, fig. 6); dans le cas contraire, elle se trouve *au fond* d'une fente. Dans la plupart des cas, il s'agit d'un bourrelet des toits de l'orbite, déterminé par une voussure exagérée des espaces pneumatiques du côté de la fosse cranienne antérieure, qui peut même être assez développée pour déterminer le contact entre le toit de l'orbite et la crista galli (Pl. IV, fig. 7 et 8).

Lorsque la lame criblée est superficielle, on voit immédiatement le nerf ethmoïdal dès que l'on a enlevé le dure-mère (Pl. IV, fig. 6 Se), tandis que lorsque la lame ethmoïdale est située profondément, le sillon nerveux est fermé par les bords renflés du toit orbitaire; il n'est visible qu'après l'ablation des bourrelets osseux.

La lame perpendiculaire présente une forme irrégulièrement quadrangulaire et possède un bord supérieur, un inférieur, un antérieur et un postérieur. Le bord antérieur est large, rugueux et s'accole au dos du nez osseux. Le bord postérieur s'unit à la crête sphénoïdale placée à la face antérieure du corps du sphénoïde et au vomer. Le bord supérieur se joint à la lame ethmoïdale, et c'est à sa surface que commencent les sillons et les canalicules qui descendent dans la cloison et qui logent les filets du nerf olfactif; le bord inférieur est assez épais et s'articule avec le bord supérieur du vomer.

Le labyrinthe ethmoïdal se compose de deux organes creux, cubiques, renfermant des cellules; ils sont placés de chaque côté de la lame perpendiculaire, soudés aux bords latéraux de la lame criblée, et d'ordinaire, descendent librement dans les fosses nasales. En avant seulement, le labyrinthe s'unit à la lame perpendiculaire et circonscrit avec elle un espace étroit. Chacune des moitiés du labyrinthe est limitée latéralement par une simple lame osseuse mince, *la lame papyracée*, du côté interne, par une lamelle *osseuse plissée (surface du cornet* de l'ethmoïde). Sur un ethmoïde séparé de ses connexions, on ne trouve les cellules fermées que sur leurs faces orbitaires et nasales. Sur les côtés, les cellules sont séparées de l'orbite par la mince lame papyracée; mais comme la lame papyracée est plus petite que le labyrinthe, tout autour d'elle s'ouvrent des cellules ethmoïdales qui, lorsque l'os est en place, sont recouvertes par les os voisins. *In situ naturali*, le bord supérieur de la lame papyracée s'articule avec le frontal, le bord inférieur avec le plancher de l'orbite (maxillaire supérieur), l'antérieur avec l'os lacrymal, le postérieur avec le palatin (processus orbitalis). De ces plaques qui recouvrent les cellules ethmoïdales, c'est la plaque lacrymale qui varie le plus; il existe entre elle et les segments osseux voisins, une certaine compensation, ainsi que le montre la description suivante qui s'applique à quelques cas :

a) L'os nasal est très petit; la partie qui se trouve derrière le sillon lacrymal manque presque complètement (anomalie très fréquente).

b) La partie qui porte le sillon lacrymal fait défaut et, par contre, l'apophyse frontale du maxillaire supérieur est élargie vers l'orbite dans des proportions correspondantes.

c) Même disposition, l'os nasal est réduit à un fragment osseux en forme de baguette ou d'écaille. L'apophyse frontale du maxillaire supérieur est extrêmement élargie.

d) Même disposition; mais du haut et du bas, partent des prolongements, venus des os frontaux et maxillaires supérieurs, qui s'insinuent dans la fente, entre la lame papyracée et l'apophyse frontale de l'os maxillaire supérieur.

e) Même disposition; l'apophyse frontale du maxillaire supérieur élargie, s'articule avec la moitié supérieure de la lame papyracée (son bord antérieur), et au dessous de cette articulation, se trouve un osselet en forme de bâtonnet qui représente un rudiment d'un os lacrymal;

f) L'os nasal manque complètement; il est remplacé d'une manière incomplète par la lame orbitaire du maxillaire supérieur.

On trouve de chaque côté, dans la suture unissant la lame papyracée à la partie orbitaire du frontal, deux orifices *(foramina ethmoidalia);* l'antérieur est plus grand que le postérieur, et se trouve placé près de l'angle antéro-supérieur; le postérieur est près de l'angle postéro-supérieur de la plaque papyracée. Le foramen ethmoïdale antérieur conduit dans un canal situé sur la face supérieure du labyrinthe; arrivé dans la fosse cranienne antérieure, il se dirige en avant, le long du bord latéral de la lame criblée (Pl. IV, fig. 6 *Se*).

La paroi médiane du labyrinthe ethmoïdal, ou surface du cornet, est plus épaisse que la paroi orbitaire; elle est rugueuse, pourvue de nombreux sillons et canaux destinés au nerf olfactif, et on y remarque deux ou trois fentes profondes, orientées horizontalement *(fissuræ ethmoidales inf. et sup., et, lorsqu'elle existe, suprema)*. Ces fentes, normalement, divisent la lame osseuse en trois segments, exceptionnellement même en quatre (cornets ethmoïdaux, *ethmoturbinalia)*. Les fentes ethmoïdales qui traversent le labyrinthe dans toute sa profondeur, s'étendent jusqu'à la lame papyracée et représentent les orifices des cellules ethmoïdales.

On désigne les trois cornets ethmoïdaux typiques sous les noms de cornets inférieur, moyen et supérieur. Le cornet inférieur va du bord libre de la paroi des cornets jusqu'à la fente ethmoïdale inférieure; le cornet moyen se trouve placé entre cette dernière fente et la fente ethmoïdale supérieure; le cornet supérieur entre cette dernière, la lame ethmoïdale et la paroi antérieure du sphénoïde (Pl. V, fig. 1-6).

CORNET ETHMOIDAL INFÉRIEUR (CORNET MOYEN).

(Pl. IV, fig. 9 et 10; Pl. V, fig. 1-6).

Le cornet ethmoïdal inférieur est une plaque osseuse triangulaire, ressemblant au cornet inférieur. Nous y distinguons une face latérale, une face médiane, un long bord supérieur et inférieur, un bord antérieur court et une pointe.

La paroi *médiane* et *convexe* du cornet est rugueuse et spongieuse, par suite de la présence de nombreux sillons et fossettes. A l'extrémité postérieure des cornets, on trouve quelques sillons orientés horizontalement, destinés aux gros vaisseaux sanguins.

La paroi *latérale, concave* du cornet est lisse, si on en excepte son rebord qui est épaissi et poreux ; l'excavation qu'elle forme, appelée *sinus,* n'est bien constituée que dans son tiers moyen et postérieur, où on voit nettement aussi l'enroulement du cornet. Le tiers antérieur du cornet constitue une lame légèrement incurvée, parfois tout à fait droite.

Le *sinus du cornet* présente assez fréquemment de petits ponts osseux étendus entre ses parois voûtées ; ces ponts limitent des loges et communiquent avec le sinus principal. Parfois on voit une loge, fermée presque de tous côtés, s'ouvrir dans la fente ethmoïdale inférieure par l'intermédiaire d'un étroit orifice. La bulle ethmoïdale se trouve placée en dehors, juste en face du sinus (Pl. IV, fig. 11).

L'extrémité *postérieure* du cornet se termine en une pointe qui dépasse le labyrinthe; elle se trouve dans le même plan que l'extrémité postérieure du cornet inférieur et s'insère immédiatement au dessous du trou sphéno-palatin, au niveau de la crête ethmoïdale de l'os palatin.

L'extrémité *antérieure* du cornet n'est pas effilée ; elle est, au contraire, tronquée verticalement, ce qui détermine la formation d'un bord *antérieur* court (10-12 millimètres de long); ce bord représente la base du triangle du cornet. On peut donc distinguer sur le bord libre du cornet deux parties : un bord antérieur court, nettement limité, et un bord long, épais, renflé, poreux, enroulé latéralement. Ces deux bords s'unissent l'un à l'autre sous un angle arrondi qui ferme le méat moyen comme un opercule, et que l'on

appelle avec G. Schwalbe (1) : « operculum meatus narium medii. »
L'extrémité antérieure du cornet ethmoïdal inférieur est plus
courte en avant de 1-2 centimètres que celle du cornet inférieur
vrai.

Au niveau de son insertion antérieure, le cornet ethmoïdal inférieur se continue avec une courte saillie, en forme de bourrelet,
fixée à l'apophyse frontale du maxillaire supérieur (Pl. IX, fig. 2 *p*,
et Pl. IX, fig. 4 *A*), que l'on appelle avec H. Meyer (2) *agger nasi*,
et dont nous examinerons plus tard la signification morphologique.

Le bord *supérieur* du cornet ethmoïdal inférieur limite vers le
bas la fente ethmoïdale inférieure et se recourbe à angle obtus
dans le plancher de cette fente.

Mentionnons, à propos du *cornet ethmoïdal inférieur des nouveau-nés*, l'épaississement en forme de bouton de l'opercule, disposition qui peut même persister quelquefois.

La longueur du cornet moyen présente des variations individuelles. Je possède des préparations dans lesquelles les cornets
moyens lisses ont, dans les parties antérieures, une hauteur de
30 millimètres, tandis que les fosses nasales ont une hauteur de
44 millimètres seulement. Dans ce cas, la fente olfactive est donc
notablement plus grande que dans les cas ordinaires. Il n'est pas
rare d'observer une inégalité de développement des cornets
moyens ; j'ai vu des cas dans lesquels il y avait une différence de
hauteur et de longueur de 10 millimètres. Cependant, cet état
devait être rapporté habituellement à des causes extrinsèques,
telles que déviations de la cloison, tumeurs, etc.

La forme du cornet ethmoïdal inférieur présente de fréquentes
variations, dont quelques-unes ont une importance pratique. Le
cornet peut être tellement recourbé qu'il touche la cloison nasale
et ferme la fente olfactive. La transformation de l'extrémité antérieure du cornet en une *grosse vésicule osseuse*, *concha bullosa*, que
Santorinus a déjà décrite dans ses « Observationes anatomicæ » est
fréquente. Le cornet paraît alors comme soufflé et atteint même
une longueur de 23 millimètres et une largeur de 13 ; dans ces
cas, il s'étend fort loin en avant, souvent jusqu'au voisinage de
l'ouverture pyriforme, rétrécissant la région supérieure des fosses

---

(1) *Ueber die Nasenmuscheln der Säugeth. etc.*, Sitzungsb. d. phys.— ökonom.
Gesellsch. zu Königsberg, Jahrg. 23.
(2) *L. c.*

nasales. Les cornets ainsi conformés peuvent atteindre de si grandes dimensions qu'ils ferment complètement le méat moyen (Pl. IV, fig. 9); ils entrent en contact avec la paroi latérale du nez et la cloison nasale, la repoussent, dépriment la paroi externe du nez vers l'antre d'Highmore, compriment les parties saillantes de cette paroi (l'apophyse unciforme et la bulle ethmoïdale) vers ces cavités et ferment enfin les orifices de communication des sinus frontal et maxillaire. La cavité (sinus) du cornet est en communication libre avec le méat moyen par un orifice creusé sur la face latérale du cornet; elle est parfois divisée, à l'aide d'une cloison, en deux parties. On comprend très bien comment un cornet moyen vésiculeux peut être divisé en plusieurs loges, car nous avons déjà vu que le sinus du cornet est parfois divisé en loges par des cloisons accessoires. L'anomalie que nous venons de décrire ne se présente pas toujours avec un égal développement sur les deux cornets moyens; parfois un seul des cornets est devenu vésiculeux. Sur des préparations fraîches, le cornet vésiculeux (*concha bullosa*) fait dans les fosses nasales une saillie qui ressemble à une tumeur. (Voir Pl. IV, fig. 10). Cette disposition a une certaine importance, en raison de la confusion possible avec les tumeurs et les ectasies pathologiques du labyrinthe ethmoïdal.

On a parfois à distinguer du cornet vésiculeux, dans le sens strict du mot, *une région bien limitée du cornet ethmoïdal inférieur, qui s'est développée en forme de vésicule*. Dans la deuxième partie de cet ouvrage, j'ai désigné cette saillie de la cloison sous le nom de *tuberculum ethmoïdale anticum*. Cette saillie se trouve dans la partie antérieure du cornet, et au pourtour de la fente ethmoïdale inférieure, elle proémine dans la fente olfactive sous forme d'une élévation hémisphérique et renferme comme cavité un prolongement du sinus du cornet. Ce tubercule du cornet est remarquable à un double point de vue, d'abord, parce qu'il rétrécit la fente olfactive et même parfois la ferme partiellement, favorisant le développement de synéchies entre les revêtements du cornet et de la cloison et enfin, parce qu'il peut, comme les cornets vésiculeux, prêter à une confusion avec les tumeurs. C'est ce qui m'est arrivé lorsque j'ai eu l'occasion de voir pour la première fois un cornet ethmoïdal inférieur de cette forme.

Une autre forme du cornet ethmoïdal inférieur est caractérisée par une courbure de son bord en sens inverse de la normale ; la face convexe du cornet est dirigée vers l'extérieur, la face concave vers l'intérieur, du côté de la cloison. Cette variété, toujours bilatérale, est d'autant plus remarquable que, dans ce cas, la partie antérieure de la fente olfactive est très large et peut même atteindre un centimètre. Loschgius (1) a observé, s'il ne s'est pas trompé, cette courbure anormale de l'ethmoïde sur le cornet ethmoïdal *supérieur* (2). Je citerai cependant sa description, parce qu'elle caractérise typiquement le changement de courbure de la paroi des cornets de l'ethmoïde. Il dit : « Conchæ superiores perfecte contortæ sunt, sed eo modo ut concava pars ad interiora et septum narium versus spectet.»

On observe assez fréquemment un sillon accessoire (Pl. XX, fig. 3) sur la face interne du cornet ethmoïdal inférieur. On trouve dans ce cas, juste au-dessus du bord libre des cornets, une fente *qui ne coupe cependant jamais le bord postérieur du cornet*, mais qui s'arrête toujours à une certaine distance en avant de ce bord. La muqueuse pénètre dans ce sillon, qu'elle tapisse.

J'ai observé sur le cornet moyen des incisures semblables à celles décrites sur le cornet inférieur. Elles sont rarement congénitales, mais ordinairement produites par des crêtes de la cloison nasale qui compriment le bord du cornet. Dans trois cas de cette espèce, la longueur des incisures atteignait de 3-8 millimètres. La position de l'incisure est variable.

CORNET ETHMOIDAL MOYEN.

(Pl. V, fig. 1-3, 5 et 6).

Le cornet ethmoïdal moyen se trouve placé au dessus du cornet ethmoïdal inférieur, limité par les deux fentes ethmoïdales. Comme la fente ethmoïdale inférieure ne commence que de 7 à 15 millimètres en arrière de l'*agger nasi*, le cornet ethmoïdal moyen est plus court de cette même longueur que le cornet ethmoïdal inférieur. De plus, c'est d'ordinaire le moins large des trois cornets ethmoïdaux, car ce n'est qu'exceptionnellement qu'il prend une largeur plus grande que le cornet ethmoïdal supérieur. Sa longueur, sa largeur, sa voussure, son niveau même varient

---

(1) G. A. Haas. *Diss. d. singul. et nat. ossium corp. hum. variation.* Lipsiæ, 1804.

(2) Je n'ai jamais observé cette sorte de courbure sur le cornet supérieur.

d'un cas à l'autre et peuvent aussi être différents pour les narines
d'une même personne, de telle sorte qu'il est difficile d'en donner
une description qui puisse s'appliquer même à un petit nombre de
cas. Ce cornet se distingue en cela du cornet ethmoïdal inférieur,
dont la forme ne varie que dans d'étroites limites. Il nous paraît
préférable, pour cette raison, au lieu de faire une description
générale qui ne pourrait cependant s'appliquer qu'à un petit
nombre de cas, de rapporter une série d'exemples particuliers :

a) Lorsqu'il est bien développé, le cornet ethmoïdal moyen
atteint une longueur de 26 millimètres et une largeur (hauteur) de
5 millimètres. La face interne a la forme d'un petit triangle dont la
courte base se trouve en avant, dont les longues branches limitent
les deux fentes ethmoïdales et dont la pointe enfin se trouve
immédiatement au dessous du corps du sphénoïde. La paroi interne
du cornet est légèrement convexe; l'externe concave : on trouve
parfois dans son sinus de petites loges. La différence du niveau
avec les cornets voisins est à peine sensible (Pl. V, fig. 1).

b) Le cornet a une longueur normale et se trouve au même
niveau que les autres cornets, mais il est réduit à une *crête étroite*,
dont on voit le bord libre dans les fosses nasales (Pl. V, fig. 2 ;
Pl. XX, fig. 2).

c) Même disposition, *mais le cornet n'atteint plus le niveau des
autres cornets; on le voit libre au fond d'une large fente ethmoïdale
inférieure.*

d) *Le cornet n'est plus tout à fait libre* (Pl. V, fig. 3); le cornet
supérieur est en effet descendu au dessus de sa moitié antérieure
et a recouvert en partie le cornet moyen.

e) Le cornet est recouvert, suivant toute sa longueur, par le
cornet ethmoïdal supérieur dans la fente ethmoïdale inférieure et
ne devient visible que si l'on regarde d'en bas dans la fente, ou
bien si l'on enlève le bord du cornet ethmoïdal supérieur
(Pl. V, fig. 6).

*En même temps que le refoulement du cornet ethmoïdal moyen,
se produit une transposition de la fente ethmoïdale supérieure.* En
effet, tandis que le cornet ethmoïdal supérieur descend dans son
développement au dessus du cornet ethmoïdal moyen rudimentaire,
la fente ethmoïdale supérieure est repoussée dans la profondeur de
la fente ethmoïdale inférieure, et on la trouve alors d'ordinaire,
très réduite, sur la face inférieure du cornet ethmoïdal supérieur.

f) Le cornet moyen est presque confondu avec le cornet supé-

rieur ; il forme une seconde lèvre, parfois d'une extrême minceur,
sur le bord libre du cornet supérieur.

g) Le cornet moyen forme une crête longue à peine d'un centimètre, au dessus de laquelle la fente ethmoïdale supérieure se
comporte d'une manière anormale, puisqu'elle ne divise plus le
bord postérieur de la paroi des cornets de l'ethmoïde.

h) La moitié inférieure du cornet ethmoïdal moyen existe seule
et est recouverte en partie ou en totalité.

*i) Le cornet ethmoïdal moyen n'est pas du tout développé et on
ne trouve aucune trace de l'ébauche qui avait existé précédemment.
Dans ce cas, l'ethmoïde ne possède que deux cornets et une fente*
(Pl. V, fig. 4).

D'après une étude faite sur 267 moitiés de crânes, 50 d'embryons,
97 d'enfants et 120 d'adultes, le cornet ethmoïdal moyen existe
dans 86,5 %, où il est recouvert dans 20,2 % ; il manque dans 13,5 %.

Le cornet ethmoïdal moyen se distingue par conséquent du
cornet inférieur et aussi, comme nous le verrons bientôt, du cornet
supérieur, en ce qu'il est fréquemment réduit à un rudiment et que
dans 13 % des cas il manque complètement.

CORNET ETHMOÏDAL SUPÉRIEUR.

(Pl. V, fig. 1-6).

Le cornet ethmoïdal supérieur se trouve entre la fente ethmoïdale supérieure, la lame criblée et la paroi antérieure du sinus
sphénoïdal. Il est irrégulièrement quadrangulaire et plus court que
le cornet ethmoïdal moyen, car la fente ethmoïdale supérieure
commence à 10-19 millimètres en arrière de l'extrémité antérieure
de la fente inférieure et le cornet supérieur s'arrête à l'extrémité
antérieure de la fente supérieure. Le cornet ethmoïdal supérieur,
par contre, dépasse notablement le cornet moyen en largeur. Le
premier a une largeur de 5-13 millimètres, le dernier de 1-5 millimètres seulement.

Nous distinguons sur le cornet ethmoïdal supérieur une paroi
médiane et une paroi latérale, des bords supérieur, inférieur et
postérieur et une pointe. La *paroi médiane* est légèrement convexe ;
elle est parsemée de pertuis et de sillons qui servent au passage
des nerfs et des vaisseaux. La *paroi latérale* est lisse.

Le *bord supérieur du cornet* s'unit à angle droit à la lame ethmoïdale. Le *bord inférieur* est nettement marqué et limite vers le haut la fente ethmoïdale supérieure. *L'extrémité postérieure effilée du cornet* est libre ou bien elle confine à celle du cornet ethmoïdal moyen. La partie postérieure du cornet est voûtée ou bien creusée en forme de nacelle. Elle porte parfois une fossette triangulaire que l'on pourrait, à un examen superficiel, confondre facilement avec une fente ethmoïdale. Fossettes et nacelles se confondent avec le recessus sphéno-ethmoïdal.

Je n'ai, jusqu'ici, observé que deux variétés du cornet nasal supérieur qui méritent d'être décrites. Le cornet ethmoïdal supérieur peut, à l'exception de son extrémité postérieure, se transformer en une grosse vésicule longue de 24 millimètres, haute de 25 millimètres, sur le diamètre frontal, mais présentant seulement 3 millimètres de largeur. Elle s'étend si loin sur le cornet ethmoïdal inférieur, que son bord inférieur se trouve plus bas que celui du cornet moyen. On trouve dans toute la partie située entre le cornet nasal supérieur transformé en vésicule osseuse et le cornet ethmoïdal inférieur, une fente courte mais large. La seconde anomalie, qui est aussi plus fréquente, est caractérisée par une saillie sphérique, développée en un point bien limité du cornet supérieur *(tuberculum ethmoidale posticum);* cette saillie est tout à fait semblable à celle que nous avons déjà décrite pour le cornet moyen. Le tubercule envahit d'ordinaire tout le cornet, et sa lumière communique avec la fente ethmoïdale inférieure.

La première de ces variétés (formation de vésicules) n'est, à vrai dire, que le développement excessif de la deuxième.

QUATRIÈME (SUPRÈME) CORNET ETHMOÏDAL.

(Pl. V, fig. 5).

Dans la majorité des cas, le nombre des cornets développés sur la paroi nasale de l'ethmoïde est limité aux trois que nous avons décrits. Dans 6,7 % des cas, on observe encore, chez les enfants et les embryons, un quatrième cornet ethmoïdal *qui se glisse entre les cornets ethmoïdaux moyen et supérieur.* Il va de soi que le développement de ce cornet détermine l'apparition d'une nouvelle fente ethmoïdale, de telle sorte que l'on trouve dans ce cas *trois* fentes ethmoïdales.

Le quatrième cornet ethmoïdal présente, lorsqu'il est bien

développé, la forme du cornet ethmoïdal moyen; il est cependant parfois réduit à une crête étroite, séparée par un sillon de profondeur variable, du cornet qui, dans la série, occupe la position la plus élevée. Le quatrième cornet ethmoïdal ne présente pas une variabilité semblable à celle que nous avons observée pour le cornet ethmoïdal moyen.

Si l'on veut interpréter un cas où existent manifestement *trois* cornets ethmoïdaux, on ne peut faire une classification exacte de chacun des cornets que si l'on a bien étudié préalablement la *fente ethmoïdale inférieure*. Si l'on y voit le rudiment d'un cornet ethmoïdal moyen, on a affaire à un sujet qui présente *quatre* cornets ethmoïdaux ; si non, on peut admettre avec quelque vraisemblance qu'il s'agit des cornets ethmoïdaux inférieur, moyen et *suprême* (quatrième). Le diagnostic n'est pas absolument sûr, car le cornet ethmoïdal moyen peut avoir subi une régression telle qu'il devient impossible de le reconnaître, et les caractères typiques permettant de distinguer chaque cornet, n'existent plus que pour le dernier.

En somme, les replis de la face nasale de l'ethmoïde varient, bien que l'on puisse déterminer un type défini. Il existe une compensation entre les cornets, en ce sens que, par exemple, lorsqu'on observe trois cornets ethmoïdaux, le cornet supérieur est plus petit que dans l'ethmoïde à deux cornets.

La présence de quatre cornets ethmoïdaux bien développés, chez l'Homme, qui, comme nous le verrons bientôt, présente encore le rudiment d'un cinquième, est intéressante à connaître, parce qu'elle rappelle le type d'ethmoïde le plus répandu parmi les Mammifères. Le plus grand nombre des Carnivores, des Rongeurs, des Chiroptères, des Makis, des Insectivores et des Marsupiaux, présentent cinq bourrelets olfactifs dans la série médiane des cornets.

Il est probable qu'une étude des Singes anthropoïdes, basée sur de nombreux matériaux, montrerait qu'il existe dans les fosses nasales de ces animaux des dispositions analogues à celles qu'on rencontre chez l'Homme. Sur un crâne de Chimpanzé (Voyez chap. suivant et Pl. VI, fig. 8), j'ai eu l'occasion, en effet, d'observer le type en question.

On doit désigner de la façon suivante les cornets et les fentes de l'ethmoïde :

A) Lorsqu'il existe quatre cornets ethmoïdaux :

Cornet ethmoïdal inférieur, limité en haut par la fente ethmoïdale inférieure.

Cornet ethmoïdal moyen, limité en bas par la fente ethmoïdale inférieure, en haut par la fente ethmoïdale supérieure.

Cornet ethmoïdal supérieur, limité en bas par la fente ethmoïdale supérieure, en haut par la fente ethmoïdale suprême.

Quatrième cornet ethmoïdal (concha suprema), limité en bas par la fente ethmoïdale suprême, en haut par la lame ethmoïdale.

B) Lorsqu'il existe trois cornets ethmoïdaux :

Cornet ethmoïdal inférieur et moyen, comme précédemment.

Cornet ethmoïdal supérieur, entre la fente ethmoïdale supérieure et la lame ethmoïdale.

C) Lorsqu'il existe deux cornets ethmoïdaux :

Cornet ethmoïdal inférieur, comme précédemment.

Cornet ethmoïdal supérieur, entre la fente ethmoïdale inférieure et la lame ethmoïdale.

Le schéma suivant montre la situation locale et le déplacement de chacun des cornets :

Inférieur,	Cornet ethmoïdal supérieur,
Inférieur, moyen (1),	Cornet ethmoïdal supérieur,
Inférieur, moyen, quatrième,	Cornet ethmoïdal supérieur.

Les éléments de deux séries groupés les uns au dessus des autres sont homologues.

Si on compare la paroi nasale d'un ethmoïde à deux cornets à celles d'un ethmoïde à trois cornets, la fente du premier correspond à la fente inférieure du second. Si nous comparons un ethmoïde à trois cornets à un ethmoïde à quatre cornets, les fentes inférieures et supérieures sont homologues entre elles.

Ce qui est nouveau sur l'ethmoïde à quatre cornets c'est la fissure moyenne.

Le schéma suivant montre l'homologie de chacune des *fentes ethmoïdales :*

(1) Peu importe que ce cornet soit rudimentaire ou non.

Avec deux cornets :

Fente ethmoïdale inférieure, que l'on désigne plus brièvement, dans ce cas, par le terme de fente ethmoïdale.

Avec trois cornets :

Fente ethmoïdale inférieure, fente ethmoïdale supérieure.

Avec quatre cornets :

Fente ethmoïdale inférieure, fente ethmoïdale supérieure, fente ethmoïdale moyenne.

Les éléments successifs de la série sont disposés suivant leur homologie.

En terminant, nous pourrions expliquer les termes de cornet de Santorini et de Morgagni. Lorsqu'il existe deux cornets, le supérieur s'appelle cornet de Morgagni; lorsqu'il en existe trois, le supérieur s'appelle cornet de Santorini. Dans les deux cas, il s'agit du même organe.

ÉTUDE COMPARÉE DES CORNETS ETHMOÏDAUX.

Il n'y a pas une grande analogie entre les cornets de l'Homme et ceux des quadrupèdes. Les cornets des quadrupèdes osmatiques ont une structure très compliquée, en rapport avec la nécessité d'une augmentation de surface qui dépend, elle même, du puissant développement du lobe olfactif. Ce développement nécessite une grande surface afin de rendre possible la distribution des nerfs. Les cornets des quadrupèdes naissent de la lame ethmoïdale, par des pédicules distincts, et les fentes ethmoïdales (méats du nez) qui s'élèvent jusqu'à la lame criblée, descendent obliquement de haut en bas et arrière en avant. Les cornets ethmoïdaux de l'Homme présentent une autre forme : les fentes ethmoïdales ne s'élèvent pas jusqu'à la lame ethmoïdale et sont disposées horizontalement.

Les Primates ont un ethmoïde réduit, dont la régression est en rapport avec celle du lobe olfactif.

Les cornets ethmoïdaux des Singes *inférieurs* ne ressemblent à ceux de l'Homme que parce que, chez l'un comme chez les autres, le développement défectueux de l'organe olfactif a donné lieu à une notable réduction des cornets.

Le nombre des cornets ethmoïdaux varie de un à trois, chez les Singes inférieurs, d'après les recherches que j'ai pu faire jusqu'ici, et, en général, le bourrelet olfactif correspondant à notre cornet ethmoïdal inférieur est seul bien développé; le second et le troisième cornet forment, au contraire, des crêtes peu marquées. L'ethmoïde du *Pavian*, par exemple, présente cette disposition (Pl. VI, fig. 3), tandis que le *Mycetes* ne possède qu'un seul cornet ethmoïdal.

La lame ethmoïdale et l'apophyse crista galli peuvent exister, par exemple chez le Mycetes, ou faire défaut, par exemple chez le Pavian; dans ce dernier cas, on trouve de chaque côté, à la place de la lame criblée, une large ouverture.

La forme du cornet ethmoïdal inférieur des Singes inférieurs paraît se retrouver aussi chez l'homme, dans des cas très rares (Pl. VI, fig. 4).

Je suis conduit à cette manière de voir, par l'observation suivante, que j'ai faite sur la narine gauche d'une femme. Cornet inférieur normal; l'ethmoïde présente trois cornets, les deux supérieurs sont normaux; le cornet ethmoïdal inférieur, au contraire, ne s'embranche à l'ethmoïde que par un pont étroit, derrière la bulle ethmoïdale seulement; en arrière, il s'insère d'une manière typique. Comme le cornet n'a pas, dans sa région antérieure, de ligne d'insertion, et que la région antéro-supérieure de l'opercule manque, le cornet est suspendu dans les fosses nasales par un pédicule long, étroit et libre : les parties supérieures de l'apophyse unciforme et de la bulle ethmoïdale sont libres.

Un polype de forme arrondie (voir la figure) est suspendu à l'apophyse unciforme.

Les cellules ethmoïdales sont rudimentaires. Leur grosse moitié latérale et la lame papyracée font défaut; à leur place, la paroi interne de l'orbite présente une fossette profonde remplie par la boule graisseuse de l'orbite.

Le sinus frontal fait défaut; il n'existe qu'un petit nombre d'espaces étroits dans la partie orbitaire.

Le sinus maxillaire et le sinus sphénoïdal sont normaux.

On ne trouve aucune trace d'un processus pathologique.

Les fosses nasales du côté droit sont normales.

Les cornets ethmoïdaux des *Singes anthropoïdes* présentent avec ceux de l'homme une frappante ressemblance. Nous y retrouvons une lame criblée, les cornets ont la même forme, et les fentes ethmoïdales sont horizontales. Pour ce qui concerne les détails, on observe les faits suivants :

Hylobates concolor (Pl. VI, fig. 5 et 6). Les cornets ethmoïdaux

ne sont plus insérés, comme chez les Singes inférieurs et les Quadrupèdes, par des pédoncules bien distincts, mais la face nasale du
labyrinthe ethmoïdal présente, comme chez l'Homme, une fente
ethmoïdale, dont la profondeur peut être de 2 millimètres (une inférieure, ou bien aussi une supérieure) qui déterminent la formation
de deux ou de trois cornets ethmoïdaux se terminant en pointe en
arrière (Pl. VI, fig. 5). Dans l'animal que j'ai étudié, il existait
trois cornets à gauche et deux à droite.

Orang (Pl. VI, fig. 7). Des deux têtes d'orang que j'ai pu étudier à l'époque où j'ai publié ma monographie sur les organes
périphériques de l'olfaction, la paroi des cornets ne présentait chez
l'une aucun replis, tandis que l'on pouvait reconnaître sur l'autre
l'indication d'une fente ethmoïdale. Depuis, j'ai encore étudié huit
têtes d'orang, et j'ai constaté que : sur deux crânes, la paroi des
cornets de l'ethmoïde n'était pas plissée ; sur cinq têtes il y avait
une indication d'un deuxième cornet ethmoïdal, et dans un seul
cas, on trouvait deux cornets ethmoïdaux nettement formés et
séparés l'un de l'autre par un sillon large et peu profond. Nous
voyons, par conséquent, que le mode de plissement de la surface
du cornet est variable ; il doit en être de même pour les autres
Anthropoïdes.

Chimpansé (Pl. VI, fig. 8). L'étude de deux crânes de ces animaux confirme ce que nous avons déjà dit. Sur l'un d'eux, j'ai
trouvé des deux côtés trois cornets ethmoïdaux ; sur le second, la
paroi des cornets de l'ethmoïde, extraordinairement développée,
porte *trois* fentes ethmoïdales, dont l'inférieure présente une longueur notable, tandis que les fentes moyenne et supérieure sont
de beaucoup plus courtes ; par conséquent, dans ce cas, la paroi
interne du labyrinthe est divisée en *quatre* cornets. Le cornet
ethmoïdal inférieur qui est très étroit, porte en avant un court
sillon accessoire. Du côté opposé, la différence consiste seulement
en ce que la fente accessoire communique avec la fente ethmoïdale
inférieure.

Gorille (Pl. VI, fig. 9). Chez le Gorille, j'ai trouvé, en étudiant
cinq crânes, trois fois deux cornets ethmoïdaux, et dans les autres
cas, *trois* cornets. Un de ces crânes, que j'avais divisé en deux moitiés par un trait de scie médian et sagittal, offrait la disposition
suivante : la paroi médiane du labyrinthe ethmoïdal était grande,
poreuse et présentait, dans sa moitié inférieure, une fente ethmoïdale telle, que le cornet supérieur était plus haut que l'inférieur.

Les formes embryonnaires des cornets ethmoïdaux dans les divers ordres se ressemblent beaucoup plus que les formes définitives. Même chez les *Canidés*, dont le labyrinthe ethmoïdal a une structure complexe et présente des cornets recourbés en forme d'anse, le labyrinthe est beaucoup plus simple pendant les stades embryonnaires. De même, la différence de longueur des cornets est beaucoup moins considérable au début que plus tard.

AGGER NASI ET APOPHYSE UNCIFORME.

Le point d'insertion antérieur du cornet ethmoïdal inférieur à la crête ethmoïdale de l'apophyse frontale du maxillaire supérieur forme une petite saillie renflée, plus petite sur le squelette qu'à l'état frais, qui, en s'aplatissant, se dirige sur la paroi externe du nez, vers l'orifice externe, sans cependant l'atteindre (Pl. X, fig. 3 p^1 et Pl. IX, fig. 4 *A*). H. MEYER qui, ainsi que je l'ai déjà dit, donne à ce bourrelet le nom d'*agger nasi*, lui attribue une certaine importance au point de vue du mécanisme de l'olfaction et croit qu'il imprime une direction déterminée au courant d'air inspiré ; mais cette opinion est déjà bien invraisemblable, parce que la taille de l'agger nasi est très variable, et que souvent même il n'existe pas.

Si on suit l'agger nasi en arrière et en bas, on constate qu'il se continue en une longue et mince plaquette osseuse, qui se prolonge en dehors de l'opercule du cornet ethmoïdal inférieur qui la recouvre (Pl. VI, fig. 1 ; Pl. IX, fig. 2, 4 et Pl. X, fig. 1-3). On donne à ce segment de l'ethmoïde recouvert par l'opercule nasal, le nom d'*apophyse unciforme; il fait corps avec l'agger nasi*, et on peut dire que l'agger est la partie libre et l'apophyse unciforme la partie recouverte de ce corps. L'apophyse unciforme constitue le bord inférieur d'une fente que nous étudierons plus loin en détail, sous le nom de *hiatus semilunaris*.

L'apophyse unciforme de l'os ethmoïde, qui joue un rôle très important dans l'architecture de la paroi latérale du méat moyen, est une plaque osseuse, recourbée en forme de faux ou de sabre, dont les dimensions varient dans une certaine mesure ; on y peut distinguer une paroi médiane et une paroi latérale, un bord supérieur et un bord inférieur, une extrémité antérieure et une extrémité postérieure. La paroi interne est tournée du côté de la fosse nasale, la paroi externe du côté de l'antre d'Highmore et des cellu-

les ethmoïdales antérieures. Le bord supérieur est concave et entièrement libre, car il limite une fente ; le bord inférieur est convexe ;
à la partie supérieure du bord supérieur s'élève une petite apophyse, le *processus maxillaire* (Pl. IX, fig. 1 *a* et 5), recourbé vers
l'extérieur, et qui s'élève vers la paroi supérieure de l'antre
d'Highmore. Cette petite apophyse atteint parfois la paroi supérieure de l'antre d'Highmore, parfois elle ne s'élève pas jusque là ;
dans ce cas, un prolongement qui part du toit du sinus se porte
à sa rencontre, et s'unit à lui, soit directement, soit par l'intermédiaire d'un cordon muqueux. Le bord inférieur de l'apophyse
unciforme envoie un prolongement, le *processus turbinalis*, à la
rencontre de l'apophyse ethmoïdale du cornet inférieur (Pl. IX,
fig. 1 *t*) et se termine librement en arrière, ou bien s'unit par
synostose à la lame verticale de l'os palatin. On trouve, entre
l'apophyse unciforme et le cornet inférieur, deux ou trois lacunes
qui font partie de l'hiatus maxillaire.

Comme je l'ai déjà fait remarquer, le volume et la forme de
l'apophyse unciforme sont variables, ainsi qu'en témoignent les
exemples suivants :

a) L'apophyse unciforme est étroite ; elle envoie au processus
ethmoïdal du cornet nasal inférieur *un* prolongement, et *deux*
autres petits à la paroi supérieure de l'antre d'Highmore ; des
saillies correspondantes partent de cette paroi et viennent à leur
rencontre. Entre l'apophyse unciforme et le cornet nasal inférieur,
se trouvent deux grandes lacunes ovales : l'antérieure, entre
l'os lacrymal et le processus ethmoïdal du cornet inférieur, la postérieure, entre cette apophyse et le palatin.

b) L'extrémité postérieure de l'apophyse unciforme est très
large, et elle envoie au cornet inférieur, ainsi qu'à l'os palatin,
cinq minces prolongements : entre ces prolongements se forment
plusieurs lacunes conduisant dans l'antre d'Highmore, lacunes que
l'os nasal contribue à limiter.

c) L'apophyse unciforme est large et épaisse, en arrière elle
s'unit à l'os palatin, ainsi qu'avec le toit du sinus maxillaire, à
l'aide d'une large plaque.

d) L'extrémité postérieure de l'apophyse unciforme est recourbée
vers l'antre d'Highmore et unie à la paroi supérieure de cette
cavité.

e) L'apophyse unciforme présente deux prolongements pour le
cornet inférieur, et s'élargit en arrière, en forme de pelle. Cette

partie est recourbée vers l'antre d'Highmore et fait saillie à l'inté-rieur de cette cavité.

f) L'extrémité postérieure de l'apophyse unciforme est très large et perforée en plusieurs points.

g) L'extrémité antérieure de l'apophyse unciforme et de l'agger nasi renferme un espace pneumatique qui communique avec le méat moyen. Les dimensions de l'espace pneumatique varient dans de grandes proportions, et l'agger nasi fait, suivant la grandeur de cette cavité, une saillie plus ou moins considérable dans les fosses nasales. Parfois on trouve à sa place une protubérance creuse, en forme de boule. Il n'est pas rare de trouver, au point correspon-dant, un sinus logé dans l'apophyse frontale du maxillaire supé-rieur, qui conflue avec celui de l'agger nasi.

h) L'agger nasi forme une lamelle courte, mince, extrêmement atrophiée, juxtaposée à la crête ethmoïdale de l'apophyse frontale du maxillaire supérieur.

Quelle est la signification morphologique de l'apophyse unci-forme? Nous avons vu que l'on peut distinguer sur l'apophyse une partie libre (agger nasi) et une partie recouverte (apophyse unci-forme, au sens strict). Si l'on étudie l'ethmoïde des quadrupèdes, on trouve à la place de l'agger nasi un cornet ethmoïdal puissamment développé, le *cornet nasal antérieur,* le *Nasoturbinale,* qui fait saillie au niveau de l'orifice externe du nez ; ce cornet est remar-quable par son insertion à la paroi latérale des fosses nasales ; il correspond, ainsi que G. Schwalbe (1) l'a déjà fait remarquer, à l'agger nasi. A un examen attentif, on constate qu'une partie nota-ble du nasoturbinale, ainsi que de l'apophyse unciforme, descend sous le bourrelet olfactif voisin qui la recouvre. Le nasoturbinale possède donc une partie libre et une partie couverte. Il devient évident que l'agger nasi représente une partie libre, rudimentaire, et l'apophyse unciforme une partie couverte du nasoturbinale, si l'on étudie la série animale depuis le haut, jusqu'aux derniers éche-lons du groupe des Primates. Tandis que chez les *Marsupiaux,* le nasoturbinale présente son complet développement, chez les *Makis* il est déjà entré en régression. Chez les *Singes inférieurs,* la partie libre du nasoturbinale se contracte en un nodule, et sa partie recouverte constitue une trabécule osseuse semblable à l'apophyse

(1) *Ueber die Nasenmuscheln der Säugeth. u. d. Menschen.* Sitz.-Ber. d. phys.-ökonom. Geselsch. zu Königsberg, Jahrg. 23.

unciforme de notre ethmoïde. Le nasoturbinale des *Anthropoïdes* se comporte de la même manière, ou bien il a encore plus fortement rétrocédé.

La topographie de l'apophyse unciforme, dans ses rapports avec la bulle ethmoïdale, montre encore que l'homologie de cette apophyse, que nous avons indiquée, est exacte.

BULLA ETHMOIDALIS

(Pl. X, fig. 1-3 *b*; Pl. IX, fig. 4 *b*).

En arrière de l'apophyse unciforme, on trouve constamment un bourrelet osseux creux et arrondi, qui fait partie du labyrinthe ethmoïdal ; sa voussure fait saillie vers le méat moyen, et il est recouvert par le cornet ethmoïdal inférieur. Sur la paroi postérieure de ce bourrelet, on trouve un orifice qui conduit dans le sinus de l'organe. J'ai désigné cette formation du nom de *bulle ethmoïdale*. Cette bulle est suspendue dans toute sa longueur à la lame papyracée, et elle est en rapport par son extrémité postérieure avec le cornet nasal moyen. *La bulle ethmoïdale et l'apophyse unciforme limitent un espace semilunaire, l'hiatus semilunaris,* qui, en raison de ses relations avec les sinus frontal et maxillaire, présente une grande importance.

On ne trouve dans la muqueuse qui revêt l'apophyse unciforme et la bulle, aucun filet nerveux olfactif; la présence constante de la bulle, malgré son état rudimentaire, s'explique par ses relations normales avec les orifices du sinus maxillaire et du sinus frontal.

Dans un travail intitulé : *Una questione di priorità circa la* « *Bulla Ethmoidalis* »..., extrait des « *Rendiconti del R. Istituto Lombardo,* IIe série, vol. XXI, fasc. 2 », G. ZOJA a démontré qu'il avait décrit avant moi, en 1870 (1), la bulle ethmoïdale, sous le nom de Promontorio del meato delle fosse nasali.

La bulle ethmoïdale présente de grandes variétés de grandeur et de forme, dont dépend la largeur de la fente qui présente un grand intérêt au point de vue pratique. Parmi les plus impor-

---

(1) *Contribuzione all'Anatomia del meato medio delle fosse nasali. Nota di* G. ZOJA. Estratto dai Rendiconti del Reale Istituto Lombardo, serie III, vol. III.

tantes anomalies de la bulle ethmoïdale, nous signalerons les suivantes :

a) La cellule est petite, en forme de crête, non saillante ; elle est, au contraire, placée au fond de la fente ; elle présente, à son sommet, une à deux lacunes qui conduisent dans le sinus, et souvent une ou deux fossettes, en forme de sinus, sur la paroi qui regarde la fente.

b) La bulle ethmoïdale, sans dépasser la lèvre inférieure de l'hiatus semilunaris est si fortement distendue vers le bas, qu'elle arrive presque au contact de la lèvre inférieure de la fente.

c) L'augmentation de volume de la bulle a atteint un tel degré, qu'elle fait une forte saillie dans le méat moyen, qu'elle rétrécit la fente, et lorsqu'on examine les fosses nasales par l'avant et par l'arrière, on la voit dans le méat, où elle présente l'aspect d'une tumeur. J'ai vu plusieurs fois des cas dans lesquels la longueur de cette vésicule osseuse avait atteint 20-26 millimètres.

Il n'est pas rare, en effet, que la bulle ethmoïdale contracte des relations typiques avec le cornet ethmoïdal inférieur. Elle peut, en effet, s'engager dans le sinus du cornet nasal moyen ; dans ce cas, elle est de grosseur moyenne et libre de tous côtés, ou bien elle a acquis de telles dimensions qu'elle est intimement accolée à la paroi du sinus et repousse le cornet vers la cloison, au point de fermer complètement la fente olfactive.

J'ai fait dessiner (Pl. IV, fig. 11) un cas semblable. On y voit, sur la coupe frontale de la charpente du maxillaire supérieur, en a, le cornet nasal moyen repoussé vers la ligne médiane ; en b, la coupe transversale de la bulle ethmoïdale dans le sinus (c), du cornet moyen.

Pour la bulle ethmoïdale, comme pour l'apophyse unciforme, c'est par une étude comparée que nous arriverons le mieux à comprendre sa signification primitive.

Les bourrelets olfactifs de la plupart des mammifères osmatiques, en raison du notable développement de la muqueuse olfactive, sont disposés en plusieurs rangées ; mais déjà chez les Chiroptères. le nombre des séries de bourrelets olfactifs est réduit à deux, même chez le Vampyre, à une seule. Les Makis possèdent deux séries de cornets, une médiane et une latérale ; cette dernière, y compris la partie couverte du nasoturbinal, présente trois cornets. Chez les Singes inférieurs, on ne constate qu'une série de bourrelets olfactifs, car sur son côté latéral, il n'existe que la partie couverte du nasoturbinale. Parmi les *Singes anthropoïdes*, chez l'*hylobates* un petit bourrelet creux et arrondi s'unit au nasoturbinal; chez le *Chimpanzé* et le *Gorille* c'est une crête osseuse qui s'unit au nasoturbinale. La bulle manque chez l'*Orang*.

Si maintenant on fait entrer en ligne de compte l'hiatus semilunaris, qui présente cependant des rapports si importants avec les sinus frontal et maxillaire, pour en tirer des conclusions morphologiques, il est clair que la bulle ethmoïdale ou le bourrelet qui en tient lieu chez quelques anthropoïdes, sont représentés, chez les Makis, par un organe en forme de cornet, exactement comme cela se produit aussi dans la partie homologue de l'apophyse unciforme. Chez l'Homme, la série médiane des cornets n'existe plus que comme substratum des nerfs olfactifs; les cornets latéraux ont disparu en partie, et ils se sont aussi partiellement transformés en des portions squelettiques, qui limitent les orifices de communication du sinus maxillaire et du sinus frontal. J'ignore si la muqueuse qui tapisse les bourrelets olfactifs latéraux des Makis renferme des filets olfactifs, mais il est certain que la réduction de ces cornets n'est pas aussi avancée que chez l'Homme.

Chez les *Quadrupèdes*, l'entrée du sinus maxillaire se comporte d'une manière quelque peu variable. Chez tous ces animaux, la limite antérieure est constituée par le nasoturbinale, la limite postérieure, tantôt par le bord antérieur (l'ensemble des crêtes) du labyrinthe ethmoïdal, tantôt par l'os maxillaire supérieur. Chez le *Chien* et le *Chat*, il existe encore une autre modification : le sinus maxillaire, outre son orifice typique, présente encore une communication directe avec les fosses nasales.

Chez les *Makis*, le cadre des orifices de communication est semblable à celui de l'Homme. Entre le nasoturbinale et le bourrelet olfactif antéro-latéral, on trouve une fente, ouverte d'un côté vers les fosses nasales et de l'autre vers les sinus frontal et maxillaire. Le fait que chez les Makis l'ensemble des crêtes fait saillie dans la fente (chez le *Propithecus diadema* cette disposition n'existe pas non plus) ne modifie en rien l'homologie avec ce qu'on observe chez l'Homme. Les détails pourraient varier, mais le même principe architectonique subsiste. D'après les études que j'ai faites jusqu'ici, le *Lemur Mongoz* fait seul exception; chez cet animal, le groupe des crêtes est uni au nasoturbinale, de telle sorte que la fente située entre cet organe et le premier bourrelet olfactif latéral, ne conduit que dans le sinus frontal. L'ostium maxillare se trouve en avant de la synostose, entre le nasoturbinale et le point d'insertion du premier bourrelet olfactif médian. On doit remarquer, en outre, que chez l'Homme, ce n'est pas l'hiatus semilunaris, à proprement parler, qui conduit dans le sinus maxillaire, mais bien la fente située entre la ligne d'insertion de la bulle ethmoïdale et l'apophyse unciforme.

En résumé, l'ethmoïde de l'Homme présente quatre à six cornets et organes dérivés des cornets, à savoir : deux à quatre cornets, et deux cornets rudimentaires.

FENTES ETHMOÏDALES ET CELLULES ETHMOÏDALES.

D'après les idées exposées dans les traités et les manuels, l'espace situé entre les parois des cornets et la lame papyracée du labyrinthe ethmoïdal est occupé par des cellules dont le nombre et la forme sont variables, communiquant entre elles ; on les appelle les *cellules ethmoïdales, cellulæ ethmoidales.* Ces cellules communiquent librement avec les fosses nasales par l'intermédiaire des *fentes ethmoïdales (fissuræ ethmoidales)*, dans lesquelles elles s'ouvrent par de petits orifices arrondis, *ostia ethmoidalia*. Les choses ne se présentent cependant pas ainsi lorsque, partant des fentes ethmoïdales, on dissèque le labyrinthe. Il est bon, pour faire cette étude, de diviser ces fentes en haut jusqu'à la lame criblée (Pl. VI, fig. 2).

On peut se convaincre, sur des préparations ainsi faites, que chacun des cornets naît par une simple lamelle osseuse sur les lames ethmoïdale et papyracée, ou bien, comme la bulle ethmoïdale, uniquement sur la lame papyracée. L'apophyse unciforme, qui s'est déjà détachée en grande partie de la lame papyracée fait exception. Un cornet ethmoïdal vrai n'est donc pas autre chose que la partie enroulée d'une lame osseuse fortement développée latéralement, et que SEYDEL (1) a appelée *lamelle basale ou d'origine*. Quelques-unes de ces lamelles se prolongent même dans les espaces pneumatiques du toit orbitaire.

Les cornets ethmoïdaux développés de la façon que nous avons décrite, donnent naissance à *trois ou cinq méats interturbinaux, se*

(1) *L. c.*

prolongeant jusqu'à la lame papyracée et jusque dans l'os frontal, et s'ouvrent dans les fosses nasales au niveau des fissures ethmoï- dales. C'est ainsi que l'on voit des fentes ouvertes autour de la lame papyracée, à la surface de l'ethmoïde débarrassé de ses connexions.

Ces méats sont :

a) L'espace situé entre l'apophyse unciforme et la bulle ethmoï- dale *(hiatus semilunaris)* ;

b) La fente située entre la bulle ethmoïdale et la lamelle origi- naire du cornet ethmoïdal inférieur ;

c) Le méat situé entre les lamelles originaires des cornets ethmoïdaux inférieur et moyen ;

d) Le méat situé entre les lamelles originaires des cornets ethmoïdaux moyen et supérieur ; parfois aussi

e) Un méat situé entre les lamelles originaires des cornets ethmoïdaux supérieur et suprême.

Les méats *a* et *b* correspondent aux cellules ethmoïdales anté- rieures et s'ouvrent dans le méat moyen du nez ; les méats *c, d* et *e* représentent les cellules ethmoïdales postérieures et condui- sent, par l'intermédiaire des fentes ethmoïdales, dans le méat nasal général. Les méats interturbinaux ne présentent pas la même largeur dans toute leur étendue ; leurs orifices sur la paroi des cornets du labyrinthe ethmoïdal sont étroits, et ils sont courts, parce que les cornets se soudent entre eux sur un certain trajet. *Leurs parties latérales, au contraire, sont élargies et constituent la portion la plus importante des formations appelées cellules ethmoïdales.*

La grandeur et la forme des cellules varient considérablement ; on peut rapporter ces variations à trois causes : *a* au déplacement des lamelles primitives ; *b* à la formation défectueuse de ces lamelles ; *c* au développement des cloisons transversales dans leur intérieur. Lorsque les lamelles des cornets se développent à des distances régulières, on n'observe pas l'élargissement anormal de quelques cellules ethmoïdales. Lorsque, au contraire, les lamelles se comportent d'une manière atypique, soit parce qu'elles sont déplacées, qu'elles se soudent les unes aux autres, ou qu'elles présentent des défectuosités qui, parfois, peuvent aller jusqu'à l'absence complète d'une des lamelles d'origine, alors, d'une part, les méats sont rétrécis ou même abolis, et, d'autre part, les cellules ordinairement séparées confluent, et il se forme des cellules ethmoïdales remarquables par leur excessive grandeur. Les anomalies des cellules que nous venons de décrire se rencontrent dans tous les méats, à l'exception de l'hiatus semilunaris; la dernière variété que nous avons signalée, se trouve le plus fréquemment entre les cornets ethmoïdaux moyen et supérieur; il s'ensuit que les espaces creux de ces deux cornets se fusionnent pour constituer une grande cavité. Je ne puis donc admettre l'opinion de Seydel, qui dit que les cellules développées aux dépens d'une fente peuvent bien communiquer entre elles, mais jamais avec celles des replis voisins.

Enfin, les cloisons courtes ou longues qui s'étendent obliquement ou transversalement entre deux lamelles primitives, influent sur la configuration des cellules ethmoïdales. Ces cloisons sont souvent si basses, qu'elles forment simplement de minces crêtes sur le plancher des méats; dans d'autres cas encore, elles subissent un tel développement, qu'elles circonscrivent de véritables niches et des cellules qui ne communiquent avec le méat d'origine que par des orifices étroits. On trouve fréquemment des crêtes ou des lamelles de ce genre dans les parties antéro-supérieures de l'hiatus semilunaris.

On voit également apparaître de petites niches sur la partie du labyrinthe qui s'unit à l'os lacrymal. Il n'est pas rare, en effet, d'observer là un véritable réseau osseux (Pl. IX, fig. 1 R e).

En résumé, l'ethmoïde possède les espaces pneumatiques suivants :

a) Les méats interturbinaux (cellules ethmoïdales dans le sens strict du mot) dilatés et, sur un certain trajet, cloisonnés.

b) Le sinus des cornets ethmoïdaux.

c) Le sinus de l'apophyse unciforme et de la bulle ethmoïdale.

ANATOMIE COMPARÉE DES CELLULES ETHMOÏDALES.

Je me bornerai ici à l'examen de quelques-uns des points essentiels concernant l'anatomie des cellules ethmoïdales. L'étude des *Singes inférieurs* met bien en lumière la dépendance qui existe entre les cellules ethmoïdales et le développement des cornets. Ces animaux n'ont pas de labyrinthe ethmoïdal, parce que les cornets sont réduits à de petites crêtes minces. Les fentes ethmoïdales sont très peu profondes; de plus, elles sont larges, en raison de la grande distance qui sépare les cornets. Parmi les *Singes anthro-*

poïdes, je n'ai eu jusqu'ici l'occasion d'étudier que le labyrinthe ethmoïdal de l'*Orang*. Il présente chez cet animal une conformation très intéressante, *car on n'y trouve aucune trace des lamelles primitives des cornets ethmoïdaux. On voit entre la lame papyracée et la paroi des cornets de l'ethmoïde, à la place des cellules ethmoïdales, un large et unique espace creux formant une cavité avec le sinus maxillaire* (Pl. XXX, fig. 3 et 4). Il est très vraisemblable que chez l'Orang la cavité de l'ethmoïde a été formée par le sinus maxillaire, car nous avons déjà vu que dans quelques cas la paroi des cornets de l'ethmoïde ne présente aucun plissement. Il est évident qu'on ne peut rapporter à une fente ethmoïdale le développement de la cavité intralabyrinthique. Le sinus sphénoïdal paraît aussi capable de former une cavité cellulaire dans l'ethmoïde, car chez le *Mycetes* un espace appartenant à la partie postérieure de l'ethmoïde ne communique qu'avec le sinus sphénoïdal (Pl. XXX, fig. 5).

Chez les *Mammifères macrosmatiques,* les méats interturbinaux étroits, correspondant aux cellules ethmoïdales de l'homme, constituent des *fentes plusieurs fois ramifiées et disposées irrégulièrement* (Pl. XXX, fig. 2). Je ne puis donc plus considérer comme exacte mon ancienne manière de voir, d'après laquelle les cellules ethmoïdales représenteraient des rudiments de bourrelets olfactifs placés latéralement; elle n'a de valeur que pour les points du labyrinthe où se sont produites des soudures entre les lamelles primitives.

DÉVELOPPEMENT DES FOSSES NASALES ET DES CORNETS CHEZ L'HOMME.

(Pl. VII et VIII).

L'organe olfactif provient, ainsi que E. v. Baer l'a démontré, de fossettes indépendantes placées en avant de la tête et qui portent le nom de *fossettes olfactives* (dépressions nasales, His (1)). Ces fossettes entrent ensuite en communication avec la *cavité buccale primitive,* logée entre les deux apophyses du maxillaire supérieur. Une partie de cette cavité, par suite du développement du palais, contribue à former la fosse nasale. Les fosses nasales se

(1 *Anatomie menschlicher Embryonen. III.*

composent par conséquent de deux moitiés, de provenance essentiellement différente, des *fossettes olfactives* qui représentent
l'organe olfactif proprement dit, et d'une partie empruntée à la
cavité buccale primitive, d'où naît la partie respiratoire du nez.

A. Kölliker (1) a décrit le premier la fossette olfactive de
l'homme. Il se forme sur l'embryon, long de 6 mill., une fossette
tapissée par l'ectoderme, immédiatement en avant et au-dessous
de l'apophyse maxillaire supérieure du premier arc viscéral. La
formation de la fossette olfactive est préparée, ainsi que Kölliker
et His l'ont déjà indiqué, par un épaississement notable de
l'ectoderme à la partie antérieure de la tête, qui existe déjà avant
le développement de la fossette (Pl. VII, fig. 1 et 2 *r*). His écrit à
ce sujet : « Déjà chez les jeunes embryons, la partie antérieure
de la tête présente de chaque côté du bourrelet frontal une facette
oblique, *le champ nasal*, qui représente la région des fosses
nasales futures. Il se trouve en avant du point où les hémisphères
cérébraux s'unissent à la vésicule de l'œil, et la plaque ecto-
dermique est épaissie de bonne heure en ce point. Dans la suite
du développement, le plancher du champ nasal se creuse en
forme de nacelle, tandis que les bords se voûtent et prennent la
forme de bourrelets saillants. Le tout tranche ainsi sur les parties
environnantes ». Du côté ventral, chaque fossette olfactive s'ouvre
vers l'extérieur par une fente longitudinale de la paroi faciale, et
du toit de la cavité buccale primitive dans cette même cavité.

Les parois de chacune des fossettes olfactives sont formées par
l'*apophyse frontale* qui appartient à la charpente embryonnaire du
maxillaire. Cette charpente se développe par deux bourgeons pairs
et un impair. Les bourgeons pairs appartiennent au premier arc
viscéral et se divisent de chaque côté en un bourgeon *maxillaire
supérieur* et un bourgeon *maxillaire inférieur*. Du bourgeon maxillaire supérieur dérivent les os maxillaires supérieurs, les os
palatins et la lamelle interne de l'opophyse ptérygoïde (os ptéry-
goïdien). L'ébauche *impaire* du squelette facial, la soi-disant apophyse *frontale*, descend en s'insinuant dans la fente qui sépare les
deux *apophyses maxillaires supérieures*, et devient la cloison nasale,
l'intermaxillaire et l'interlabial. L'apophyse frontale se divise

---

(1) Kölliker *(Zur Entwickl. d. Auges u. Geruchsorg.* Verhandlung d. phys.-
med. Gesellsch. Würzburg, 1883), représente aussi le stade de la dépression nasale
ouverte.

ensuite en une partie latérale (apophyse frontale externe, apophyse nasale externe) qui limite la paroi externe de la dépression nasale, et en une partie médiane (apophyse frontale interne, apophyse nasale interne) qui forme la paroi interne de la dépression nasale.

L'apophyse nasale externe repose par son bord inférieur sur l'apophyse montante du maxillaire supérieur et devient en haut le bord médian de la fossette. L'apophyse frontale moyenne et sa face inférieure forment en avant le toit de la cavité buccale primitive. Cette apophyse possède, de chaque côté, un bord latéral en forme de bourrelet (*apophyse nasale interne*). Tandis que plus tard la portion en question de l'apophyse moyenne se soude avec les deux apophyses maxillaires supérieures, il se forme, entre les cavités nasale et buccale, une courte digue à laquelle Dursy a donné le nom de *palais primitif*. C'est ainsi que se ferme la partie antérieure de la fente basale située entre la fossette olfactive et la cavité buccale primitive. A ce moment, la fosse olfactive possède, de chaque côté, deux ouvertures, l'une en avant du palais primitif, sur la paroi faciale, la *narine,* et une seconde, en arrière de la partie du palais déjà formée, qui s'ouvre dans la cavité buccale primitive, et à laquelle Dursy a donné le nom de *fente palatine primitive.*

F. Hochstetter (1) conteste l'existence d'une fente primitive faisant communiquer la cavité buccale avec les fosses nasales ; il croit que les cavités nasale et buccale se mettent en rapport au moyen d'une perforation secondaire. Il a trouvé sur un embryon humain, long de 11 millimètres et présentant déjà une fosse nasale, que cette dernière se terminait en cul de sac en arrière et qu'il n'existait encore aucune trace de sillon nasal. L'épithélium de la fosse nasale était réuni à celui du toit de la cavité buccale par une lamelle épithéliale. Sur un embryon humain, long de 15,5 millim. les choanes primitives étaient déjà formées, et cependant l'une d'elles était encore en grande partie obturée par une membrane composée de cellules plates.

A la fin du second mois fœtal, le palais commence à se former, et cela, de telle façon, que les parois des apophyses maxillaires supérieures, tournées vers la cavité buccale, prennent un si grand développement, qu'elles se soudent entre elles, ainsi qu'avec l'apophyse frontale, sur la ligne médiane. C'est ainsi que la partie supé-

(1) Réunion de la Société anatomique à Munich et à Vienne, en 1891 et 1892.

rieure de la cavité buccale primitive (*ductus naso-pharyngeus*) rentre dans le domaine des fosses nasales. Tandis que, chez l'Homme, les deux parties des fosses nasales, distinctes au point de vue embryologique, ne sont en aucun point séparées l'une de l'autre, on les trouve séparées chez la plupart des mammifères, et le cornet sphénoïdal fait entre elles l'office d'une cloison, ainsi que Dursy (1) l'a déjà démontré. (Voir le chapitre sur l'anatomie du sphénoïde.)

Avant la formation du palais définitif, la langue remplit la cavité buccale primitive et est en contact avec l'apophyse frontale moyenne. Au début de la fermeture du palais, la langue se retire du côté ventral, et une partie de l'espace qu'elle occupait auparavant est comprise dans la fosse nasale.

Nous devons enfin examiner le développement de l'organe de Jacobson. Cet organe se développe, chez l'Homme, ainsi que l'a reconnu Dursy, qui l'a découvert, sur la paroi médiane de la fossette olfactive, en avant et immédiatement au dessous de l'apophyse frontale interne, aux dépens d'une fossette revêtue d'un épithélium épais (Pl. VII, fig. 3 et 7). Ruysch l'aurait déjà observé sur un crâne d'enfant. Dursy pense qu'il disparaît plus tard sans laisser de traces, et qu'il ne se conserve qu'exceptionnellement.

Capsule nasale. — Le squelette des fosses nasales traverse, avant son ossification, un stade *membraneux* et un stade *cartilagineux*. Au début de la transformation cartilagineuse, on observe dans le mésoderme une différenciation du tissu, uniforme dans toute son épaisseur, en ce sens que les cellules du mésoderme se trouvent en grand nombre et fortement tassées aux points où existera plus tard le squelette. Sur les coupes colorées, ces parties tranchent par leur coloration intense.

A ce stade succède celui de l'apparition du cartilage qui, ainsi que Dursy l'a déjà constaté, disparaît en grande partie dans le cours du développement, pour céder la place aux segments osseux, tandis qu'une faible partie de ce cartilage persiste toute la vie et complète la charpente osseuse (cartilage de la cloison, cartilage triangulaire et cartilage alaire). Tout d'abord, le cartilage apparaît dans la cloison (Dursy); ce n'est que plus tard qu'il se développe dans les parois latérales.

Le plancher du nez renferme également du cartilage, de telle

(1) *L. c.*

sorte que la fente nasale est limitée par un anneau cartilagineux qui n'est nullement interrompu : on donne à cette enveloppe cartilagineuse le nom de *capsule du nez.* Les deux capsules nasales se soudent l'une à l'autre, au niveau de la cloison ; en avant, elles s'ouvrent vers l'extérieur, tandis qu'en arrière elles se terminent en cul-de-sac au niveau du corps du sphénoïde. Les ébauches des cornets, qui cependant ne deviendront cartilagineuses que plus tard, naissent de la paroi latérale de cette capsule, pour faire saillie dans les fosses nasales. L'autre maxillaire primitif est enfermé dans une excavation latérale de la capsule nasale, et l'extrémité postérieure de la capsule représente le sinus sphénoïdal primitif.

Quant à ce qui concerne l'état ultérieur des dépressions nasales, je puis, d'après mes données personnelles, qui se rapportent aux cas ci-dessous exposés, donner les indications suivantes :

Embryon du deuxième mois.

(Pl. VII, fig. 3.)

Dans la région intermaxillaire, la fosse nasale est fermée du côté de la cavité buccale. Plus loin, en arrière, les fentes palatines sont ouvertes. La langue, entourée latéralement par les apophyses des maxillaires supérieurs, se trouve dans le canal naso-pharyngien. La capsule nasale se différencie déjà nettement du reste du mésoderme, mais elle n'est pas encore cartilagineuse. Les cellules de la capsule nasale ressemblent complètement à celles du reste du mésoderme ; elles sont seulement plus nombreuses et plus étroitement pressées les unes contre les autres. L'épithélium de la région olfactive est beaucoup plus épais que celui du canal naso-pharyngien.

Des parois latérales de la fosse nasale partent *deux bourrelets* qui font saillie dans son intérieur, un bourrelet supérieur et un inférieur ; le premier représentant l'ébauche de l'ethmoïde, le second celle du cornet inférieur. En avant, le revêtement de la cloison s'invagine pour former l'organe de Jacobson. Dans cette région, le bourrelet du cornet est plus gros que le bourrelet ethmoïdal, dans la région postérieure des fosses nasales, la disposition est cependant inverse.

L'ébauche de l'ethmoïde ne présente sur sa face nasale aucune trace de modelé de formation; on ne voit encore aucune indication des cornets ethmoïdaux, de l'apophyse unciforme et de la bulle ethmoïdale.

Entre l'ébauche de l'ethmoïde et celle du cornet on trouve une fente étroite, le méat nasal moyen primitif.

Embryon du troisième mois.

(Pl. VIII, fig. 4-7).

Les fentes palatines sont déjà fermées ; le voile du palais, au contraire, dans sa plus grande partie, est composé de deux moitiés. A la fin de cette période, la capsule nasale commence à devenir cartilagineuse ; cependant, on ne trouve qu'en certains points les cellules cartilagineuses complètement développées.

La *face nasale du bourrelet ethmoïdal présente un sillon* (fente ethmoïdale inférieure), qui indique les ébauches des cornets ethmoïdaux (voir fig. 6). Les bourrelets ne présentent *encore aucune trace des crêtes de soutien*, si ce n'est en avant, aux points où les ébauches des cornets s'unissent l'une à l'autre; on y trouve une étroite crête cartilagineuse de soutien. A l'endroit où l'ébauche du cornet se recourbe pour s'unir à la capsule nasale, s'élève une crête de la muqueuse (voir fig. 5 *p*), qui fait saillie vers le méat moyen primitif, et qui représente la *première ébauche de l'apophyse unciforme*. Cette saillie ne contient pas de crête de soutien. La bulle ethmoïdale est encore absente.

Embryon du quatrième mois.

La capsule nasale est complètement cartilagineuse; il s'est même déjà formé du tissu osseux autour de la charpente du palais et de la capsule nasale, dans la région du sinus maxillaire primitif (Pl. VII, fig. 8 et 10). *Les cornets ethmoïdaux* prennent de plus en plus leur forme définitive et renferment déjà des crêtes *cartilagineuses de soutien*. On trouve aussi déjà dans *l'ébauche de l'apophyse unciforme,* une *lamelle cartilagineuse* (Pl. VII, fig. 9 *p*) qui s'embranche avec la capsule nasale ; en arrière de cette lamelle, naît sur la paroi latérale de l'enveloppe cartilagineuse, une lamelle à bords mousses, correspondant à la future *bulle ethmoïdale* (Pl. VII, fig. 10 *b*). L'aspect de l'ébauche du cornet inférieur rappelle par la présence de ses lamelles supérieure et inférieure, le cornet doublement enroulé des animaux (Pl. VII, fig. 9 *m*). Dursy (1) a signalé cette disposition; c'est cependant à la suite d'une erreur qu'il est arrivé à cette manière de voir, car ce que Dursy a représenté (2) comme la branche supérieure du cornet d'un embryon humain long de 8 centimètres, n'est pas le cornet, mais l'ébauche de l'apophyse unciforme.

Embryon du cinquième mois.

Le cornet inférieur présente la forme typique. En avant, le cornet cartilagineux s'unit encore directement, comme dans les stades antérieurs, à la capsule nasale; en arrière, au contraire, il est déjà séparé des parois latérales de la capsule. La crête cartilagineuse de soutien du cornet ethmoïdal inférieur possède une rainure; le revêtement muqueux présente aussi un sillon au point correspondant à la rainure (Pl. VII, fig. 11 et 12). C'est là une formation que l'on observe fréquemment chez les nouveau-nés, plus rarement chez les adultes.

Dans la fente ethmoïdale inférieure, se trouve un bourrelet de la muqueuse qui renferme une épaisse crête cartilagineuse, partant de la paroi latérale de la capsule nasale, et qui représente le *cornet ethmoïdal moyen*.

« L'ossification de l'ethmoïde commence au milieu du sixième mois dans la lame papyracée et dans les cellules moyennes du labyrinthe, et s'étend déjà dans le huitième mois à toute cette région ainsi qu'aux cornets ethmoïdaux. Vers la fin de la période fœtale, l'ossification commence aussi à s'étendre à la lame ethmoïdale. Après l'ossification de l'apophyse crista galli qui se produit dans la seconde moitié de la première année, l'union osseuse des deux moitiés de l'ethmoïde, primitivement séparées, s'effectue par la fusion de cette apophyse avec la lame de l'ethmoïde, et l'os forme alors un tout, même lorsqu'il a macéré. L'ossification de la lame perpendiculaire, qui commence déjà dans la première année pour ses parties les plus élevées, s'étend assez lentement vers le bas, et son bord inférieur n'atteint pas le niveau des cornets

(1) *L. c.*
(2) Pl. VII, fig. 10 *h*; l'explication de la fig. 8 *a* de la Pl. IX, présente la même inexactitude.

ethmoïdaux inférieurs avant la quatrième, souvent même la sixième ou huitième année (C. Toldt (1)) ».

Tandis que le labyrinthe cartilagineux de l'ethmoïde a déjà complètement disparu à l'époque de l'accouchement, on trouve encore des restes importants de la capsule cartilagineuse dans la région du dos osseux du nez (2). Les os du nez, par exemple, reposent sur des plaques cartilagineuses qui s'élèvent jusqu'à l'extrémité supérieure de l'ethmoïde, se recourbent latéralement pour former le septum cartilagineux, et se confondent vers l'extrémité du nez, avec les parties cartilagineuses persistantes du nez externe. Le cartilage subnasal disparaît ensuite de haut en bas. C'est ainsi que la plaque cartilagineuse et les parties supérieures de l'ethmoïde perdent leurs relations. Pendant la troisième année, le cartilage ne s'élève que jusqu'à l'épine nasale supérieure; dans la sixième année, à peu près jusqu'au milieu du dos du nez. Le cartilage subnasal ne disparaît pas non plus complètement dans toute sa largeur, car, même chez les adultes, on trouve fréquemment encore une bande étroite *(ala septi)* de chaque côté du septum nasal. L'extension du cartilage subnasal marche parallèlement avec celle de l'ossification de la cloison nasale. Lorsque l'ossification du septum nasal se prolonge fortement du côté de l'orifice pyriforme, les alæ septi cartilagineuses sont courtes; dans le cas contraire, elles sont longues. Lorsque les petites ailes plus tard s'ossifient, les os du nez ne reposent pas seulement sur le septum, mais aussi sur les petites plaques osseuses qui peuvent, de leur côté, se souder avec les os propres du nez. Il existe cependant encore une seconde forme d'ossification du cartilage subnasal, qui consiste en ce qu'il se forme quelques osselets auxquels, dans le chapitre précédent, nous avons donné le nom d'*ossicules subnasaux*.

DÉVELOPPEMENT DES FOSSES NASALES CHEZ LE LAPIN.

Parmi les animaux, j'ai étudié le développement de l'ethmoïde sur les embryons du Lapin et du Chat, et je puis dire, qu'en somme, leur mode de développement correspond à celui de

(1) *Die Knochen in gerichtsärztlicher Beziehung.* Handb. der gerichtlichen Medic., *III.*

(2) E. Zuckerkandl. *Zur Anat. u. Entwicklungsgesch. der Naso-Ethmoïdalregion.* Med. Jahrb. Wien, 1878.

l'homme. Je ne parlerai cependant que des fosses nasales du lapin, car leur étude suffit parfaitement à montrer comment se développe une fosse nasale plus compliquée que celle de l'homme.

Pour faire mieux comprendre les choses, je dirai tout d'abord, à propos de l'anatomie du Lapin, qu'il possède une série médiane et une série latérale de bourrelets olfactifs. Dans la série médiane on trouve, en comptant le nasoturbinale, *cinq* cornets, dans la série latérale, deux cornets situés dans le méat, entre le nasoturbinale et le cornet voisin.

Embryon de lapin de 13 jours.

(Pl. VIII, fig. 2).

Fossettes olfactives en forme de culs de sac; épithélium des culs de sac olfactifs épais; par places, on peut déjà reconnaître très nettement l'épithélium cylindrique. La fossette se rétrécit du côté ventral en une fente étroite qui s'ouvre dans la cavité buccale primitive. Dans la région de l'organe de Jacobson, la dépression nasale présente un petit diverticule en forme de cul de sac. La capsule nasale commence à se différencier au milieu de l'apophyse nasale. Les cellules mésodermales se pressent étroitement les unes contre les autres aux points que nous avons indiqués. Il n'existe aucune trace de formation des cornets.

Embryon de lapin de 14 jours.

(Pl. VIII, fig. 3).

La capsule nasale, comme chez l'embryon humain du deuxième mois, est déjà bien différenciée, mais elle n'est pas encore cartilagineuse; fente palatine encore ouverte dans la région postérieure. Deux bourrelets partant des parois latérales font saillie dans les fosses nasales. Le supérieur correspond à l'ébauche de l'ethmoïdale, l'inférieur à celle du cornet inférieur. L'ébauche du labyrinthe ethmoïdal est unie, en avant, à la paroi nasale supérieure, et en arrière de ce point, là où l'ébauche est beaucoup plus large, à la paroi latérale.

Embryon de lapin d'environ 16 jours.

(Pl. VIII, fig. 4).

La capsule nasale commence à devenir cartilagineuse par places, mais les cornets ne présentent pas encore de lamelles de soutien.

Les fentes palatines sont fermées. Le bourrelet ethmoïdal est déjà plissé. On trouve une ébauche du nasoturbinale *(nt)*, un bourrelet *(s)* pour les quatre autres cornets de la série médiane, et dans le méat, entre *nt* et *s*, l'ébauche du bourrelet olfactif supéro-latéral *(L)*.

Embryon de 17-18 jours.

La cavité nasale se comporte comme dans le stade précédent, mais le gros bourrelet ethmoïdal renferme une crête de soutien formée de tissu chondrogène.

Embryon de lapin de 20 jours environ.
(Pl. VIII, fig. 5.)

La transformation cartilagineuse de la capsule nasale a fait des progrès. Les fentes palatines sont fermées. Le cornet inférieur n'est pas plissé. L'ébauche de l'ethmoïde permet de reconnaître :

a) Un nasoturbinale *(nt)*.

b) La division en deux du gros bourrelet ethmoïdal *(s* et *s¹)* par un sillon.

c) Deux bourrelets olfactifs latéraux, un supérieur *(L)* et un inférieur *(L¹)*.

Les cornets sont munis de leurs crêtes de soutien.

Embryon de lapin de 21 à 22 jours.

Capsule nasale entièrement cartilagineuse. Le cornet inférieur commence à présenter un plissement. Outre les bourrelets ethmoïdaux existant au stade précédent, on trouve du côté ventral un troisième cornet médian, qui cependant ne présente pas encore de crête de soutien.

Embryon de lapin d'environ 23 jours.
(Pl. VIII, fig. 6.)

Le cornet inférieur porte déjà trois sillons. Les bourrelets ethmoïdaux se comportent comme au stade précédent, ils présentent seulement un développement plus marqué, et le troisième bourrelet ethmoïdal possède aussi déjà une crête de soutien.

Nous voyons donc, que dans leurs grandes lignes, les fosses nasales du Lapin et celles de l'Homme se développent de la même manière. Au début, très simples, elles se compliquent plus tard par les développements successifs de plusieurs replis.

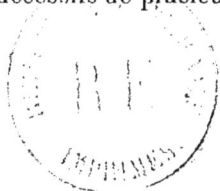

7

CHAPITRE V.

Anatomie des parois du nez.

PAROI SUPÉRIEURE DE LA CAVITÉ NASALE.

(Pl. IX, fig. 2 ; Pl. X, fig. 8 ; Pl. XI, fig. 3.)

On peut, avec A. L. M. Velpeau (1) et P. Tillaux (2), diviser la paroi supérieure de la cavité nasale en trois parties : une antérieure, partie nasale ; une moyenne, partie ethmoïdale ; et une postérieure, partie sphénoïdale.

La première, formée par le dos du nez, remonte obliquement de bas en haut, et constitue, notamment dans sa moitié supérieure, la partie la plus épaisse de cette paroi.

La partie moyenne du toit des fosses nasales est formée par la lame criblée de l'ethmoïde ; elle est horizontale, ou s'élève un peu dans sa région postérieure vers le corps du sphénoïde. La portion cribreuse est très étroite, elle a environ 3 millimètres de largeur et représente la partie la plus faible du plancher du crâne ; c'est pour cela que toute opération faite en ce point réclame le plus grand soin et la plus grande attention. (Un médecin se tua, après avoir fait une étude approfondie des fosses nasales, en enfonçant le canon du revolver dans la narine ; le projectile pénétra dans le crâne en traversant la lame criblée).

En arrivant dans la partie sphénoïdale, la paroi supérieure du nez descend à angle droit ; elle constitue la paroi antérieure du sinus sphénoïdal, et elle atteint la base des apophyses aliformes. La largeur de cette paroi est faible, en raison de la saillie considérable des cornets ethmoïdaux. Dans la partie ethmoïdale, elle n'est que de 2 à 3 millimètres, et cette circonstance rend très difficile l'introduction d'instruments dans la fente olfactive ; au niveau du corps du sphénoïde, la paroi supérieure devient plus large, et tout à fait en arrière, au point où commencent les choanes, elle atteint sa plus grande étendue frontale.

(1) *Abhandl. d. chirurg. Anat.* Traduit du français. Weimar, 1826, t. I.
(2) *Traité d'anat. topographique.* Paris, 1875, t. I.

ANATOMIE DE LA PAROI NASALE INFÉRIEURE.

(Pl. IX, fig. 2; Pl. X, fig. 8.)

L'anatomie de la paroi nasale inférieure est beaucoup plus simple que celle du toit. Elle est formée surtout par les apophyses palatines des maxillaires supérieurs et, pour une part moindre, par les plaques horizontales minces des os palatins. La largeur est de 12-15 millimètres pour chaque narine. Outre sa concavité frontale, cette paroi présente une faible concavité sagittale due au relèvement de son bord antérieur (bord inférieur de l'orifice nasal externe). Dans la race malaise, la concavité sagittale manque dans beaucoup de cas, en raison de l'absence de toute saillie séparant le plancher du nez de l'os intermaxillaire. La paroi inférieure des fosses nasales est formée par la lame supérieure de l'apophyse palatine, tandis que la lame buccale, beaucoup plus épaisse et courbée en sens inverse, forme le squelette de la voûte palatine. L'espace compris entre les deux plaques est comblé par du tissu diploëtique qui, dans quelques cas, est repoussé par un prolongement pneumatique du sinus maxillaire vers la voûte palatine. (Voyez le chapitre : Anatomie du sinus maxillaire.)

ANATOMIE DE LA PAROI EXTERNE DE LA CAVITÉ NASALE ET DES MÉATS.

(Pl. IX et X, fig. 1-3.)

De toutes les parois de la cavité nasale, c'est la paroi latérale qui présente la disposition la plus complexe. L'os maxillaire supérieur, l'os palatin, l'apophyse maxillaire du cornet inférieur et l'apophyse aliforme du sphénoïde contribuent à sa formation. Cette paroi est excavée et plus longue dans sa portion supérieure que dans sa portion inférieure.

Au point d'implantation de l'os du cornet (Pl. IX, fig. 2), la paroi latérale du nez se divise en une moitié supérieure o et une moitié inférieure u, que je désignerai par les noms de région supraturbinale et infraturbinale. La région inférieure est formée, en avant, par l'os maxillaire supérieur; en arrière, par la lame verticale de l'os palatin, par une petite portion de l'apophyse ptérygoïde et par le processus maxillaire du cornet inférieur. La partie inférieure de la paroi latérale du nez est entièrement osseuse.

Au dessous de la ligne d'insertion du cornet inférieur, le méat inférieur s'excave vers le haut, et sur les préparations macérées, on voit l'orifice du canal lacrymal au sommet de l'excavation. Sur les pièces non macérées, l'orifice ne se trouve placé en ce point que dans les cas où le canal lacrymal ne se prolonge pas dans la muqueuse nasale, vers le plancher du nez.

L'étendue du méat inférieur est variable et ne dépend pas seulement des dimensions et du degré d'enroulement du cornet inférieur, mais aussi de la courbure de la paroi latérale. La paroi latérale des fosses nasales présente d'ordinaire une courbure moyenne; la concavité étant tournée du côté des fosses nasales, la convexité du côté du sinus maxillaire. Mais la voussure de la paroi latérale est variable, et je signalerai surtout, parmi les anomalies de courbure, celles dans lesquelles la paroi est si fortement excavée qu'elle détermine, en même temps que l'élargissement des fosses nasales, la sténose du sinus maxillaire. Par contre, la partie postérieure de la paroi latérale du nez fait parfois dans le méat inférieur une saillie en forme de bourrelet.

La moitié de la paroi externe du nez qui se trouve située au dessus du cornet inférieur, présente une disposition tout à fait différente. Ce n'est qu'au niveau de l'apophyse frontale du maxillaire supérieur et de l'os lacrymal, que cette paroi est entièrement osseuse. Plus en arrière, la paroi externe est formée par l'apophyse unciforme, la bulle ethmoïdale et la lame verticale du palatin; mais on trouve néamoins un reste non couvert de l'hiatus semilunaris, qui se présente sous forme d'une *grande lacune* fermée seulement par des *parties molles*.

La paroi latérale du nez, au sens strict du mot, n'existe plus au dessus de la bulle ethmoïdale; on pourrait à la rigueur admettre qu'elle est représentée par la lame papyracée de l'ethmoïde.

La paroi *latérale* du méat moyen est excavée et, ainsi que nous l'avons fait remarquer, elle contient plusieurs lacunes qui conduisent dans le sinus maxillaire. La forme, la grandeur et le nombre de ces lacunes sont variables, et il est nécessaire de signaler le mode de développement de ces lacunes et leur obturation, parce que cette région, en raison de la communication qui s'établit entre les surfaces nasale et maxillaire, mérite d'attirer l'attention.

Ainsi que nous l'avons vu, l'os maxillaire supérieur débarrassé de ses connexions, présente sur sa face nasale une grande ouverture (*hiatus maxillaris*), au niveau de laquelle s'ouvre le sinus maxillaire. Cette ouverture est rétrécie, en arrière, par la lame verticale de l'os palatin; en bas, par l'insertion de l'apophyse maxillaire du cornet vrai et par son processus ethmoïdal; souvent aussi, en haut, par la fente de la lame orbitaire du maxillaire supérieur, en deux lamelles qui constituent les cellules maxillaires (HALLER). L'apophyse unciforme de l'ethmoïde vient se placer en avant de cet orifice rétréci, mais cependant encore assez large. Elle ne le clôt pas complètement, et l'on trouve encore, entre l'apophyse unciforme de l'ethmoïde et les parties qui l'entourent, une large ouverture qui fait communiquer la cavité du nez avec l'antre d'Highmore. Sur la Pl. IX, fig. 1, on voit en *P* l'apophyse unciforme, et en *F* les lacunes dont nous venons de parler.

L'*hiatus maxillaris*, transformé de la façon que nous avons indiquée, est encore divisé par la petite apophyse ethmoïdale du cornet inférieur, en un trou antérieur (inférieur) et en un trou postérieur, qui sont comblés sur la face interne par la muqueuse nasale, et sur la face externe par la muqueuse du sinus maxillaire (ces deux muqueuses sont accolées l'une à l'autre en ces points). Je propose pour ces parties membraneuses le nom de *fontanelles nasales*, et je distinguerai une fontanelle nasale *inférieure* (antérieure) et une fontanelle nasale *postérieure*. La fontanelle inférieure se trouve entre l'apophyse unciforme et le cornet inférieur; elle est limitée en arrière par l'apophyse ethmoïdale de ce cornet; la fontanelle postérieure est limitée par cette apophyse, par l'extrémité postérieure de l'apophyse unciforme et par la lame perpendiculaire de l'os palatin.

Pour la démonstration des fontanelles, on devra faire passer une coupe sagittale par les fosses nasales, ouvrir les antres d'Highmore par une section semblable, laisser quelque temps la préparation dans l'eau, puis dans l'alcool et, enfin, la laisser sécher avec sa muqueuse. Si on vernit la préparation, les lacunes osseuses recouvertes par une muqueuse sèche, apparaissent nettement. J'ai trouvé une fois dans une des fontanelles une lame osseuse isolée, qui représentait évidemment un fragment de l'apophyse unciforme.

Lorsque les fontanelles nasales se sont complètement fermées, on doit chercher l'orifice de communication entre les fosses nasales, les sinus frontaux et maxillaires, en un autre point de la paroi latérale du nez. Cet orifice se trouve, ainsi que nous l'avons déjà indiqué, dans la fente limitée par l'apophyse unciforme et la bulle ethmoïdale, c'est l'*Hiatus semilunaris*, que nous allons maintenant décrire avec soin.

Étudions d'abord cette fente sur le squelette. Sur le squelette, on ne trouve qu'exceptionnellement l'orifice de communication du sinus maxillaire (*ostium maxillare*) complètement entouré par les os. Dans la plupart des cas, en effet, des parties molles contribuent aussi à son encadrement. Comme l'apophyse unciforme appartient à l'ethmoïde, ainsi que la bulle ethmoïdiale, ce n'est qu'en passant à travers l'ethmoïde qu'on pénètre normalement dans les sinus maxillaires et frontaux. *Les orifices de communication des fosses nasales avec les sinus maxillaires et frontaux appartiennent à l'ethmoïde.* Suivant que l'*hiatus semilunaris* sera plus ou moins large, ces orifices seront visibles ou cachés, on les sondera facilement ou avec difficulté. Ce que nous venons de dire ne s'applique rigoureusement qu'à l'orifice maxillaire, car souvent l'orifice frontal se trouve indépendant de l'*hiatus semilunaris*.

Étudions maintenant dans leurs détails les relations de l'*hiatus semilunaris* avec les sinus frontaux et maxillaires? A ce propos, nous dirons que la fente semilunaire ne conduit pas directement dans ces espaces pneumatiques, mais qu'elle représente seulement l'orifice d'une excavation (d'un méat) de l'ethmoïde, dont la profondeur dépend de la largeur de l'apophyse unciforme (Pl. XI, fig. 1 et 2). Les Français désignent, avec BOYER (1), cette excavation sous le nom d'infundibulum, et c'est là seulement qu'on trouve les orifices des sinus frontaux et maxillaires.

Étudions d'abord l'*ostium maxillare*. Le processus maxillaire de l'apophyse unciforme (Pl. IX, fig. 1 *a*, 5) joue un rôle important dans la formation de son cadre. Nous avons vu que tantôt il se soude au toit du sinus maxillaire, et que tantôt il ne l'atteint pas. On doit remarquer, en outre, qu'à une certaine distance, en avant du processus maxillaire, l'apophyse unciforme (son bord inférieur) se soude par l'intermédiaire de lamelles osseuses à l'os lacrymal et à la bulle ethmoïdale. C'est ainsi que le bord inférieur de l'apophyse unciforme, ses petits processus, et le bord latéral de la bulle, limitent une fente allongée, à grand axe sagittal, l'*ostium maxillare*. Mais sa forme définitive ne lui est donnée que par la muqueuse qui participe à la formation des bords de l'ostium.

(1) *Traité complet d'Anatomie*, T. IV. Paris, 1805.

La muqueuse s'élève sur la face nasale de l'apophyse unciforme jusqu'au bord semilunaire; elle enveloppe ce bord, revêt ensuite sa face latérale (maxillaire) ainsi que l'infundibulum, et passe de la bulle à la paroi supérieure du sinus maxillaire et de l'apophyse unciforme à la paroi interne. Comme la muqueuse recouvre aussi le processus maxillaire de l'apophyse unciforme, lequel s'élève jusqu'au toit de l'antre d'Highmore, ou bien le complète, sous forme d'un repli épais, lorsque ce processus est défectueux, l'orifice de communication en forme de fente *(ostium maxillare)* qui fait communiquer les fosses nasales avec le sinus maxillaire, se trouve entièrement formé.

Les parties voisines de l'orifice maxillaire ressemblent parfois à un réseau osseux. On voit, Pl. IX, fig. 5, une préparation de ce genre. Pour l'antre d'Highmore, on aperçoit cinq prolongements de l'apophyse unciforme qui se soudent au cornet inférieur et trois autres qui remontent vers le toit de l'antre d'Highmore. Ces derniers prolongements sont reliés les uns aux autres par de fines trabécules osseuses.

Lorsque les processus maxillaires de l'apophyse unciforme de l'ethmoïde sont incomplets ou même manquent complètement, il est évident qu'il n'y a plus d'ostium maxillaire osseux, mais que l'hiatus semilunaire, sur toute son étendue, s'ouvre dans le sinus maxillaire. En pareil cas, l'ostium maxillaire n'est d'ordinaire constitué que par la membrane muqueuse revêtant l'infundibulum, et qui, par les plis qu'elle présente, forme un ostium maxillaire. Dans quelques cas, à la vérité très rares, cette formation de l'orifice peut même faire défaut : ainsi, je possède dans ma collection trois préparations où l'ostium maxillaire manque absolument. Au contraire, l'hiatus semilunaris s'ouvre sur toute sa longueur dans le sinus maxillaire. Dans deux cas, on ne constate en regardant par le sinus maxillaire que l'excessive longueur des communications. Dans le troisième (Pl. IX, fig. 6), il existe, outre l'élargissement, un si grand nombre de signes d'un ancien processus pathologique de la cavité nasale, que l'on peut rapporter vraisemblablement l'élargissement de l'hiatus à la disparition de ses bords.

J'ai étudié séparément dans le chapitre de l'anatomie du sinus maxillaire la manière dont l'ostium maxillaire se présente du côté de l'antre d'Highmore.

L'*ostium frontale* se trouve placé dans la *partie antéro-supérieure* de l'infundibum. *Cette partie s'élargit légèrement ; elle est beaucoup moins profonde que la région postérieure* et présente à son extrémité, qui forme un angle arrondi, un orifice rond ou ovale, l'orifice frontal. Cet orifice, en raison de la largeur et de la faible profondeur du sillon en ce point, apparaît de suite, à l'encontre de l'ostium maxillaire, dès que l'on a ouvert le méat moyen.

L'*ostium frontale* est limité par les petites lamelles de l'hiatus semilunaire que nous avons décrites à la page 87. Les extrémités antéro-supérieures de l'apophyse unciforme et de la bulle ethmoïdale se réunissent en effet, l'une à l'autre, d'abord à l'aide d'une crête osseuse transversale et, comme il existe également, à une certaine distance en arrière de ce point, une seconde crête transversale analogue, l'orifice frontal est nettement limité de tous côtés (Pl. IX, fig. 2).

Si les lamelles transversales sont rudimentaires, l'infundibulum s'étend parfois jusqu'au sinus frontal et s'ouvre dans cette cavité.

Sur 30 moitiés de crâne que j'ai étudiées, 14 fois seulement l'ostium frontal se comportait de la façon que je viens de décrire, c'est-à-dire que la région antérieure peu profonde de l'hiatus semilunaris conduisait dans le sinus frontal par un petit orifice. Dans les 16 autres cas, l'extrémité antérieure de l'hiatus semilunaris, ou bien se termine par un petit cul de sac qui quelquefois fait saillie vers le sinus frontal (voyez le chapitre : *Anatomie du sinus frontal*), et l'on trouve alors un ostium frontal dans le prolongement de l'hiatus semilunaris (Pl. X, fig. 1, 2), ou bien le *méat moyen* s'ouvre directement dans cette cavité (Pl. X, fig. 3). L'*ostium frontale*, qui est indépendant de l'hiatus semilunaire, se forme ainsi : l'extrémité supérieure de la fente est recouverte, à la façon d'un pont, par une plaque osseuse de largeur variable. On trouve alors l'ostium frontal au niveau du bord supérieur de la plaque, tandis qu'au dessous du pont osseux existe une baie borgne de l'hiatus semilunaire. Suivant que le pont osseux est large ou étroit, la distance de l'ostium frontal à l'hiatus semilunaire varie de 2 à 10 millimètres.

Exceptionnellement, dans ce cas, le court hiatus s'ouvre pourtant dans le sinus frontal et l'ostium frontal indépendant conduit dans une baie borgne.

Lorsqu'il existe une communication directe entre le méat moyen et le sinus frontal, l'extrémité antérieure de l'hiatus semilunaire court forme une coupole. L'orifice de communication peut, dans ce cas, atteindre des dimensions considérables.

Dans quelques cas, j'ai vu l'extrémité antéro-supérieure du méat moyen se terminer progressivement en pointe, se continuer peu à peu avec le sinus frontal, surtout lorsque l'apophyse unciforme ne renfermait aucun sinus.

A. Hartmann (1) considère ce mode d'ouverture du sinus frontal comme type normal. Il écrit : « Je crois que nous devons considérer la disposition suivante comme type normal ; il n'y a pas de canal nasofrontal ; le sinus frontal s'étend jusqu'à l'extrémité antérieure du cornet moyen et s'ouvre librement par une large fente dans la partie externe du méat moyen. »

Les rapports anatomiques que nous venons d'étudier sont très importants, parce qu'ils nous apprennent qu'en sondant l'hiatus semilunaire on n'est pas toujours conduit dans le sinus frontal. Lorsque la sonde s'accroche ou qu'elle ne peut être dirigée suffisamment vers le haut, on doit supposer que l'*ostium frontale* n'a pas de relation avec la fente semilunaire, ou bien qu'il existe une communication directe entre le sinus frontal et le méat moyen.

La situation de l'*ostium frontale* est très favorable pour la ventilation et, au cas échéant, pour l'écoulement du mucus et du pus ; il se trouve placé dans la partie supérieure de l'infundibulum, et se présente sous la forme d'un anneau osseux arrondi, du volume d'une lentille, recouvert d'une mince muqueuse. En ce point, l'infundibulum est élargi et peu profond. Par suite du gonflement de la muqueuse, l'ostium frontal ne se ferme pas aussi facilement que l'ostium maxillaire, qui a la forme d'une fente, et qui est logé dans les parties les plus profondes de l'infundibulum, et qui possède de plus une muqueuse d'une certaine épaisseur. Lorsque l'infundibulum se trouve fermé, par suite du gonflement des lèvres de l'hiatus semilunaris, l'antre d'Highmore se trouve obstrué ; mais, dans ces cas, le sinus frontal n'est pas forcément fermé ; lorsque le gonflement de la muqueuse au niveau du sinus frontal n'a pas atteint un degré trop considérable, peu importe l'état de l'infundibulum, l'air pourra toujours trouver accès jusque dans le sinus frontal. De plus, ainsi que je l'ai déjà fait remarquer, l'orifice frontal n'a parfois aucune relation avec l'hiatus ; il se trouve même complètement isolé près de l'extrémité antérieure de l'hiatus semilunaris.

Les gonflements de la muqueuse de l'infundibulum ont donc des

---

(1) *Ueber die anatomischen Verhältnisse der Stirnhöhle und ihrer Ausmündung.* Langenbeck's Archiv, Bd. 45.

conséquences beaucoup plus fâcheuses pour l'ostium maxillaire que pour l'ostium frontal.

Malgré la parfaite intégrité de l'ostium maxillaire, le gonflement de la muqueuse au niveau des lèvres de l'hiatus détermine la fermeture du sinus maxillaire. Pour cette raison, il n'est pas indifférent pour l'interprétation d'un cas déterminé, que l'hiatus semilunaris soit étroit ou large, que la bulle ethmoïdale présente un faible volume, ou bien que, par suite de son excès de développement, elle fasse saillie dans le méat moyen.

Dans les cas normaux, la fente qui conduit dans l'infundibulum · présente des différences de diamètre variant entre l'épaisseur d'un fil et 4 millimètres. Dans le premier cas, les orifices sont cachés, dans le dernier, ils sont libres et faciles à apercevoir. J'ai fait représenter dans les Pl. IX, fig. 2 h; Pl. IX, fig. 4; Pl. IX, fig. 6; et Pl. XI, fig. 1 et 2, quelques formes d'hiatus. Pl. IX, fig. 3, la bulle ethmoïdale est petite, la fente large; dans la Pl. IX, fig. 4, la bulle ethmoïdale est volumineuse et la fente étroite, et sur la Pl. XI, fig. 2, on voit une forme d'hiatus semilunaris bien constituée et favorable à la circulation de l'air dans les espaces pneumatiques.

Comme la bulle ethmoïdale présente parfois une courbure plus accentuée que l'apophyse unciforme, les bords des deux courbes ne se toucheront que dans leur partie moyenne; en avant et en arrière de ce point de contact en forme d'entonnoir, des fentes conduisent dans l'hiatus; c'est par elles que pénètre l'air dans les sinus maxillaire et frontal.

Ostium maxillare accessorium. On trouve en même temps que l'orifice constant de l'antre d'Highmore dans l'infundibulum, une fois sur neuf ou dix, un second orifice accessoire décrit pour la première fois par GIRALDÈS (1). Cet orifice, que je pourrais désigner sous le nom d'ostium maxillaire accessoire, se trouve représenté dans le « *Handbuch der Anatomie* » de HENLE et dans les travaux anatomiques de CRUVEILHER (2) et de SAPPEY (3). Cet orifice maxillaire accessoire (Pl. IX, fig. 4 d; Pl. XVII, fig. 3, 4; Pl. XX, fig. 2, et Pl. XXI, fig. 4) existe d'ordinaire des deux côtés dans les parties

(1) GIRALDÈS. *Ueber die Schleimcysten der Oberkieferhöhle.* Aus dem Franz. Virch. Arch. Bd. 75. Berlin, 1856.

(2) *Anat. descript.* Tom. 2, Paris, 1837; IIe éd·, Paris, 1877.

(3) *Traité d'Anat. descript.* T. 3. Paris,

molles de la fontanelle nasale postérieure, beaucoup plus rarement dans la fontanelle nasale antérieure (inférieure). L'orifice anormal est rond ou ovale avec des bords tranchants; ses dimensions varient du volume d'un grain de millet à celui d'une lentille; ce n'est qu'exceptionnellement qu'il atteint un plus grand volume. Très rarement, l'orifice normal et l'orifice accessoire confluent (Pl. IX, fig. 6).

GIRALDÈS croit que l'orifice accessoire est la conséquence d'un processus pathologique, parce qu'il n'existe pas chez les jeunes sujets, et parce que l'on trouve souvent comme premier stade de sa formation, la membrane muqueuse transparente et amincie à la place de la lacune. Je ne puis que confirmer ces données. Je possède, en effet, de nombreuses préparations qui montrent l'amincissement de la muqueuse aux points indiqués. En un point, de la grosseur d'une lentille, on voit la muqueuse amincie et délicate, qui ressemble plutôt à une séreuse, elle est transparente; mais on ne peut admettre que l'amincissement en ce point soit dû à un processus pathologique qui aboutirait plus tard à une perforation. On observe rarement un ostium maxillaire accessoire dû à la pression exercée par les organes voisins. J'ai vu un éperon de la cloison, de largeur anormale et terminé en pointe, perforer la fontanelle nasale postérieure.

L'orifice accessoire du sinus maxillaire a une importance pratique :

1° Par cet orifice, en effet, les processus inflammatoires de la muqueuse nasale gagnent plus facilement que d'habitude la muqueuse du sinus maxillaire.

2° La fermeture de cet orifice, lorsqu'il est de taille moyenne, ne se produit pas facilement, par suite du gonflement de la muqueuse; de cette façon, la communication entre les cavités nasale et maxillaire reste conservée, alors même que l'ostium maxillaire normal est fermé. Et enfin :

3° Les exsudats peuvent s'écouler plus facilement par l'orifice accessoire que par l'orifice maxillaire constant, parce qu'il est situé superficiellement sur la paroi latérale du nez et qu'il établit une communication directe entre les cavités nasale et maxillaire. Il n'en est pas ainsi pour l'ostium maxillaire constant. En effet, cet orifice conduit d'abord dans l'infundibulum, et là, il faut encore que le liquide remonte, pour s'écouler par dessus les lèvres de l'hiatus maxillaire, dans la cavité nasale du nez (Pl. XI, fig. 1, 2).

La région du méat moyen, en partie membraneuse, située entre l'apophyse unciforme et l'os palatin, présente une certaine importance, non seulement à cause de la présence du trou maxillaire accessoire, mais aussi à cause de la perforation artificielle de l'antre d'Highmore. J'entrerai dans plus de détails sur ce sujet, à propos de la pathologie de l'antre d'Highmore; pour le moment, je me contenterai de dire que l'on ne peut trouver dans la charpente du maxillaire, aucun point plus favorable que la fontanelle nasale postérieure, pour pénétrer dans l'antre d'Highmore. A la vérité, l'antre d'Highmore n'est pas perforé dans sa partie la plus profonde, mais il peut exister des cas où cela n'est pas absolument nécessaire, et alors on peut employer cette dernière méthode préconisée par HUNTER et par HYRTL.

On observe encore sur la paroi latérale du méat moyen, qui mérite de nous arrêter, une forte excavation dirigée vers le sinus maxillaire, par suite de laquelle les fosses nasales se trouvent très élargies aux dépens du sinus maxillaire (Pl. IX, fig. 2 *c;* Pl. XX, fig. 2; Pl. XXVI, fig. 3 *c;* Pl. XXVI, fig. 4 *a*). Cette anomalie qui envahit aussi l'infundibulum, se présente à tous les degrés possibles. Dans cette variété, qui se combine souvent encore à d'autres facteurs pour diminuer la capacité du sinus maxillaire, l'antre d'Highmore peut être réduit jusqu'aux dimensions d'une noisette. Nous étudierons cette question à propos de l'anatomie du sinus maxillaire. La concavité du méat moyen est quelquefois si considérable, qu'il forme un diverticule en forme de doigt, que la partie postérieure de l'infundibulum peut contribuer à limiter. Le diverticule présente aussi, sur mes préparations, des replis de la muqueuse. On peut apercevoir ces recessus sur le vivant, lorsque le cornet moyen n'est pas trop gros.

On rencontre aussi d'autres dépressions plus profondes dans le méat moyen, par exemple : une entre l'hiatus semilunaire et l'insertion du cornet inférieur, surtout quand le revêtement muqueux des lèvres de l'hiatus se transforme en un pli, qui se termine en arrière dans le cornet inférieur. Cependant, ces dépressions ont une faible importance.

Nous étudierons aussi la formation opposée, la saillie convexe de la paroi externe du méat moyen au niveau du canal nasal, la saillie lacrymale, ainsi qu'une autre située plus au niveau de la lame verticale de l'os palatin. Dans le cas décrit plus haut, qui présentait une voussure anormale de la paroi nasale externe, au niveau du méat inférieur, on trouve aussi la même disposition dans le méat moyen ; la plaque verticale du palatin, ainsi que l'extrémité postérieure de l'apophyse unciforme, sont rejetés vers la cavité nasale, et la cavité maxillaire est élargie en un point circonscrit. Au point de vue pratique, cet état des méats inférieur et moyen présente une certaine importance, car il empêche l'examen du naso-pharynx, et peut facilement donner lieu à des confusions.

En effet, les hypertrophies polypoïdes des parois latérales du nez, les tumeurs cachées dans l'antre d'Highmore et les exsudats, peuvent produire des modifications analogues sur la paroi latérale du nez. Je ne puis considérer cette voussure circonscrite comme la résultante d'une dilatation pathologique du sinus maxillaire, car cette observation est trop commune, et l'examen de la cavité d'Highmore ne peut pas faire croire à une origine pathologique de la voussure.

La paroi latérale du nez se termine en arrière des cornets par un sillon (sillon nasal postérieur) (Pl. IX, Fig. 2 k), à côté duquel se trouve l'orifice pharyngien de la trompe d'Eustache.

PAROI INTERNE DE LA FOSSE NASALE (CLOISON DU NEZ).

(Pl. X, fig. 4 à 8.)

La cloison, qui occupe une position médiane dans les fosses nasales, se compose d'une partie osseuse, d'une partie cartilagineuse et d'une partie membraneuse ; c'est pour cette raison qu'on parle d'un septum osseux, d'un septum cartilagineux et d'un septum membraneux. La partie osseuse est formée, non seulement par le vomer et la lame verticale de l'ethmoïde, mais encore par la crête palatine des apophyses palatines du maxillaire supérieur et par la crête nasale du dos osseux du nez. De plus, fait important, il persiste souvent une partie du cartilage enclavé chez les nouveau-nés, entre les deux plaques du vomer. Par suite de la déhiscence de l'une ou de l'autre des deux plaques du vomer, ce reste de cartilage n'est plus entouré de tous côtés par les os ; c'est pour cela, qu'après l'ablation de la muqueuse, on peut le voir en partie. Il est placé d'ordinaire dans une demi gouttière située entre le vomer et la lame perpendiculaire de l'ethmoïde, plus ou moins saillante dans une des moitiés du nez, et s'étend parfois de l'épine nasale antérieure au bec du sphénoïde. Sur des préparations fraîches, on voit sur la cloison une crête étroite due à la présence de ce cartilage qui commence dans la région de l'épine nasale et s'élève obliquement vers le bec du sphénoïde. Le diamètre transversal du septum nasal se trouve fortement augmenté au niveau de la crête. Indépendamment de cet épaississement, la muqueuse du septum présente, au niveau de l'entrée de la fente olfactive, entre les cornets moyens, un bourrelet symétrique, formé surtout par l'accumulation de nombreuses glandes. Ce bourrelet, *tubercule de la cloison,* décrit pour la première fois par J. B. Morgagni, varie beaucoup au point de vue de son volume. Parfois il est à peine indiqué, dans d'autres cas il forme une saillie si marquée, que l'entrée du méat moyen se trouve notablement rétrécie. Ce bourrelet est figuré dans la Pl. X, fig. 4. En *a,* se voit la partie antérieure du cornet moyen; en *b,* le bourrelet de la cloison situé dans la même projection.

Dans la partie postérieure de la cloison, la muqueuse présente des sillons superficiels avec une ébauche de lobule de la muqueuse. Lorsque le cornet moyen est en contact, par son bord inférieur, avec la cloison, il y produit une impression semblable à un sillon.

La cloison ne sépare pas toujours exactement les fosses nasales en deux cavités égales; elle est souvent asymétrique, inclinée à droite ou à gauche, ou présente une courbure anormale, ainsi qu'une *saillie* physiologique renflée et *en forme de crochet.* Souvent, les deux anomalies se combinent et modifient d'une manière surprenante l'aspect du septum. Ces anomalies méritent d'être signalées, puisque la perméabilité des fosses nasales dépend de ces formations, qu'elles influent, de plus, sur la respiration et la parole, rendent difficile ou impossible le passage des instruments introduits et ont été prises assez souvent pour des tumeurs.

La cloison n'occupe une position médiane et verticale que dans les premières années de l'existence. Plus tard, elle devient dans beaucoup de cas asymétrique (Pl. X, fig. 5); ses courbures présentent la plus grande variété, surtout chez les adultes. La courbure peut se limiter seulement à une région limitée, ou s'étendre à la plus grande partie de la cloison. Fr. Arnold (1),

(1) *Lehrb. d. Physiologie d. Menschen.* Zürich, 1841, B. II.

B. Fränkel (1), G. A. Haas (2), A. Halleb (3), J. Hyrtl (4),
W. Linhart (5), J. B. Morgagni (6), Semeleder (7), G.J. Schultz (8),
Theile (9), P. Tillaux (10), A. L. M. Velpeau (11), A. R. Vet-
ter (12), R. Voltolini (13) et autres, ont signalé ces courbures
et ont fait remarquer leur importance au point de vue pratique.
Theile a publié en outre une statistique de l'asymétrie de la cloison, d'où il ressort que, sur 117 crânes, 29 seulement avaient des
cloisons symétriques. La symétrie de la cloison était donc, pour
l'asymétrie, dans le rapport de 1 : 3. Mes propres recherches m'ont
donné, pour 370 crânes, 123 avec une cloison symétrique, 140 avec
une cloison asymétrique. Chez ces derniers, le septum était :

> dans 57 cas, dévié à droite ;
> — 51 — à gauche et
> — 32 courbé en forme d'S.

La cloison était donc asymétrique dans plus de la moitié des cas.

Sur 103 crânes appartenant à des peuples exotiques, j'ai trouvé
la cloison placée 68 fois symétriquement et 24 fois asymétriquement. La différence que nous constatons en faisant la comparaison avec les Européens est si éclatante que, malgré le nombre
restreint de mes préparations, je crois pouvoir conclure que la
position symétrique de la cloison se rencontre beaucoup plus souvent chez les peuples exotiques que chez les Européens. La même
chose existe pour les crêtes latérales et les éperons de la cloison.

---

(1) *Ziemssen. Handb. d. spec. Path. u. Therap. Bd. IV. 1. Hälfte.* Leipzig,
1876, und Allg. med. Central-Ztg. Berlin, 1879. Compte rendu d'une discussion
sur l'Ozène.

(2) *Dissert. de singularibus et nativis ossium corp. hum. variationibus.*
Lipsiæ, 1804.

(3) *Elem. phys.* T. III. Lausannæ, 1763.

(4) *L. c.*

(5) *Operationslehre.* Wien, 1867.

(6) *Adv. anat. omnia.* Lugd. Bat., 1723.

(7) *Die Anwendung der Galvanokaustik im Innern des Kehlkopfes*, etc.
Wien, 1871.

(8) *Ueber den Bau d. normalen Menschenschädels.* Petersburg, 1852.

(9) Zeitsch. f. rat. Med. Neue Folge. Bd. IV, Heidelb. et Leipz., 1855.

(10) *L. c.*

(11) *L. c.*

(12) *Eingeweidelehre.* Wien, 1878.

(13) *L. c.*

La déviation, dans tous les cas que j'ai étudiés, n'intéresse que les deux premiers tiers de la cloison, son extrémité postérieure était toujours située sur la ligne médiane, et je n'ai jusqu'à présent rencontré aucun cas dans lequel on put constater une asymétrie notable des choanes. W. Gruber (1) a cependant publié un cas de ce genre.

Les déviations de peu d'importance se produisent d'ordinaire dans les parties les plus déclives de la cloison osseuse, immédiatement en arrière de l'épine nasale et sont, d'ordinaire, combinées avec des épaississements de cette partie du cartilage de la cloison cartilagineuse logé dans la fente du vomer et qui font, au dessus du plancher des fosses nasales, une saillie ressemblant à une tumeur. Dans ces cas, l'asymétrie est donc due à l'épaississement du cartilage. G. J. Schultz (2) dit : « Le vomer s'épaissit parfois et forme des saillies renflées qui aplatissent le cornet, et il croit que cet épaississement est produit par la scrofulose. Dans la Pl. X, fig. 4, on a représenté un cas de ce genre en coupe frontale. Je possède une préparation dans laquelle, d'un côté, deux bourrelets basaux s'élèvent jusqu'à la moitié de la cloison. L'un d'eux, l'inférieur, commence à l'épine nasale, le supérieur, plus loin en arrière ; entre les bourrelets se trouve une profonde gouttière. La partie correspondante de la cloison fait, dans la narine, du côté opposé, une saillie en forme de bourrelet.

Lorsque la déviation et l'asymétrie de la cloison atteint un degré plus élevé, la fosse nasale où se trouve la saillie se rétrécit, et l'autre narine s'élargit, par compensation. La déviation est parfois si marquée que la voussure de la cloison vient au contact des cornets et supprime la perméabilité de la fosse nasale. J'ai remarqué que je ne me sers pour respirer que presque exclusivement de la narine droite. Si je ferme la narine droite et que j'essaie d'éteindre une bougie allumée, avec le courant d'air qui passe par la gauche, je n'y arrive pas facilement, tandis que la même expérience, faite avec la narine droite, réussit sans difficulté. En sondant mes fosses nasales, on trouve une déviation de la cloison, qui détermine un rétrécissement à gauche.

A. Haller (3), A. L. M. Velpeau (4) et autres, ont fait ressortir

(1) Virch. Arch., Bd. 7, 7.
(2) L. c.
(3) L. c.
(4) L. c.

que cette anomalie de la cloison, en raison de la sténose des cavités nasales qu'elle produit, peut exercer une influence défavorable sur le timbre de la voix, ainsi que sur la respiration.

Velpeau, C. A. Weinhold (1), et P. Tillaux (2) signalent des cas dans lesquels ces cloisons déformées ont été prises pour des tumeurs et opérées comme telles.

Velpeau dit : « Nous avons nous-même vu, dans le service du professeur Bougon, deux malades chez lesquels on a pratiqué cette tentative opératoire. La portion cartilagineuse de la cloison touchait le cornet inférieur. Dans l'un des cas, on avait essayé trois fois de retirer le prétendu polype, et l'on avait opéré avec si peu de ménagements, que les deux cavités nasales communiquaient l'une avec l'autre par un orifice dans lequel on pouvait facilement introduire l'extrémité du petit doigt.

C. A. Weinhold rapporte aussi une semblable erreur de diagnostic, et j'extrais de l'*Anatomie topographique* de Tillaux, le passage suivant : « Cette déviation de la cloison est la cause fréquente d'erreurs de diagnostic. La saillie qui en résulte dans la narine correspondante, peut être prise pour un abcès, une hématocèle, une tumeur de nature quelconque ; mais c'est surtout avec les polypes des fosses nasales qu'on les confond. J'ai eu souvent occasion de voir des malades qui m'étaient adressés pour un polype, ne présenter autre chose qu'une déviation de la cloison. » Quelquefois la déviation de la région antérieure de la cloison cartilagineuse est si considérable, qu'il est absolument impossible de voir dans l'intérieur des fosses nasales ou d'y introduire un instrument.

La cloison membraneuse ne participe pas à la déviation ; de là résulte une difformité des orifices des narines, que l'on observe fréquemment. Le rebord antéro-inférieur de la cloison cartilagineuse n'est plus dans le même plan que le septum membraneux, mais se trouve, au contraire, placé à côté de lui, formant une saillie vers le plan facial. La fig. 7 de la Pl. XXXVI représente un cas semblable. De plus, comme la cloison détermine la direction du nez cartilagineux, elle exerce ainsi une influence sur l'expression de la physionomie. On sait que la pointe du nez s'écarte un peu, d'ordinaire, du plan médian de la tête, et qu'elle s'incline le plus souvent vers la droite,

(1) *L. c.*
(2) *Traité d'Anat. topographique.* Paris, 1875.

8

quelquefois aussi vers la gauche. Beclard (1), qui avait constaté la déviation du nez à droite, l'attribuait à l'habitude que l'on a de se moucher avec la main droite. A ce propos, Velpeau avait fait ressortir, par contre, qu'il connaissait des personnes ayant la pointe du nez dirigée à gauche, et qui cependant se mouchaient de la main droite.

Il est très facile de démontrer l'influence qu'exerce la cloison sur la situation de la pointe du nez. Quand la partie osseuse de la cloison est située asymétriquement, le bord antérieur de la lame perpendiculaire de l'ethmoïde n'est pas non plus médian, mais incliné à droite ou à gauche. La cloison cartilagineuse qui adhère au bord osseux, déviée latéralement, doit aussi s'incliner soit à droite, soit à gauche. La conséquence de ce phénomène entraîne une déviation de la pointe du nez. Il est rare de voir le nez placé exactement dans la ligne médiane du visage. Les déviations faibles passent presque inaperçues, mais les déviations fortes modifient énormément l'expression. Parfois, la cloison est située symétriquement, bien que le nez cartilagineux soit incliné latéralement. La chose provient de ce que la cloison osseuse est seule déviée.

La position asymétrique du nez extérieur se produit aussi à la suite des fractures des os du nez et de l'apophyse montante du maxillaire supérieur.

Quelques auteurs ont essayé d'expliquer la position asymétrique de la cloison par des actions mécaniques extérieures, par exemple H. Cloquet (2) : par « l'habitude qu'ont certaines personnes de porter les doigts dans l'intérieur des narines ». G. I. Schultz (3) s'efforça, lui aussi, de résoudre cette question, et arriva à cette étrange conclusion : « que la déviation de la cloison serait une consé-quence de lois physiques ». La cloison se dessèche sur le crâne macéré et se dévie. C'est pour cette raison que l'on observe la déviation seulement sur les crânes qui ont macéré. D'après Schultz, un dessèchement du nez de longue durée pourrait déjà, pendant la vie, avoir une influence sur la position de la cloison cartilagineuse. Il n'y a pas à tenir compte de sembla-bles idées, et l'opinion de Cloquet, que la courbure dépend

(1) Velpeau. *L. c.*
(2) *L. c.*
(3) *L. c.*

« d'une loi primitive de l'organisation », constitue la véritable interprétation.

Outre la position asymétrique, il existe encore une autre variété de cloison qui exerce une influence sur la perméabilité des fosses nasales. Très souvent, le bourrelet cartilagineux mentionné plus haut, se développe et constitue une saillie en forme de crochet ou d'éperon, placé à angle droit et qui surmonte le vomer par une base large. Son extrémité libre est effilée et se termine comme une arête (Pl. X, fig. 5 — 7 *b*). Cette saillie apparaît dans une des fosses nasales ; on peut la voir aussi bien par la rhinoscopie antérieure, que par le pharyngo-rhinoscopie. Dans le cas où elle est nettement développée, cette saillie commence à l'épine nasale antérieure, remonte vers le bec du sphénoïde en traversant *obliquement* la surface du septum. Dans beaucoup de cas, elle est cependant plus courte et reste limitée à la région antérieure (région de l'épine nasale) de la cloison (Pl. X, fig. 4). Dans la grande majorité des cas, en raison de cette disposition, la cloison est déviée et présente une concavité du côté opposé à la saillie. G. A. Haas (1), J. Henle (2), Köhler (3), C. Michel (4) et Theile (5), ont signalé cette saillie, et B. v. Langenbeck (6) la considéra commme une exostose de la cloison. La position oblique de cette saillie mérite d'attirer l'attention ; en effet, un instrument que l'on introduira avec l'intention de sonder le pharynx, glissera sur la face supérieure de l'éperon et sera conduit vers la face antérieure du corps du sphénoïde. On ne devra choisir cette route que lorsqu'on aura à perforer le sinus sphénoïdal.

Il existe parfois deux saillies, l'une à droite, l'autre à gauche de la cloison. Dans ce cas, l'une d'elles est toujours limitée à la partie antérieure de la cloison et ne constitue qu'une saillie épaissie. L'autre peut se prolonger jusqu'au bec, ou bien être courte également. La largeur de la saillie varie dans les points les plus développés entre 4 et 12 millimètres ; dans beaucoup de cas, elle ne forme qu'un bourrelet qui présente à peu près la même épaisseur dans tous les points. La partie la plus large n'occupe pas

(1) *Dissert. de singul. et nativ. ossium corp. hum. variat.* Lipsiæ, 1804.
(2) *L. c.*
(3) Haas. *L. c.*
(4) *Die Krankh. d. Nasenhöhle u. d. Nasenrachenraumes.* Berlin, 1876.
(5) *L. c.*
(6) *Handb. der Anat.* Göttingen, 1842.

une situation constante ; elle se trouve tantôt en avant, tantôt en
arrière, en face du cornet inférieur ou du cornet moyen, ou bien
encore elle est vis-à-vis des deux cornets.

L'éperon se développe aux dépens de restes cartilagineux de la
cloison osseuse et aux dépens de cette cloison elle-même. Fréquemment, en effet, le cartilage renfermé entre les lames du vomer
s'épaissit en un point bien limité, pour former une saillie cartilagineuse. Autour de cet éperon, poussent les bords voisins du
vomer et de la lame perpendiculaire de l'ethmoïde, qui se réunissent à son sommet ou qui restent séparés. Dans ce dernier
cas, l'éperon cartilagineux inclus entre les lamelles osseuses
apparaît lorsque l'on a enlevé la muqueuse. Souvent ce cartilage s'ossifie lui aussi, et alors la saillie se compose de trois fragments osseux nettement distincts les uns des autres, ou bien les
trois parties sont soudées les unes aux autres, et l'on ne trouve
plus qu'une seule saillie, en tous points compacte (Pl. X, fig. 5).

L'éperon est une production tardive de la cloison, car il n'apparaît qu'exceptionnellement avant la septième année. Les chiffres
suivants nous renseignent sur l'extraordinaire fréquence de cette
saillie. Sur 370 crânes d'Européens, je l'ai trouvé 107 fois, ainsi
placé :

Cloison symétrique, éperon à droite.............. 22 fois.
  »   »   éperon à gauche............. 24 »
  »   médiane avec deux éperons............. 1 »
  »   asymétrique (déviée à droite), éperon à droite. 36 »
  »   »   (déviée à gauche), éperon à gauche 24 »

L'étude des crânes, chez les peuples non Européens, a montré
que l'éperon, qui généralement est plus petit, est aussi plus rare.
On ne le trouve que 11 fois sur 103 crânes d'Asiatiques, d'Afri-
cains et de Polynésiens ; tandis que, au contraire, sur 100 Européens, on en rencontre 29. J'ai contrôlé ces observations sur une
seconde série de 103 Européens, et j'ai trouvé 29 fois la saillie de
la cloison.

Lorsque l'éperon existe en même temps que la déviation, il se
trouve toujours du côté convexe de la cloison.

Il nous reste maintenant à étudier dans quelle mesure la déviation de la cloison et l'éperon peuvent troubler l'intégrité des
autres parties des fosses nasales.

Si la cloison est déviée assez fortement pour entrer en contact avec les cornets, ce contact a pour ces derniers les conséquences suivantes : la saillie de la cloison creuse un fossé plus ou moins profond sur le cornet, et la muqueuse qui revêt ce sillon s'atrophie, par suite de la pression qu'elle subit. Si le bourrelet siège sur la partie inférieure de la cloison ; suivant qu'il est large ou étroit, il creuse à la surface du cornet inférieur un simple sillon, ou bien il y détermine une large dépression. Si la déviation est encore plus prononcée, non seulement elle aplatit le cornet, mais encore elle le repousse vers la paroi latérale du nez. Si la pression s'exerce sur le cornet moyen, le résultat est pire, car le cornet atrophié par la pression sera comprimé contre la paroi nasale externe, le méat moyen sera diminué et l'hiatus semilunaris bouché. Les lèvres de la fente semilunaire commencent à s'atrophier, par suite de cette pression et sur la paroi nasale externe il se forme une fossette destinée à loger l'extrémité antérieure du cornet moyen. La muqueuse de cette fossette est pâle, brillante, atrophiée et mince. Le contact du septum dévié avec les organes contenus dans les fosses nasales doit, d'après les données des médecins, empêcher le fonctionnement physiologique de la muqueuse et provoquer des maladies de la muqueuse nasale. L. RUPPRECHT (1) est même intervenu chirurgicalement dans les déviations de la cloison. C. MICHEL (2) rapporte que souvent, chez des malades qui se plaignent d'enchifrènements, on ne peut découvrir autre chose que la difformité des parois nasales, et il conseille dans les retrécissements de la cavité nasale de faire une opération destinée à enlever la déviation de la cloison. Il en est de même pour les saillies *en forme d'éperon* de la cloison. Tant que la saillie n'est pas volumineuse, et que les parois latérales de la cavité nasale restent libres de son contact, on ne doit signaler cette saillie qu'à cause de la confusion possible avec une tumeur ; elle n'empêchera pas la respiration et se laissera contourner facilement par les instruments. Les choses se passent d'une façon tout à fait différente quand la saillie est très volumineuse et qu'elle vient au contact des cornets ou de la paroi externe du nez. Dans ces cas, elle bouche une partie de la fosse nasale et modifie la forme des cornets.

Lorsque la saillie avec sa proéminence s'applique obliquement

(1) Schmidt's Jahrb. Bd. 141.
(2) *L. c.*

sur la surface convexe du cornet inférieur, elle y imprime une rainure. Lorsqu'il y a simple contact, il ne se produit qu'une petite fossette tapissée par une muqueuse atrophiée où vient se loger la saillie.

Si la saillie, au lieu d'être dirigée vers la partie moyenne d'un cornet, l'est vers le bord de ce cornet, il se développe alors sur ce bord une encoche profonde. On doit se représenter ainsi le mode de développement de cette variété : la saillie ne se porte pas au devant d'un cornet normal complètement développé, mais elle existe en premier lieu, et le cornet est alors obligé de se développer autour de la saillie pendant son accroissement ; à la place de l'encoche, il n'a jamais rien existé, ni os ni muqueuse. Dans la préparation représentée Pl. X, fig. 7, les choses se sont passées ainsi. La préparation montrait très nettement, comment le cornet a été arrêté dans son développement par la saillie de la cloison et s'est creusé d'une encoche. Après l'ablation du cornet moyen anormal, on trouve une large crête latérale de la cloison qui va de l'épine nasale inférieure au bec du sphénoïde.

Si la saillie a une direction oblique et une longueur suffisante, elle peut aussi déterminer sur le cornet moyen des dépressions et des incisures.

Pour ce qui concerne le refoulement du cornet moyen par des prolongements situés plus haut sur la cloison et la presssion qu'ils peuvent exercer sur la paroi de la cavité nasale, on peut s'en rapporter à ce qui a été dit plus haut, à propos des asymétries de la cloison.

CHAPITRE VI.

Anatomie des fosses nasales sur les coupes frontales.

J'ai déjà étudié en partie la topographie des fosses nasales dans le chapitre qui se rapporte aux méthodes de section et à la description de la paroi externe du nez. Je n'ai plus, pour compléter les données précédentes, qu'à étudier la topographie des coupes frontales.

Mais il est tout d'abord nécessaire de faire quelques remarques au sujet de la division des méats. Partant de cette supposition que le plan médian du labyrinthe ethmoïdal porte dans les cas typiques deux cornets, on a jusqu'ici admis l'existence de *trois méats*, un inférieur, un moyen et un supérieur. Ce principe de division est cependant inexact, car nous avons vu que la face nasale du labyrinthe ethmoïdal présente normalement *trois* cornets et *deux* fentes ethmoïdales, parfois même, *quatre* cornets et *trois* fentes. Le nombre des méats s'élève donc à *quatre* ou même à *cinq*. Nous avons par conséquent quatre méats à distinguer dans les cas ordinaires. Il vaudrait certainement mieux réserver le nom de méat pour le méat inférieur et le méat supérieur, et abandonner complètement le terme de « méat supérieur », d'autant que ce dernier se distingue essentiellement des deux autres méats, en ce qu'il n'a aucune relation avec la paroi latérale du nez. Mais, on le sait, il est difficile de faire oublier les anciennes désignations; c'est pourquoi nous admettrons un méat inférieur, un méat moyen et deux, ou éventuellement trois méats nasaux supérieurs (fentes ethmoïdales).

Le méat inférieur est limité latéralement par la paroi externe du nez, au milieu et en haut par le sinus du cornet, et en bas par le plancher du nez; il s'ouvre en avant sous le pli du vestibule dans le vestibule, en arrière dans les choanes, latéralement dans le méat commun; le méat communique en outre avec le canal nasolacrymal.

Le *méat moyen* est limité latéralement par la paroi externe du nez, en haut et en dedans par le sinus du cornet inférieur de l'ethmoïde; il s'ouvre en avant, dans le méat commun, au niveau du bord antérieur tronqué de ce cornet ; en arrière, dans les choanes, et s'étend en bas jusqu'à la face dorsale de l'os du cornet. Dans le méat moyen s'ouvrent : l'infundibulum, le sinus de la bulle ethmoïdale, les cellules ethmoïdales antérieures; ces dernières, entre la bulle et le cornet inférieur de l'ethmoïde.

Les méats supérieurs correspondent aux fentes ethmoïdales, et nous les avons déjà décrits en détail. Près d'eux, s'ouvrent les cellules ethmoïdales supérieures dans le méat commun. Les méats supérieurs ne sont pas en communication directe avec les choanes.

On peut diviser la fente nasale d'une autre manière, d'après le mode de ramification des nerfs olfactifs. En effet, les nerfs olfactifs se ramifient exclusivement à la surface des cornets de l'ethmoïde et sur la partie de la cloison qui lui fait face. Si on réunit les bords inférieurs des cornets moyens par un plan transversal, on trouvera de chaque côté, au dessus de ce plan, une fente étroite, limitée par la lame de l'ethmoïde, par la cloison et les faces du cornet ethmoïdal, c'est la *fente olfactive*. Au dessous du plan transversal, on trouve, entre le plancher et les parois médiane et latérale du nez, une fente beaucoup plus vaste, dans laquelle l'os du cornet fait saillie et qui se prolonge très loin en haut, en dehors du cornet ethmoïdal inférieur. On appelle cette fente *la fente respiratoire*. C'est sur les coupes frontales de la charpente maxillaire, qu'on voit le mieux la forme et l'étendue des fentes et des méats.

Les termes « fente olfactive » et « fente respiratoire » ne signifient pas que l'une ne sert qu'à l'olfaction, l'autre qu'à la respiration, car les deux fentes nasales évacuent leur contenu d'air, lorsque la pression s'abaisse, dans les voies respiratoires profondes vers les poumons, elles servent donc toutes deux à la respiration. On ne doit donc prendre le terme de fente olfactive que comme une désignation purement anatomique servant à dire, que le nerf olfactif ne se ramifie que dans cette région. Ces distinctions ont été déjà faites par J. DISSE (1).

Comme tous les méats ne présentent pas la même étendue sagittale et frontale, les coupes frontales, suivant qu'elles ont été faites dans la région antérieure, moyenne ou postérieure des fosses nasales, diffèrent quelque peu les unes des autres, et par conséquent il est nécessaire d'étudier plusieurs coupes, si l'on veut arriver à une notion claire de la forme de la fente des fosses nasales. Étudions d'abord une coupe située un peu *en arrière de la région moyenne* des fosses nasales (Pl. X, fig. 8). Sur cette coupe, on constate que le méat commun s'accroît régulièrement en largeur, depuis le toit jusqu'au plancher, et qu'il atteint son maximum de largeur au niveau du méat inférieur. Pour ce motif, TILLAUX compare, avec quelque raison, la cavité nasale à une pyramide triangulaire dont la pointe émoussée correspond à la lame criblée, et la base au plancher des fosses nasales. Latéralement, s'ouvrent les méats (Pl. X, fig. 8), dont le supérieur présente le plus petit diamètre, l'inférieur, d'ordinaire, le plus grand.

Chez le nouveau-né, le méat inférieur est moins développé que le moyen, et le bord libre du cornet inférieur affleure au plancher du nez (Pl. XI, fig. 4-6). J. DISSE, qui a fait des remarques sem-

(1) *Die Ausbildung der Nasenhöhle nach der Geburt.* Arch. f. Anat. u. Phys. 1889.

blables, a étudié avec beaucoup de soin la fente nasale du nouveau-né, et je vais mentionner ses constatations. Chez le nouveau-né, d'après DISSE, l'entrée du méat inférieur n'est pas encore ouverte, parce que le bord libre du cornet touche le plancher des fosses nasales ; mais les orifices des autres méats sont béants. L'orifice du méat moyen est bien développé au niveau du bord antérieur du cornet, mais en arrière il se rétrécit et reste tel jusqu'aux choanes. Le méat commun qui, lui aussi, est encore étroit, joue le principal rôle dans la respiration. Les rapports anatomiques que nous venons d'exposer expliquent suffisamment comment chez le nouveau-né, un simple gonflement de la muqueuse nasale gêne la respiration et la rend même impossible. Le méat moyen ne servira à la respiration qu'après la deuxième année, le méat inférieur qu'après la troisième, et les diverses proportions que l'on constate chez l'adulte ne s'observent pas avant la chûte des dents de lait.

LONGUEUR de la cavité nasale.	LONGUEUR VERTICALE	
	de la fente respiratoire.	de la fente olfactive.
38	15	23 millimètres.
38	20	18 »
38	28	10 »
38	16	22 »
40	16	24 »
40	10	30 »
40	10	30 »
41	16	25 »
43	21	22 »
44	23	21 »
45	20	25 »
45	23	22 »
47	19	28 »
47	30	17 »
48	17	31 »
49	26	23 »
49	droite 29	droite 20 »
	gauche 32	gauche 17 »
49	19	30 »
50	24	26 »
51	28	23 »

Si on compare les proportions qui existent entre la longueur des fosses nasales (hauteur) et la longueur des fentes olfactive et respiratoire, on constate que, d'ordinaire, lorsque la longueur des fosses nasales s'accroît, ses parties élémentaires s'accroissent proportionnellement. Ceci n'est cependant pas exact dans tous les cas, ainsi que le montre les quatre premières lignes du tableau.

Si la coupe frontale est faite *un peu en avant de la région moyenne* des fosses nasales, l'aspect est modifié en ce que les méats supérieurs, qui ne s'étendent pas assez en avant, ne se trouvent pas dans la coupe, et que la région olfactive est constituée par une longue fente, qui n'est interrompue par aucune cavité accessoire (Pl. XI, fig. 1).

Sur une coupe passant à quelques millimètres *en avant du cornet moyen*, le tubercule de la cloison constitue le point le plus frappant (Pl. X, fig. 4). A partir de ce point, la muqueuse diminue d'épaisseur dans toutes les directions. En arrière, le tubercule de la cloison ne dépasse pas l'extrémité antérieure des cornets moyens. La fente olfactive est un peu rétrécie entre l'insertion de l'ethmoïde et la cloison.

Les coupes frontales qui traversent la charpente nasale au niveau de l'ostium maxillare, sont particulièrement instructives. Ces coupes montrent bien la profondeur de l'infundibulum et la différence de niveau entre l'hiatus semilunaris et l'ostium maxillare; l'hiatus semilunaris, l'infundibulum et l'ostium maxillare constituent sur les coupes transversales un canal court, qui s'élève obliquement vers les fosses nasales. Sur la Pl. XI, fig. 1 et 2, on voit : en *b,* l'hiatus; en *c,* l'extrémité antérieure de l'ostium maxillaire, et en *d,* l'infundibulum qui, dans la fig. 1, en *e,* présente un sinus accessoire.

La coupe frontale de la *région postérieure des fosses nasales,* à quelques millimètres en avant des extrémités postérieures des cornets, nous montre qu'à ce niveau, elles partent de la paroi latérale du nez sous un angle beaucoup plus grand que les extrémités antérieures. En arrière de cette région, les fosses nasales sont rétrécies par suite du grand développement vers le bas du corps du sphénoïde (Pl. XI, fig. 3); elles se terminent par les extrémités postérieures des choanes. On voit fréquemment aussi en ce point une fossette, *b,* sur la paroi supérieure des fosses nasales. La limite postérieure, *c,* de cette fossette est toujours bien développée et forme un pli qui part de l'extrémité postérieure de la cloison et descend vers le toit de la trompe d'Eustache. Le bord qui limite antérieurement la fossette est moins net; il est situé sur la face inférieure du corps du sphénoïde et rejoint le méat supérieur.

Au niveau de l'extrémité postérieure des fosses nasales, le corps du sphénoïde s'étend si loin vers le bas, qu'une sonde, introduite le long de sa surface inférieure, pénètre dans le méat moyen. Pour cette raison, la pénétration de l'air expiré dans la région supérieure de la fente olfactive est rendue plus difficile; le courant d'air aspiré doit être intercepté par le cornet moyen saillant en forme d'auvent, qui le dirige plus loin. C'est grâce à cette disposition, qu'on a voulu expliquer pourquoi l'air chargé de substances odorantes, introduit par en arrière dans les fosses nasales, ne déterminait qu'une faible sensation olfactive et pourquoi les personnes atteintes d'ulcérations fétides dans le pharynx ou au niveau des choanes, ne sont pas aussi incommodées que celles qui se trouvent à proximité et qui sont forcées de respirer l'air empesté que les malades exhalent. Parfois cet appareil, destiné à intercepter l'air inspiré, est complété par la saillie en forme d'éperon de la cloison. Lorsque cet éperon siège en arrière et qu'il atteint le cornet moyen, il forme, immédiatement en avant des choanes, un orifice, soutenu par des parties squelettiques, que l'on peut comparer à une porte.

On voit encore, sur une coupe semblable, le *recessus sphéno-ethmoïdal* (H. MEYER); c'est une gouttière qui est formée par la face du labyrinthe ethmoïdal qui porte les cornets, et par la paroi antérieure du sinus sphénoïdal. Ces deux surfaces s'unissent l'une à l'autre, en ce point, sous un angle plus ou moins droit. Le *recessus* sphéno-ethmoïdal renferme l'ostium sphénoïdale; son étendue varie considérablement. Il se continue parfois sur l'extrémité postérieure du cornet ethmoïdal supérieur, dans tous les cas où ce cornet présente une fossette à son extrémité postérieure. On peut très bien étudier le recessus sphéno-ethmoïdal sur les coupes sagittales des fosses nasales.

Lorsqu'on examine sur une coupe frontale, ou par les narines, le *vestibule nasal*, on voit, de chaque côté, sur la paroi latérale, le *plica vestibuli* situé horizontalement, et qui fait sur la cloison une saillie en forme de coulisse (Pl. I, fig. 15). Ainsi que nous l'avons vu, ce pli forme avec la cloison une fente qui conduit dans les fosses nasales (orifice nasal interne), et qui est beaucoup plus étroite que l'orifice nasal externe.

Sur des coupes frontales des fosses nasales, on peut aussi

s'assurer qu'une petite portion de l'ethmoïde tombe dans la projection du maxillaire supérieur. Si on fait abstraction du cornet ethmoïdal inférieur, dont la partie enroulée descend très bas, la plus grande partie de l'ethmoïde appartient à la région des orbites entre lesquels il se trouve encastré. La lame papyracée de l'ethmoïde est placée en haut, dans le prolongement de la paroi externe du nez.

Les coupes frontales nous apprennent, en outre, que le labyrinthe s'accroît en largeur en allant vers le bas, et, par conséquent, les lames papyracées de l'ethmoïde divergent sensiblement (Pl. IV, fig. 11).

LARGEUR DE L'ÉTHMOIDE		LARGEUR DE LA CAVITÉ NASALE	
au point d'union avec le frontal.	au point d'union avec le plancher de l'orbite.	dans le méat moyen.	dans le méat inférieur.
21	32	25	29 millim.
22	31	31	30 »
22	33	22	27 »
23	34	34	39 »
23	31	28	31 »
24	35	31	31 »
25	35	31	31 »
25	35	34	34 »
26	36	32	42 »
26	35	33	41 »
26	36	33	41 »
26	38	34	35 »
27	37	37	37 »
28	39	32	34 »
28	34	31	37 »
28	38	31	30 »
30	39	30	42 »
30	48	40	41 »

Les chiffres qui précèdent montrent que la largeur de la région supérieure de l'ethmoïde varie entre 21 et 30 millimètres; celle de la région inférieure entre 31 et 48 millimètres. La différence entre les deux varie de 6-18 millimètres, soit en moyenne 1,2 cm. On peut dire, d'après ces données, que l'ethmoïde présente, dans son diamètre inférieur, environ 1 cm. de plus que dans son diamètre supérieur. La lame papyracée de l'ethmoïde se comporte de la façon suivante, par rapport à la paroi nasale externe : les parois nasales externes descendent à partir des sutures qui existent entre l'ethmoïde et le plancher de l'orbite, soit verticalement (Pl. X, fig. 8), ou bien elles convergent légèrement dans leur trajet (Pl. IV, fig. 11). Il résulte de cette relation entre la paroi nasale externe et la lame papyracée de l'ethmoïde, qu'à mesure que l'ethmoïde devient plus large, les fosses nasales s'élargissent également. L'examen du tableau précédent le démontre très clairement.

Les six premières rangées donnent en moyenne :

22,5   32,6   28,5   31,1

Les six suivantes :

26,3   36,5   32,8   37,3

Les six dernières :

28,5   39,1   33,5   36,8

Dans trois cas, la largeur au niveau de la partie inférieure de l'ethmoïde était égale à celle du méat moyen, et dans les autres cas, le méat moyen était plus étroit.

On trouve des proportions semblables entre la largeur des fosses nasales et celle du maxillaire supérieur.

LARGEUR du maxillaire supérieur.	LARGEUR de l'ethmoïde.	LARGEUR des fosses nasales.	
83	33	27 millim.	
85	35	34 »	
85	31	30 »	
85	35	31 »	
86	39	42 »	
86	34	39 »	
87	38	30 »	
92	34	40 »	
94	40	35 »	
95	39	34 »	
95	37	37 »	
95	31	31 »	
97	32	29 »	cavité nasale très étroite.
97	35	41 »	
98	34	37 »	
98	36	44 »	
101	48	44 »	

Il résulte de ce tableau que sur les coupes transversales, en général, les larges cavités maxillaires correspondent à de larges ethmoïdes et à de larges cavités nasales ; mais on ne peut pas l'affirmer d'emblée, pour un sujet quelconque. Les trois cas avec 95 millimètres le démontrent de la façon la plus nette, et un maxillaire étroit (voir le cas de la première série) peut correspondre à une cavité nasale plus vaste que le ferait un maxillaire large.

Il n'existe pas non plus de rapport constant proportionnel entre la longueur (hauteur) et la largeur des fosses nasales, car pour une même longueur la différence de largeur des fosses nasales varie entre 4 et 12 millimètres. On voit mieux les variations individuelles des chiffres qui indiquent la longueur et la largeur des fosses nasales, lorsqu'on étudie les cas où le méat moyen est fortement excavé ; disposition qui est indépendante des dimensions de la cavité nasale.

On ne rencontrera pas toujours des fosses nasales telles que je viens de les esquisser dans les coupes ; car, fréquemment, des variétés telles que celles que j'ai déjà mentionnées en étudiant l'anatomie des cornets et des parois nasales, modifient l'aspect normal des fosses nasales, les rétrécissent ou les dilatent.

Les fosses nasales sont rétrécies :

a, Dans les rétrécissements congénitaux des fosses nasales (Rokitansky) ; dans les cas où il existe une disproportion entre le volume des cornets et la largeur des fosses nasales.

b, Dans la transformation du cornet moyen (dans sa partie antérieure) en une vésicule osseuse volumineuse (Pl. IV, fig. 9 et 10).

c, Dans les dilatations circonscrites des cornets ethmoïdaux.

d, Dans les courbures exagérées des cornets.

e, Lorsque la bulle ethmoïdale s'est développée dans le sinus du cornet moyen qu'elle le comprime contre la cloison (Pl. IV, fig. 11).

f, Dans les positions asymétriques de la cloison (Pl. IV, fig. 9).

g, Lorsqu'il existe un éperon (Pl. X, fig. 5). Et enfin :

h, Dans les voussures de la paroi nasale externe, vers l'intérieur des fosses nasales.

La cavité nasale est élargie :

a, Lorsque les cornets sont aplatis.

b, Lorsqu'ils présentent une courbure en sens contraire de la courbure normale (cornet moyen). Dans ces cas, l'orifice de la fente olfactive est dilaté.

c, Quand la paroi latérale du nez est fortement excavée du côté du sinus maxillaire (Pl. XXVI, fig. 3, et Pl. XXVII, fig. 1).

d, Dans l'atrophie des cornets, par suite de processus pathologiques (Pl. XXIII, fig. 3).

L'entrée de l'air dans les cavités nasales est rendue plus ou moins difficile, selon que l'une ou l'autre forme de la première série se trouve développée. J'en ai déjà rapporté des exemples.

HALLER dit que les personnes qui ont les cavités nasales rétrécies, sont souvent enrhumées. VELPEAU avait déjà signalé le fait que la position asymétrique de la cloison influait sur le timbre de la voix ainsi que sur la respiration. Dans son « *Anatomia reformata* », Thomas BARTHOLIN dit, à propos de la physiologie des fosses nasales, que ces dernières sont au nombre de deux : « ut uno foramine obstructo altero inspirare et exspirare queamus. Utroque vero obstructo os vicem narium præstat ».

PAROI POSTÉRIEURE DES FOSSES NASALES.

La paroi postérieure des fosses nasales présente deux orifices, les choanes, qui sont tellement développés, que de la paroi proprement dite il ne reste qu'un cadre osseux étroit (Pl. X, fig. 6, et Pl. XI, fig. 3). On peut décrire les choanes comme des orifices allongés rectangulaires, à grand axe vertical, qui font communiquer les fosses nasales avec la gorge. Les choanes sont entourés d'un cadre annulaire osseux et ne peuvent, pour cette raison, changer de forme ni de largeur, comme les orifices externes du nez. L'os sphénoïdal, le palatin et le vomer entrent dans leur constitution. En haut, chaque choane est limitée par le processus vaginalis de l'apophyse aliforme, qui se prolonge vers la ligne médiane jusqu'au vomer, sur la face inférieure du corps du sphénoïde ; en bas, par la lame horizontale; sur les côtés, par la lame verticale du palatin, quelquefois par l'apophyse ptérygoïde et en dedans par le vomer.

La longueur et la largeur des choanes varie suivant l'âge et le sexe.

LONGUEUR ET LARGEUR DES CHOANES

	NOUVEAU-NÉS (1)		ADULTES (1)	
	Longueur.	Largeur.	Longueur.	Largeur.
Moyenne.....	7,7	6,3	29,8	15,5 millim.
Minimum.....	7,0	6,0	25,0	13,0 »
Maximum	9,0	7,0	39,0	20,0 »

La différence entre la longueur et la largeur des choanes n'est pas aussi grande chez le nouveau-né que chez l'adulte, où le diamètre vertical est presque le double du diamètre horizontal.

La longueur des choanes dépend en général de celle de la face; mais, ainsi qu'il ressort des chiffres ci-dessous, on ne peut indiquer aucune proportion précise s'appliquant à tous les cas.

LONGUEUR de la face.	LONGUEUR des choanes.	LARGEUR des choanes.
107	28	14 millim.
109	28	15 »
109	34	19 »
110	25	13 »
111	28	13 »
120	30	16 »
122	29	14 »
124	27	15 »
128	39	20 »
129	30	13 »

CHAPITRE VII.

Muqueuse nasale.

Nous avons vu que la peau du nez ne se continue pas immédiatement avec la muqueuse, au niveau du bord interne de la narine. La transition se fait graduellement un peu plus haut. Le vestibule du nez est recouvert de peau sur une certaine étendue ; cette der-

(1) D'après les mensurations faites sur dix crânes.

nière ne contient plus bientôt ni glandes ni follicules pileux. A cette modification, succède la muqueuse dans la profondeur du vestibule.

La muqueuse nasale moule fidèlement la cavité nasale, dont elle revêt intimement toutes les saillies; elle tapisse aussi toutes les anfractuosités, et ce n'est qu'aux endroits où elle s'épaissit, grâce à la présence du tissu caverneux, qu'elle ne donne pas toujours une image fidèle du tissu osseux sous-jacent.

L'accolement de la muqueuse au squelette de la fosse nasale permet la nutrition du tissu osseux, qui se fait au moyen de la couche périostée profonde, couche bien distincte de la muqueuse vraie.

Suivant les points, la couche muqueuse périostée s'applique à l'os d'une façon différente. Sur les surfaces convexes des cornets qui présentent des rainures, des fossettes et des crêtes, la muqueuse adhère intimement et ne se laisse pas facilement détacher. Il n'en est pas de même des parois latérales lisses du plancher et des sinus du cornet, dont on la sépare facilement. Au niveau des fontanelles du nez, points où la muqueuse nasale est intimement accolée à celle de l'antre d'Highmore, elle adhère fortement aux couches sous-jacentes (Pl. XI, fig. 2).

Au niveau des orifices des cavités pneumatiques voisines et de l'orifice du canal nasal, la muqueuse se transforme pour constituer le revêtement de ces cavités.

Sur les choanes, elle est limitée par une rainure appelée *sillon nasal postérieur*. Cette rainure descend verticalement du corps du sphénoïde vers le palais osseux (Pl. IX, fig. 2 *k*).

L'*épaisseur* de la muqueuse nasale varie suivant les différentes régions. Elle est plus mince dans la fente olfactive que dans la fente respiratoire; elle atteint sa plus grande épaisseur au point où elle renferme du tissu érectile. La muqueuse du cornet inférieur est très épaisse, et elle peut avoir même 3 ou 4 millimètres, lorsque le tissu érectile est turgescent. Après cette dernière, la muqueuse du bord libre du cornet ethmoïdal inférieur (jusqu'à sa pointe postérieure), qui contient aussi du tissu érectile, est celle qui est la plus épaisse.

Sur la paroi latérale du nez, sur le plancher, ainsi que sur le cornet du labyrinthe et sur la plus grande partie de la cloison, la muqueuse est moins épaisse que les précédentes, parce que le réseau veineux ne constitue pas un véritable tissu érectile.

9

Au niveau de l'hiatus semilunaris, la muqueuse nasale s'amincit encore considérablement : le revêtement de l'infundibulum est plus mince que celui de la paroi latérale du nez, mais moins mince que celui de la cavité maxillaire. Un amincissement analogue s'observe également dans les autres fentes ethmoïdales. Si on compare la muqueuse olfactive au revêtement d'une fissure ethmoïdale très voisine, on est frappé de son brusque amincissement (Pl. XXXIV, fig. 5).

Même remarque pour les *sinus des cornets*. Quand on examine les surfaces latérales des cornets nasaux inférieurs et moyens, on trouve encore sur les bords libres des cornets une muqueuse épaisse, et qui présente tous les caractères de la muqueuse nasale ; mais vers les sinus elle s'amincit et, dans les sinus même, à certains endroits, elle est excessivement grêle, presque autant que celle des fentes ethmoïdales. Sur les points amincis de la muqueuse des sinus, les glandes forment un stratum mince, ou même *manquent* complètement ; la muqueuse n'est plus qu'un feutrage lamineux, pourvu de vaisseaux. Sa surface libre porte des cellules à cils vibratiles et caliciformes (Pl. XII, fig. 4).

La *muqueuse de la cloison du nez*, ainsi que le revêtement de la paroi latérale du nez, est plus mince au niveau de la région olfactive qu'au niveau de la région respiratoire. On trouve à la partie postérieure de la muqueuse, et plus souvent chez les enfants que chez les adultes, des crêtes, en nombre variable, dirigées de haut en bas et d'arrière en avant. Th. KÖLLICKER (1) qui, autant que je sache, est le seul auteur qui ait décrit ces replis sur la muqueuse de l'enfant, fait observer qu'ils disparaissent plus tard, parce que l'os se développerait plus rapidement que son revêtement muqueux.

Un bourrelet spécial de la muqueuse de la cloison se trouve en avant, à l'entrée de la fente olfactive. (Voir plus haut, paragraphe « Paroi interne des fosses nasales ».)

Sur la surface nasale, on reconnaît nettement, en certains points, les orifices des glandes. Dans le catarrhe chronique, on rencontre assez souvent une muqueuse criblée sur toute son étendue par des orifices glandullaires diatés.

Stroma de la muqueuse nasale. — Le stroma de la muqueuse nasale est plus lâche et présente des fibres plus fines dans la

(1) *Entwicklungsgesch. u. Anat. d. Zwischenkiefers.* Halle, 1882.

còuche sous-épithéliale que dans les couches profondes. La partie périostée de la muqueuse est la plus dense.

La muqueuse olfactive présente une membrane basale qui, d'après A. v. Brunn (1), ne ferait défaut qu'aux points où existe l'épithélium olfactif. Assez souvent, sur la muqueuse, on rencontre une large couche hyaline qui sert de limite à l'épithélium.

Les parties de la muqueuse pourvues de tissu érectile contiennent une grande quantité de fibres lisses appartenant aux parois des veines. Les changements de volume en ces régions, sont dues à la contraction et au relâchement de ces fibres musculaires. La musculature du tissu érectile se trouve décrite en détail dans le chapitre « Vaisseaux ».

La littérature contient peu d'indications sur la configuration de la surface de la muqueuse. J. Hyrtl (2) est celui qui a donné le plus de détails sur ce point. Il dit que cette muqueuse est recouverte de petites verrues (papilles tactiles), de houppes et de replis peu saillants. R. Seeberg (3) a une opinion analogue. Il dit : « Membrana pituitaria circa concham inferiorem propter vasa multa, quæ in illa decurrunt, rubida, spongiosa, 1 1/2 — 2 lineas crassa, in superficie conchæ convexa ad nasi aperturam versus leviter granulata, in partibus posticis impressionibus subrotundis prædita apparet. Ad conchas versus prominentiæ exstant verrucosæ vel rubiformes. »

Mes propres observations concordent, en général, avec ce que nous venons de citer. Pour être sûr de mon fait, j'ai examiné d'abord la muqueuse nasale des nouveau-nés et celle d'enfants plus âgés. J'ai vu que la muqueuse du cornet, notamment celle de l'extrémité postérieure, présentait une quantité de crêtes et de petites verrues, entre les orifices glandulaires. Les crêtes, de longueur variable, sont limitées par des rainures qui parfois s'enfoncent assez profondément dans la muqueuse. Les dépressions sont recouvertes d'un épithélium cylindrique à cils vibratiles et ressemblent à des cryptes sur une coupe. Par endroits, on tombe sur des portions de muqueuse des cornets, à peu près lisses.

Le revêtement du bord libre et de l'extrémité du cornet moyen, celui de la paroi nasale externe et de la partie inférieure de la

---

(1) *Beitr. z. mikr. Anat. d. menschl. Nasenhöhle.* Arch. f. mikrosk. Anat. 1892, Bd. 39.

(2) *Descript. Anatomie.*

(3) *Disquisitio microsc. d. text. membr. pituit. nasi.* Dorpat, 1856.

cloison, ont une structure analogue. Le revêtement de la fente olfactive, au contraire, a un aspect presque lisse.

Dans le catarrhe chronique de la muqueuse nasale, les crêtes et les petites verrues s'hypertrophient et la muqueuse prend un aspect verruqueux, touffu. On peut voir le mieux ces altérations sur le cornet inférieur; elles montrent indirectement que la muqueuse nasale n'a pas eu sur certains points une surface lisse. On a souvent pris des cas pathologiques semblables pour des cas normaux, et les dessins que donne J. HENLE à la page 826 de sa Splanchnologie, le prouvent suffisamment.

Épithélium. — La forme de l'épithélium de la surface de la muqueuse nasale varie selon les régions. Dans la partie la plus antérieure de la région respiratoire, l'épithélium est pavimenteux stratifié. Plus en arrière, vient l'épithélium cylindrique à cils vibratiles, sur une longue étendue. On y trouve entremêlées une quantité plus ou moins grande de cellules *caliciformes.*

Pour ce qui concerne l'épithélium de la muqueuse olfactive vraie, je rapporte la description de A. v. BRUNN (1), qui a examiné la muqueuse nasale chez 4 décapités.

On distingue sur la muqueuse de la fente olfactive deux sortes de cellules : des *cellules épithéliales (cellules de soutien)* et des *cellules olfactives.* Entre les parties basales des premières, se trouve une série de cellules de remplacement. Normalement, les cellules épithéliales ne sont pas pourvues de cils vibratiles, mais possèdent un bourrelet cuticulaire.

Les cellules sensorielles sont fusiformes, et à leur extrémité libre on voit dans chaque cellule 6 à 8 prolongements filiformes, courts et effilés. L'autre extrémité des cellules est en communication directe avec les fibrilles olfactives, ainsi que l'indique v. BRUNN. A la surface de l'épithélium, on trouve une membrane homogène *(membrana limitans)*, qui laisse sortir par des pores les prolongements périphériques des cellules sensorielles.

Les cellules de soutien et celles du tissu lamineux contiennent du pigment, qui donne une coloration jaune à la couche des cellules sensorielles *(locus luteus).*

D'après les données anciennes, les ramifications du nerf olfactif s'étendraient à toute la muqueuse des cornets supérieurs et à une grande partie de celle des cornets moyens; sur la cloison, les rami-

(1) *L. c.*

fications occupent le même niveau ou descendent plus bas.
M. Schultze a dit, un des premiers, que les ramifications du nerf
olfactif n'étaient pas aussi étendues. Le bord inférieur du cornet
supérieur ne possède guère plus de ramifications. Puisque les ramifications du nerf olfactif et l'étendue de l'épitéhlium olfactif marchent
de pair, il est clair que, comme l'admet Schultze, les cellules
sensorielles n'occupent pas une étendue aussi vaste qu'on le
croyait autrefois.

A. v. Brunn, dans un cas, a remarqué que l'étendue de l'épithélium olfactif était, dans la cavité nasale droite, de 257 m.m. carrés,
dont 124 appartenaient à la partie latérale, et 133 à la cloison. Il
a de plus observé que la région olfactive était limitée à la partie
moyenne du cornet supérieur et à la portion de la cloison située
en face (Pl. XVI, fig. 5). Dans un deuxième cas observé par
Brunn, la surface de l'épithélium sensoriel était de 238 m.m. carrés,
dont 99 pour la cloison et 139 pour la paroi latérale. Là aussi, le
cornet supérieur était seul pourvu de muqueuse olfactive. Dans
les deux cas existaient des endroits où l'on trouvait des plaques
d'épithélium à cils vibratiles de l'épithélium olfactif et de petits
fragments isolés de ce dernier, le tout entouré d'épithélium respiratoire.

Ces données sur le mode de répartition de l'épithélium sensoriel
sont importantes à connaître au point de vue pratique; elles nous
montrent, en effet, quelles sont les parties des cornets ethmoïdaux
qu'on peut enlever sans nuire à l'olfaction. (Voir le dessin Pl. XVI,
fig. 5.)

Glandes. — La muqueuse nasale est richement pourvue de
glandes, mais leur distribution n'est pas homogène. Elles sont le
plus serrées au niveau de la paroi latérale et inférieure où, en
même temps, elles atteignent un tel volume, qu'on peut les apercevoir à l'œil nu. Les glandes du revêtement mince de l'infundibulum sont plus petites. Au niveau du cornet inférieur, les glandes
sont tassées; elles s'étendent jusque dans la profondeur de la
muqueuse, entre les lacunes du tissu érectile (Pl. XIII, fig. 8), et,
par endroits, elles vont jusqu'à la couche périostée.

Ainsi que je l'ai déjà dit, il existe sur la muqueuse nasale des
points dépourvus de glandes; ce sont : les sinus des cornets
inférieurs et moyens. Quant à leur structure, les glandes de la
région respiratoire sont des glandes en grappe. Nous devons à
A. v. Brunn des recherches récentes sur les glandes de la région

olfactive proprement dite. Cet auteur a trouvé qu'elles étaient munies d'un conduit excréteur très étroit, renflé au dessous de l'épithélium, en forme d'ampoule ; dans le cul de sac de la glande viennent s'embrancher de 3 à 5 conduits glandulaires. Il doit s'agir dans ces cas de glandes albumineuses ; dans aucune de ses préparations, A. v. BRUNN dit n'avoir trouvé de cellules muqueuses. Sur la paroi nasale supérieure et sur les parties voisines de la paroi latérale et de la cloison, on voit des anfractuosités (cryptes) revêtues d'un épithélium à cils vibratiles. Dans ces anfractuosités s'abouchent les conduits glandulaires de BOWMANN.

Les dilatations kystiques des conduits excréteurs décrites par v. BRUNN, je les ai rencontrées dans le revêtement de la fente respiratoire.

Tissu adénoïde. — On peut dire que le tissu adénoïde est une des parties constituantes les plus constantes de la muqueuse nasale de l'homme. Mais, d'habitude, l'infiltration cellulaire est si peu importante qu'elle n'occupe pas tout le stroma ; aussi la désignation d'infiltration adénoïde est-elle un peu exagérée. Les cellules rondes se trouvent habituellement dans la partie sous-épithéliale à fibres minces de la muqueuse, mais l'infiltration peut aussi s'étendre aux couches profondes de cette dernière. A la surface de l'épithélium, on les rencontre, ainsi que l'a vu Ph. STÖHR (1), comme cellules migratrices provenant du stroma de la muqueuse. Je les ai constatées très nettement sur la muqueuse nasale atteinte de catarrhe.

On ne voit pas habituellement de tissu adénoïde en masse, sous forme d'infiltration diffuse, couvrant le stroma, ou sous forme de follicules. Les follicules sont rarement isolés, le plus souvent ils sont plongés au milieu d'une infiltration diffuse. Lorsqu'ils sont superficiels, ils donnent à la muqueuse un aspect légèrement mamelonné. L'épaisseur des couches cellulaires décroît, de dehors en dedans, dans quelques-uns des follicules de la muqueuse nasale, ainsi que dans les follicules de l'intestin. Il existe aussi une autre ressemblance entre ces deux sortes de follicules, relativement à la striation des cellules interfolliculaires et à leur situation dans les

(1) ZUCKERKANDL. *Ueber den Circulationsapparat in der Nasenschleimhaut.* Denkschr. d. k. Akad. Wien, 1884 ; et : *Das adenoide Gewebe der Nasenschleimhaut.* Medic. Jahrb. Wien, 1886. — R. STÖHR. *Beiträge z. mikr. Anat. d. menschl. Körp.* Verhandl. d. phys.-med. Gesellsch. zu Würzburg, N. F. 20.

mailles du réticulum. La zone de transition entre le stroma lamineux à fibres fines et le réticulum, offre l'aspect suivant : les travées parallèles de tissu lamineux, qui sont en partie réunies
en faisceaux, s'épanouissent à la surface du follicule et forment
dans ses couches périphériques un réseau grêle de tissu lamineux
qui se confond avec le réticulum.

Le tissu adénoïde se trouve surtout réparti dans la muqueuse de
la fente respiratoire. A. v. BRUNN a constaté dans la muqueuse
olfactive un grand nombre de cellules leucocytiques, avec une petite
quantité de tissu lamineux. Je n'ai jamais observé cela.

Il est à remarquer que sous l'influence des processus catarrhaux
et inflammatoires, le tissu adénoïde prolifère rapidement et abondamment.

L'anatomie comparée prouve nettement que le tissu adénoïde est
une des parties constituantes habituelles de la muqueuse nasale.
Ce tissu, il est vrai, varie chez les animaux, mais pas dans des
proportions aussi grandes que chez l'homme. J'ai examiné le chien,
le chat, le mouton, le cerf, le cochon, le lièvre, le cheval et le veau,
et chez tous ces animaux, j'ai trouvé un tissu adénoïde diffus ou
mélangé à des follicules. Chez le chien, les follicules, atteignent
parfois un tel volume qu'on peut les apercevoir à l'œil nu.

CHAPITRE VIII.

Vaisseaux de la muqueuse nasale.

On ne connaît pas encore suffisamment la circulation de la
muqueuse nasale ainsi que celle de ses expansions dans les sinus.
Non seulement nous n'avons pas de données sur certains détails
minutieux, sur le mode de circuit des vaisseaux veineux et artériels par exemple, mais même des relations plus grossières, celles
qui existent entre le tissu caverneux et les veines périphériques,
ne sont pas encore parfaitement connues.

Ce que nous savons de la question, nous le devons à W. KOHL-
RAUSCH (1). On s'est arrêté à ses données; les recherches de

(1) *Arch. f. Anat. u. Physiol., herausg. von J. Müller*. Berlin, 1853.

Voltolini (1), en effet, au point de vue anatomique, n'ont guère fait avancer le sujet.

Nous examinerons un à un les points suivants :

A, Les méthodes d'examen.

B, Les artères de la muqueuse nasale.

C, Les veines qui sortent des réseaux veineux de la muqueuse nasale.

D, Le tissu caverneux et le réseau veineux de la muqueuse nasale.

E, Les petites artères, les capillaires de la muqueuse nasale et leurs relations avec le tissu érectile et le réseau veineux.

MÉTHODES D'EXAMEN

Pour rendre apparents les gros vaisseaux de la muqueuse nasale, j'ai, pour être sûr du succès, injecté ces derniers avant leur entrée dans la fosse nasale. Je n'ai pas voulu injecter la carotide et la jugulaire, ce qui donne un succès relatif et ne permet pas d'injecter aussi pleinement les vaisseaux fins. Par contre, l'injection faite d'après le mode indiqué, bien que le crâne dont on devait injecter la muqueuse eût été ouvert pour des raisons anatomo-pathologiques, m'a donné un résultat satisfaisant. Sur des sujets à crâne déjà ouvert, j'ai sectionné sagittalement la tête séparée du tronc et comprimé les surfaces de section du nez cartilagineux et du palais à l'aide de pinces à forcipressure et lié les naso-palatines dans les cas de lésion de la cloison. Lorsque j'ai voulu pratiquer l'injection des vaisseaux allant de la fente ptérygo-palatine à la muqueuse nasale, j'ai ouvert cette fente aussi loin qu'il était nécessaire pour opérer commodément. Pour les injections artérielles, je suivais le tronc principal de la maxillaire interne jusqu'à proximité du trou sphéno-palatin et je fixais la canule dans l'artère sphéno-palatine.

L'injection directe des vaisseaux de la muqueuse nasale rendait encore mieux apparentes les veines que les artères. C'est, à vrai dire, la seule méthode qui réussisse, parce que l'injection des gros vaisseaux veineux ne donne jamais une plénitude suffisante des veines de l'intérieur du nez.

(1) *Monatsschr. f. Ohrenheilk.* Berlin, 1877. Nr. 4, und ; *Die Rhinoscopie und Pharyngoskopie.* Breslau, 1879.

Pour rendre apparents les gros vaisseaux du nez, j'injectais le plus souvent la veine nasale interne et la veine nasale postérieure. Je recherchais la première au niveau de son abouchement avec la veine faciale antérieure, et la deuxième dans la fosse ptérygo-palatine. La recherche de la veine antérieure n'offre jamais de difficultés ; il n'en est pas de même de la postérieure, surtout lorsqu'elle est exsangue et affaissée. Je n'ai jamais rien vu qui ressemblât à des valvules ; il n'existait pas d'obstacle à l'injection, et on ne voyait rien de l'aspect noueux caractéristique qu'on rencontre toujours sur les veines pourvues de valvules. J'ai injecté de la même manière les veines de la muqueuse nasale pour des préparations par corrosion, et j'ai obtenu aussi un résultat satisfaisant.

Je n'ai pas pratiqué l'injection directe pour rendre apparents les vaisseaux fins précapillaires. Pour ce dernier cas, j'employais le procédé plus simple d'injection par piqûre à l'aide d'une seringue de Pravaz d'assez gros calibre, dont l'aiguille pénétrait dans le tissu érectile, c'est-à-dire dans le réseau veineux de la muqueuse nasale. De cette façon, le réseau veineux était injecté jusque dans les ramifications les plus fines, parfois même jusque dans les capillaires. Ces derniers, toutefois, ne se remplissaient pas complètement, parce que la substance injectée s'écoulait facilement à travers le large et riche réseau veineux périphérique.

Il faut dire encore que l'injection des vaisseaux veineux par la piqûre injectait toujours également le réseau veineux qui entoure le canal nasal et, par l'intermédiaire de ce dernier réseau, amenait une injection plus ou moins complète des veines orbitaires et faciales. Ce procédé est encore le moyen le plus simple pour l'injection isolée de ces réseaux, car j'ai pu me rendre compte par des examens microscopiques de canaux naso-lacrymaux, que le réseau seul et non les capillaires, était complètement gorgé de substance à injection. La chose s'explique par ce fait que la masse s'écoule trop facilement vers l'orbite et vers la face.

Dans les injections microscopiques doubles, j'ai procédé de la façon suivante : injection par piqûre du réseau veineux, suivie d'une injection artérielle par la sphéno-palatine ou la nasale antérieure. Ce procédé mérite d'être recommandé, car on obtient, grâce à lui, de belles injections doubles. Ainsi que nous venons de le dire, la substance à injection ne passait que très peu, du tissu érectile où l'on avait fait la piqûre, dans les capillaires, à cause du grand nombre de conduits d'écoulement. Les capillaires, ainsi

que les artères, restaient en grande partie vides, et l'injection artérielle, colorée différemment, qui suivait l'injection veineuse, faisait
trancher d'une façon parfaite, en de nombreux points, les vaisseaux veineux des vaisseaux capillaires et artériels.

Comme je le vois dans l'article de W. Tomsa (1) sur « l'anatomie
et la physiologie de la peau humaine », cet auteur a procédé de la
même façon, et il dit qu'en pratiquant ces injections successives,
l'injection du système veineux n'est limitée qu'au point choisi.

Pour ce qui est de la substance à injecter, j'ai employé pour les
préparations macroscopiques la cire fine et la laque en écailles de
Hojer. Les mêmes substances me servaient pour les préparations
par corrosion. Pour les préparations microscopiques, je me suis
servi du bleu de Prusse, d'une laque en écailles de Hojer plus fine,
et de carmin soluble à froid, indiqué par Kollman, qui est d'une
préparation très facile.

Les préparations microscopiques ont été colorées en partie par
le carmin, et en partie par l'hématoxyline. Cette dernière substance était surtout réservée pour les cas où il fallait rendre apparentes des fibres musculaires lisses.

ARTÈRES DE LA MUQUEUSE NASALE.
(Pl. XIII, fig. 1 et 2.)

La muqueuse nasale reçoit plusieurs artères nourricières; les
plus importantes sont : l'artère nasale antérieure, qui provient de
la maxillaire externe, la sphéno-palatine, de la maxillaire interne,
et enfin les deux artères ethmoïdales, de la carotide cérébrale.
De ces trois artères, la sphéno-palatine est la plus volumineuse
et possède des ramifications qui occupent un territoire très étendu.
Ses branches, en effet, s'étendent des choanes jusque dans le vestibule du nez ; tandis que les autres vaisseaux, qui font directement
suite aux branches de la nasale postérieure et qui sont plutôt des
collatérales, sont limités au nez extérieur et à la région supérieure de la muqueuse nasale. La sphéno-palatine n'occupe pas
seulement la muqueuse nasale, elle s'étend aussi jusqu'aux cavités
pneumatiques voisines (sinus frontal, maxillaire, sphénoïdal,
ethmoïdal), auxquels elle envoie des ramifications importantes.
La description détaillée de ces artères nous apprend ce qui suit.

(1) Tomsa. *Archiv. f. Dermat u. Syphilis.* Prag., 1873.

Artère sphéno-palatine ou nasale postérieure commune.

(Pl. XIII, fig. 1 A.)

L'artère sphéno-palatine vient de la partie terminale de la maxillaire interne située dans la fosse ptérygo-palatine. Elle se rend au trou sphéno-palatin, où elle se divise, et quelquefois avant d'y arriver, en deux branches, dont l'une (Pl. XIII, fig. 1 B) est destinée à la paroi latérale, et l'autre (Pl. XIII, fig. 1 C) à la paroi médiane de la fosse nasale. La première de ces branches est l'artère nasale postérieure, la deuxième, l'artère naso-palatine. Lorsqu'elle pénètre dans la cavité nasale, l'artère sphéno-palatine (quelquefois ses deux branches principales) traverse le tissu cellulaire qui obstrue le trou sphéno-palatin. Une partie de ce tissu est assez souvent représentée par une bandelette qui divise le trou en deux portions ; au-dessus de cette bandelette, passe l'artère naso-palatine, au-dessous, l'artère nasale postérieure. Les bandelettes qui entourent quelques-unes des branches de la maxillaire interne se rencontrent assez fréquemment, mais leur mode de formation est sujet à des variations multiples.

. Les vaisseaux qui cheminent sur la tubérosité maxillaire (artère infra-orbitaire, dentaire supérieure), sont habituellement surmontés par plusieurs (2 à 4) bandelettes, qui commencent au niveau du bord de la fente de la cavité orbitaire inférieure ou dans son voisinage ; elles se terminent sur la tubérosité maxillaire, dans le fascia buccinatoria, ainsi que sur l'apophyse ptérygoïde. L'artère sphéno-palatine (ou bien l'artère maxillaire interne) est assez souvent entourée d'une gaîne fibreuse qui s'insère à l'os maxillaire et à l'os sphénoïdal, à l'aide de plusieurs prolongements dentelés. Quelques-unes de ces bandelettes ont une longueur de 2 à 3 centimètres, une largeur de 3 à 4 millimètres, et présentent plusieurs couches (1).

Les territoires des ramifications des deux artères nasales signalées ci-dessus ne sont pas, ainsi que nous allons le voir bientôt, rigoureusement distincts, car la naso-palatine envoie aussi des branches à la paroi latérale.

---

(1) Immédiatement au-dessous du trou ovale, une bandelette semblable va obliquement en arrière, du bord postérieur de la lame externe de l'apophyse ptérygoïde, au bord de l'os tympanique. Sur cette bandelette, repose la troisième branche du trijumeau.

Le tronc principal de la nasale postérieure descend sur la paroi latérale, entre les extrémités postérieures des cornets inférieurs et moyens, et se divise après avoir préalablement fourni une branche au méat inférieur (Pl. XIII, Fig 1 *a*), au niveau du cornet inférieur, en trois branches, toutes dirigées d'arrière en avant. La plus volumineuse de ces branches se porte en avant, entre les deux bords du cornet inférieur, atteint le nez cartilagineux et s'anastomose dans ses parois avec les branches de la maxillaire externe.

La plus volumineuse des deux autres branches suit le bord libre du cornet, donne une branche antérieure pour le méat inférieur (Pl. XIII, fig. 1 *b*), et gagne, ainsi que le tronc moyen, le nez cartilagineux. La branche la plus petite se rend en avant, au niveau du bord d'insertion du cornet, mais elle le quitte bientôt pour aller à la paroi du méat moyen (Voir le dessin). Sur le cornet, les vaisseaux sont par endroits logés dans des rainures profondément creusées. Ailleurs, ils forment, dans les méats supérieurs et moyens, ainsi que sur les cornets inférieurs, un réseau artériel à mailles lâches.

Le cornet moyen fait aussi partie du territoire de l'artère nasale postérieure. Le gros vaisseau (Pl. XIII, fig. 1 *c c c*), qui naît immédiatement en arrière, chemine en partie sur le bord du cornet et en partie au-dessous de ce dernier. Les branches forment un feutrage à la surface interne du cornet.

L'artère nasale postérieure se ramifie par conséquent dans la partie respiratoire et dans la région inférieure de la fente olfactive (cornet moyen).

Le cornet supérieur et le quatrième cornet lorsqu'il existe, sont trop éloignés de la ramification de la nasale postérieure, et reçoivent le sang de l'artère naso-palatine, qui pénètre dans la cavité nasale, au niveau de la face inférieure du corps du sphénoïde, juste dans la projection du cornet supérieur. Cette artère, la plus petite de toutes celles des cornets (Pl. XIII, fig. 1 *d d*), forme également un réseau et envoie une série de branches vers le labyrinthe ethmoïdal.

Des deux artères ethmoïdales que l'ophtalmique envoie à la muqueuse nasale, l'antérieure est la plus volumineuse. Il existe du reste entre les deux ethmoïdales une relation en quelque sorte compensatrice, car on voit que plus l'antérieure est petite, plus la postérieure est développée. L'artère ethmoïdale antérieure

(Pl. XIII, fig. 1 *e g* et 2 *a b*), en compagnie du nerf du même nom, se dirige vers la partie interne et reste à nu pendant un trajet assez long, dans une des cellules ethmoïdales; elle envoie le tronc principal, ainsi que plusieurs branches dans la cavité nasale, à travers les orifices de la lame criblée et se ramifie enfin sur la paroi latérale, sur la cloison et dans le nez externe; elle s'anastomose directement avec quelques branches de la nasale postérieure et de la naso-palatine. L'ethmoïdale postérieure (Pl XIII, fig. 1 *f* et 2 *c d*) s'anastomose sur la lame criblée avec l'ethmoïdale antérieure, et sur la paroi interne et latérale avec le réseau artériel de la nasale postérieure et de la naso-palatine.

Assez souvent, une des ethmoïdales est faiblement développée; par compensation, l'autre est, ainsi que nous l'avons déjà dit, ou plus développée, ou bien une branche secondaire est devenue plus considérable. Grâce aux anastomoses de l'artère ethmoïdale avec les branches de la nasale postérieure, les artères méningées sont en connexité directe avec la muqueuse nasale.

Parmi les artères de moindre importance de la muqueuse nasale, nous mentionnerons les suivantes :

a) La branche nasale de l'artère palatine descendante (palatina major, Luschka), qui, un peu avant la sortie de l'artère palatine du canal, perfore sa partie interne mince, criblée, et qui se ramifie en arrière, au niveau du plancher nasal. La palatine descendante donne aussi naissance à une branche qui correspond au méat moyen. Cette branche s'anastomose avec le tronc principal de la nasale postérieure. Elle a parfois un diamètre de 1 millimètre, et va aussi jusqu'à la muqueuse du plancher nasal, avec ses branches terminales.

b) L'artère pharyngienne supérieure, qui se ramifie dans la région des choanes.

Branche nasale de la maxillaire externe.

Le nez extérieur possède deux feuillets cutanés, l'un extérieur, qui appartient à la peau de la face; l'autre intérieur, qui tapisse le vestibule du nez. Dans le premier feuillet, on trouve les grosses branches de l'artère nasale externe, dans l'autre, les branches terminales de la nasale postérieure. Entre les deux systèmes vasculaires existe une communication fournie par des branches (2-3), qui partent de la nasale externe, au niveau du bord de l'orifice

nasal osseux, et qui se rendent directement dans les portions antérieures des vaisseaux de la muqueuse nasale (cornet inférieur). Les
branches anastomotiques peuvent atteindre une épaisseur de
1/2 millimètre.

Artères de la cloison du nez.

La cloison reçoit son sang de l'artère naso-palatine (Pl. XIII,
fig. 1 C et fig. 2 A), des deux artères ethmoïdales (Pl. XIII, fig. a,
b, c, d), de l'artère de la cloison (Pl. XIII, fig. 2 B) et des artères
palatines; sur cette paroi de la cavité nasale, les branches de l'artère sphéno-palatine sont les plus importantes, ainsi que cela
a lieu pour la paroi latérale. La naso-palatine entre dans la cavité
nasale, immédiatement au dessus du cornet moyen, et se divise sur
la cloison en deux branches, l'une supérieure, l'autre inférieure.
La première de ces branches, la plus petite, se trouve sur la lame
perpendiculaire; l'autre, plus développée, sur le vomer. Cette dernière se divise à son tour en deux branches, dont l'une descend à
travers le trou incisif vers la voûte palatine. Les branches secondaires de ces artères s'épanouissent en un réseau, qui s'anastomose,
en haut, avec les branches de la cloison des artères ethmoïdales, en
avant, avec l'artère de la cloison, et tout à fait en arrière, avec les
ramifications grêles de l'artère palatine.

Communication des artères de la muqueuse nasale avec l'artère angulaire et l'ophtalmique.

A côté des anastomoses que la nasale postérieure envoie aux branches de la maxillaire externe et à l'ophtalmique, c'est-à-dire à la
nasale externe et aux deux artères ethmoïdales, il existe, le long du
canal naso-lacrymal, une seconde voie collatérale. Les artères du
canal naso-lacrymal forment, en effet, un réseau à mailles lâches
qui s'inoscule :

a) En haut, par une branche antérieure, avec l'angulaire, au
niveau du sac lacrymal;

b) Avec l'ophtalmique, par deux branches qui se dirigent en
arrière ;

c) Avec une branche venue de l'artère infraorbitaire, par une
artère qui contourne le bord postérieur du canal nasal osseux.

Les artères que nous venons d'énumérer, forment un réseau dans
la muqueuse nasale (dans la couche la plus profonde). C'est de ce

réseau seulement que naissent les véritables vaisseaux parenchymateux de la muqueuse. Ces branches, qui se dirigent toutes vers
la surface de la muqueuse, sont hélicoïdes, notamment dans les
points où la muqueuse possède la faculté de se gonfler et de se
dégonfler, par suite de la présence du tissu érectile. Il en est de
même des artères des autres organes à volume variable, comme
la langue, les corps caverneux des organes génitaux, les téguments de la face, le cœur, etc. Dans ces derniers organes, toutefois, les artères sont hélicoïdes dans toute leur étendue, tandis
que pour le nez, on ne constate cette disposition que sur les branches les plus fines. Les branches les plus grosses sont rectilignes
et se trouvent fixées soit dans l'os, soit dans les rainures.

Résumé :

a) Au territoire de l'artère nasale postérieure appartient la
région respiratoire et aussi la partie inférieure de la fente olfactive ;

b) Au territoire de la naso-palatine appartient la cloison et la
partie supérieure de la fente olfactive ;

c) Il existe de nombreuses voies collatérales ; à mentionner :
1° les artères ethmoïdales ; 2° l'artère nasale externe ; 3° l'artère
de la cloison ; 4° l'artère palatine ; 5° les artères du canal nasal.
Par suite de cette richesse des voies collatérales, il se produit
difficilement des troubles circulatoires au niveau des artères de la
muqueuse nasale.

VEINES DE LA MUQUEUSE NASALE.

Du tissu veineux dense de la muqueuse nasale, du tissu érectile,
partent des troncs veineux qui suivent les trajets des artères, et les
accompagnent dans leurs différentes directions. On peut distinguer
cinq groupes de ces veines, dirigés :

a, Le premier, le plexus nasal externe, en avant vers l'orifice
externe du nez.

b, Le second, veines ethmoïdales antérieures et postérieures, en
haut vers les cavités cranienne et orbitaire.

c, Le troisième, en arrière vers le voile du palais et le pharynx.

d, Le quatrième, en arrière et en haut, allant dans la fosse ptérygo-palatine, à travers le trou sphéno-palatin.

e, Le cinquième, à travers l'os ethmoïde, dans la cavité cranienne, où il s'anastomose avec les veines de la pie mère.

Veine nasale antérieure profonde.
(Pl. XIII, fig. 3.)

La veine nasale profonde antérieure provient du réseau dense de la muqueuse nasale et de celui de la peau du vestibule du nez. Les réseaux veineux de la muqueuse nasale se prolongent en effet dans le vestibule du nez *(plexus nasalis externus)* et sont, en ce point, recouverts en grande partie par le cartilage du nez extérieur. Dans les préparations, le réseau peut être facilement rendu perceptible au dessus des ailes, car le cartilage n'est réuni aux veines que par un tissu lâche; il n'en est pas de même au niveau de l'aile du nez, parce qu'en ce point le cartilage est intimément relié au réseau. Après avoir détaché le cartilage, on aperçoit la paroi latérale du réseau, c'est-à-dire la partie la plus volumineuse, tandis que la partie la plus fine regarde le vestibule nasal. La portion de la couche externe volumineuse des veines, recouverte par le cartilage de l'aile du nez, est plus grêle; ses mailles sont plus étroites que celles de l'autre portion.

Les troncs veineux qui proviennent de ce réseau se rendent au bord de l'ouverture pyriforme (Pl. XIII, fig. 3 *a a*). Ils s'anastomosent à cet endroit : 1° Avec d'autres branches *(b b b)*, venues de la muqueuse nasale, qui contournent le bord de l'orifice nasal osseux; 2° Avec des veines qui appartiennent au territoire antérieur et inférieur de la cloison *(c c c)*. Par suite de la confluence de veines aussi nombreuses au niveau du bord de l'orifice externe du nez, il se forme là aussi un réseau serré à gros troncs (Pl. XIII, fig. 3 *b b b*). La partie inférieure de ce réseau est plus volumineuse, parce qu'il vient s'y ajouter les troncs veineux de la cloison. N. Rüdinger [1] a, le premier, décrit la portion dense, inférieure, de ce réseau, qui sert à faire communiquer les veines nasales intérieures et extérieures.

Finalement, il sort de ce réseau 3 à 5 veines (Pl. XIII, fig. 3

(1) *Chirurg. Anat. d. Menschen*. Stuttgart, 1874. Abth. III, Heft. 1.

et 4 *d d d*), qui s'abouchent dans la veine nasale antérieure profonde (Pl. XIII, fig. 3).

Outre les veines énumérées, quelques branches assez volumineuses et superficielles se jettent encore dans le réseau situé sur les
bords de l'orifice externe du nez, les branches sont placées au
dessous du dépresseur du nez et sur le cartilage de l'aile; elles
prennent naissance par 3 à 5 branches, dans le réseau veineux serré
de la peau du nez. Dans les veines des muscles cutanés du nez,
s'inosculent une foule de petites branches venues du réseau
veineux sous-cartilagineux serré décrit plus haut.

D'après ces descriptions, on peut voir que le nez extérieur
possède un riche réseau veineux. Les veines sont disposées en
trois couches superficielles, à savoir : une couche dans la peau,
une autre sous-cartilagineuse dans le revêtement du vestibule du
nez, et, entre les deux, une troisième, périchondrale, sur le cartilage du nez.

De grosses veines osseuses du maxillaire supérieur et de l'os
nasal, constituent une autre voie d'écoulement des veines de la
muqueuse nasale. A chaque injection du tissu de la muqueuse
nasale, on voit qu'à côté de nombreuses petites veines osseuses,
s'emplissent aussi quelques veines plus grosses, et aussi les veines
de la face, par l'intermédiaire de ces dernières. A un examen plus
attentif, on aperçoit une grosse veine traversant le maxillaire,
qui, injectée, a un diamètre de 1 millimètre. Vers l'intérieur, cette
veine communique avec une branche veineuse assez épaisse
de la muqueuse nasale; elle siège dans le maxillaire, sur
un trajet de 1 centimètre, et s'abouche habituellement dans la
veine faciale, à quelques millimètres au dessous du bord infraorbitaire. Cette veine est une véritable émissaire de la muqueuse
nasale (1).

Canaux veineux d'écoulement antérieurs et supérieurs de la muqueuse nasale.

Aux veines provenant du réseau veineux de la muqueuse nasale
et dirigées vers la cavité cranienne, appartiennent avant tout les
veines comitantes des artères ethmoïdales. Ces veines, par ce fait
que leur portion intra-cranienne s'anastomose avec les veines de la

(1) Souvent, il existe deux émissaires, ainsi qu'on peut le voir sur le dessin.

dure-mère et avec le sinus falciforme supérieur, établissent une communication importante entre les territoires vasculaires de la muqueuse nasale et la dure-mère (1). Une seconde veine semblable, qui accompagne une branche secondaire de l'artère ethmoïdale antérieure, pénètre dans la boîte cranienne, à travers la lame criblée. Elle s'abouche soit au réseau veineux du tractus olfactif, soit directement, à une veine plus grosse, au niveau du lobe orbitaire. Grâce à cette inosculation, elle a plus d'importance que la veine ethmoïdale antérieure, qui communique avec les réseaux de la méninge fibreuse. Pour rendre apparente l'anastomose en question, il n'est pas nécessaire de pratiquer une injection complète de la muqueuse nasale; il suffit de faire une injection par piqûre, sur un crâne sectionné sagittalement, dont les hémisphères cérébraux ont été peu ou pas lésés par la scie. Cette injection doit se faire au niveau du bourrelet appelé « agger nasi ». Lorsque l'injection a réussi, on voit sur la muqueuse un vaisseau à direction ascendante, qui traverse la lame ethmoïdale, et qui, arrivé dans la fosse cranienne antérieure, s'abouche au réseau du tractus olfactif, ou bien directement à une veine plus grosse du lobe orbitaire. Dans un cas, j'ai même vu le tronc principal de cette veine s'aboucher au sinus falciforme supérieur.

Le courant sanguin, dans la veine que nous venons de décrire, devra être, dans les conditions de circulation normale, dirigé du côté du cerveau. Je suis porté à admettre cette version, d'abord à cause de l'analogie avec la variation du courant dans les veines ethmoïdales dont, à vrai dire, cette veine fait partie, puis aussi à cause du point où la veine quitte la muqueuse nasale. Elle est, en effet, plus rapprochée des veines méningées que des canaux veineux d'écoulement plus volumineux qui partent de la cavité nasale. La direction du courant sanguin dans cette veine, que nous avons indiquée, devient plus vraisemblable, si l'on pense à l'influence qu'exercent les sinus sur la circulation intérieure du crâne; les

---

(1) *The Cyclopaedia of Anatomy and Physiology by* R. B. Todd, Vol. III. « The veins of the nose, so far as they are known, are associated with its arteries. Their communication with the veins within the skull has been already mentioned. The anastomosis is chiefly effected by means of the branches of the ethmoidal and spheno-palatine venis, which communicate with branches opening into the longitudinal and coronary sinuses (J. Paget) ». — Sappey (*Anatomie,* T. III) a vu, comme variété, l'une ou l'autre des veines ethmoïdales s'aboucher dans le sinus falciforme supérieur.

sinus ne peuvent s'affaisser à cause de leur structure. Dès que la pression baisse dans les grosses veines du cou, les sinus exercent sur les veines méningées et cérébrales, une action aspiratrice, qui se propage certainement aussi aux veines des lobes orbitaires.

La relation décrite ci-dessus, qui existe entre les veines de la muqueuse nasale et de la pie mère, est passée inaperçue, ou n'a été observée que par un très petit nombre d'auteurs. Par contre, une émissaire du trou borgne a été plus souvent mentionnée; elle mettrait en communication le sinus falciforme avec les veines nasales. La plupart des anatomistes, entre autres H. Beaunis et A. Bouchard (1), Hyrtl (2), W. Krause (3) et C. Langer (4) se sont prononcés en faveur de cette communication. Luschka (5) envisageait également, avec quelques modifications, le trou borgne, comme un canal veineux qui se divise dans son parcours, pour s'aboucher dans les cellules frontales postérieures de l'os ethmoïde. Cet auteur a vu, dans un cas, ce canal s'aboucher sur le dos du nez. D'après F.-W. Theile (6) le sinus falciforme supérieur ne communiquerait avec les veines du nez que chez les enfants, au moyen du trou borgne. Cette opinion a été partagée par J. Henle (7). Si l'idée de Theile était exacte, il devrait se produire, au moment de la période de développement du corps, une oblitération de la veine qui passe à travers le trou borgne, allant du sinus falciforme aux veines nasales.

Sappey (8) est encore plus négatif que Theile; il repousse, en effet, l'idée de cette communication. Il faut dire, cependant, qu'il ne parle que des adultes. Il dit dans sa description du sinus falciforme supérieur : « Son sommet correspond à l'extrémité de la crête coronale ; il se termine graduellement en cul-de-sac. C'est à tort que quelques anatomistes le prolongent jusqu'au trou borgne, où il se continuerait avec les veines nasales ».

Pour trancher cette question, qui est encore en litige, un examen attentif de l'extrémité antérieure du prolongement falci-

---

(1) *Anatomie descriptive*, 1880.
(2) *Descriptive Anatomie.*
(3) *Handbuch der Anatomie.*
(4) *Lehrbuch der Anatomie.*
(5) *Anatomie des Menschen.* Tübingen, 1867.
(6) Voir Th. Sömering. *Vom Baue des menschlichen Körpers, umgearbeitet von* F. W. Theile. Bd. III. Leipzig, 1847.
(7) *Gefässlehre.*
(8) *Traité d'anatomie descriptive.* Paris, 1876.

forme est nécessaire. Un tel examen montre avant tout, que le trou borgne, à l'encontre de ce qui se passe pour les autres émissaires, ne contient aucune veine remplissant le canal, mais un *prolongement conique* de la faux, qui se laisse facilement détacher du canal, et dont la longueur est variable. Assez souvent, je l'ai vu présenter une longueur de 1 à 1 1/2 cm., et se terminer librement vers la périphérie en un filament très mince. Chez le nouveau-né, ce prolongement est plus court, mais beaucoup plus volumineux; il forme un bouchon conjonctif court, épais et large, situé entre l'os ethmoïde et le frontal; et le bord antérieur de l'apophyse crista galli présente une dépression destinée à le recevoir (1). La transformation de ce bouchon en un prolongement conique de la faux semble se produire très rapidement, car je l'ai trouvé tel qu'on le rencontre chez l'adulte, déjà sur le cadavre d'un enfant de deux ans. On voit nettement, sur une coupe transversale, que ce cône contient des vaisseaux, chez l'adulte ainsi que chez le nouveau-né; mais les relations de ces vaisseaux ne se montrent que lorsqu'on a pratiqué une injection qui doit, de préférence, être poussée par le sinus falciforme supérieur. Si on injecte ce sinus, on voit tout d'abord que, dans sa partie antérieure, à mesure que son diamètre diminue, cette cavité perd tous ses caractères de sinus, pour devenir une simple veine. Lorsqu'on le suit d'avant en arrière, il n'acquiert les caractères d'un sinus qu'après l'embouchure d'une veine, relativement plus forte, venant du lobe orbitaire. Souvent cette veine s'abouche immédiatement au dessus de l'apophyse crista galli. Nous avons déjà dit qu'elle communique avec la veine qui va de la muqueuse nasale à la cavité cranienne.

Si l'injection de la partie antérieure de la faux réussit, instantanément se remplissent : *a*) les veines de l'os frontal, *b*) en partie les veines du revêtement du sinus frontal, *c*) les veines du bouchon du trou borgne, *d*) les veines des couches molles et des os du nez externe, s'il s'agit d'un enfant (surtout d'un nouveau-né) et *e*) la muqueuse nasale; les veines désignées sous la rubrique *a* et *b* s'emplissent au moyen d'une quantité de petites veines osseuses qui s'abouchent dans le sinus falciforme; la muqueuse nasale s'emplit : 1° grâce à la communication du sinus falciforme avec les veines ethmoïdales, et 2° grâce à la relation qui existe entre la veine plu-

---

(1) Dans le *Medic. Jahrb.*, 1878, j'ai décrit et représenté ce prolongement, dont l'importance n'est pas encore suffisamment connue.

sieurs fois citée du lobe orbitaire, et celles qui sont propres à la muqueuse.

Dans le bouchon conjonctif qui, chez le nouveau-né, est inter-calé entre l'os frontal et l'os ethmoïdal, les quatre ou six branches veineuses, relativement grosses, reliées au sinus falciforme, repré-sentent un véritable réseau veineux. Ce réseau *s'anastomose à sa périphérie avec les veines périostiques des os propres du nez, et indi-rectement avec les veines de ce dernier, ainsi qu'avec celles des par-ties molles de la face.* Cette disposition explique aisément comment, dans des injections pratiquées sur des crânes d'enfants, les parties molles de la face sont souvent colorées d'une façon intense, alors que la muqueuse nasale reste pâle. Si, dans ce réseau, s'abouche une veine osseuse, assez grosse, de l'os propre du nez, il sera possible, comme dans le cas de LUSCHKA, de sonder le trou borgne jusqu'à la face. Au point de vue chirurgical, il faut attribuer une certaine importance à cette communication exceptionnelle.

Lorsqu'on injecte le grand sinus falciforme, chez l'adulte, l'injec-tion du toit du nez ne s'effectue plus de la façon que nous avons indiquée chez l'enfant. Le cône du trou borgne est séparé du périoste par le développement des os frontaux et ethmoïdaux et par le rétrécissement du trou borgne, très large au début ; les veines du cône ont diminué, et l'on ne peut plus trouver leur commu-nication avec les veines périostiques des os propres du nez. Je n'ai, du moins, jamais rencontré cette communication.

La communication des veines contenues dans le cône, avec celles de la muqueuse du sinus frontal, à travers les fentes de la paroi postérieure du sinus, n'a aucune importance spéciale.

Il s'ensuit, que l'indication de THEILE est exacte, mais que SAPPEY aussi a raison, car une communication directe entre les *veines de la muqueuse nasale* et le sinus falciforme supérieur, à travers le trou borgne, n'existe pas, même chez le nouveau-né. Il ne reste donc comme communication directe entre les veines de la muqueuse nasale, le sinus falciforme et les veines cérébrales, que *(a)* la grosse veine qui traverse la lame criblée, et *(b)* la communication des veines ethmoïdales avec le grand sinus falciforme. Parfois, ces communications sont très importantes, et cela dans les cas où une veine ethmoïdale s'abouche directement dans le sinus falciforme supérieur, ou lorsqu'elle envoie une grosse branche secondaire à une veine méningée du lobe orbitaire.

D'après ce que nous venons de dire sur la disposition des veines dans le trou borgne, lorsque des hémorrhagies provenant de la muqueuse nasale (d'un enfant ou d'un adulte) sont suivies d'un soulagement appréciable, ce soulagement, il est clair, doit être attribué à une déplétion des veines qui traversent la lame criblée et non à celle des veines du bouchon. Chez l'adulte, en effet, la communication décrite est absente et chez le nouveau-né, les veines du bouchon ne sont reliées aux *veines de la muqueuse nasale*, qu'au moyen de branches très grêles, qui font de grands détours.

Veines de la muqueuse nasale se déversant en arrière.

(Pl. XIII, fig. 1, 2 et 4.)

Parmi les veines qui se déversent en arrière, on doit distinguer deux systèmes, un superficiel, un autre profond, reliés par des anastomoses multiples, formant un lacis. Les veines du système superficiel (Pl. XIII, fig. 4 *a b c*) sortent des extrémités postérieures des cornets ; elles s'envoient mutuellement des branches anastomotiques et se rendent enfin aux grosses veines du pharynx *(b)* et du voile du palais *(a)*; celles des deux cornets ethmoïdaux supérieurs *(c)* se rendent aux veines du revêtement muqueux externe du corps du sphénoïde. Les troncs principaux des veines qui sortent en arrière des extrémités des cornets, cheminent d'ordinaire isolément et sont souvent séparés, parce que, ainsi que nous le voyons sur le dessin, la veine du cornet moyen contourne le bourrelet de la trompe. Ces veines sont si volumineuses et si superficielles, que lorsqu'elles sont gorgées, on peut les voir sans préparation, comme celles de la base de la langue.

Le second système des veines postérieures se rend à travers le trou sphéno-palatin dans la fosse plérygo-palatine, et ne devient visible que lorsqu'on détache la muqueuse nasale de la paroi latérale. Les veines se montrent alors comme des branches satellites de l'artère nasale postérieure (voir Pl. XIII, fig. 1), et, ordinairement, chaque branche artérielle quelque peu volumineuse, est accompagnée de deux veines qui s'anastomosent au moyen d'échelons transversaux. Les veines sortent de la muqueuse nasale au point où l'artère y pénètre, c'est-à-dire un peu avant l'extrémité postérieure du cornet.

Au point où les branches artérielles sont logées dans des sillons osseux, la veine correspondante se transforme en un réseau qui entoure l'artère. J'aurai à revenir plus tard sur la fonction de ce réseau. Au niveau du trou sphéno-palatin, les veines se groupent d'une façon semblable à celle que nous avons indiquée pour les artères ; les veines du cornet supérieur confluent avec celles de la cloison ; elles se rendent, séparées de celles de l'artère nasale postérieure, dans la fosse ptérygo-palatine, s'unissent entre elles et s'inosculent dans le plexus ptérygoïde. Des branches veineuses fines de la muqueuse nasale se rendent également dans le canal ptérygo-palatin et se déversent dans les veines palatines.

Bien que ces veines se laissent facilement injecter, soit directement, soit par la piqûre faite dans le tissu caverneux de la muqueuse nasale, elles n'ont point, jusqu'à présent, été bien interprétées. Le courant sanguin, dans les veines nasales, a été envisagé d'une façon trop partiale, car on a attribué une grande importance à la voie postérieure profonde, en négligeant toutes les autres. Ainsi, SAPPEY (1) croit que les veines postérieures sont plus grosses que les antérieures. Quant à celles qui se dirigent vers le voile du palais, il les passe complètement sous silence. Autant que je sache, c'est F. ARNOLD qui les a dessinées et qui leur a donné un nom dans ses « Icones anatomicae ».

Les veines de la cloison peuvent être divisées comme celles de la paroi latérale du nez : là aussi, on peut distinguer des veines superficielles et des veines profondes. Les premières (Pl. XIII, fig. 2 e e) se dirigent vers le voile du palais, les dernières ou naso-palatines (voir le dessin) accompagnent, sur deux rangs, les branches artérielles assez volumineuses. De plus, le réseau veineux de la muqueuse a des relations avec les veines ethmoïdales au moyen de branches ascendantes, et s'anastomose en avant avec les veines labiales et avec le réseau du cadre de l'orifice extérieur du nez.

Relation de la muqueuse nasale avec les veines faciales et orbitaires le long du canal nasal.

(Plexus lacrymalis.)

Lorsque le tissu érectile de la muqueuse nasale est injecté, de préférence par la piqûre, la masse entre facilement dans le réseau veineux épais qui entoure le canal nasal, et à travers ce réseau, dans la veine faciale antérieure, ophtalmique et infraorbitaire.

(1) *Anatomie*, Vol. III.

Dans le canal même, les petits rameaux du réseau se dirigent soit longitudinalement, soit un peu obliquement, et à leur extrémité antérieure (appelons les veines lacrymales inférieures) elles se continuent, au niveau de l'insertion du cornet, avec les veines du méat inférieur dirigées sagittalement. Dans leur partie supérieure, au contraire, à leur passage du conduit dans le sac lacrymal, elles se groupent en deux rangées, après avoir préalablement reçu quelques branches venues du sac lacrymal (voir le dessin). La rangée antérieure est représentée par une branche veineuse volumineuse, qui contourne le bord infraorbitaire et qui s'abouche dans la racine faciale antérieure. La rangée postérieure, au contraire, communique avec les veines orbitaires antérieures. J'appellerai la première, *vena lacrymo-facialis*, la seconde, *vena lacrymo-orbitalis*. Dans la veine lacrymo-faciale, se jette une branche assez forte, venue des cellules ethmoïdales antérieures et qui perfore l'os unguis.

Les coupes transversales du canal nasal injecté, préparées pour l'examen microscopique, montrent que le fin réseau de la muqueuse du canal s'abouche dans le gros réseau superficiel. A propos de la couche où est situé le lacis, considéré par beaucoup d'auteurs, comme un réseau érectile, HENLE (1) s'exprime de la façon suivante : « Dans la partie inférieure du canal nasal, la muqueuse vraie augmente en épaisseur et la couche fibreuse se transforme en un tissu nettement caverneux, qui est la continuation du tissu caverneux de la muqueuse du cornet inférieur. Son épaisseur, à l'état exsangue, est d'un demi à un millimètre et demi. Une portion très mince de cette couche, située contre l'os, a une structure particulière, périostique. Le reste est constitué surtout par un réseau veineux à mailles allongées longitudinalement ». D'après HENLE, ce lacis a pour but de présider à la fermeture du canal nasal vers la cavité nasale, afin que ni l'air ni les liquides ne puissent monter du nez dans la direction du sac lacrymal. Cet auteur fait, en effet, remarquer avec juste raison, qu'aucune des valvules situées dans le canal nasal ne mérite cette désignation, au sens mécanique du mot. Il faut nous représenter qu'à l'état de repos, le tissu érectile est rempli, et par suite, la lumière du canal est obstruée. Lorsque les larmes s'écoulent, le tissu érectile est comprimé et se vide, suivant le degré de la compression, vers les

(1) *Eingeweidelehre.*

veines nasales, faciales et orbitaires. Lorsqu'il existe des troubles, il peut arriver qu'une grande quantité du sang veineux de la muqueuse nasale soit forcée de se déverser à travers le lacis du canal nasal vers les parties molles de la face.

Si, à la fin de ce paragraphe, je résume tout ce qui a été dit à propos des canaux veineux de déversement, on voit que pour le déversement du sang de la muqueuse nasale, il existe de gros vaisseaux émissaires. Pour cette raison, dans le domaine de cette canalisation, des stases seront difficilement possibles. J'ajouterai aussi que le réseau veineux d'où proviennent les troncs décrits dans le dernier chapitre, ne correspond qu'en partie, au point de vue morphologique, au réseau artériel, car il est plus épais, et en même temps les petites branches artérielles sont accompagnées de veines grosses ou au contraire très petites ; ou bien les deux réseaux vasculaires n'ont pas la même direction. La prédominance du réseau veineux se montre de la façon la plus frappante lorsqu'on compare entre elles les grosses veines et artères du méat moyen ou du plancher nasal.

Sur les grosses artères, les veines satellites forment par places des lacis, qui, par leur prolongement jusqu'à l'adventice des artères, dénotent la présence des vasa-vasorum. Les petits canaux de déversement des capillaires de l'adventice s'abouchent donc, comme on pouvait le prévoir, dans les grosses veines satellites.

TISSU CAVERNEUX ET RÉSEAU VEINEUX DE LA MUQUEUSE NASALE.

(Pl. XIII, fig. 5-9.)

Je ne puis mieux commencer ce chapitre qu'en citant les quelques paroles que W. KOHLRAUSCH (1), qui a découvert le tissu caverneux de la muqueuse nasale, consacrait à leur description : « Le réseau veineux qui possède un riche système d'anastomoses dans toutes les directions est situé entre le périoste et la muqueuse : par places, il a, lorsqu'il est dilaté, une épaisseur de 1 1/2 à 2 lignes. Les anses veineuses, dans leur trajet principal, sont dirigées verticalement vers l'os et lorsquelles sont injectées, elles ont une épaisseur de 1/6 à 1/3 de ligne. » Plus loin, KOHLRAUSCH dit : « La

(1) *L. c.*

disposition des vaisseaux présente un intérêt scientifique, car, par elle, s'explique le gonflement de la muqueuse des méats, si fréquent dans le coryza chronique. Certes, beaucoup de personnes ont déjà fait cette remarque que, dans la nuit, lorsqu'on est atteint d'un catarrhe chronique, la narine du côté sur lequel on est couché, est habituellement obstruée, et que cette obstruction change, dès qu'on se couche sur l'autre côté. Ce phénomène s'explique par la descente du sang vers les parties les plus déclives. Je n'ai pu m'expliquer l'abondante production de liquide dans un coryza, étant donné la petitesse de la surface qui secrète, que depuis que je connais le tissu caverneux avec les grosses glandes qui y sont plongées. Cette disposition des vaisseaux aura aussi son importance dans l'explication des épistaxis profuses. »

Les données de Voltolini (1) sur le réseau caverneux, seront mentionnées plus loin. Je me contenterai, pour le moment, de citer R. Seeberg (2) qui n'a pu réussir à rendre distinctes les anses veineuses (3) orientées perpendiculairement au cornet, du réseau caverneux du cornet inférieur; il soutient que les veines des préparations de Kohlrausch ont été trop dilatées, par suite d'une pression exagérée, pendant l'injection. Cela ne veut rien dire, car la pression pendant l'injection ne sera jamais capable de donner à des veines qui ont direction sagittale une direction frontale. Si donc Seeberg n'a pas pu trouver les anses, c'est qu'il a probablement employé une technique défectueuse.

J'arrive maintenant aux résultats de mes propres recherches. Le corps caverneux de la muqueuse nasale ne se trouve pas dans une couche propre, mais il traverse la muqueuse, à partir de la paroi périostique jusqu'à la couche sous-épithéliale. C'est ainsi qu'il faut interpréter l'assertion de Kohlrausch, qu'un réseau veineux serait situé : « entre le périoste et la muqueuse. » La meilleure preuve de l'exactitude de cette donnée se trouve dans les glandes qui s'étendent partout dans le tissu intercalé au milieu du tissu caverneux, et qui, par places, s'étend dans la profondeur, tout près de la couche périostique.

En général, on peut affirmer que la muqueuse nasale devient plus épaisse aux points où, comme dans la région respiratoire, elle entre en contact avec une plus grande quantité d'air. Pour cette

(1) *L. c.*
(2) *Disquisitio microscop. de text. membr. pituit. nasi.* Dorpat, 1856.
(3) Dessiné par Kohlrausch. l. c. Taf. V, fig. 1.

raison, un véritable corps caverneux ne se trouve développé que sur le cornet inférieur, sur le bord du cornet moyen et sur l'extrémité postérieure des cornets moyen et supérieur. Dans les parties supérieures grêles de la muqueuse nasale, au contraire, il ne peut être question que d'un *réseau veineux dense, mais pas d'un tissu caverneux*. Cela est surtout visible dans les gonflements pathologiques et sur des préparations de la muqueuse nasale où l'injection a réussi. Dans ces cas, les régions qui possèdent un corps caverneux gonflent jusqu'à obstruction complète des méats, tandis que sur la véritable muqueuse olfactive, on n'observe point un tel épaississement. Cette dernière n'a pas la consistance élastique du corps caverneux injecté de la muqueuse nasale. Très épaisse est encore la partie antérieure de la muqueuse nasale qui correspond au méat moyen, dans le vestibule nasal, bien qu'elle ne possède pas de corps caverneux. Plus mince est la muqueuse du plancher nasal, ainsi que celle qui revêt les faces latérales des cornets pourvus de dépressions accessoires. Dans ces dépressions, ainsi que nous l'avons vu, elle est aussi mince que le revêtement d'une cavité pneumatique. Le substratum principal de la muqueuse est ici formé par une membrane, qui contient dans sa plus grande partie du tissu lamineux conglobé par places et qui, à la surface, est recouvert d'un épithélium à cils vibratiles. Le système veineux de cette membrane paraît fortement réduit, et les glandes ne se trouvent qu'en faible quantité.

Ce qui frappe tout d'abord, lorsqu'on examine les corps caverneux, c'est le feutrage, semblable à celui que C. LANGER (1) a décrit pour les corps caverneux du pénis. Ce feutrage diminue de volume vers la périphérie, c'est-à-dire vers la surface libre. Pour saisir l'analogie, il est utile de s'appesantir sur le type du tissu érectile dans les organes génitaux. La grosse masse centrale des veines du pénis est, d'après LANGER, entourée par un réseau veineux grêle, dont les canalicules sont si minces, qu'on ne peut les distinguer qu'à l'aide d'une loupe. Sur ce réseau fin, que LANGER appelle « *réseau cortical* », il distingue encore une partie vasculaire intérieure, plus volumineuse et une extérieure, plus fine (capillaire). Cette partie, avec les vaisseaux précapillaires et avec les rameaux de transition immédiate, complète la circulation.

(1) *Ueber d. Gefässystem d. männl. Schwellorgane.* Sitzungsb. d. kais. Akad. d. Wissench. Bd. XLVI.

Les corps caverneux de l'urèthre possèdent également deux parties distinctes : un corps caverneux externe vrai, qui est constitué par des veines groupées intimement et anastomosées, et un corps caverneux intérieur, qui entoure l'urèthre d'une façon uniforme. Ce dernier est composé de petits vaisseaux longitudinaux parallèles et du côté de la muqueuse, par des veines plus fines encore, ainsi que par les capillaires de la muqueuse uréthrale.

Dans la muqueuse nasale, le réseau érectile est composé également ment de deux couches : l'une, la vraie, formée de gros troncs veineux ; l'autre corticale, plus fine, qui repose sur la première. La structure de ces couches se distingue de celle des corps caverneux du pénis, en ce que dans la muqueuse nasale la limite des deux couches n'est pas aussi nettement tranchée que dans les corps caverneux de cet organe. Il existe entre le tissu du corps caverneux du cornet inférieur et celui de l'urèthre, une ressemblance plus grande, ne serait-ce qu'à cause de la présence d'une muqueuse.

La partie plus profonde du corps érectile du nez (Pl. XIII, fig. 6), est composée de veines larges, dilatées par places, souvent anastomosées entre elles. Ces veines, malgré leurs nombreuses anastomoses, laissent toutefois percevoir une certaine direction. En effet, ainsi que l'a justement indiqué Kohlrausch, elles se dirigent plutôt transversalement entre la surface de la muqueuse et le cornet osseux. Sur des préparations microscopiques du corps caverneux, il est difficile de tomber dans la direction des gros vaisseaux. Il s'ensuit qu'on sectionne rarement suivant leur longueur les veines du réseau caverneux ; le plus souvent, on les coupe transversalement ou obliquement, et l'on obtient des lumières rondes, polygonales et dentelées (Pl. XIII, fig. 6) (1). J. Henle en déduit que le corps caverneux du nez est composé de troncs veineux dirigés principalement dans le sens sagittal. Je ne puis admettre cette supposition. Les préparations par corrosion du corps caverneux, donnent une indication plus nette sur la direction des veines. Il suffit de regarder la surface de brisure d'une telle préparation (Pl. XIII, fig. 5), pour n'avoir plus de doute sur la direction des veines ; sur des coupes microscopiques, on peut parfois obtenir des images semblables.

Des coupes de la muqueuse nasale pratiquées moins obliquement sont, elles aussi, instructives, car elles montrent les nombreuses

_____

(1) Voir aussi Henle, Eingeweidelehre ; fig. 638.

relations qui existent entre les canaux divers des corps caverneux. J'ai fait dessiner des coupes semblables (Pl. XIII, fig. 6); elles fournissent une image très nette de la description d'un réseau érectile donnée par Eberth (1). D'après cet auteur, ce réseau serait produit par suite des anastomoses multiples et rapprochées des vaisseaux de différents calibres, dont les parois, par suite de ces anastomoses, sont raréfiées et ne forment que des trabécules et des petites plaques.

Étant donné la direction frontale des divers canalicules des corps caverneux, lorsqu'ils seront gorgés, il se produira rapidement un rétrécissement de la portion respiratoire du nez. Il n'est pas besoin d'autres preuves pour dire qu'il doit exister une certaine plénitude normale des corps caverneux, afin de donner au méat la forme et la largeur les plus favorables à la respiration. Cette turgescence peut augmenter jusqu'à obstruction complète du méat inférieur; elle peut, d'autre part, diminuer à tel point que ni l'inspection ni l'attouchement de la muqueuse ne peut faire soupçonner la présence du corps caverneux.

J'arrive maintenant aux relations du corps caverneux avec les veines qui sortent de la cavité nasale; je m'occuperai principalement des canaux de dégorgement profonds, car les relations des canaux superficiels sont très simples.

Si on détache de la paroi osseuse, une muqueuse nasale, dont le système veineux a été préalablement injecté, et si on examine sa partie périostique, on voit aux endroits où il *n'existe pas de corps caverneux*, un réseau veineux cubique, à gros troncs, à mailles étroites (méats inférieur et moyen, vestibule du nez). Aux points où existe ce corps caverneux, on constate, sauf sur quelques endroits où naissent les canaux de dégorgement, que le côté basal du corps caverneux est groupé en mosaïque. Sur un petit nombre de points, par contre, le réseau érectile n'affecte pas la disposition décrite et se transforme en un réseau ordinaire dont le prolongement se dirige sagittalement. Ces colonnes veineuses à direction sagittale accompagnent les gros troncs artériels et forment, là où ces troncs sont logés dans les rainures des cornets, des réseaux autour des artères. Ces réseaux veineux, indépendamment de leur fonction principale qui est de dégager la muqueuse nasale, ont encore une autre destination, sur laquelle je désirerais insister. Les portions

(1) Stricker. *Handbuch der Gewebelehre.*

artérielles logées dans les rainures ne peuvent exécuter un changement de diamètre comme les canaux à lumière variable, que
grâce à du tissu intercalé entre eux et la paroi osseuse : ce tissu se
laisse comprimer pendant la diastole du tronc artériel, et recouvre
sa position primitive lorsque le vaisseau se rétrécit. Pour cette
fonction, un réseau veineux est tout indiqué et c'est pour cela que
nous rencontrons assez souvent cette disposition analogue à celle
que LANGER (1) a décrite pour les artères osseuses. LANGER dit que
dans le canal nourricier du tibia se trouve, à côté de l'artère, une
veine plus grosse et une plus petite, et de plus un réseau artériel et
veineux très grêle. Cet auteur ajoute les réflexions suivantes :
« Je crois encore devoir signaler un réseau veineux grêle que j'ai
rencontré après une injection veineuse réussie, placé sur la
paroi de quelques petits troncs artériels assez volumineux. Ce
réseau est formé de mailles étroites, rondes. Je me crois autorisé
à attribuer à ce réseau une autre destination : tout le complexus
vasculaire est enfermé dans des parois dures et rigides. Le déplacement de la substance médullaire, malgré toute sa souplesse, n'est
par conséquent possible que grâce à la variabilité du contenu des
veines. Puisque les artères, même celles de calibre moyen, qui ont
déjà pénétré la moelle, sont encore revêtues de toutes leurs enveloppes et peuvent se contracter jusqu'au contact de leurs parois,
modifiant ainsi leur volume dans des limites relativement considérables, les veines voisines dont les petits troncs ont des émissaires
très nombreuses et de même les plexus qui entourent l'artère,
auront pour but de contrebalancer rapidement ces changements
brusques (2) .»

Il faut envisager de la même manière tous les réseaux veineux des
canaux osseux, parmi lesquels celui de la carotide est le plus important. La supposition d'une artère placée dans un canal osseux plus
gros, dont l'adventice est soudée à la paroi osseuse, est un non sens
au point de vue physiologique. J'ai essayé d'expliquer de la même
manière l'intercalation de la carotide cérébrale dans le sinus caverneux (3). Puisqu'il n'y a pas d'espace sous-arachnoïdien entre
l'orifice supérieur du canal carotidien et la base du cerveau, pou-

(1) *Ueber das Gefässystem der Röhrenknochen.* Denkschr. d. kais. Akad. d.
Wissensch. in Wien, Bd. XXXVI. Wien, 1875.
(2) Je soupçonne un appareil veineux semblable dans le canal vertébral,
autour de l'artère vertébrale.
(3) Monatsschr. f. Ohrenheilkunde. N° 4. Berlin, 1876.

vant loger l'artère, ainsi que cela a lieu plus en arrière pour l'artère vertébrale, l'artère doit être entourée d'une autre substance qui s'accomode à son volume changeant. Pour ce fait, un vaste sinus est indiqué, surtout quand on place l'artère au milieu du courant sanguin. Pendant la systole de la carotide cérébrale, le sinus se remplit, et se vide pendant sa diastole ; de cette façon, les contractions de l'artère favorisent la circulation dans le sinus. Les réseaux veineux qui entourent l'artère, dans des lames cloisonnées, le réseau de la honteuse commune, par exemple, dans le ligament triangulaire de l'urèthre auront, outre leur fonction principale, celle que nous venons de décrire plus haut.

Le réseau cortical siège à la surface de la partie lacunaire du corps caverneux, que nous avons décrite, et l'on remarque déjà à l'œil nu, sur des coupes transversales du cornet, que les lacunes deviennent plus étroites vers la surface des cornets; mais ce n'est que sur des préparations injectées que cette disposition devient évidente. Des coupes microscopiques (1) (Pl. XIII, fig. 8), le montrent d'une façon très claire, mieux encore les sections de brisure des préparations par corrosion (Pl. XIII, fig. 5), à cause de la forme plastique sous laquelle apparaît le tissu caverneux. Le réseau cortical, moins épais, a dans sa couche superficielle une direction sagittale ; il est formé, par places, de plusieurs couches intimément juxtaposées, où la largeur inégale des veines reliées entre elles n'est pas aussi frappante que celle de la couche profonde. Il s'ensuit que le réseau possède plutôt le caractère d'un corps caverneux. Le réseau va jusqu'à la couche conglobée de la muqueuse (Pl. XIII, fig. 8), et reçoit d'elle les capillaires veineux.

Malgré des injections répétées, je n'ai pas rencontré de transition directe entre les artères précapillaires et le réseau cortical ou les lacunes profondes. Cela constitue une différence considérable entre le corps caverneux de la muqueuse nasale et celui de la verge où, d'après les recherches de LANGER, on trouve des transitions directes très nombreuses. Mais, l'inspection du tissu trabéculaire dans le corps caverneux de la muqueuse nasale (Pl. XIII, fig. 7), laisse apercevoir une structure qui se distingue notablement de celle de la verge. Dans les corps caverneux de la verge, les trabécules représentent les parois vasculaires dissociées, en cordages excessivement raréfiés, et les espaces veineux même sont transformés en

---

(1) Cela se voit le mieux sur le cornet inférienr.

des lacunes irrégulièrement formées et très vastes relativement.
Les muscles des trabécules (en dernier lieu ceux des vaisseaux
veineux) sont très irrégulièrement disposés; il ne peut plus être
question d'une disposition analogue à celle qu'on rencontre autour
des veines. Par contre, dans les corps caverneux de la muqueuse
nasale, l'épanouissement des veines en un système vasculaire n'est
pas aussi marqué; c'est pour cela que la couche musculaire semble
beaucoup plus régulière. Sur de bonnes préparations, on voit très
bien comment les larges tuyaux du réseau érectile placés tout
autour de la lumière vasculaire sont munis sur la paroi extérieure
du tuyau endothélial d'une couche musculaire épaisse. Dans
quelques cas, où la paroi des lacunes était fortement contractée et
faisait saillie sous forme de cheville vers la cavité, j'ai vu des
coupes transversales de trabécules musculaires semblables à celles
que J. Henle a fait dessiner pour l'urèthre dans sa splanchnologie
(fig. 305). La couche musculaire des lacunes se montre de la
façon la plus évidente, lorsque les divers tuyaux du réseau érectile
avaient été intéressés dans toute leur longueur.

A la périphérie de la couche musculaire, le tissu lamineux des
vaisseaux s'épanouit en un feutrage qui représente le tissu
intercalé du corps érectile. Selon que le feutrage est composé
exclusivement de tissu lamineux, ou qu'il contient aussi des
prolongements glandulaires, il présente une épaisseur variable.
Dans ce tissu intercalaire, très riche en fibres élastiques, cheminent aussi les branches artérielles qui vont à la periphérie de la
muqueuse. Si l'on voulait maintenir pour la muqueuse nasale le
nom de tissu trabéculaire, on ne devrait comprendre sous ce terme
que le tissu lamineux intercalé entre les membranes musculaires
des veines. Si l'on veut, comme dans la verge, désigner sous le
nom de trabécules le tissu qui sépare deux lumières veineuses, il
faut envisager avec les trabécules lamineuses, les parties qui font
face aux parois vasculaires. A mon avis, il serait plus juste de
comprendre tout le substratum lamineux, les glandes incluses,
dans la muqueuse, et de dire, au sujet de ses relations avec les
vaisseaux veineux, qu'il est canalisé au moyen d'un réseau érectile qui possède toutes les couches d'un vaisseau.

Je dois encore ajouter que je me suis efforcé de savoir si dans
les trabécules lamineuses il existe des traînées musculaires, indépendamment de la musculature des veines. L'examen fait à ce
sujet, m'a donné un résultat négatif, car sur beaucoup de points,

il n'y avait pas traces de muscles, bien qu'à un examen sommaire on eut pu admettre la présence de traînées musculaires semblables. On trouve, en effet, dans beaucoup de coupes des cordons musculaires situés entre les parois adjacentes de deux ou plusieurs veines. Mais, lorsqu'on examine de près, on trouve que pour ce qui est des traînées musculaires, on n'a pas affaire à des parties de trabécules mêmes, mais à des fragments de trous veineux qui s'embranchent ou qui sont voisins. Il arrive très facilement, dans l'enchevêtrement des veines du corps érectile, qu'on sectionne une veine transversalement, une autre, voisine, obliquement, et que la coupe porte sur une anastomose transversale, entre deux veines, dans le stratum musculaire. Dans l'image microscopique, nous avons alors deux lumières veineuses larges, et une bandelette musculaire qui couvre par places la trabécule intermédiaire. Cette bandelette, à un examen superficiel, pourrait être envisagée comme une partie appartenant à la trabécule.

Si on compare la petite masse de muqueuse au niveau du cornet inférieur avec la grande richesse de la musculature veineuse dont je viens de parler, il vient aussitôt à l'esprit que *la partie de la muqueuse nasale qui contient du tissu érectile est un organe très musculeux*. Ce fait, ainsi que nous le verrons plus tard, est important au point de vue physiologique.

Chez le nouveau-né, le réseau érectile de la muqueuse nasale est moins complexe que chez l'adulte. Il forme un beau réseau veineux, dont les diverses branches ne forment pas encore d'excavations lacunaires. Ces excavations n'atteignent que plus tard leur complet développement; je suppose que cela se produit au moment où le réseau érectile entre en fonctions.

Étant donné ce que nous avons vu, si on compare les corps caverneux de la muqueuse nasale avec ceux du pénis, qui représentent le corps caverneux par excellence, on voit qu'il n'existe pas entre eux une analogie complète. Il y a bien similitude pour ce qui est de l'épaisseur et de la densité du réseau veineux, mais le tissu érectile du nez s'éloigne du type, en ce que : 1° il n'existe pas chez ce dernier de transition vasculaire directe; 2° les caractères des veines sont encore nettement prononcés, par suite de la disposition régulière de la musculature; 3° le tissu érectile est logé dans une muqueuse; car, je le répète, on peut, par places, voir comment les glandes descendent dans la profondeur de la couche conglobée jusqu'à proximité de la couche périostée.

11

Ces particularités, ainsi que la présence des capillaires dans les corps caverneux du nez, font qu'ils ressemblent beaucoup plus aux corps caverneux de l'urèthre qu'à celui de la verge. Si l'on tient encore compte de la disposition de la musculature dans ces deux corps caverneux (du nez et de la verge), on se convaincra aisément que les corps caverneux du nez occupent une situation intermédiaire entre un réseau veineux et un corps érectile vrai. Étant donné le phénomène que présente le tissu intra vitam, et dont nous aurons à parler tout à l'heure, on ne peut douter que ce tissu soit, au point de vue physiologique, un tissu érectile.

La turgescence et la déplétion du corps caverneux sont sous la dépendance du système nerveux, ainsi que cela a lieu pour les organes génitaux. Elles sont, pour ce qui est du nez, surtout, sous la dépendance du ganglion sphéno-palatin. Ce ganglion agira d'une part dans la turgescence comme vaso-dilatateur, en relâchant la paroi artérielle et en même temps la musculature du réseau veineux, d'autre part il exercera une action constrictrice. On peut remarquer, en effet, qu'au moment de la déplétion du corps caverneux, la muqueuse n'entoure pas les cornets à la façon d'une enveloppe flasque, mais que plutôt elle leur adhère intimement par suite de sa contraction. Ce phénomène ne peut être attribué qu'à la contraction musculaire.

L'influence nerveuse sur les corps caverneux du nez a été du reste démontrée par des recherches faites à ce sujet. On sait que le corps caverneux se gonfle d'une part grâce à un reflexe; d'un autre côté, les corps caverneux sont le point de départ de reflexes qui « se manifestent au loin » comme l'a décrit avec détails W. HACK (1) :

« Chaque jour, on peut voir une quantité de personnes qui, sans qu'elles soient prédisposées aux rhumes de cerveau, se plaignent d'un défaut de perméabilité de la fosse nasale, passager et de courte durée. Cet état peut survenir brusquement et disparaître de même. Si on essaie de contrôler par un examen de la fosse nasale la cause de cette obstruction, on obtient un résultat négatif pour la raison suivante. Chez les individus timorés, la peur de l'introduction d'instruments suffit à faire disparaître le phénomène d'une façon instantanée. La respiration nasale redevient libre et à

(1) *Ueber eine operative Radicalbehandlung von Migraine*, etc. Wiesbaden, 1884.

l'examen, on ne voit nulle part d'obstacle au courant respiratoire.
Ainsi donc, l'influence du facteur purement nerveux peut être très
considérable pour le phénomène en question. Dans ce cas, il faut
examiner le malade à plusieurs reprises, jusqu'à ce qu'on soit par-
venu à éviter l'altération psychique et à obtenir le résultat qu'on
constate chez les sujets moins timorés. On voit alors que la lumière
de la fosse nasale est obstruée par une saillie considérable de la
portion de muqueuse qui revêt l'extrémité antérieure du cornet
inférieur. Le gonflement en question, chez les personnes saines, ne
survient que par suite d'irritations relativement énergiques, un
séjour prolongé d'air chargé de poussière ou vicié par la fumée
d'une lampe, etc. Cette obstruction disparaît en même temps que
la cause occasionnelle. Il n'existe par conséquent ici qu'un mécanisme obturateur, purement physiologique, qui doit protéger dans
une certaine mesure la fosse nasale contre les influences nocives. »

Avant W. HACK, R. VOLTOLINI (1) avait dirigé l'attention des
médecins sur cet état de la muqueuse nasale. Il dit : « Ce tissu
érectile particulier nous donne la clef de maints phénomènes sur-
prenants que nous rencontrons à l'examen et dans les affections du
nez et qui seraient énigmatiques, sans la connaissance de ce tissu.
Nous voyons parfois, en effet, à l'examen du nez, que ce dernier
est obstrué par le cornet inférieur: le malade ne peut pas respirer
par le nez — on l'examine quelques heures après et l'on voit que
l'obstruction a complètement cessé et que le nez est redevenu
libre. »

Malgré cela, VOLTOLINI, pour ce qui est de la turgescence du corps
caverneux du nez, n'a pas tenu compte du système nerveux, et il
a émis une théorie tout à fait différente de la mienne, au sujet de
la turgescence et de la déplétion du tissu érectile. Étant donné
l'importance du sujet, je parlerai plus en détail de la théorie de
VOLTINI qui dit : « Le tissu érectile ressemble à la partie caverneuse du pénis et de l'urèthre, et vous pouvez, en général, vous
faire une idée de ce tissu, si vous vous représentez que la muqueuse
ferme, d'une épaisseur de 4 m.m. seulement, qui tapisse le périoste
du cornet s'épanouit à la façon d'une éponge, en un réseau trabéculaire circonscrivant des cavités. » Cette richesse sanguine explique, entre autres choses, la secrétion abondante qui s'élimine dans
le coryza. « Cette richesse sanguine ne peut exister que lorsque

(1) *Die Rhinoskopie und Pharyngoskopie.* Breslau, 1879.

le tissu érectile se trouve en quelque sorte en érection permanente, car dans la partie caverneuse du pénis, on n'observe la richesse sanguine qu'au moment de l'érection. Si donc le corps caverneux du nez était identique à celui du pénis, il y aurait pour le nez cet inconvénient, qu'il serait tantôt sec, tantôt humide. Il est de connaissance physiologique courante, que les cornets ont pour but d'augmenter la surface de la muqueuse, et aussi de servir de point d'appui aux corps caverneux. » Tout cela est clair et exact, mais n'explique pas le mécanisme par lequel le corps caverneux se maintient d'une manière permanente dans une sorte d'érection (VOLTOLINI). La théorie que VOLTOLINI expose maintenant pour expliquer l'érection de la muqueuse nasale repose sur la richesse des fins orifices que possèdent les cornets, et à travers lesquels passent les vaisseaux. VOLTOLINI dit : que l'os fait en quelque sorte partie du tissu caverneux; c'est l'éponge dure intercalée dans l'éponge molle; il est non seulement l'appui solide de ce tissu, mais grâce à lui encore, la plus grande partie des vaisseaux de l'intérieur de l'os est attachée à ses parois. « Si les vaisseaux cheminaient seulement à la surface de l'os, sans le perforer en d'aussi nombreux endroits, ils pourraient bien remplir de sang les cavités caverneuses; mais comment le tissu serait-il maintenu en quelque sorte en érection, comme dans le pénis, où le réseau caverneux part de la tunique albuginée qui produit l'érection? Les relations des vaisseaux dans le cornet osseux sont semblables à celles des veines diploétiques du crâne, qui, elles aussi, sont toujours béantes, ce qui rend continuellement possible une communication entre le cerveau et la surface externe du crâne. »

D'après cette description, je dois admettre que VOLTOLINI n'a pas envisagé le sujet sous son bon côté. D'après lui, le tissu caverneux du nez doit, pour remplir sa tâche, être maintenu constamment dans une sorte d'érection, et persister dans cet état grâce aux nombreux vaisseaux qui passent à travers les lacunes des cornets et qui sont fixés à ces organes. Je ne puis admettre cette opinion, pour des raisons anatomiques et physiologiques. Pour des raisons anatomiques, parce que je ne trouve pas que les veines du corps caverneux du cornet inférieur traversent des lacunes du cornet, et qu'elles suivent plus loin sa face latérale (1); pour des raisons phy-

_____

(1) Dans l'os, il n'existe que des vaisseaux propres. Les artères et le réseau veineux sont, par places, ainsi que nous l'avons dit, dans des rainures osseuses.

siologiques, parce que les veines restées béantes ne peuvent être douées de la propriété que VOLTOLINI leur attribue. On ne peut douter que le sang ne puisse s'écouler encore plus facilement, si les vaisseaux étaient fixés, ainsi que le dit VOLTOLINI; donc, il ne peut pas être question de la production facile d'une érection dans le tissu caverneux du nez, au moyen de veines attachées et maintenues béantes. VOLTOLINI a trop peu insisté sur les artères et c'est un tort, car ce sont les artères et non les veines qui remplissent le corps caverneux. Voyons, par analogie, comment l'érection se fait dans les autres organes. Pour le pénis, il est démontré que dans l'érection, les artères se dilatent sous l'influence de la moelle lombaire. Les muscles trabéculaires s'affaissent, et il existe dans le tissu érectile gorgé de sang, des dispositions qui rendent quelque peu difficile l'écoulement du sang. Il n'en est pas de même pour le cornet, bien que les facteurs initiaux soient les mêmes; toujours est-il qu'il est possible qu'ici l'apport du sang n'ait pas besoin d'être augmenté et que pour un gonflement prolongé il suffise d'un relâchement des muscles des veines. Les choses se passent autrement, parce que, comme nous l'avons déjà dit, le sang se laisse facilement exprimer du corps caverneux du nez. Le tissu, ainsi que HENLE (1) l'a dit avec juste raison, dans une communication personnelle à VOLTOLINI, appartient au tissu compressible.

On pourrait peut-être comparer l'appareil circulatoire de la muqueuse nasale à un tuyau, qui présenterait à sa partie moyenne

---

(1) « Pour ce qui est du tissu caverneux, M. le professeur HENLE, dans une lettre qu'il m'a adressée, exprime l'opinion suivante : Le sang, à l'entrée de la fosse nasale, ne servirait-il pas comme matériel de chauffage, ainsi que dans beaucoup d'endroits, pour chauffer l'air inspiré? Cet auteur dit pouvoir expliquer pour le même motif la richesse vasculaire du tympan, car ce dernier n'a pas besoin pour sa nutrition, d'un apport sanguin aussi considérable. Quant à la turgescence du tissu caverneux, HENLE dit que pour maintenir béants les vaisseaux non pourvus de parois suffisamment contractiles, il n'est pas besoin de faire intervenir autre chose que la pression sanguine venant du cœur. HENLE envisagerait le tissu caverneux du cornet comme une sorte de tissu érectile, qu'il a appelé compressible, dont l'état normal est la turgescence, et pour la déplétion duquel il faut des causes spéciales, une pression extérieure par exemple, ou l'augmentation de la contraction des vaisseaux. Bien que la congestion du tissu caverneux, c'est-à-dire des vaisseaux qui le constituent, puisse être produite par la pression sanguine du cœur, augmentée par celle des artères, et que ces dernières restent béantes, il faut quand même, à mon avis, admettre que la turgescence est accélérée par le trajet particulier des vaisseaux dans l'os où ils sont attachés, de telle façon qu'ils restent toujours béants. » (VOLTOLINI, Die Rhinoskopie, etc.)

une dilatation en forme de ballon. Le liquide qui traverse ce tuyau remplira le ballon, et ce dernier restera rempli tant que le tuyau d'écoulement ne sera pas plus large que le tuyau d'apport. Si on applique cette comparaison aux corps caverneux du cornet, on voit que l'artère est le tuyau d'apport, la veine celui d'écoulement ; ils ont tous deux la même largeur ; le ballon est représenté par le corps érectile musculeux qui est sous la dépendance du système nerveux, et qui peut subir des changements de volume. Le corps caverneux permet à ces cavités de se dilater d'une façon considérable, et il restera gorgé, tant que ses muscles ne se contracteront pas. Puisque VOLTOLINI n'a pas tenu compte des artères et qu'il attribue de plus aux veines béantes une fonction essentiellement différente de celles qu'elles possèdent, à savoir : qu'elles seraient capables de maintenir l'érection du tissu érectile du nez, je ne crois pas m'avancer trop en disant que sa théorie est insoutenable.

Pendant la vie, la muqueuse nasale est rouge, le corps érectile rempli ; sur le cadavre, la première est pâle, le corps caverneux est vide, contracté ou à peine rempli. Il n'est turgescent sur le cadavre que si les muscles ont été paralysés préalablement, par suite d'un catarrhe chronique.

Lorsque le corps caverneux est rempli *normalement*, les mailles ne sont pas dilatées au maximum, et il est capable de se tuméfier davantage sous l'influence d'irritations. L'érection du corps caverneux du nez n'est pas comparable à celle des corps caverneux du pénis ; en effet, la verge en érection devient encore plus rigide par la pression, à l'encontre de ce qui se passe pour le corps variable du nez qui, dans des conditions analogues, se vide pour se remplir à nouveau dès que la pression cesse.

Le fait seul que la muqueuse nasale ne contient un corps érectile que dans la portion respiratoire, fait soupçonner qu'il joue un rôle dans la respiration. R. B. TODD et W. BOWMAN (1) ont déjà fait remarquer que les réseaux se trouvent dans une région exposée, plus que toute autre, à des causes de refroidissement, et qu'ils semblent destinés à augmenter la chaleur de cette région ainsi que la température de l'air inspiré, et, de plus, à débarrasser cet air de ses impuretés. D'un autre côté, on a fait valoir que le riche réseau veineux de la cavité nasale avait pour but de maintenir humide la muqueuse nasale (VOLTOLINI). Maints faits parlent en faveur de

(1) *The Physiological Anatomy and Physiology*, Vol. II. London, 1859.

cette théorie : nous savons, par exemple, que tandis que la muqueuse nasale reste toujours humide, la muqueuse buccale se sèche dès qu'on est obligé de respirer par la bouche. Mais, du fait que dans la respiration buccale la muqueuse du pharynx et celle du larynx se sèchent aussi, on doit conclure que dans la respiration normale, la muqueuse nasale rend humide l'air inspiré. Me basant sur les résultats négatifs des expériences que TRAUBE a faites à propos de l'influence exercée par l'air froid et par l'air chaud sur le poumon, je n'ai pas autrefois attribué d'importance à ce réchauffement de l'air inspiré ; mais dans ces derniers temps je suis revenu de mon idée, et cela, à cause surtout d'une communication du prof. STÖRK, qui soutient que les personnes obligées de respirer par la bouche sont atteintes d'un catarrhe du larynx.

Les réseaux veineux de la muqueuse nasale sont de forme variable chez les différents animaux. Le mouton, par exemple, a une muqueuse du cornet inférieur mince et, à la place du corps caverneux, on trouve un plexus composé de colonnes veineuses disposées en séries, au milieu desquelles les artères sont intercalées à des distances égales. Le corps érectile fait défaut ; il est remplacé par un réseau de faible épaisseur qui peut suffire à chauffer et à lubrifier la muqueuse, étant donné que chez cet animal la surface de la muqueuse est beaucoup plus étendue que celle de l'homme, à cause de la longueur du squelette de la face et du cornet inférieur.

SYSTÈME CAPILLAIRE DE LA MUQUEUSE NASALE ; SES RELATIONS.

(Pl. XIII, fig. 8 et 9.)

Les artères de la muqueuse nasale, comparativement aux veines, sont moins nombreuses et *plus étroites;* leurs branches, avant de se rendre à la muqueuse, envoient des ramifications périostées qui s'épanouissent en un fin réseau capillaire à mailles larges, dont les canalicules s'abouchent, soit à la couche la plus profonde des réseaux veineux, soit aux troncs veineux d'écoulement. Sur les parties minces de la muqueuse nasale, sur la cloison, par exemple, où les corps glandulaires, traversant la muqueuse dans toute son épaisseur, vont assez régulièrement jusqu'à la couche périostée, les capillaires du périoste se jettent par places dans des branches veineuses qui sortent de la glande et qui cheminent vers les canaux profonds d'écoulement. On voit aussi des capillaires qui sortent de la face basale des glandes; ils augmentent de diamètre et se dirigent vers une veine, dès qu'un capillaire du périoste s'est uni à eux dans leur partie élargie.

Après avoir donné naissance au réseau capillaire du périoste, les artères se dirigent en haut, comme nous l'avons dit, en forme de tire-bouchon, dans les trabécules du corps érectile, vers la surface de la muqueuse et envoient un petit rameau aux glandes qu'elles rencontrent (Pl. XIII, fig. 8). De cette manière, il se forme un *second système capillaire des glandes* suivi d'un *troisième système capillaire* dans la couche conglobée de la muqueuse (Pl. XIII, fig. 9). Les glandes, séparées du tissu voisin par une capsule spéciale, sont entourées par les capillaires en tire-bouchon. Autour des divers canaux, les capillaires forment des réseaux canaliculaires. Les veines qui sortent des capillaires glandulaires se jettent, selon la profondeur où elles se trouvent, dans des veines larges ou étroites. Les capillaires glandulaires situés près de la surface de la muqueuse, s'abouchent par leurs petits tuyaux d'écoulement dans le réseau cortical du corps érectilé, tandis que les petites veines qui sortent des corps glandulaires placés dans la profondeur de la muqueuse, souvent près du périoste, se déversent dans les vastes lacunes voisines du tissu érectil. Au point où les corps glandulaires remontent jusqu'à la couche conglobée et au niveau des orifices des conduits excréteurs des glandes, les deux systèmes capillaires, ainsi que nous le verrons, s'unissent entre eux.

Le fait que nous allons énoncer me paraît aussi digne d'intérêt. *Les conduits excréteurs* — surtout ceux des glandes assez volumineuses, — *sont entourés d'un réseau capillaire très dense.* Les canalicules qui sortent du réseau, s'abouchent dans les veines voisines, par exemple dans le réseau cortical, ainsi que dans les capillaires superficiels, là où le conduit se trouve dans le territoire de ces derniers. Dans le revêtement du vestibule du nez, les gros canalicules peuvent encore à peine être distingués à l'œil nu, sous forme de travées sombres. Ce réseau est comparable au soi-disant tissu érectile compressible, spécialement à celui du canal naso-lacrymal. Il doit avoir pour but d'obstruer la lumière du conduit, à l'état de repos de la glande. L'étude de ce réseau peut donner naissance à une autre théorie qui ressemble à celle émise plus haut, au sujet du réseau veineux dans les canaux osseux. Pour cela, il est nécessaire d'envisager de plus près la disposition d'un canal glandulaire dans la muqueuse et de prendre comme point de départ son état de repos, état dans lequel les parois du conduit, semblables à celles de la plupart des organes tubuliformes, sont accolées. Entre le conduit et le canal où il est situé, on trouve intercalé du tissu érectile, sous forme d'un plexus veineux ; ce dernier s'emplit lorsque la sécrétion cesse et se vide lorsqu'elle traverse le conduit ; le stroma véritable reste à l'état de repos. Si le conduit était fortement soudé à la paroi du canal qui le renferme, il devrait être toujours béant, ou bien le stroma devrait jouir de la propriété de suivre le conduit dans sa fermeture. Il est peu probable qu'un tel déplacement du tissu se produise dans les portions denses de la muqueuse.

J'ai déjà dit que les artères de la muqueuse nasale forment, dans les couches conglobées superficielles, un troisième système capillaire. En ce point, où la muqueuse est mamelonnée, sous forme de crêtes et de bourrelets, les capillaires s'élèvent en des anses allongées, groupées étroitement, mais ils ne font pas défaut non plus sur les endroits plus lisses ; en ces derniers points, toutefois, ils sont petits et comme aplatis. Puisque les crêtes de la muqueuse sont toujours plus larges que les papilles de la peau, souvent même très larges, on trouve toujours à leur intérieur un groupe d'anses unies entre elles. L'artère afférente de l'anse est relativement très étroite, tandis que la branche efférente descendante, dirigée vers le système veineux, est dilatée et s'abouche brusquement dans la partie superficielle du réseau cortical, qui est très large relativement aux anses, c'est-à-dire dans des veines assez volumineuses. Les artères peuvent aisément se distinguer des veines. Les premières sont étroites, tandis que les dernières sont larges. Sur la Pl. XIII, fig. 9, j'ai fait figurer des anses semblables. Sur des coupes longitudinales de l'extrémité postérieure des cornets inférieurs, on peut distinguer des crêtes très larges qui, à l'intérieur, renferment un réseau serré, composé d'anses nombreuses anastomosées entre elles, et qui, finalement se rendent dans le réseau cortical.

Autour des orifices glandulaires, à la surface de la muqueuse, les capillaires forment des anneaux vasculaires ressemblant assez à des orifices de gaines de poils. Ces dernières cependant sont plus larges.

La transition de la muqueuse nasale dans la peau du vestibule du nez et dans la muqueuse du palais se fait insensiblement, ainsi que R. Seeberg (1) l'a dit avec juste raison.

Ne fait exception, que la muqueuse de la paroi latérale et celle des choanes qui tranche assez nettement, à cause du sillon nasal postérieur. Les vaisseaux se comportent un peu différemment; on remarque, en effet, qu'au point de transition entre la peau et la muqueuse, ils deviennent brusquement plus larges, tandis que ceux qui sont dans la partie cutanée du vestibule se distinguent par leur structure grêle, malgré leur tassement. A cette occasion, je désire encore faire remarquer que les différentes couches du nez extérieur sont très riches en vaisseaux, et que, de plus, les territoires vasculaires séparés par les cartilages du nez, sont anastomosés (à l'aide des vaisseaux du périoste) entre ces cartilages, ainsi que sur leurs bords.

Les capillaires forment autour des parois des gaines des poils, des couronnes vasculaires à mailles larges.

D'après tout ce qui a été dit, on voit que la circulation se comporte de la façon suivante, dans les parties de la muqueuse nasale pourvues de corps caverneux.

L'artère s'épanouit dans le périoste, dans les glandes et dans la couche conglobée, en trois réseaux capillaires; entre ces réseaux et les veines d'écoulement, se trouve intercalé un corps caverneux, ou un plexus veineux dense. Par suite de l'interposition d'un corps caverneux, c'est-à-dire d'une voie sanguine très étendue entre les capillaires et les veines d'écoulement, voie qui augmente la pression dans la muqueuse, d'une part, et d'une autre ralentit la vitesse du courant sanguin, il résulte un appareil de refoulement qui favorise la sécrétion et le rayonnement de la chaleur.

Les capillaires de la couche conglobée et une partie des capillaires glandulaires, forment des veines qui s'abouchent dans le réseau cortical. Les veines des parties glandulaires profondes, ainsi que celles du périoste, se jettent dans les parties lacunaires du corps caverneux; celles du périoste se rendent en partie dans les portions caverneuses et en partie dans des veines larges, qui vont de ces portions vers les veines périphériques. Une goutte de sang qui passe à travers l'artère pour aller jusqu'aux anses vascu-

---

(1) *L. c.* « Membrana pituitaria nasi neque in anteriore parte propre nares externos neque in posteriore ad fauces versus certo limite terminatur, sed eo potius loco, quo nares aperiuntur, cutis faciei sensim in illos transit ».

laires de la couche conglobée, traverse, avant de quitter la cavité
nasale, les anses, le réseau cortical, puis le réseau profond du
corps caverneux et enfin une des veines d'écoulement. Une goutte
de sang des capillaires glandulaires suivra la même route à travers
le réseau cortical, et si elle se trouve dans les couches profondes,
elle peut aller directement à travers les lacunes d'une veine d'écoulement. La goutte de sang placée dans les capillaires du périoste
peut directement se rendre dans une veine.

Pour terminer, je vais encore comparer l'appareil circulatoire de
la muqueuse nasale à celui de la peau. Je renverrai, pour ce qui
est des vaisseaux de la peau, au travail déjà cité de W. Tomsa.

Entre ces deux tissus, il existe maintes analogies.

a) Dans la muqueuse nasale, ainsi que dans la peau, il y a un courant
sanguin sécrétoire, fourni par des capillaires de la substance glandulaire, par ceux de la couche papillaire, c'est-à-dire par ceux de la
couche conglobée. Ainsi que dans la peau, nous voyons dans la
muqueuse nasale, une artère étroite devenir une anse dont le sang
s'écoule par des canaux larges. Tomsa dit : « que les branches descendantes des capillaires, à la base des papilles, ne se réunissent
pas partout aux branches voisines, pour former des racines veineuses », mais qu'elles forment souvent une espèce de réseau
érectile plus ou moins net qui, par endroits, par exemple dans la
paume des mains, possède deux couches, l'une superficielle, à axe
longitudinal, parallèle aux rangées des papilles cutanées et une
profonde qui forme des mailles polygonales d'où naissent les troncs
veineux. Tomsa dit qu'il désigne le réseau veineux sous le nom de
« réseau érectile » parce qu'il existe des différences dans la lumière
des vaisseaux afférents et efférents du courant sanguin papillaire,
ce qui indique que le réseau « ne sera rempli partout de sang que
lorsqu'il se produira une dilatation extraordinaire des artères ». Il
en est de même pour la muqueuse nasale ; là aussi la branche artérielle est étroite, la branche veineuse relativement très large et
les branches descendantes des anses vasculaires ne se rendent pas
immédiatement, elles non plus, dans les racines veineuses : elles
vont d'abord au tissu érectile, où on peut distinguer aussi deux
portions : une étroite, l'autre large. La différence consiste en ce
que notre réseau cortical est plus dense et plus large que le réseau
érectile de Tomsa.

b) Le courant sanguin, comme le dit Tomsa, traverse le tissu
cutané verticalement ou diagonalement et se partage en trois

voies superposées, qui finalement s'abouchent dans des troncs veineux communs. Ces trois voies sont : 1° le « courant graisseux »; 2° la voie sanguine des glandes sudoripares, et 3° le courant papillaire.

Dans la muqueuse nasale, nous avons aussi trois voies sanguines superposées :

1° Une couche capillaire superficielle, analogue au courant papillaire de la peau ;

2° Une voie sanguine des glandes muqueuses, correspondant aux glandes de la peau ;

3° Un courant périosté qui remplace le « courant graisseux » de la peau.

La différence consiste en ce que les systèmes capillaires de la peau sont plus distincts entre eux que ceux de la muqueuse nasale. Dans cette dernière, les systèmes capillaires, à l'exception du réseau périosté qui est isolé, sont très rapprochés, par le fait que les masses glandulaires traversent par places presque toute l'épaisseur de la muqueuse; leurs relations s'effectuent surtout au moyen du réseau cortical du corps érectile.

Le sang coule-t-il toujours en même temps à travers les trois voies cutanées, ou l'une de ces trois voies se trouve-t-elle éliminée dans certaines conditions; Tomsa croit devoir répondre que cette dernière hypothèse, bien que non démontrée, est probable. Je ne discuterai pas si une chose semblable se rencontre pour la muqueuse nasale, mais je dirai qu'alors même qu'il existerait une contraction maxima du tissu érectile, il n'y aurait pas d'interception du courant dans la couche périostée.

Une autre analogie consiste dans l'absence de circulation collatérale dans la muqueuse nasale.

A propos de glandes sudoripares, Tomsa dit que leur courant sanguin ne se termine pas au point où elles sont pelotonnées, mais qu'il se trouve en communication avec les vaisseaux du conduit excréteur. Plusieurs vaisseaux se séparent, en effet, de la partie pelotonnée, accompagnent en droite ligne le conduit excréteur vers le haut et sont réunis, en certains points, par de courtes anastomoses transversales; ils s'abouchent enfin dans la voie sanguine de la partie papillaire. Les conduits excréteurs des glandes de la muqueuse nasale sont, de la même façon, entourés de veines dont j'ai décrit plus haut les fonctions.

Résumé.

1° L'artère sphéno-palatine est, de toutes les artères nasales, le vaisseau principal. Toute la sphère respiratoire de la cavité nasale et aussi la partie inférieure de la fente olfactive, sont contenues dans le territoire de sa branche latérale (artère nasale postérieure); le territoire de sa branche interne (artère naso-palatine) comprend la cloison et la partie supérieure de la fente olfactive. Il existe de nombreuses voies collatérales qui s'inosculent dans le réseau artériel de la muqueuse; ce sont, sans compter les branches de peu d'importance : a) les artères ethmoïdales, b) l'artère nasale externe, c) l'artère de la cloison, et d) une traînée artérielle du canal naso-lacrymal qui met en communication les artères de la muqueuse nasale et celles de la face et de l'orbite.

Par suite de cette richesse en voies collatérales, il ne se produira pas facilement de troubles circulatoires dans la branche artérielle de la muqueuse nasale.

Les artères ci-dessus forment dans la couche basale de la muqueuse nasale, un réseau à mailles larges. De ce réseau seule-ment partent les vaisseaux parenchymateux de la muqueuse. Ces derniers sont contournés en tire-bouchon, comme le sont, en toute région, les artères à volume variable.

2° Des troncs veineux partent du réseau veineux dense ou du corps caverneux de la muqueuse nasale; ils présentent la même disposition que les artères qu'ils accompagnent dans toutes leurs directions. On peut distinguer cinq groupes de ces veines, l'un d'eux, le plexus nasal externe, se dirige en avant vers l'orifice nasal externe; le deuxième et le troisième groupe (veines ethmoïdales) se rendent, en haut, vers la cavité cranienne et orbitaire; un qua-trième, en arrière, vers le voile du palais et un cinquième enfin, en arrière et en haut, dans la fosse ptérygo-palatine.

3° La veine nasale antérieure profonde reçoit ses branches du réseau veineux de la muqueuse nasale et du tégument cutané du vestibule du nez. Les gros canaux du réseau forment en effet un réseau épais, à gros troncs, par suite de leur confluence mutuelle au niveau de la circonférence de l'ouverture pyriforme. Dans ce réseau s'abouchent aussi quelques grosses branches de la cloison cartilagineuse; de ce réseau partent trois ou quatre veines qui doivent être envisagées comme les racines de la veine nasale antérieure profonde.

Le nez extérieur présente une grande richesse en veines, superposées en trois couches, dont une est située dans la peau, la deuxième dans le revêtement du vestibule du nez, la troisième entre les deux, dans le périchondre du cartilage nasal.

Quelques veines osseuses du maxillaire supérieur servent aussi de voie d'écoulement au sang de la fosse nasale.

4° Les veines dirigées vers la cavité cranienne (veines ethmoïdales) s'anastomosent avec le réseau veineux de la dure-mère et celui du sinus falciforme supérieur. Il existe une autre relation plus importante, fournie par une veine qui accompagne une grosse branche de l'artère ethmoïdale antérieure et qui pénètre dans la fosse cranienne antérieure à travers la lame criblée. Cette veine s'inoscule soit avec le réseau veineux du tractus olfactif, soit avec une grosse veine, au niveau du lobe orbitaire.

Le courant sanguin de cette veine est normalement dirigé vers le cerveau. Cela résulte, d'après moi :

a) De l'analogie qui existe avec la direction du courant dans les veines ethmoïdales au système duquel notre veine appartient au sens strict du mot, et

b) De l'endroit au niveau duquel la veine quitte la muqueuse nasale; elle est en effet plus près des veines méningées que des autres veines d'écoulement de la fosse nasale ; il faut dire encore que les sinus veineux larges de la boîte cranienne ont une action aspiratrice sur le sang des veines cérébrales, dès que la pression sanguine baisse dans les grosses veines du cou. De plus, cette action sera sans doute transmise aux veines du lobe orbitaire.

La veine que nous venons de décrire semble être passée presque inaperçue jusqu'à présent. Par contre, on a attribué plus d'importance à une prétendue anastomose entre la veine nasale et le grand sinus falciforme, passant à travers le trou borgne. Sauf THEILE qui ne l'admet que chez l'enfant et SAPPEY qui la conteste d'une façon générale, la plupart des anatomistes optent pour l'existence de cette anastomose. Mes propres recherches montrent que le trou borgne contient un long prolongement conique de la faux, dont la longueur très variable atteint même parfois 1 cent. 1/2 et qui ne se laisse pas facilement détacher du canal. Chez le nouveau-né, ce prolongement est très volumineux et entoure un réseau veineux qui est en rapport, en haut, avec le sinus falciforme, en bas avec les veines périostées des os propres du nez. Chez l'adulte, par contre, ce réseau est moins dense et s'est séparé des veines du périoste du nez. Si donc des saignements de la muqueuse nasale (même chez l'enfant) amènent un soulagement sensible, ce soulagement ne doit pas être mis sur le compte des veines du trou borgne, mais sur la déplétion seule d'une veine qui traverse la lame criblée.

5° Les veines qui se déversent en arrière de la muqueuse nasale sont groupées en deux couches : les unes superficielles pour les veines palatines et pharyngées, les autres profondes qui, en qualité de veines satellites, entrent dans la fosse ptérygo-palatine, à travers le trou sphéno-palatin.

6° Semblables aux artères de l'appareil lacrymal, les grosses veines du plexus lacrymal établissent une communication indirecte entre les veines nasales faciales et orbitaires.

7° D'après ce que nous venons de voir, il résulte que pour l'écoulement du sang de la fosse nasale il existe une grande quantité d'émissaires; il ne peut donc pas se produire facilement de stase au niveau des réseaux veineux.

8° Les corps caverneux du nez (au niveau du cornet inférieur, du bord du cornet moyen et à l'extrémité postérieure des trois cornets) siègent dans l'épaisseur de la muqueuse. On y distingue, comme dans les corps caverneux du pénis, une couche superficielle, à mailles étroites (réseau cortical) et en une profonde qui contient de larges lacunes. Les divers canaux de cette couche conservent une direction frontale, à l'encontre de la direction sagittale du réseau cortical.

Sur la face périostée de la muqueuse nasale, quelques-unes des parties du corps caverneux se transforment en réseau veineux, à direction sagittale, qui accompagne les gros troncs artériels et qui forment de véritables réseaux autour de ces troncs, aux points où ces derniers sont placés dans les sillons.

9° Le tissu trabéculaire du corps érectile de la muqueuse nasale se distingue notablement de celui de la verge. Dans le corps érectile de la muqueuse nasale, en effet, l'épanouissement des veines en un système lacunaire n'est pas aussi prononcé que dans la verge. C'est pour cela qu'on voit groupées autour de la lumière des veines, des couches musculaires. La muqueuse nasale est donc canalisée, grâce à un réseau érectile fortement musculaire pourvu, des principales membranes d'un vaisseau. Dans les trabécules larges qui renferment du tissu élastique en grande quantité, siègent les glandes placées entre les veines à des profondeurs variables.

10°. Puisque le corps caverneux de la muqueuse nasale reçoit des capillaires de la couche conglobée et des glandes, sa forme se rapproche en quelque sorte de celle de l'urèthre. Mais comme sa musculature est disposée régulièrement, il diffère du tissu érectile type des organes génitaux; il représente morphologiquement une sorte de transition entre un plexus veineux simple et un corps érectile vrai.

11° La turgescence et la déplétion du corps érectile de la muqueuse nasale est sous l'influence du système nerveux.

12° Les artères de la muqueuse nasale, comparées aux veines, ont une lumière étroite et n'existent qu'en petite quantité. Elles forment dans la muqueuse trois réseaux, un pour le périoste, un autre pour les glandes, un troisième, superficiel, dans la couche conglobée de la muqueuse, offrant une structure en forme d'anses communicantes.

13° Les petites veines qui proviennent des capillaires glandulaires s'abouchent, en partie (les superficielles) dans le réseau cortical, en partie (les profondes) dans les cavités larges du réseau érectile. Aux points où les glandes s'étendent jusqu'à la couche conglobée, les deux réseaux capillaires communiquent entre eux.

14° Les tuyaux glandulaires possèdent un réseau capillaire dense d'où naissent les communications avec les veines voisines et avec les capillaires de la couche conglobée. Surtout dans les gros conduits, ces réseaux doivent, d'une part, remplir les fonctions du tissu compressible, c'est-à-dire obstruer la lumière du conduit à l'état de repos de la glande; d'autre part, ils doivent fonctionner comme les réseaux veineux qui entourent les artères dans les canaux osseux. Le conduit siège dans un canal limité par le feutrage du tissu lamineux de la muqueuse. Si le canal était solidement attaché à la paroi du tuyau dans lequel il se trouve, il devrait toujours être béant, à moins qu'on n'attribue au stroma de la muqueuse la faculté de pouvoir s'affaisser. Mais le canal ne possède pourtant pas de lumière à l'état de repos; la sécrétion qui le traverse devrait, par conséquent, repousser le stroma, si ce dernier aussi était affaissé. Il n'est pas probable qu'un tel déplacement de tissu se produise. Il vaut mieux admettre, pour éviter cet état de chose, qu'il existe, entre le tuyau et le canal, un plexus vasculaire s'emplissant lorsque la sécrétion cesse et se vidant lorsqu'elle traverse le canal.

15° Au point de transition, entre la peau du nez et la muqueuse, on remarque que les vaisseaux, surtout les capillaires, deviennent brusquement plus larges.

16° D'après tout ce que nous avons dit, la circulation dans la muqueuse nasale s'effectue de la façon suivante : les artères s'épanouissent en trois réseaux capillaires dans le périoste, au niveau des glandes et dans la couche conglobée. Entre les capillaires et les veines, se trouve intercalé un corps caverneux ou un plexus veineux dense. Les capillaires de la couche conglobée et la partie supérieure des capillaires glandulaires déversent leur sang dans le réseau cortical; le réseau périosté et les couches profondes des capillaires glandulaires le déversent dans la partie lacunaire du corps érectile ou dans les grosses veines d'écoulement qui se rendent aux diverses veines périphériques déjà énumérées.

17° Il n'existe pas de voie sanguine dérivée, c'est-à-dire de communication directe entre les artères et le corps érectile, du moins je n'ai pas réussi à la trouver.

CHAPITRE IX.

Vaisseaux lymphatiques de la muqueuse nasale.

Les vaisseaux lymphatiques de la muqueuse nasale ne sont connus, d'après Ph. Sappey (1), que depuis les recherches de M. E. Simon. Avant cet auteur, ils auraient souvent été confondus avec des branches veineuses. Le réseau lymphatique est plus superficiel que le réseau veineux. Les gros conduits qui naissent du réseau lymphatique se dirigent en arrière vers les choanes, où ils forment un petit réseau. De ce dernier partent deux troncs dont le plus gros va à un ganglion lymphatique placé au devant de la deuxième vertèbre cervicale, tandis que le plus grêle, divisé en deux branches, descend vers des ganglions situés au niveau de la

(1) L. c.

grande corne de l'os hyoïde. Les vaisseaux lymphatiques du plancher nasal sont en relation avec ceux du voile du palais (Sappey).

Des recherches ultérieures ont donné ce résultat surprenant : à
savoir que le réseau lymphatique de la muqueuse nasale se laisse
injecter par les cavités interméningéales de la boîte cranienne.
Schwalbe (1) fut le premier qui ait réussi à injecter les vaisseaux lymphatiques de la muqueuse nasale par la cavité sous-dure-mérienne.
Plus tard, Axel Key et J. Retzius (2) ont surtout repris magistralement l'étude de ces vaisseaux et, ainsi que je tiens à le dire tout
de suite, ils ont rendu apparents les vaisseaux de la muqueuse
olfactive par l'injection des cavités sous-arachnoïdiennes. Les résultats obtenus par ces auteurs sont les suivants : Si on fait couler
dans la cavité sous-arachnoïdienne d'un animal récemment tué, un
liquide coloré, on trouve, à l'examen de la muqueuse nasale, que
ses canaux et vaisseaux sanguins sont gorgés dans une étendue
variable. On voit, s'irradiant autour de la lame criblée, des loges
injectées, allongées en forme d'étoile, qui suivent les ramifications
du nerf olfactif et qui, en effet, correspondent aux gaines injectées
des filaments nerveux. Habituellement, à côté, on trouve une injection des fins réseaux lymphatiques de la muqueuse olfactive dont
les troncs vont aux ganglions du cou. Ces réseaux lymphatiques
sont tout à fait *indépendants* des gaines péri-neurales et doivent,
par conséquent, avoir des communications indépendantes avec les
cavités sous-arachnoïdiennes. En examinant de plus près la lame
criblée, Retzius dit avoir observé des canalicules fins indépendants
des canaux des nerfs, auxquels les méninges envoyaient de minces
prolongements.

En injectant des masses très fluides, on remplit non seulement
les fines ramifications lymphatiques, mais encore les lacunes ; il
s'ensuit que ces dernières communiquent directement avec les voies
lymphatiques. Sur des coupes verticales de muqueuse olfactive
injectée de cette façon, on voit que la masse introduite n'est nullement limitée par la couche épithéliale, mais qu'elle se prolonge çà
et là, dans des points assez définis, jusqu'à la surface de l'épithélium,
au moyen de petits canaux. Ces canaux qui sortent, tantôt d'un
réseau lacunaire dense, tantôt d'un réseau lâche, au dessous de

(1) *Der Arachnoidealraum ein Lymphraum, etc.* Centralbl. f. d. med. Wissen-
schaft 1869, n° 30.

(2) *Stud. ü. d. Anat. d. Nervensyst. etc.* Stockholm, 1875.

l'épithélium, tantôt même d'un tronc unique, se dilatent en forme tant soit peu ampullaire en traversant l'épithélium, ou bien se terminent à sa surface par des dilatations cratériformes.

Somme toute, nous sommes en face de ce fait remarquable qu'une injection, sous une faible pression, faite par la cavité sous-arachnoïdienne, remplit fortement, par l'intermédiaire des voies lymphatiques de la muqueuse olfactive, les lacunes de cette muqueuse. De plus, il existe une voie de découlement venant de la muqueuse, à travers des canaux spéciaux placés dans l'épithélium et allant vers la surface de ce dernier. Il y a donc une communication ouverte entre la cavité sous-arachnoïdienne des organes nerveux centraux et l'air extérieur.

Retzius a obtenu des résultats analogues en injectant la cavité sous-dure-mérienne.

Les expériences décrites n'ont trait qu'aux animaux (chien, lapin), car chez l'homme, on n'a pas réussi à injecter les vaisseaux lymphatiques du nez par les cavités sous-dure-mérienne et sous-arachnoïdienne.

Je me suis rendu compte de la justesse des données exposées par des expériences faites sur des animaux. Il n'y a pas à douter du fait; mais en apportant une critique sévère, on peut découvrir quelques défauts que je vais mentionner. D'abord, il est surprenant que la communication des vaisseaux lymphatiques avec la cavité sous-dure-mérienne ne s'effectue pas à travers les gaines péri-neurales. Il faudrait admettre l'hypothèse de communication particulière entre ces deux systèmes ou entre la cavité sous-dure-mérienne et la cavité sous-arachnoïdienne, communication que personne n'a encore rendue apparente au point de vue anatomique. En pratiquant l'injection isolée de ces gaines péri-neurales, j'ai réussi à remplir les lacunes, lorsque j'ai augmenté la pression de l'injection, ce qui a probablement donné naissance à des ruptures des gaines (Pl. XII, fig. 6).; j'ai eu alors des résultats semblables à ceux que Axel Key et J. Retzius ont représenté sur la Pl. 38, fig. 5 à 9 de leur ouvrage. Quant à la relation entre les voies lymphatiques de la muqueuse nasale et la cavité sous-arachnoïdienne, il faut aussi faire la preuve anatomique du point de transition, afin de pouvoir repousser avec certitude l'idée de rupture de la pie-mère et l'extravasation avec une invasion consécutive des voies lymphatiques. Les résultats seuls de l'injection ne sont pas suffisamment probants pour des anostomoses aussi subtiles.

CHAPITRE X.

Appareil nerveux de l'organe olfactif.

(Pl. XIV - XVI.)

Dans l'appareil nerveux de l'organe olfactif, on distingue :

a) les parties centrales (lobe olfactif et portions de l'écorce en relation avec lui);

b) les nerfs olfactifs ;

c) les terminaisons nerveuses dans la muqueuse olfactive, déjà décrites au chapitre VII.

Parties centrales. — Les appareils centraux du nerf olfactif sont plus faciles à suivre que ceux des autres nerfs. Cela provient de ce que le tronc des nerfs olfactifs part directement de l'écorce des hémisphères, et c'est pour cela qu'il n'y a pas de relations compliquées avec le pédoncule cérébral ni avec le noyau médullaire des hémisphères, traversé par les ramifications centrales des autres nerfs, qui se rendent à l'écorce. Je commencerai la description du centre olfactif par celle du centre des mammifères macrosmatiques (1), fortement développé dans toutes ses parties, à l'encontre de ce qui se passe chez l'homme et chez les animaux microsmatiques. La différence entre eux est tellement grande, que quelques traînées nerveuses qui, chez l'homme, ne sont visibles qu'au microscope, le sont à l'œil nu chez les animaux à lobes développés.

On ne peut donner une description complète du lobe olfactif sans parler du *gyrus fornicatus* que P. Broca (1) désigne sous le nom de *lobe limbique,* dans ses descriptions classiques. Nous décrirons donc d'abord cette circonvolution.

GYRUS FORNICATUS *ou* LOBUS LIMBICUS.

La vaste scissure (scissure interhémisphérique) située sur la face interne de chaque hémisphère, est bordée par une grande et vaste

(1) Turner divise les mammifères : en macrosmatiques, c'est-à-dire ceux qui possèdent un lobe olfactif très développé; en microsmatiques, qui ont des lobes olfactifs relativement petits; et en anosmatiques, qui n'ont pas de lobes olfactifs. Xe Congrès international. Berlin, 1890, Bd. II.

(1) Broca. *Mémoire sur le cerveau de l'Homme et des Primates.* Paris, 1888.

circonvolution, le *gyrus fornicatus* (grand lobe limbique de Broca) qui commence à l'extrémité frontale du cerveau, contourne en haut le corps calleux et qui s'étend, à la base, jusqu'à la pointe du lobe temporal. Le gyrus se compose de deux moitiés, une supérieure dorsale, entre le corps calleux et le lobe cérébral (circonvolution du corps calleux, Broca, *lobus corporis callosi*) et une moitié inférieure (circonvolution de l'hippocampe, *lobus hippocampi*), qui est située au bas, et qui se porte en avant, tout le long de la fente des hémisphères, jusqu'à la pointe du lobe temporal (Pl. XIV, fig. 1 et 3).

La limite entre le lobe du corps calleux et la circonvolution de l'hippocampe est formée, chez les quadrupèdes dont le cerveau présente des circonvolutions, par une circonvolution de transition, le *pli de passage retrolimbique* de Broca, qui est situé obliquement et transversalement, entre les lobes limbiques et le lobe pariétal.

Chez l'Homme et chez le Singe, la scissure calcarine rencontre une division nette placée entre les deux moitiés du lobe limbique. Le pont de communication entre ces deux moitiés, l'isthme, devient très mince, surtout chez les singes inférieurs, chez lesquels l'*isthme du gyrus fornicatus* est devenu une circonvolution profonde. La circonvolution servant de pont, qui, chez eux, se trouve à la base de l'angle antérieur de la scissure calcarine, entre le lobe du corps calleux et le lobe de l'hippocampe semble, en effet, être identique à l'isthme.

La raison pour laquelle Broca décrit séparément le lobe limbique des autres parties des hémisphères, est motivée, d'après lui, et je l'approuve entièrement, par *l'indépendance* que possède à tous les points de vue cette circonvolution. Le lobe limbique représente une circonvolution qui apparaît de très bonne heure et qui, même chez les animaux à encéphale lisse, est limitée nettement par un sillon (scissure limbique, Broca). Dans les cerveaux présentant des circonvolutions, elle devient visible, déjà à une époque où l'hémisphère est encore lisse et elle n'est pas modifiée par les altérations — formation des circonvolutions — que l'enveloppe cérébrale subit plus tard. La scissure limbique représente chez beaucoup d'animaux à encéphale lisse, le seul sillon visible sur l'hémisphère.

Entre la moitié dorsale du lobe limbique et les circonvolutions situées au dessus d'elle, on trouve, dans le cerveau gyrencéphale,

deux *sillons* situés *l'un derrière l'autre*, le postérieur plus long —
sillon souspariétal — qui le sépare du lobe pariétal, et l'autre antérieur, plus court — *sillon sousfrontal* — qui le sépare du lobe
frontal (Pl. XIV, fig. 1 et 3).

La scissure limitante basale du lobe limbique, que j'ai décrite
plus haut comme scissure limbique, commence en avant, sur le
bord interne du lobe olfactif (comme *fissura rhinalis*). Elle sert de
limite entre le lobe de l'insula et les lobes frontal et pariétal ; elle
contourne, plus en arrière, le lobe de l'hippocampe, et se termine
au niveau du pôle postérieur de l'hémisphère (Pl. XIV, fig. 2 *L* et 4 *l*).
Chez l'homme, la fissure calloso marginale correspond au sillon
sousfrontal : les deux autres sillons portent le même nom.

Chez les animaux à cerveau lisse, il n'y a que la branche basale
de la grande scissure arquée, qui soit bien développée. En avant,
sur la face interne des hémisphères, le corps calleux est encore
limité d'une façon incomplète par une impression courte et peu profonde, analogue à la scissure sous-pariétale. Le vestige d'une
scissure sous-frontale ne se trouve que dans les cerveaux de quelques animaux à cerveau lisse.

Chez l'*Homme* et chez les *Singes*, la scissure sousfrontale existe
constamment ; elle est de beaucoup plus longue que la scissure
souspariétale ; par contre, la scissure limbique présente, comme
nous le verrons tout à l'heure, une régression très nette.

Le *gyrus fornicatus*, ainsi que Broca le fait remarquer avec insis-
tance, a une forme d'anneau, parce que le *lobe olfactif* se divise en
deux branches, l'une interne, l'autre externe : la première se continue jusqu'à l'extrémité frontale du lobe calleux, la seconde jusqu'à l'extrémité antérieure du lobe de l'hippocampe.

Le lobe limbique, envisagé comme anneau, se divise en trois
lobes :

a) lobe du corps calleux ;

b) lobe de l'hyppocampe ;

c) lobe olfactif.

Les Cétacés font exception à cette division, car ils n'ont pas de
lobe olfactif. Chez eux, le lobe limbique ne se compose que des
lobes désignés sous la rubrique *a* et *b*, et ne forme pas, par conséquent, d'anneau fermé.

Lobe de l'hippocampe. Ce lobe est *énormément* développé chez
les mammifères *macrosmatiques ;* il représente un gonflement volumineux de la partie basale des hémisphères, qui s'amincit à son

extrémité antérieure, endroit où il pénètre dans le pédicule du lobe olfactif et qui, uni à ce dernier, est aussi connu sous le nom de lobe pyriforme (Pl. XIV, fig. 2 et 4).

Le lobe de l'hippocampe dépasse, par suite de son volume remarquable, l'extrémité antérieure du lobe temporal.

Chez *l'Homme* et chez les *animaux macrosmatiques*, le lobe de l'hippocampe est beaucoup plus petit ; *il ne fait plus de saillie, en forme de voussure, à la base du cerveau; et pour ce qui concerne spécialement les Primates, il ne dépasse pas le lobe temporal, ni frontalement, ni basalement; mais, sur la ligne médiane, il est contigu aux circonvolutions temporales qui le surplombent.*

La *scissure limbique* existe, mais d'une façon très rudimentaire ; elle se présente sous forme d'une courte rainure arciforme, sur la face du lobe temporal qui regarde la fossette de Sylvius, entre l'uncus et le gyrus occipito-temporalis (Pl. XIV, fig. 3).

Dans 86 % des cas, j'ai trouvé une scissure limbique en forme de rainure; dans 14 % des cas, on ne voyait, à la place, qu'une entaille à angle obtus ou aplati. Ce résultat statistique concorde assez bien avec les recherches de Giacomini (1).

Une différence capitale entre le lobe de l'hippocampe des mammifères macrosmatiques et microsmatiques se manifeste aussi sur un autre point du lobe temporal. Chez les Primates, en effet, et chez le Dauphin, l'extrémité antérieure du lobe de l'hippocampe est recourbée vers le haut, en forme de crochet; c'est pour cela qu'on la désigne sous le nom de *uncus,* tandis que chez les animaux osmatiques, l'extrémité antérieure du lobe de l'hippocampe se continue dans les lobes olfactifs, sans crochet.

Lobe du corps calleux. Cette circonvolution commence en avant, au dessous du bec du corps calleux, où il se retourne dans le lobe frontal; passant de là à la face interne des hémisphères, il est situé au-dessus du corps calleux. Finalement, il contourne le splénium du corps calleux, et ce n'est qu'après, qu'il se rend à la circonvolution de l'hippocampe (Pl. XIV, fig. 1-3).

Chez les animaux *macrosmatiques*, l'extrémité frontale du lobe en question est plus large que son extrémité postérieure et se réunit, ainsi que nous l'avons dit, à la racine olfactive interne. Chez les *Primates*, on voit une disposition contraire; chez *l'Homme* notamment, ce pôle frontal du lobe du corps calleux est étroit, son

(1) *Guida allo studio d. circonvol. cerebr. dell'uomo.....* Torino, 1884.

écorce est excessivement mince, souvent *déprimée* et comme *atrophiée.*

Arrivé à la face inférieure du corps calleux, le lobe du corps calleux se renfle et présente un épaississement assez volumineux, solidement attaché à la face inférieure du bourrelet du corps calleux, c'est-à-dire de la voûte, sous forme d'un *prolongement conique (circonvolution du corps calleux),* il s'avance très en avant.

Chez les animaux *microsmatiques,* la circonvolution du corps calleux est développée d'une façon rudimentaire ou manque complètement. Chez l'homme, elle forme un corps composé de plusieurs bourrelets hémisphériques ou une plaque corticale lisse. Quant à sa structure, à part quelques détails insignifiants, elle est analogue à celle du lobe limbique.

La raison pour laquelle, chez les animaux macrosmatiques, les circonvolutions du corps calleux sont mieux développées que chez les microsmatiques, provient, comme nous le verrons tout à l'heure, de la différence de développement de la corne d'Ammon. La portion du lobe du corps calleux, située au dessous de la circonvolution du corps calleux, représente, dans le cerveau *macrosmatique,* un fragment de circonvolution volumineux et superficiel. Chez les *Primates,* au contraire, elle est effilée, étroite (isthme de la circonvolution du corps calleux), et chez les Singes inférieurs, le Chimpanzé, et parfois aussi chez l'Homme, elle est operculée par le lobe lingual (1).

Le *lobe olfactif,* qui forme l'anneau du lobe limbique, représente, dans le cerveau des mammifères macrosmatiques, un organe épais, pédiculé, qui, à son extrémité antérieure, possède un gonflement arrondi, considérable (bulbe olfactif). La partie pédiculée *(pedunculus olfactorius)* est accolée à la surface orbitaire de l'hémisphère; le bulbe la dépasse. Le pedunculus olfactorius, au point où il se réunit au lobe orbitaire, se divise, à sa base, en deux branches divergentes épaisses, *racines olfactives (circonvolutions olfactives).* L'une, interne *(racine olfactive interne);* l'autre, externe *(racine olfactive externe).* La racine olfactive interne se rend à la face

(1) La surface de la circonvolution de l'hippocampe (le subiculum), ainsi que la face basale du corps calleux, contiennent une couche notable de substance blanche *(substantia reticularis alba),* qui doit être considérée comme un épaississement du liseré qui existe sur toutes les circonvolutions. Sur le lobe olfactif, ainsi que sur la lamina perforata anterior, nous trouvons également une disposition analogue.

interne des hémisphères, jusqu'au lobe du corps calleux. La racine externe se dirige, en s'élargissant peu à peu, vers l'extrémité antérieure du lobe de l'hippocampe. Il faut ajouter, comme *racine moyenne ou grise*, une lame plane ou voûtée, située entre les deux, c'est la *perforée antérieure. Mentionnons enfin un quatrième trait d'union avec le lobe frontal, désigné par* BROCA *sous le nom de racine supérieure ou frontale.*

La coupe transversale du pedunculus olfactorius ressemble complètement, au point de vue descriptif et topographique, à celle de n'importe quelle circonvolution cérébrale, avec cette seule différence, que la couche superficielle de substance blanche est ici beaucoup plus épaisse, et, sur le bord interne du pédicule, elle forme un faisceau dense et épais, les *stries olfactives.* Le revêtement blanc du lobe olfactif du Dasypus est extrêmement épais.

Les rapports du lobe olfactif des animaux *macrosmatiques* avec la face inférieure de la partie de l'enveloppe cérébrale désignée sous le nom de lobes frontaux, et que j'appellerai lobes orbitaires, sont très importants à connaître. Ce lobe est composé de deux circonvolutions qui, à l'exception de leur pôle frontal, sont, à leur point de jonction, séparées l'une de l'autre par une scissure large ou par une dépression en fossette. Cette scissure, où se trouve le lobe olfactif, correspond à la scissure olfactive du cerveau humain. Le pédicule du lobe olfactif est solidement attaché à l'extrémité postérieure de la scissure olfactive, c'est-à-dire que son écorce ainsi que sa partie médullaire s'irradient de ce point dans l'hémisphère. La transition est représentée par une racine du lobe olfactif, dont la moelle, d'après les données de BROCA, s'irradie dans le lobe frontal. La partie frontale de l'insula se continue dans la circonvolution limitante latérale du sillon olfactif.

PÉDONCULE OLFACTIF (TRACTUS OLFACTORIUS) CHEZ L'HOMME.

Chez l'homme et chez les *animaux microsmatiques*, le tractus olfactif désigné sous le nom de pédoncule est beaucoup moins développé que chez les macrosmatiques. Il forme une lamelle mince, aplatie dans la direction dorso-ventrale, surtout composée de substance blanche. La face dorsale du tractus olfactif présente un *revêtement cortical* assez épais dans la moitié postérieure du tractus, et qui se termine en avant par une crête médiane effilée.

Cette crête s'aplatit peu à peu, se dissocie, prend une légère coloration et rayonne dans le bulbe olfactif. Sur les coupes transversales, le tractus olfactif a un contour triangulaire, parce que sa face dorsale pénètre dans le sillon olfactif. Les deux faces latérales du triangle appartiennent aux sillons que nous avons déjà indiqués. La troisième face est libre et présente une coloration blanche.

Chez l'Homme, le tractus olfactorius part aussi du bord postérieur du lobe orbitaire où il est en même temps attaché; de plus, il est libre et couvre le sillon olfactif. Au niveau de la plaque de l'ethmoïde, le tractus se renfle, pour former le bulbe olfactif, long de 8 à 10 millimètres, qui, cependant, contrairement à ce que l'on constate chez les animaux macrosmatiques, n'atteint pas le pôle antérieur des hémisphères.

Le point au niveau duquel le nerf olfactif s'unit au bord du lobe orbitaire, se présente sous la forme d'une circonvolution courte, transversale, qui ferme l'extrémité postérieure du sillon olfactif; on la désigne sous le nom de *tubercule (trigonon) olfactif*. *Le tubercule olfactif appartient à la partie orbitaire de la circonvolution frontale inférieure*, et limite par conséquent dans la région du sillon olfactif la fossette de Sylvius. Le tubercule olfactif est nettement limité, parce que le sillon olfactif, à son extrémité postérieure, se divise en deux branches, une *médiane* et une *latérale*, qui entourent de chaque côté le tubercule olfactif. Cette description concorde avec celle de HENLE (1). HENLE dit : « On trouve le tubercule sur le bourrelet marginal (circonvolutions cérébrales). C'est une circonvolution transversale, passant en avant de la lame perforée antérieure, dont la crête médullaire est identique à la commissure blanche du plancher et est reliée au bec du corps calleux. Sa partie corticale s'unit au claustrum et, de plus, présente des faisceaux nerveux et des cellules pyramidales disposées de la même manière que dans les autres bourrelets marginaux du lobe antérieur. W. KRAUSE (2) admet aussi que le tubercule olfactif est l'homologue d'une circonvolution corticale. G. SCHWALBE décrit le tuberbule olfactif de la façon suivante : « Le tubercule olfactif est recouvert du côté dorsal, qui regarde le lobe frontal, par un prolongement de l'écorce grise de ce lobe ; cette couche s'amincit notablement en avant et se prolonge sur le bord dorsal du tractus

(1) *Handbuch der Nervenlehre.*
(2) *Allg. mikr. Anat.* Hannover, 1876

olfactif. La face ventrale du tuber, au contraire, ne possède qu'un mince revêtement de substance gris jaunâtre, qui se continue avec la lame perforée antérieure, et qui se réduit à une couche corticale d'une épaisseur minima sur la face ventrale du tractus ».

En raison de l'importance de la question, nous devons étudier de plus près les sillons qui limitent le tubercule olfactif. J'ai indiqué précédemment que l'extrémité postérieure du sillon olfactif, dans le cerveau humain, se divise en deux branches, qui coupent la troisième circonvolution frontale. Une partie de ce sillon limite donc déjà le tubercule olfactif. De ces deux branches, l'interne ne varie pas beaucoup, tandis que la *branche externe,* ainsi que A. Weisbach (1) et O. Eberstaller (2) l'ont déjà remarqué, *se prolonge souvent fortement* et coupe la circonvolution frontale inférieure (dans sa partie obitaire), sur un trajet de 2-3 centimètres (Pl. XIV, fig. 7). *On peut considérer comme cas extrêmes de cette anomalie, ceux dans lesquels la branche latérale du sillon olfactif coupe la circonvolution frontale inférieure dans toute sa largeur et se continue avec la fossette de Sylvius* (Pl. XIV, fig. 8).

Weisbach et O. Eberstaller, qui ont observé cette variété, la considèrent comme une rare exception, ce que je ne puis admettre. L'incision de la circonvolution frontale inférieure modifie de la façon suivante la configuration de l'écorce cérébrale : *le pôle de l'insula s'unit au tubercule olfactif pour former une circonvolution unique. Le tubercule se sépare en quelque sorte du lobe orbitaire et s'unit au pôle de l'insula de Reil* (Pl. XIV, fig. 8).

La région de la communication anormale, entre le sillon olfactif et la fente de Sylvius, est d'ordinaire recouverte par un court fragment de circonvolution, qui unit directement le pôle de l'insula avec le lobe orbitaire. O. Eberstaller, à qui cette disposition n'a pas échappé, soutient que la courte circonvolution transversale *(gyrus transversus insulae)* s'unit à la circonvolution frontale inférieure (circonvolution orbitaire transversale) qui se trouve en avant d'elle, ou avec le tubercule olfactif.

De plus, la région où se fait l'union est quelque peu variable, au point de vue de son développement; tantôt elle est fortement développée, située au niveau du lobe orbitaire, qu'elle peut même dépasser; tantôt cette région a un aspect atrophique, elle est forte-

(1) *Die Supraorbitalwindungen d. menschl. Gehirn,* Med. Jahrb. Wien, 1878.
(2) *Das Stirnhirn.* Wien, 1890.

ment déprimée en face du niveau du lobe orbitaire. Cette disposition semble se rapprocher davantage de la normale.

Chez l'*embryon*, le pôle de l'insula est saillant, son sommet est
situé au niveau du lobe orbitaire, ou même le dépasse un peu. En
dedans, il se continue directement avec le *tubercule olfactif, qui
semble être, en quelque sorte, l'extrémité médiane du pôle de l'insula.*
Le pôle de l'insula et le tubercule olfactif réunis, sont séparés très
nettement, en deux points, du lobe orbitaire; latéralement, par le
sillon de Reil, du côté interne, par l'extrémité postérieure du sillon
olfactif. *Entre ces deux sillons, sur un espace peu étendu, l'insula se
continue directement avec le lobe orbitaire.* Le pôle de l'insula et le
tubercule olfactif sont aussi très nettement limités en arrière; on
trouve entre eux et la lame perforée antérieure, un sillon que
G. A. GULDBERG (1) appelle la *fissura rhinalis posterior*.

En résumé, on trouve donc dans cette région, les trois circonvolutions frontales et le pôle de l'insula reliés au tubercule olfactif.
Entre les deux, la séparation est constituée par la rainure
antérieure de Reil et le sillon olfactif qui, de leur côté, sont séparés
l'un de l'autre par le pont unissant le pôle de l'insula au lobe orbitaire. Les phénomènes suivants se produisent ultérieurement :
« *d'ordinaire, le pôle de l'insula et le tubercule olfactif s'arrêtent
dans leur accroissement* », souvent aussi il en est de même de la
portion située en dedans du *gyrus transversus insulae,* tandis que le
lobe orbitaire se développe fortement. Le gyrus transversus s'enfonce
ainsi toujours plus profondément vers la fossette de Sylvius, et, de
plus, subit un aplatissement considérable, mais il est toujours
séparé de la lame perforée antérieure. Il reste tel, ou bien la
régression prend des proportions plus considérables, et le pôle de
l'insula aplati, ainsi que le tubercule olfactif, se continuent, sans
aucune ligne de démarcation, avec la lame perforée antérieure.
GULDBERG a observé la disparition progressive du sillon olfactif
postérieur dans la vie postfœtale, sans avoir cependant signalé la
régression du pôle de l'insula.

Il ne nous reste plus qu'à indiquer les transformations de cette
région où le pôle de l'insula s'unit au lobe orbitaire. Cette région
qui, par suite de la forte voussure du pôle de l'insula, porte assez
souvent un sillon superficiel peut, dans les stades ultérieurs de
l'évolution, présenter un développement très variable. Tantôt elle

(1) *Zur Morphologie der Insula Reilii.* Anatom. Anzeig. 1887, N° 21.

se développe en une courte circonvolution, le gyrus transversus de l'insulæ d'Eberstaller ; tantôt elle existe bien, mais atrophiée et fortement aplatie, ou bien encore cette région ne se développe plus ; dans ce cas, le sillon olfactif s'ouvre dans le sillon de Reil, et au fond du sillon, le *gyrus transversus de l'insula* est représenté, tout au plus, par une circonvolution profonde atrophiée. *La communication du sillon olfactif avec la fente de Sylvius représente donc le produit de la régression d'une circonvolution cérébrale.*

RACINES DU LOBE OLFACTIF.

On distingue *quatre* racines olfactives : l'externe, l'interne, la moyenne et la supérieure ; chez les animaux *macrosmatiques*, elles présentent une énorme épaisseur.

Racine externe. Plus elle se rapproche du lobe de l'hippocampe, plus elle s'épaissit ; sa moitié latérale, plus large, est grise, et présente, ainsi que je l'ai déjà signalé, sur des coupes transversales, les caractères d'une circonvolution cérébrale. La moitié interne de la racine, plus étroite, est blanche, au contraire. Il s'est produit ici une augmentation de la substance blanche, d'ailleurs très épaisse au niveau des circonvolutions du centre olfactif.

Racine interne. La racine olfactive interne est plus courte et plus mince que l'externe ; d'abord, pour cette raison que l'extrémité frontale du lobe du corps calleux est plus rapprochée du lobe olfactif que le *gyrus hippocampi.* Son point d'union avec le lobe limbique a macroscopiquement un aspect très différent, suivant la disposition du sillon de la face interne des hémisphères. Tantôt ses fibres se prolongent directement dans le lobe du corps calleux, tantôt elle semble être seulement en relation avec l'arc marginal externe ou la couche corticale de la partie la plus antérieure des hémisphères.

Chez l'*homme*, ainsi que chez les animaux *microsmatiques*, les deux racines olfactives sont beaucoup plus faiblement développées, mais on voit aussi, chez ces animaux, que le pédoncule olfactif est divisé en deux branches qui se prolongent en formant les *racines olfactives externes* et *internes.* On voit souvent, sur le pédoncule olfactif de l'homme, un sillon superficiel qui, du côté ventral, sépare les deux racines l'une de l'autre.

La *racine olfactive externe* est constituée par un faisceau médullaire mince, blanc, long de 12-15 millimètres, qui englobe le tubercule olfactif, et va de la région postéro-externe vers l'extrémité du lobe temporal, en passant sur la partie atrophiée du pôle de l'insula qui revêt la fosse de Sylvius, pour disparaître dans le gyrus uncinatus (Pl. XIV, fig. 5). Il est très vraisemblable que la racine externe de l'homme et des microsmatiques corresponde à la moitié blanche de la même racine des cerveaux des osmatiques, tandis que la partie corticale de la racine s'est complètement atrophiée.

La racine olfactive interne est beaucoup plus courte que l'externe; elle présente une coloration grise, et rayonne dans l'extrémité frontale du lobe du corps calleux.

Racine olfactive moyenne, lame perforée antérieure. Les racines externes et internes limitent, chez les animaux macrosmatiques, en même temps que le nerf optique, un espace convexe (espace quadrilatère de Broca), composé d'une couche épaisse de substance corticale et qui peut être tellement saillant qu'il dépasse, du côté ventral, les racines olfactives. On désigne cet espace sous le nom assez malheureux de racine olfactive moyenne. La racine olfactive moyenne est lisse ou sillonnée; cette dernière disposition est très nette sur le cerveau de l'*Histrix cristata*, du *Dasypus setosus*, etc., chez lesquels la lame perforée antérieure atteint des dimensions extraordinaires (Pl. XIV, fig. 4).

La lame perforée antérieure ne se limite pas seulement à la base du cerveau, elle s'étend aussi sur la *face médiane des hémisphères*, où cependant elle est moins saillante, mais pourtant nettement limitée de tous côtés.

Les coupes longitudinales et transversales pratiquées dans cette région nous montrent que la lame perforée se trouve placée immédiatement au dessous du corps strié, et qu'en réalité elle ne peut pas en être séparée. Cette relation intime a été déjà indiquée par Wenzel; on la trouve également signalée dans le travail de G. Schwalbe. Les coupes frontales que j'ai pratiquées à travers la lame perforée du mouton, montrent, à ce sujet, la disposition suivante : sur la racine olfactive externe, l'écorce est épaisse, gris sombre; au niveau de la lame perforée antérieure, elle est d'un gris jaunâtre, amincie et finement plissée. Une couche médullaire mince se trouve intercalée entre cette plaque et le corps strié situé au dessus, mais elle est traversée par quelques ponts de substance grise réunissant les deux organes.

D'après Broca, qui ne pouvait se baser que sur des recherches macroscopiques, cette couche médullaire ne présente aucune relation avec le corps strié, mais elle serait reliée au pied du pédoncule cérébral. Chez l'homme et chez les microsmatiques, cette relation n'existerait pas.

Chez *l'Homme, la lame perforée antérieure* est limitée, en avant, par les racines olfactives externes et internes, ainsi que par le tubercule olfactif, en arrière, par le nerf optique et le lobe de l'hippocampe, latéralement, par le pôle de l'insula, tandis que, en dedans, elle se continue avec la paroi médiane de l'hémisphère. Cette lame constitue une partie de l'écorce du cerveau; elle s'en distingue cependant par sa coloration gris jaunâtre plus prononcée et par ses gros trous destinés au passage des vaisseaux auxquels elle doit son nom. La lame perforée antérieure de l'homme est beaucoup plus aplatie que celle d'un animal macrosmatique; seule, cette partie qui est immédiatement accolée au tubercule olfactif, est souvent transformée en une saillie ne présentant que quelques rares perforations.

La topographie de la lame perforée antérieure, par rapport aux gros ganglions de l'hémisphère, présente des dispositions semblables à celles qui ont été trouvées chez les animaux. Les coupes sagittales et frontales pratiquées dans la région de la scissure de Sylvius nous montrent que l'écorce de la lame perforée est reliée au point où le corps strié se recourbe dans le noyau lenticulaire, et que, en arrière de la lame perforée, la substance grise qui s'unit profondément au pédoncule de la cloison transparente, se confond avec le globus pallidus. De la substance grise de la lame perforée partent des faisceaux médullaires qui, en certains points de leur trajet, sont superficiels, et qui, plus loin, s'unissent au tractus olfactif. Souvent, les faisceaux superficiels sont très nettement marqués et d'une certaine épaisseur. W. His a fait connaître un fait très intéressant : chez l'embryon humain, non seulement le lobe olfactif, mais encore cette partie des hémisphères dont part ultérieurement la lame perforée antérieure, sont relativement très développés. Cette région est fortement convexe; His lui a donné le nom de « lobe olfactif postérieur ».

Les relations de volume qui existent entre le lobe olfactif et la lamelle perforée, exercent une grande influence sur la forme de la scissure de Sylvius. Chez les animaux osmatiques, sa partie basale (fosse de Sylvius de Broca) est séparée des parties latérales (scissure de Sylvius de Broca) par le puissant lobe olfactif et par la saillie de la lame perforée. La racine olfactive externe, spécialement, prend une part importante à ce phénomène. Chez les animaux anosmatiques, il se produit en avant du lobe temporal, une dépression transversale, par suite de l'atrophie du lobe olfactif. Il en résulte une communication de la fosse avec la scissure de Sylvius.

Racine supérieure ou frontale. — Si, chez un *animal macrosmatique*, on sépare de son substratum, le pédoncule olfactif, simplement accolé à l'hémisphère, on voit que, comme nous l'avons déjà décrit précédemment, au niveau de l'extrémité postérieure du large sillon olfactif, la couche corticale du lobe olfactif se confond avec le lobe orbitaire. Sur les coupes sagittales de cette région, on peut se convaincre également que les stries médullaires des deux parties du cerveau se confondent l'une avec l'autre. On constate ce fait avec une netteté particulière chez les animaux qui ont un lobe olfactif creux.

Chez l'*homme*, on trouve la racine olfactive supérieure profondément située dans l'angle postérieur du sillon olfactif; on constate qu'un prolongement gris partant du tubercule olfactif se porte en avant et recouvre la face dorsale du tractus olfactif, de la façon que nous avons indiquée plus haut, en parlant du pédoncule olfactif (Pl. XIV, fig. 5).

Scarpa appelait ce lobule cortical, le *colliculus cinereus ;* Metzger, papille du plancher du sillon olfactif ; Henle, racine olfactive supérieure ; les Français, en raison de sa couleur, racine grise du nerf olfactif; Broca, spécialement, racine olfactive supérieure.

Le tubercule olfactif de l'homme correspond au point d'implantation du lobe olfactif chez les animaux ; on doit donc chercher les striations du lobe olfactif vers le lobe frontal, dans le tubercule olfactif, et dans son voisinage immédiat. Ce fait est particulièrement remarquable, car Broca, qui a étudié cette question avec beaucoup de soin, attribue à ces stries un champ beaucoup plus étendu qu'il ne l'est en réalité. Pour comprendre ces dispositions, il est nécessaire d'étudier d'un peu plus près l'anatomie du lobe orbitaire.

On observe sur le lobe orbitaire de l'homme :

a) le sillon olfactif;

b) le sillon orbitaire qui, dans les deux tiers des cas, présente

la forme d'un *H*. EBERSTALLER (1) y distingue un sillon principal
postérieur, à direction transversale (sillon orbitaire transverse,
WEISBACH) et, de plus, deux à trois ramifications latérales, à direction sagittale. Le sillon transversal sépare en avant la portion
orbitaire de la troisième circonvolution frontale. Les sillons sagit-
taux s'étendent par leurs longues branches antérieures dans la
circonvolution orbitaire moyenne, et par leurs branches postérieures, courtes, en forme d'encoche, qui constituent la bordure
arquée de la fente transverse, elles vont jusque dans la troisième
circonvolution frontale. BROCA *considère encore la portion de la troi-*
sième circonvolution frontale, limitée par la scissure transverse et les
deux longues branches postérieures (Pl. XIV, fig. 5 *r* et 6), *comme*
appartenant au territoire de striation du lobe olfactif. Je ne puis
admettre cette opinion, pour les raisons suivantes :

a) Cette région, dans laquelle BROCA prétend que rayonnent les
stries du lobe olfactif, n'existe pas dans le cerveau des osmatiques.

b) Le territoire de ramification du centre olfactif serait, d'après
la description de BROCA, beaucoup plus étendu chez l'homme que
chez les animaux macrosmatiques, et il est invraisemblable que la
racine olfactive rudimentaire présente un développement plus considérable qu'à l'état non rudimentaire.

c) Dans cette anomalie, où le tubercule olfactif est complètement
isolé par une profonde incisure de la branche latérale du sillon
olfactif, il ne saurait être question d'une saillie de la racine antérieure s'étendant jusqu'à la scissure transverse, et il est difficile
d'admettre qu'une relation si importante puisse être soumise à de
telles variations.

Les quatre racines du lobe olfactif sont plus épaisses chez l'embryon humain que chez l'adulte ; les racines internes et externes
y constituent des bourrelets saillants ; la racine externe surtout
est, ainsi que l'a déjà indiqué V. v. MIHALKOVICZ (2), fortement
développée, et son union avec le lobe de l'hippocampe est plus
nettement marquée que chez l'adulte.

Le lobe olfactif présente encore, outre celles que nous avons
déjà indiquées, deux autres connexions plus éloignées : l'une, par
l'intermédiaire du fornix, avec la corne d'Ammon, l'autre avec le

(1) *L c.*
(2) *Entwicklungsgesch. d. Gehirns.* Leipzig, 1877.

13

fascia dentata de Tarin, au dessus du corps calleux. Il semble, pour cette raison, que l'on doive d'abord étudier la corne d'Ammon.

CORNE D'AMMON.

La corne d'Ammon constitue sur le plancher un bourrelet blanc à sa surface, en forme de demi-lune ou de faucille, dont la convexité est tournée du côté externe, et la concavité du côté interne. Elle se développe par l'enroulement du lobe de l'hippocampe vers la corne inférieure. Le lobe se compose de deux couches corticales grises, une dorsale et une ventrale, qui affectent dans leurs rapports réciproques la même disposition que les branches d'un U. La convexité de l'U est interne et limite la scissure interhémisphérique. L'ouverture de l'U renferme le noyau médullaire de la circonvolution. Le feuillet dorsal s'enroule autour de la corne d'Ammon, et porte le nom de *subiculum cornu Ammonis*. La face libre de la corne d'Ammon tournée du côté du ventricule, possède un épais revêtement médullaire qui dépasse de beaucoup son bord interne concave et constitue un bourrelet médullaire libre plus ou moins large, que l'on appelle *fimbria* (branche postérieure du fornix). Dans le sillon, entre le fimbria et le subiculum cornu Ammonis, se trouve une étroite bandelette corticale, le *fascia dentata de Tarin*. De plus, la corne d'Ammon porte sur le bord latéral de son extrémité antérieure, des encoches (appelées digitations), qui, ainsi que G. Cuvier (1) l'avait déjà observé, manquent chez les animaux macrosmatiques.

La corne d'Ammon des animaux macrosmatiques est puissamment développée. Si on la compare à celle de l'Homme, on est surtout surpris du développement considérable de ses parties postérieures, qui, sur la face inférieure du corps voûté, sont immédiatement appliquées l'une à l'autre et s'étendent en avant jusqu'au milieu des tubercules optiques. On n'observe en aucune façon, chez l'Homme, un développement aussi considérable de l'extrémité postérieure de la corne d'Ammon. Elle ne se développe pas assez sur la face inférieure de la voûte pour recouvrir une partie des couches optiques; elle reste, au contraire, limitée au bourrelet du corps calleux et se rapetisse, en même temps que la circonvolution du corps calleux qui s'y trouve, de telle sorte, qu'elle n'atteint plus

(1) *Leçons d'anatomie comparée*. Paris, 1799, T. 2.

les tubercules optiques voisins; c'est pour cela que, entre les deux extrémités postérieures des cornes d'Ammon, la face ventrale de la lyre est libre. A l'encontre des macrosmatiques, l'extrémité postérieure de la corne d'Ammon constitue ici une mince crête grise (*cauda cornu Ammonis*), qui se dépouille de son vêtement médullaire, s'enroule autour du bourrelet du corps calleux et, sur la face dorsale de cet organe, se transforme en une mince plaque corticale.

FASCIA DENTATA TARINI.

Le fascia dentata est une bandelette étroite de substance corticale, située sur la face concave de la corne d'Ammon, et dans le feuillet gris de laquelle elle se prolonge directement. Du côté dorsal, elle est voûtée et cachée par la branche postérieure de la voûte, à l'exception de sa partie antérieure. Chez les *animaux macrosmatiques*, cet organe est lisse et bien développé; chez plusieurs, comme par exemple chez les insectivores, il est même énorme.

Chez l'*Homme,* le fascia dentata est très étroit, richement dentelé, et son extrémité postérieure subit une transformation semblable à celle de la partie postérieure de la corne d'Ammon; elle perd l'aspect dentelé et s'effile. Cette portion amincie du fascia dentata porte le nom de *fasciola cinerea,* elle est située en dedans de la queue de la corne d'Ammon, s'enroule autour de l'extrémité postérieure du corps calleux et se confond aussi avec le revêtement cortical rudimentaire qui enveloppe la face dorsale du corps calleux. La queue de la corne d'Ammon, ainsi que le fasciola cinerea, renferment encore les éléments caractéristiques de la corne d'Ammon et du fascia dentata; la première renferme les grandes cellules pyramidales, la seconde, la couche granuleuse; seulement, les cellules de la queue sont un peu plus petites, ne sont plus disposées régulièrement, et le stratum granulosum semble être plus rectiligne.

La corne d'Ammon et le fascia dentata s'unissent au lobe olfactif par l'intermédiaire du *fornix* (arc marginal interne) et par l'arc marginal *externe.* La voûte passe *au-dessous,* l'arc marginal externe *au-dessus* du corps calleux.

FORNIX.

Le fornix est une lame de substance médullaire située sur la face ventrale du corps calleux (voûte). A son extrémité postérieure, il se divise en deux branches, *fimbriae*, que l'on trouve sur les bords concaves des cornes d'Ammon, jusqu'à leur extrémité antérieure. Chez les animaux macrosmatiques, en raison du grand développement en avant de l'extrémité postérieure (supérieure) de la corne d'Ammon, les fimbriae décrivent un arc plus considérable que chez l'homme.

Chacune des moitiés du fornix se divise en avant en deux portions. L'une d'elles descend en arrière de la commissure antérieure, d'abord vers le corps mamillaire, et de là, sous le nom de colonne du fornix, elle communique indirectement avec la couche optique. La seconde portion se place en avant de la commissure antérieure et se rend, d'une part, au lobe olfactif, d'autre part, au lobe de l'hippocampe et au corps mamillaire. Je donne au tronc de la voûte, situé en avant de la commissure, le nom de *processus olfactorius fornicis;* le faisceau qui va au lobe olfactif, sous le nom de *fascicule olfactif propre;* l'autre faisceau, sous le nom de *fascicule de l'hippocampe* (pédoncule du corps calleux des auteurs).

Il existe, de plus, cette différence entre la colonne du fornix et le processus olfactif du fornix, que la première de ces formations constitue un cordon épais, plutôt libre et facile à représenter; tandis que la seconde ne présente des contours nets que chez un petit nombre d'animaux. C'est pour cette raison que jusqu'à ces derniers temps ses relations sont restées inconnues.

Chez les animaux macrosmatiques, le fornix, contrairement à ce que l'on observe chez les animaux microsmatiques et chez l'homme, est extrêmement épais et large; la fimbria surtout est énormément développée. C'est pour cette raison que je n'étudierai ici que le fornix des macrosmatiques. Nous ne devons pas non plus négliger de dire que, chez ces animaux, la cloison transparente est aussi très fortement développée.

Au point où le processus olfactif se sépare du fornix, on voit sur le cerveau des gyrencéphales, juste au dessous du bec du corps calleux un petit champ cortical faiblement cintré, limité en haut par le bec du corps calleux, en arrière, par la commissure antérieure; en avant, par le lobe du corps calleux; en bas, par la lame perforée. Ce champ cortical est connu déjà depuis longtemps sous le nom de pédoncule du corps calleux, et a été appelé par P. Broca « le carrefour de l'hémisphère », parce que, placé comme un véritable carrefour entre le lobe frontal, le lobe du corps calleux, la lame perforée, la racine olfactive interne et le bec du corps calleux, il est en relation avec toutes ces parties du cerveau. Mais la véritable signification de cette région devait échapper à Broca, parce qu'il se bornait à un examen superficiel. Cette région présente en effet des relations étroites avec le tronc du faisceau olfactif.

Chez quelques animaux, par exemple chez le Cochon et chez le Mouton, on observe, macroscopiquement, au niveau du processus olfactif du fornix, une lame médullaire, de coloration claire, partant de la cloison transparente, qui se sépare nettement des parties corticales voisines, pour se porter vers la paroi médiane de l'hémisphère (Pl. XIV, fig. 10 P). Au niveau de l'angle médian de la lame perforée antérieure, cette plaque médullaire se divise en deux cordons : l'antérieur, plus mince (faisceau olfactif (rr)), se porte en avant de la lame perforée vers le lobe olfactif; le postérieur, plus fort (faisceau de l'hippocampe), se trouve placé exactement au niveau du sillon situé entre le bord postérieur de la lamelle perforée et le nerf optique, et à l'examen macroscopique, on le voit se terminer au niveau de la pointe du lobe de l'hippocampe (bb). Si on soulève le nerf optique, on constate que le faisceau de l'hippocampe se soude au bourrelet du tuber cinereum. Chez quelques animaux, j'ai vu que le cordon postérieur, avant sa disparition dans le lobe pariétal, envoyait un faisceau épais à la racine olfactive externe.

Chez quelques animaux, le faisceau de l'hippocampe est si fortement développé, qu'il fait une saillie comparable à une circonvolution. Cet état s'observe, par exemple, chez l'*Histrix cristata* et chez le *Dasypus setosus* (Pl. XIV, fig. 4 b).

Broca a donné au faisceau de l'hippocampe le nom de *bandelette diagonale;* il s'est cependant trompé pour ce qui concerne sa terminaison, car il dit qu'il s'étend entre le gyrus hippocampi et l'extrémité frontale du gyrus du corps calleux. Avant lui, ce faisceau a été représenté dans un très beau dessin par Gall et Spurzheim (1). Vicq d'Azyr, Arnold (2), Foville (3), C. B. Reichert (4), etc., l'ont décrit comme partie basale du pédoncule du corps calleux, ce qui est certainement inexact, car la masse prin-

(1) *Anat. et Phys. du syst. nerveux, etc.* Paris, 1810.
(2) *Bemerk. ü. d. Bau d. Hirn-u. Rückenmarkes.* Zürich, 1838. Arnold décrit la partie de l'hippocampe plus exactement que Broca, car il le fait partir de la cloison transparente.
(3) *Traité complet de l'anat. du système nerveux.* Paris, 1844.
(4) *Der Bau des menschl. Gehirnes.* (Pl. 4 et 5). Leipzig, 1859.

cipale du cordon se recourbe au dessous du bec du corps calleux, dans la cloison transparente et dans le fornix.

Dans le cerveau de l'Homme, en raison de l'état rudimentaire de la voûte, il est beaucoup plus difficile de suivre le processus olfactif du fornix, que chez les mammifères macrosmatiques. La disposition décrite dans le cerveau des animaux osmatiques s'y retrouve cependant la même, mais en miniature; c'est pour cela qu'il n'est pas facile de s'orienter au premier abord.

Au niveau du processus olfactif du fornix, on trouve, entre la commissure antérieure, le bec du corps calleux et la première circonvolution frontale, un petit organe ressemblant à une circonvolution, que j'ai appelé *gyrus subcallosus.* Cette formation peut présenter un développement très variable. Elle est limitée de tous côtés, comme je l'ai dit plus haut, ou bien elle est soudée avec la première circonvolution frontale; dans ce cas, elle descend jusqu'au niveau du bec du corps calleux; elle peut être fortement saillante, ou déprimée, ou enfoncée, mais elle est dans tous les cas rudimentaire. Sur les préparations microscopiques, le gyrus subcallosus montre, par comparaison avec les parties corticales voisines, l'absence de la disposition typique des couches. Le bourrelet se compose surtout de faisceaux médullaires entre lesquels on trouve de grosses cellules pyramidales, irrégulièrement disposées.

Chez l'Homme aussi, le processus olfactif du fornix se divise en deux cordons qui, du côté basal, entourent la lame perforée antérieure; le fascicule olfactif propre se rend au tractus olfactif; dans la rainure située entre cet organe et le tubercule olfactif, le fascicule de l'hippocampe se rend, en arrière de la lame perforée, vers la pointe du gyrus uncinatus. Dans des cas favorables, on peut même reconnaître macroscopiquement la partie olfactive.

Souvent plusieurs cordons descendent du faisceau olfactif vers la surface du gyrus subcallosus, auxquels s'unissent alors, d'ordinaire, des faisceaux de fibres provenant de l'arc marginal externe.

Les faisceaux du cordon de l'hippocampe présentent une disposition analogue à celle des stries du nerf acoustique; en effet, toutes ensemble ou en partie seulement, elles se portent à la surface; dans ce dernier cas, une partie du faisceau est recouverte par la couche corticale grise qui revêt la fosse de Sylvius. La variabilité de cette disposition est la cause pour laquelle les données sur le faisceau de l'hippocampe sont si différentes. Ce faisceau a été même considéré comme un produit pathologique.

Le processus olfactif propre et ses deux branches ne sont pas faciles à isoler, car leur trame fibrillaire est traversée par des cellules ganglionnaires.

Le lobe olfactif et la pointe du lobe de l'hippocampe sont donc reliées à la corne d'Ammon par l'intermédiaire de la voûte.

ARC MARGINAL EXTERNE.

Le lobe limbique ne représente pas, au sens strict du mot, la véritable bordure de la scissure interhémisphérique, car on trouve, en dedans de lui, une étroite circonvolution qui est située encore plus près de la scissure. Cette circonvolution naît du côté basal, au niveau de la pointe antérieure de la corne d'Ammon et va, comme le *fascia dentata de Tarin*, jusqu'à l'extrémité postérieure du corps calleux ; elle constitue alors le *gyrus supracallosus*, situé au dessus du dos du corps calleux, et se recourbe de nouveau vers le bas, autour du bec du corps calleux, formant le *gyrus geniculi :* elle se rend plus loin à la partie antérieure de la paroi interne des hémisphères. Les trois parties réunies portent le nom de *gyrus marginalis externus*. Dans toute la partie où il repose sur le corps calleux, il est soudé à ce dernier ; il s'ensuit que le sillon du corps calleux ne se trouve pas entre le corps calleux et le lobe limbique, mais entre cet organe et le gyrus marginal. Le sillon du corps calleux doit être comparé, par conséquent, à un sillon de l'écorce.

Le développement de la circonvolution marginale externe est variable ; nous trouvons des animaux chez lesquels on reconnaît immédiatement que cette formation a les caractères d'une circonvolution, tandis que chez d'autres il n'en est pas ainsi. D'une manière générale, on peut dire que les *animaux macrosmatiques* possèdent une circonvolution *bien développée*. Dans tous les cas, la partie basale de la circonvolution, le *fascia dentata*, est plus puissamment développée que la partie dorsale. Seuls font exception, les animaux qui possèdent un corps calleux rudimentaire : chez ces derniers, la circonvolution marginale externe présente un développement unciforme dans toutes ses zones.

Le fascia dentata suit toujours exactement, comme nous l'avons vu, le bord concave de la corne d'Ammon, et constitue un organe cortical spécial qui n'a point de couche zonale.

L'extrémité antérieure de l'arc est moins constante, c'est le *gyrus geniculi*, que l'on ne peut suivre aussi loin vers le front chez tous les animaux. *Dans les cerveaux lissencéphales,* le *gyrus marginalis externus* se confond avec la paroi médiane des hémisphères, au niveau du bec du corps calleux, ou bien même avant de l'avoir atteint. Il ne se différencie plus de l'écorce de la paroi interne des hémisphères, de telle sorte que, seule, l'étude microscopique peut montrer comment se terminent ses fibres.

On observe la même disposition sur le *cerveau des gyrencéphales. Chez quelques animaux, au contraire, on peut suivre la circonvolution marginale externe jusque dans le lobe olfactif,* et il est très intéressant de constater dans ces cas, combien le développement du *gyrus marginalis externus* est variable, parmi les représentants d'un seul et même ordre. Chez l'*Ornithorynchus paradoxus* et l'*Echidna histrix*, le gyrus supracallosus disparaît dans la paroi interne des hémisphères; le cerveau du *Macropus giganteus* se comporte de la même manière.

L'*Halmaturus Benethii* présente aussi une disposition semblable, tandis que chez le *Phalangista vulpina, la partie de la circonvolution marginale externe, située en avant du corps calleux rudimentaire, est nettement limitée de tous côtés et se fusionne directement avec le lobe olfactif* (Pl. XIV, fig. 11 *ll*). La circonvolution ne se termine que dans le sillon situé entre le pédoncule et le bulbe olfactif. Le gyrus supracallosus est logé dans un sillon correspondant au corps calleux rudimentaire, entre le corps calleux et les hémisphères, que l'on doit d'abord ouvrir, pour avoir une vue d'ensemble sur la continuité des diverses parties qui forment la circonvolution marginale.

Chez le *Dasypus novemcinctus*, on ne peut suivre le gyrus marginalis que jusqu'au niveau du milieu du corps calleux, où il s'aplatit d'abord, puis disparaît dans la paroi médiane des hémisphères; chez le *Dasypus setosus, au contraire, le gyrus supracallosus se continue jusque dans le lobe olfactif.* Chez l'*Histrix cristata*, on observe les mêmes dispositions que chez le Phalangista et le Dasypus setosus.

L'*Homme* ne présente un arc marginal externe bien développé, que dans les premiers stades de la vie embryonnaire, car le gyrus supracallosus entre déjà en régression, et cela à un degré très variable, dans le cours ultérieur de la vie embryonnaire. Le fascia dentata est mieux développé, arrivé au bourrelet du corps calleux, il perd, en tant que fasciola cinerea, sa dentelure, et, uni à la queue de la corne d'Ammon, il disparaît dans la partie dorsale du corps calleux, où il forme, dans la plupart des cas, deux bande-lettes minces, blanches ou d'un gris blanc, *stries de Lancisi*, qui remplacent le gyrus supracallosus. A proprement parler, ces ban-delettes représentent un *mince revêtement cortical* du dos du corps calleux, qui se soulève en deux endroits pour former une sorte de crête. Une crête, la *strie médiane*, se trouve située tout près de la ligne médiane; l'autre, la *strie latérale*, est recouverte par le bour-relet du lobe du corps calleux. La première disparaît en avant, sous le bec du corps calleux, dans la paroi médiane de l'hémis-phère, et on ne peut plus la suivre sur la face ventrale du bour-relet du corps calleux, si ce n'est lorsqu'elle est bien développée, et alors on la voit passer dans le fascia dentata. La strie latérale commence en avant, à côté du pédoncule du corps calleux, sur la paroi médiane des hémisphères et se confond avec le fasciola cinerea, au niveau du splenium corporis callosi (1).

En outre, les stries se comportent d'une manière extrêmement variable, et je crois devoir rapporter quelques-unes de leurs variétés les plus importantes. Parfois, au niveau du point qu'elles occupent, comme chez beaucoup d'animaux macrosmatiques, une lame corti-cale épaisse de substance grise, recouvre la face dorsale du corps calleux; elle renferme toutes les couches que l'on trouve dans l'écorce du lobe du corps calleux qui l'avoisine.

Il arrive aussi que, seul, le gyrus geniculi est fortement déve-loppé. Lorsque le développement est moindre, ces stries sont composées, à la surface, d'une couche corticale pauvre en cellules, à laquelle se joint une seconde couche, où les cellules pyramidales sont clairsemées. Dans la partie la plus profonde, immédiatement au dessus du corps calleux, se trouvent encore des faisceaux

(1) J. Honegger (*Vgl. anat. Unters. ü. d. Fornix. Diss. inaug.* Genève, 1890) fait, en décrivant la strie latérale, l'observation suivante : « Chez l'Homme, la disposition de la partie principale du tænia tecta, ne laisse pas le moindre doute au sujet de sa relation avec le gyrus de l'hippocampe, ce qui rend d'autant plus étonnant que Zuckerkandl, qui, dans la description de cet organe, considère surtout le cerveau de l'Homme, fasse se confondre la strie latérale avec le fascia dentata ». Cette assertion ne saurait ébranler ma manière de voir. J'affirme, après comme avant, que les deux stries représentent le prolongement de la queue de la corne d'Ammon et du fascia dentata. Je n'ai pas contesté que les faisceaux médul-laires contenus dans la strie latérale fussent en relation avec la couche superfi-cielle blanche du lobe limbique. (Voir *Das Riechbündel des Ammonshornes.* Anat. Anzeig., p. 434. Iena, 1888.)

médullaires à direction sagittale. Ces stries médullaires se perdent
en avant dans le gyrus subcallosus, et je conclus par analogie
qu'elles sont aussi unies au lobe olfactif.

J'ai observé quelquefois que la strie médiane descendait jusqu'à
la lame perforée antérieure, à la surface de laquelle elle disparaît.

Résumé.

*L'arc marginal externe va de la pointe de la corne d'Ammon
jusque dans le gyrus subcallosus, et, chez beaucoup d'animaux
macrosmatiques, on peut le suivre jusque dans le lobe olfactif.*

La disparition de l'extrémité antérieure de la circonvolution
marginale dans la paroi interne de l'hémisphère, ne signifie pas
que les faisceaux médullaires contenus dans la circonvolution se
terminent réellement au niveau du point où ils se dispersent en
éventail ; ils se continuent plutôt dans la profondeur, vers le lobe
olfactif.

COMMISSURE ANTÉRIEURE.

(Pl. XVI, fig. 1.)

La commissure antérieure forme un trait d'union entre les deux
lobes olfactifs et les lobes pariétaux. Burdach, Foville et d'autres,
ont déjà reconnu sa relation avec les centres olfactifs, mais c'est
Desmoulin qui a vu le premier que, dans le groupe des mammifères,
l'étendue de la commissure antérieure dépendait du degré de développement des lobes olfactifs. Fr. Leuret et P. Gratiolet [1]
partagent cette manière de voir, comme le montre la citation
suivante : « Un troisième fait, sur lequel nous reviendrons bientôt,
mais avec plus de détails, donne un nouvel élément à cette
discussion. La commissure antérieure du cerveau, que nous
verrons être une commissure des hémisphères, et plus particulièrement de leurs lobes postérieurs dans l'homme, dans les singes,
et dans les autres animaux, ceux surtout qui ont de grands lobes
olfactifs, une commissure de ces lobes ».

S. Ganser [2] distingue sur la commissure antérieure une *portion
olfactive* et une *portion temporale*. Pour ce qui concerne la portion
olfactive, il est arrivé à des résultats qui concordent avec ceux de

(1) *Anat. comp. d. Syst. nerv.*, t. II. Paris, 1839-1857.

(2) *Vergl. anat. Stud. ü d. Gehirn des Maulwurfs. Morph. Jahrb. Band.* 7.
Leipzig, 1882.

Desmoulin. Cette portion, d'après Ganser, se recourbe en forme d'arc; de là, partant de la région transversale de la commissure antérieure, traverse le lobe olfactif dans toute sa longueur et se rend exclusivement au bulbe olfactif. Chez l'homme (ainsi que chez le singe), la partie olfactive de la commissure antérieure qui correspond à la régression du lobe olfactif, est beaucoup plus petite que chez les animaux macrosmatiques; cependant on peut, même chez l'homme, isoler macroscopiquement, par dissociation, la partie olfactive, sur des cerveaux bien durcis dans l'alcool.

L'étude de la commissure antérieure, chez des animaux à *corps calleux rudimentaire*, est très intéressante. On est surtout surpris de son grand développement et de son étendue. Je puis dire, d'après mes recherches personnelles, que chez l'ornithorhynchus paradoxus, la commissure antérieure se divise en deux troncs, dont l'un se perd en avant et en haut, l'autre, en arrière et en bas, dans l'hémisphère. Le mauvais état du cerveau que j'ai étudié ne permit pas de faire un examen plus minutieux, mais je m'en rapporte, pour ce qui concerne l'étendue de la commissure antérieure du cerveau dépourvu de corps calleux, à un travail de J. Symington (1), qui a paru tout récemment. D'après cet auteur, la commissure antérieure relie toutes les régions corticales des deux hémisphères, à l'exception de la corne d'Ammon et du fascia dentata, qui sont unis par l'intermédiaire du corps calleux rudimentaire (ou mieux, de la lyre).

CORPS CALLEUX.

On ne doit pas oublier le corps calleux dans l'étude des parties du cerveau dont dépend le centre olfactif, car lui aussi se distribue dans le lobe de l'hippocampe.

Sur le cerveau durci d'un animal macrosmatique, on reconnaît très bien par la dissociation des fibres, que la partie postérieure du corps calleux renferme d'épais faisceaux médullaires partant du lobe de l'hippocampe, et que la couche médullaire de la corne d'Ammon, envoie d'importantes masses fibrillaires dans le corps calleux. Même chez l'homme, où le lobe de l'hippocampe et la corne d'Ammon sont incomparablement moins développés, on peut

(1) *The cerebral commissures in the Marsupialia and Monotremata.* Read of the British Associat. Edinburgh, 1892.

suivre des faisceaux fibrillaires analogues. Il est intéressant de mentionner, d'après les recherches de J. Symington, qui concordent avec les travaux anciens de R. Owen (1), que chez les animaux à corps calleux rudimentaire, on ne trouve que la partie de cet organe qui relie la corne d'Ammon et le fascia dentata. D'après ces auteurs, les Monotrèmes et les Marsupiaux ne possèdent pas, d'une façon générale, de *corps calleux*, car l'organe rudimentaire appelé corps calleux, correspond à la lyre (de la voûte). Owen et Symington appellent pour cette raison le corps calleux rudimentaire « *the hippocampal commissure* ». D'après les figures de l'*Ornithorhynchus paradoxus*, que Symington a fait exécuter, on ne peut douter, en aucune façon, que « la commissure de l'hippocampe » réunisse exclusivement les cornes d'Ammon et les fasciæ dentatæ, tandis que toutes les autres parties corticales des deux hémisphères sont reliées par la commissure antérieure. D'après les recherches les plus récentes sur cette partie de l'anatomie cérébrale que nous devons à F. Marchand (2), c'est la partie la plus postérieure du corps calleux qui apparaît la première. Il serait important de savoir comment la première ébauche du corps calleux se comporte au sujet de la question de la « commissure hippocampique ».

FIBRES DU LOBE OLFACTIF.

(Pl. XV et XVI.)

J'ai fait mes études sur les stries médullaires du lobe olfactif, surtout sur les cerveaux de petits animaux (Souris, Rat, Vespertilio, Lapin), car sur les cerveaux des petits animaux microsmatiques, on peut facilement obtenir une vue d'ensemble de la disposition de ces fibres.

Le trajet des divers faisceaux médullaires se trouve déjà indiqué macroscopiquement chez quelques animaux à la surface du cerveau (ainsi, par exemple, la distribution des fibres médullaires du lobe

---

(1) Fr. Leuret et P. Gratiolet, *l. c.*, T. I, citent Owen, et écrivent : « La voûte, dit avec raison M. Owen, par ses deux piliers postérieurs et par la masse médullaire intermédiaire qui porte le nom de lyre, met les *deux grands hippocampes* en communication entre eux et avec les plis postérieurs du corps calleux. La commissure des hippocampes, ajoute le même auteur, est la voûte.

(2) *Ueber die Entwicklung des Balkens im menschl. Gehirn.* Arch. f. mikrosk. Anat. Bd. 37.

olfactif dans l'uncus, dans le lobe du corps calleux et dans l'arc marginal externe), tandis que les autres stries médullaires, ne peuvent être reconnues qu'à l'aide du microscope. Si on suit le noyau médullaire du lobe olfactif du pédoncule, vers l'hémisphère, on voit qu'il se divise d'abord en une partie ventrale et en une partie dorsale : la première est située sur le plancher de la fosse de Sylvius, vers le lobe temporal, la dernière en haut, vers le lobe frontal. Sur les cerveaux à lobes olfactifs creux, cette division en deux portions est nettement marquée.

Parmi les cordons médullaires du lobe olfactif, la portion qui appartient à la commissure antérieure, est extrêmement développée. La commissure antérieure forme un cordon épais, sur lequel on peut distinguer très nettement, comme l'a fait GANSER, une portion olfactive et une portion temporale. La ligne de démarcation entre ces deux portions est très nette, sur les coupes horizontales du cerveau (Pl. XVI, fig. 1). La portion temporale a une direction à peu près horizontale, et passe juste en avant des branches descendantes de la voûte. En avant, se trouve la partie olfactive recourbée en forme de fer à cheval, sur laquelle j'ai reconnu, comme GANSER, un entrecroisement des faisceaux. La partie transversale de la portion olfactive divise le corps strié en un gros noyau dorsal et en un noyau ventral plus petit ; ce dernier est en relation avec la lame perforée antérieure.

La substance médullaire de la racine olfactive moyenne part du lobe olfactif avec le faisceau de fibres de la racine antérieure. Ces faisceaux traversent la masse cellulaire de la lame perforée antérieure ; une partie des fibres s'y termine, une autre s'étend encore plus loin en arrière et se rend, d'après DESMOULIN (1), dans le pied du pédoncule cérébral. Je crois avoir pu me convaincre, sur des coupes horizontales, de l'existence de ce faisceau. En outre, des faisceaux médullaires naissent dans la partie de la masse corticale basale située au dessous de la commissure antérieure, dans la lame perforée antérieure ; ces faisceaux se dirigent vers le pédoncule cérébral et s'unissent de nouveau avec le lobe olfactif.

La solution de cette question souvent discutée, à savoir, si, comme MEYNERT et d'autres l'ont admis, la substance médullaire du lobe olfactif est en rapport avec le corps strié, ou s'il n'existe d'union qu'avec l'écorce de la lame perforée, dépend de la distance

(1) BROCA. *L. c.*

à laquelle on fait descendre la partie basale du corps strié. Si on sépare l'écorce de la lame perforée du corps strié, il est évident que dans ce cas, il ne peut plus être question de l'union du lobe olfactif avec le corps strié. Mais je considère cette opinion comme inexacte, car l'étude du développement et les transitions qui relient les deux parties corticales l'une à l'autre, nous montrent bien que la masse de substance grise, située ventralement par rapport à la commissure antérieure et s'étendant jusqu'à la surface de la lame perforée antérieure, doit être considérée comme appartenant au corps strié. Les choses étant ainsi considérées, il existe une relation entre le lobe olfactif et le corps strié. De plus, ce serait une erreur que d'admettre une relation entre le lobe olfactif et la tête du corps strié saillante dans le ventricule.

G. Schwalbe (1) pense que les relations fibrillaires décrites par P. Broca entre le bulbe olfactif et le pédoncule cérébral, correspondent aux relations fibrillaires du tractus avec le corps strié admises par Meynert.

Chez l'homme, la racine olfactive moyenne passe par le tubercule olfactif et modifie de la façon suivante cette partie de circonvolution frontale inférieure : les faisceaux médullaires reposent en partie à la surface du tubercule, en partie traversent son écorce et s'unissent avec les racines latérales et médianes du tractus olfactif, pour former une enveloppe blanche continue, qui contient, à la façon d'une gaîne, la substance grise du nerf (Henle) (2).

La racine olfactive externe appartient aussi aux connectifs de la base du lobe olfactif; chez l'homme, elle paraît être réduite aux minces stries olfactives; chez les animaux, le noyau médullaire de la racine olfactive se fusionne avec la substance blanche du gyrus hippocampi. La masse de substance médullaire des macrosmatiques, semblable à une bandelette située à la surface du pédoncule, provient du bulbe; car, sur plusieurs lapins, auxquels on n'avait enlevé que le bulbe olfactif, j'ai vu que les *stries olfactives du côté opéré* (ainsi que la substance blanche superficielle) *s'étaient complètement atrophiées.*

Outre les trajets médullaires que nous venons de décrire, le lobe olfactif est encore uni par des cordons importants au lobe limbique et à l'arc marginal externe. Le cordon médullaire qui l'unit au lobe

(1) *L. c.*
(2) *Nervenlehre.*

limbique s'enroule, après avoir abandonné le lobe olfactif (sa racine interne), autour du bec du corps calleux, arrive sur la face dorsale de cet organe et s'unit au faisceau médullaire du lobe du corps calleux. On le désigne sous le nom de *Cingulum* (Pl. XV, fig. 6 *aaa*).

Un second cordon de fibres, le connectif de l'arc marginal interne, chemine tout d'abord avec les fibres du cingulum du lobe olfactif, jusqu'à la région du bec du corps calleux ; il se sépare en ce point du cingulum et pénètre *au dessous* du genou du corps calleux dans la cloison transparente (Pl. XV, fig. 1 et 3).

Ce faisceau (*fasciculus olfactorius*, faisceau olfactif de la corne d'Ammon) entoure dans son trajet en avant le bord antérieur de la lame perforée antérieure et se dirige avec le fasciculus hippocampi, vers le corps du fornix, auquel il s'unit. J. Honegger (1) pense que dans ma description du faisceau olfactif j'ai confondu les masses fibrillaires du pédoncule de la cloison transparente avec celles du faisceau longitudinal supérieur. On verra, par l'examen des figures 1, 2, 3 et 5 de la Pl. XV, que cette opinion est inexacte.

Enfin, il me reste encore à décrire le trajet des fibres dans le fasciculum hippocampi (Pl. XV, fig. 1, 2, 4 et 5; Pl. XVI, fig. 3 et 4). Ce faisceau se distingue par son *épaisseur considérable* (il présente chez le Cochon d'Inde un diamètre transversal de 2 millimètres, tandis que celui du fasciculus olfactorius est à peine de 3 à 4 dixièmes de millimètres). Ce faisceau part de la cloison transparente et tire ses fibres en partie de cet organe, en partie de la voûte. Le faisceau, qui relie la paroi interne des hémisphères à la base du cerveau, s'étend en se contournant entre la lame perforée et le nerf optique; il se termine, vers la périphérie, dans la pointe du lobe pariétal, dans le corps mamillaire, et vraisemblablement aussi dans le tuber cinereum (Pl. XVI, fig. 4). On peut, alors même que les groupes fibrillaires ne sont pas nettement séparés, distinguer sur ce faisceau, une partie latérale et une partie médiane; la première, qui a plutôt une direction transversale, se termine dans le gyrus hippocampi (Pl. XVI, fig. 3 *f*); la seconde se recourbe en arrière, sa direction est plutôt sagittale, et elle rayonne, comme on le voit très nettement sur les coupes horizontales, en partie dans le tuber cinereum, en partie dans le corps

(1) *L. c.*

mamillaire (Pl. XVI, fig. 3 *f'*). Des masses fibrillaires que l'on peut suivre en avant jusque dans la lame perforée (Pl. XVI, fig. 4), s'unisssent aux faisceaux de ce dernier groupe.

Le cingulum présente aussi des relations étroites avec le processus olfactif du fornix. On a représenté (Pl. XV, fig. 4 *a'*) un faisceau médullaire qui part du cingulum et s'accole au faisceau de l'hippocampe. Le faisceau de l'hippocampe se compose donc de deux éléments, un ventral et un dorsal; le premier est le plus puissant et se trouve placé au dessous du bec du corps calleux, le second contourne vers le haut le genou du corps calleux; ces deux parties sont unies l'une à l'autre par une couche corticale.

Le faisceau olfactif et le fascicule de l'hippocampe sont caractérisés par les nombreuses cellules ganglionnaires qui s'y trouvent disséminées.

Les cas dans lesquels on voit macroscopiquement une partie de la bandelette olfactive se rattacher à la partie de l'hippocampe, doivent évidemment s'expliquer par ce fait que chacun des faisceaux de cette bandelette naît des cellules ganglionnaires de la partie hippocampique.

Résumé.

Nous avons vu que le *gyrus fornicatus* constituait une circonvolution de forme annulaire, prenant naissance au niveau de la pointe du lobe pariétal et se terminant en ce point, comme à l'extrémité frontale du lobe du corps calleux, dans le lobe olfactif. Une grande partie de cette circonvolution est beaucoup plus puissamment développée chez les animaux macrosmatiques que chez les microsmatiques et que chez l'homme. L'arc marginal externe, qui a la même direction que le corps limbique, ainsi que l'arc marginal interne, sont fortement développés chez les animaux qui possèdent un lobe olfactif volumineux.

Chez les animaux à lobes olfactifs *rudimentaires* et chez l'homme, les organes suivants sont réduits :

a) le gyrus hippocampi ;

b) le lobe du corps calleux dans la région de l'isthme et du pli de passage rétrolimbique ;

c) la circonvolution du corps calleux ;

d) l'extrémité frontale du lobe du corps calleux, dont la partie réduite ne s'étend que peu en arrière au dessus du bec du corps calleux ;

e) la lame perforée antérieure ;

f) la corne d'Ammon, notamment son extrémité postérieure, qui se prolonge en une pointe effilée (*cauda cornu Ammonis*) ;

g) la circonvolution marginale externe, dont la région basale (*fascia dentata*) est encore la partie la mieux développée ; enfin :

h) l'arc marginal interne.

L'étroite relation anatomique qui existe entre le lobe olfactif d'une part, le lobe limbique, la lame perforée et la corne d'Ammon d'autre part, montre avec la plus grande vraisemblance, qu'il existe une relation entre ces diverses parties.

Selon moi, la *partie corticale* du centre olfactif avec les centres qui lui sont associés se compose :

a) de l'écorce du lobe olfactif ;

b) du tubercule olfactif ;

c) du lobe limbique, à l'exception de la grosse portion du lobe du corps calleux, située au-dessus du dos du corps calleux ;

d) de la lame perforée antérieure ;

e) de la corne d'Ammon et du fascia dentata ; peut-être aussi :

f) du tuber cinereum et du corps mammillaire.

Ces régions corticales sont reliées :

a) par les quatre racines olfactives ;

b) par le cingulum ;

c) par la voûte, qui, comme nous l'avons vu, relie, par l'intermédiaire du processus olfactif du fornix, la corne d'Ammon, à l'extrémité de la circonvolution de l'hippocampe (1) et avec le lobe olfactif.

Les faisceaux de la couronne rayonnante sont formés par :

a) la colonne du fornix, et

b) la partie du processus olfactif du fornix qui rayonne dans le tuber cinereum et dans le corps mamillaire.

Les *fibres commissurales* sont :

a) la commissure antérieure et

b) la lyre qui relie les deux cornes d'Ammon l'une à l'autre.

Il est vraisemblable qu'en outre, il existe encore dans le splenium

---

(1) Cette opinion est en contradiction avec celle soutenue par Honegger, d'après laquelle les parties médianes des fibres contenues dans le pédoncule de la cloison transparente, se recourbent dans la commissure antérieure et constituent vraisemblablement des faisceaux d'union entre l'uncus et le lobe olfactif.

14

du corps calleux, des fibres commissurales du lobe de l'hippocampe et de la corne d'Ammon.

Les théories que nous avons soutenues jusqu'à ce moment, sur
le centre olfactif, sont fortement confirmées par l'étude du cerveau
du dauphin, dont le lobe olfactif a complètement disparu. Chez cet
animal, la réduction des parties de l'écorce reliées au lobe olfactif,
atteint le degré le plus élevé; quelques-unes de ces parties,
comme le montre la description qui va suivre, n'existent même
plus.

Cerveau du Dauphin.

Lobe limbique. — Le lobe limbique de cet animal ne se compose
que du lobe de l'hippocampe et du lobe du corps calleux, parce que
le lobe olfactif manque. Le lobe du corps calleux naît au dessous
du bec du corps calleux et dans la partie où il repose sur le dos du
corps calleux, il est analogue aux autres circonvolutions bien
développées, et il est pourvu de nombreux sillons; *mais la
partie du lobe limbique située au dessus de l'extrémité postérieure
du corps calleux s'amincit extrêmement; la partie de cette circonvolution, située à la face ventrale du corps calleux, est déjà notablement atrophiée et est recouverte par le lobe pariétal.* Au contraire,
l'extrémité frontale du lobe du corps calleux n'est pas sensiblement
atrophiée.

Le lobe de l'hippocampe est très court, étroit, très atrophié et
recourbé en forme de crochet à son extrémité antérieure, comme
chez les animaux microsmatiques. Le pli de passage rétrolimbique,
qui forme la limite entre les deux parties du lobe limbique, est
repoussé très loin en avant, près de l'extrémité antérieure du lobe
limbique.

La fissure limbique constitue un sillon long de 2 centimètres
environ, limitant latéralement le lobe de l'hippocampe.

Lame perforée antérieure. — Cette lame est complètement atrophiée. Néanmoins, à son niveau, la base du cerveau est presque
plus saillante que d'ordinaire, parce que, par suite de l'atrophie
superficielle, la tête voûtée du corps strié est repoussée vers la
surface basale de l'hémisphère.

La corne d'Ammon. — Sur la face dorsale du lobe de l'hippocampe fortement atrophié, on observe une crête, longue de 1 centimètre, large de 2 millimètres, partant de l'uncus et effilée à son
extrémité postérieure. La forme, le volume et la coloration, n'indiquent en aucune façon qu'elle représente la corne d'Ammon arrivée

à un haut degré d'atrophie; ce sont sa position et l'étude microscopique qui le prouvent (1).

Les coupes de la portion ventrale du lobe limbique nous montrent qu'il ne s'est produit un enroulement de l'écorce vers la corne inférieure, qu'en avant, au niveau du lobe de l'hippocampe; la partie basale du lobe du corps calleux, au contraire, ne présente aucun enroulement. Pour ce qui concerne les couches de l'écorce de la corne d'Ammon, on voit qu'une *couche mince, granuleuse,* formée de cellules rondes très serrées les unes contre les autres, s'accole à une *couche large, pauvre en cellules,* située à la surface de l'organe. La seconde couche est suivie d'une troisième, pauvre en cellules, qui est parsemée de cellules pyramidales, puis d'une quatrième, la *couche des grandes cellules pyramidales.* Les cellules de la couche pyramidale s'écartent du type, en ce qu'elles sont plus petites et plus arrondies.

Du côté de la moelle, l'écorce de la corne d'Ammon se termine par une couche semblable à la troisième. Dans la région la plus postérieure de la corne d'Ammon, où l'enroulement de l'écorce est encore le plus nettement marqué, on reconnaît la présence du fascia dentata, par l'apparition d'une couche granuleuse; dans la partie moyenne de la corne d'Ammon, le stratum granulosum est déjà beaucoup plus faible et, tout à fait en avant, on ne trouve en général, à la place du fascia dentata, qu'une couche pauvre en cellules.

Circonvolution du corps calleux. — On n'aperçoit aucune trace d'une circonvolution du corps calleux.

Fornix. Le *fimbria fait défaut.* Corps de la voûte et colonnes antérieures extrêmement rudimentaires.

Gyrus marginalis externus. — Au niveau de la partie postérieure de la petite corne d'Ammon, on trouve le rudiment du fascia dentata, qu'indique le stratum granulosum, comme nous l'avons

---

(1) D. FERRIER, dans ses leçons sur les localisations cérébrales, me fait dire que chez le Dauphin, la corne d'Ammon n'existe pas, ce que j'ai lu avec beaucoup de surprise; car dans les pages 96, 98, 100-102, j'ai exposé *per longum et latum,* la structure macroscopique et microscopique du rudiment de la corne d'Ammon, et je l'ai aussi représentée dans la figure 48 de la Pl. VII Si, de plus, W. TURNER, auquel s'en rapporte FERRIER, ne peut trouver que la corne d'Ammon de l'homme soit rudimentaire par rapport à celle des animaux macrosmatiques, je me base sur l'état de l'extrémité postérieure de la corne d'Ammon chez l'homme et chez les animaux macrosmatiques.

déjà dit. En avant, on observe aussi un faisceau, que l'on peut considérer comme la partie rudimentaire de la circonvolution marginale.

Commissure antérieure. — La commissure antérieure constitue un faisceau de l'épaisseur d'un fil.

Corps calleux. — Le corps calleux est très pauvre en substance; pourtant, cela pourrait tenir à ce que le système d'association des deux hémisphères est peu développé.

Le faible développement du splenium du corps calleux trouve son explication naturelle dans la régression du lobe de l'hippocampe et de la corne d'Ammon.

L'étude du cerveau du Dauphin montre par conséquent :

a, l'absence complète du lobe olfactif;

b, une notable régression de la partie basale du lobe limbique;

c, l'absence complète de la lame perforée antérieure;

d, la réduction de la corne d'Ammon à un rudiment extrêmement faible dont la structure a été également modifiée;

e, l'absence complète du fimbria, ainsi qu'une atrophie très avancée des autres parties du fornix, et

f, une régression considérable de l'arc marginal externe.

Afin de permettre une comparaison d'ensemble des dispositions qui existent chez le Dauphin avec celles qu'on rencontre chez les autres animaux, j'ai dressé le tableau suivant :

PARTIES DU CENTRE OLFACTIF	D'UN ANIMAL MACROSMATIQUE	D'UN ANIMAL MICROSMATIQUE	DU DAUPHIN
Lobe olfactif.	Bien développé.	Rudimentaire.	Absent.
Lobe de l'hippocampe.	» »	Rudimentaire, surtout le crochet.	Très rudimentaire.
Lobe du corps calleux.	» »	L'extrémité frontale et l'isthme rudimentaires.	Atrophié en arrière.
Circonvolution du corps calleux.	» »	Rudimentaire ou absente.	Absente.

PARTIES DU CENTRE OLFACTIF	D'UN ANIMAL MACROSMATIQUE		D'UN ANIMAL MICROSCOPIQUE	LU DAUPHIN
Corne d'Ammon.	»	»	Atrophie de l'extrémité postérieure.	In toto extrêmement rudimentaire.
Arc marginal interne.	»	»	Partie antérieure rudimentaire.	Extrêmement atrophié; par places, tout à fait absent.
Arc marginal externe.	»	»	Partie dorsale rudimentaire.	Extrêmement rudimentaire.

Je résume : le développement des parties du cerveau en relation immédiate avec le lobe olfactif est proportionnelle à la grosseur de ce dernier organe. Si le lobe olfactif est bien développé, elles le sont aussi; dans le cas contraire, elles sont atrophiés. Lorsque le lobe olfactif manque, comme chez le dauphin, où la nature a fait disparaître le lobe olfactif plus complètement que ne pourrait le faire une extirpation expérimentale, on voit alors très nettement, sur quelles parties du cerveau et de quelle manière, l'absence du lobe olfactif se fait sentir.

Recherches bibliographiques sur le centre olfactif.

Afin de montrer dans quelle mesure mes résultats sur le centre nerveux concordent avec les opinions des autres auteurs ou en diffèrent, j'ai réuni les données les plus importantes de la bibliographie. Cette compilation nous montre en outre qu'un grand nombre de différends demandent à être tranchés. P. Broca, qui considère le centre olfactif comme le plus compliqué des centres cérébraux, distingue *trois* centres olfactifs :

a) un antérieur (centre olfactif antérieur) correspondant aux extrémités postérieures des deux circonvolutions orbitaires;

b) un postérieur (centre olfactif postérieur) dans le lobe de l'hippocampe, et

c) un supérieur (centre olfactif supérieur), dans l'extrémité frontale du lobe du corps calleux et dans le *gyrus subcallosus*.

Broca admet que les centres postérieurs et supérieurs sont *sensoriels*.

Broca appelle la partie antérieure frontale : centre de direction ; elle doit recevoir les impulsions du lobe du corps calleux et du lobe de l'hippocampe et diriger les actions qui sont fournies par le centre olfactif sensoriel. Broca loge dans le lobe olfactif le centre olfactif *moteur*; il reçoit avant toutes les autres parties de l'écorce cérébrale, les excitations des filaments olfactifs et envoie, par la racine moyenne, des fibres centrifuges vers le gros pédoncule cérébral. Broca considère les glomérules du bulbe olfactif comme des amas de cellules sensibles et ses grosses cellules pyramidales comme des organes moteurs qui président aux voies centrifuges. Broca croit que dans l'acte de flairer, par exemple, il ne se produit d'abord qu'une sensation olfactive incomplète dans le lobe olfactif. Les excitations déterminées et conduites par l'impression olfactive (action olfactive) doivent se produire plus rapidement que « l'acte de flairer ». L'impression ne fait pas de détours inutiles pour arriver aux centres sensoriels; mais, au contraire, elle est tout de suite transmise dans le lobe olfactif aux cellules motrices voisines, et celles-ci agissent alors directement, comme par action réflexe, sur les voies motrices de la moelle épinière. Broca appuie sa théorie sur l'exemple d'un chien qui suit une piste. Les impressions que l'animal reçoit, sont conduites du centre olfactif au lobe frontal ; mais, à partir du moment, où le chien est bien fixé sur la nature de la piste, ce centre n'a plus rien à faire, et le mouvement part directement du centre olfactif.

G. Schwalbe se rattache d'une façon générale aux théories de Broca. Il reconnaît un centre olfactif primaire, représenté par le bulbe olfactif et des relations entre ce centre et les autres parties des hémisphères (les centres secondaires du sens olfactif). C'est ici qu'il faut mentionner les connectifs avec le lobe frontal, le lobe limbique et le lobe olfactif du côté opposé. Quant à la racine olfactive moyenne qui, d'après Broca, unit le bulbe olfactif au pédoncule cérébal, elle se rendrait, d'après G. Schwalbe, dans le corps strié.

Th. Meynert (1) étudie le centre olfactif d'une façon assez

(1) *Handb. d. Lehre v. d. Geweben, herausg.* v. S. Stricker, Cap. 31, et G. Huguenin, *Allg. Path. d. Krankh. d. Nervensyst.* I. Th. Anatom. *Einleit.* Zürich, 1873.

complète. D'après lui, le bulbe olfactif représente le centre sensitif primaire du nerf olfactif, que l'on peut comparer aux ganglions du nerf optique, aux tubercules quadrijumeaux, au pulvinar, au corps géniculé externe, au noyau du glosso-pharyngien et à la corne postérieure de la moelle épinière. Comme le *tractus olfactorius* va dans la circonvolution en crochet, l'on est forcé de considérer, sans choisir, cette partie de l'écorce comme le point central du sens olfactif. MEYNERT considère la tête du corps strié, dans laquelle il fait passer une partie de la moelle du lobe olfactif (1), comme un organe de réflexion qui transforme les sensations olfactives, sans que, momentanément, elles arrivent jusqu'à la conscience, en impulsions motrices, dont la manifestation extérieure est beaucoup plus fréquente chez les animaux que chez l'homme.

MEYNERT signale les connectifs spéciaux suivants :

a) avec le corps strié du même côté, par la racine olfactive moyenne ;

b) avec le lobe olfactif, du côté opposé, par la commissure antérieure ;

c) avec la substance médullaire de la circonvolution en crochet, par la racine olfactive externe ;

d) avec l'avant-mur, par le même trajet ; et enfin

e) avec la substance médullaire de la circonvolution du corps calleux, par la racine olfactive interne.

Dans son schéma du cerveau, MEYNERT range les filaments olfactifs dans son système de projection de troisième ordre, le connectif avec le corps strié dans son système de projection de second ordre, les connectifs avec le bulbe et les autres parties du cerveau dans les fibres d'association.

V. v. MIHALKOVICZ (2) dit que la structure interne du lobe olfactif renferme des fibres de projection, d'association et commissurales. Le système de projection du premier ordre est représenté par la racine moyenne qui va au corps strié ; les fibres d'association sont représentées vraisemblablement par les racines olfactives externes et internes ; les fibres commissurales, par la commissure antérieure. Les fibres d'association du lobe olfactif présentent une relation particulière avec la corne d'Ammon : le grand dévelop-

(1) Dans son *Handbuch*, p. 715, où se trouve représentée la coupe sagittale d'un cerveau de chien.

(2) *L. c.*

pement de cet organe chez les Mammifères est lié au grand développement des circonvolutions olfactives et inversement. Mihalkovicz considère le bulbe olfactif comme l'analogue de la rétine.

H. Obersteiner (1) fait, à propos du bulbe olfactif, la remarque suivante : « C'est dans le bulbe olfactif que se produit la première interruption des nerfs olfactifs ; on peut ainsi comparer le bulbe aux noyaux d'origine de la plupart des autres nerfs ou à la rétine, après l'ablation de l'epithélium nerveux, ou bien aussi aux ganglions spinaux, mais nullement à l'écorce cérébrale. La structure histologique du bulbe olfactif indique forcément une analogie de cette nature avec la couche cérébrale de la rétine, sur laquelle Hill, en particulier, a fortement insisté. »

Obersteiner distingue dans les noyaux du *tractus olfactorius* quatre espèces de fibres :

1, celles qui partent du bulbe pour aller dans l'écorce du tractus ;

2, celles qui, partant du bulbe, le mettent en relation directe avec les autres parties de l'écorce (ainsi qu'avec le noyau de l'amygdale cérébrale et la corne d'Ammon) ou avec les masses ganglionnaires non corticales ;

3, les fibres qui naissent dans l'écorce du tractus, et qui se dirigent, par la voie de la commissure antérieure, vers l'écorce du côté opposé ;

4, les fibres de l'écorce du tractus qui se rendent aux parties corticales, ou aux autres parties du cerveau.

Les données publiées par W. His (2) sur le développement du bulbe olfactif, sont très importantes pour la compréhension du lobe olfactif. Ces données ont, il est vrai, été discutées. D'après His, le bulbe tire son origine de deux parties distinctes, une *cérébrale* et une *ganglionnaire*. La partie ganglionnaire se développe aux dépens de la *lame olfactive* (His désigne par ce terme la couche d'épithélium épaissi de la région nasale qui se met en relation avec les branches du nerf olfactif). Dans le voisinage immédiat de la plaque olfactive, se développe plus tard un *ganglion* (le ganglion olfactif), dont les cellules se prolongent en deux faisceaux de fibres,

(1) *Anleit. z. Stud. d. Baues d. nervös. Centralorgane.* Leipzig et Wien, 1892.
(2) *Die Formentwickl. d. menschl. Vorderhirns.* Abhandl. d. math.-phys. Classe d. königl. Sächs. Gesellsch. d. Wissensch. Leipzig, 1889.

un central et un périphérique. La partie cérébrale du lobe olfactif entre alors en contact avec le ganglion olfactif ; le bulbe s'introduit dans le ganglion qui lui fournit une enveloppe en forme de coiffe. On retrouve l'ébauche ganglionnaire du bulbe olfactif « dans la couche fibrillaire et pelotonnée qui se développe ultérieurement ; de l'ébauche cérébrale naissent les autres couches. » On pourrait, en raison de ces analogies, comparer la partie ganglionnaire du bulbe olfactif avec les ganglions spinaux.

CHAPITRE XI.

Nerfs des fosses nasales.

(Pl. XVI, fig. 5-7).

Nerfs olfactifs. — Le bulbe olfactif est logé dans la niche située à côté de l'apophyse *crista galli ;* de sa face inférieure partent deux groupes de filets olfactifs appelés *fila olfactoria* ou *nervi olfactorii,* qui traversent les plaques criblées, pour se distribuer dans les fosses nasales. *Les nerfs de la série interne* se trouvent placés, après avoir traversé les trous de la lame ethmoïdale, près de la cloison nasale ; ils pénètrent alors dans le stroma de la muqueuse et se ramifient en forme de faisceaux dans les deux tiers supérieurs de la cloison du nez. *Les nerfs de la série externe* appartiennent à la muqueuse des cornets supérieurs et moyens et se comportent d'une façon un peu différente des filets internes, en ce sens qu'avant de se terminer également en bouquet, ils s'unissent les uns aux autres sous forme de réseau.

Ces données empruntées à l'atlas de N. RÜDINGER (1), et que l'on trouve reproduites dans nos traités et nos manuels, ne sont pas absolument exactes. Nous devons, tout d'abord, faire observer que le bulbe olfactif ne recouvre pas la lame criblée tout entière, mais seulement, d'ordinaire, sa moitié postérieure plus étendue. Par suite de cette disposition, *les nerfs olfactifs antérieurs,* pour atteindre leurs orifices de sortie, rampent sur la moitié antérieure de la plaque ethmoïdale, où on les aperçoit déjà sans aucune préparation. De

(1) *Die Anat. d. menschl. Gehirnnerven.* München, 1868.

plus, les troncs des nerfs olfactifs antérieurs sont relativement gros, parce qu'ils envoient successivement par les trous criblés, en avant desquels ils passent, des filets vers la muqueuse nasale.

Fréquemment, les nerfs olfactifs antérieurs sont renfermés dans une poche ; et cela dans tous les cas où ils sont recouverts par un repli libre de la dure-mère.

Les *nerfs olfactifs postérieurs* partent de la face ventrale du bulbe olfactif ; ils sont plus courts, car ils passent immédiatement du bulbe dans les trous criblés.

Les nerfs olfactifs sont enveloppés par des prolongements en forme de gaines des enveloppes du cerveau qui les accompagnent jusque dans la muqueuse. La figure 5 de la Pl. XVI donne une vue d'ensemble de l'étendue des ramifications des nerfs olfactifs.

Nerfs sensitifs. — Les nerfs sensitifs de la muqueuse nasale proviennent des première et deuxième branches du trijumeau. La première branche donne les nerfs nasaux *antérieurs*, la deuxième, les nerfs nasaux *postérieurs*.

Le nerf nasal antérieur *(nervus nasalis anterior, nervus ethmoïdalis* (Pl. XVI, fig. 6 et 7)) est une prolongation du nerf naso-ciliaire ; il pénètre à travers le foramen ethmoidale anticum, dans la fosse cranienne antérieure, où il se porte en avant, le long des bords latéraux de la plaque ethmoïdale ; il est recouvert par la dure-mère (voir sa gouttière Pl. IV, fig. 6 *Se*). De là, le nerf passe dans le canal ethmoïdal (p. 64) et arrive dans la fosse nasale où il se partage en *trois* branches : le *rameau de la cloison, le rameau latéral*, qui s'étend sur la paroi latérale de la fosse nasale, et *le rameau antérieur* ou *externe*, logé dans un sillon situé sur la face interne de l'os nasal. Ce filet passe entre l'os nasal et le cartilage triangulaire, arrive sur la face externe du nez, où il est recouvert par le compresseur et descend jusqu'à la pointe du nez où il se divise en ses filets terminaux.

La situation superficielle du nerf ethmoïdal dans la fosse cérébrale antérieure, permet aux tumeurs développées dans son voisinage, d'y provoquer facilement des phénomènes de compression. Dans les névralgies de la région ethmoïdale, il est tout à fait indiqué de faire la résection du tronc principal dans l'orbite, juste au point où il pénètre dans le foramen ethmoidale : on a déjà du reste pratiqué cette opération.

Le *rameau nasal* du nerf dentaire supérieur et antérieur se distribue encore dans la partie antérieure de la fosse nasale ; il pénètre par un canalicule spécial de la paroi externe du nez dans le méat inférieur, et continue sa route le long du plancher du nez, dans le canal naso-dentaire décrit à la page 55. Le nerf se distribue dans la partie antérieure du méat inférieur.

Les nerfs nasaux postérieurs (nervi nasales posteriores (Pl. XVI, fig. 6)) naissent du ganglion de Meckel dans la fosse ptérygo-palatine, pénètrent dans les fosses nasales par le trou sphéno-palatin et se ramifient sur les parois latérale et médiane du nez ainsi que sur la voûte pharyngienne.

Les rameaux latéraux (six à dix filets nerveux) se distribuent dans la muqueuse des cornets ethmoïdaux, des cellules ethmoï-dales postérieures et sur la voûte pharyngée, où ils constituent les rameaux pharyngiens. Le rameau de la cloison nasale (le nerf médian ou de la cloison (Pl. XVI, fig. 7 *n*) est, d'ordinaire, divisé en deux ou trois filets avant son entrée dans le trou sphéno-palatin. Le plus volumineux, le nerf nasopalatin de Scarpa, traverse la cloison, sa partie terminale passe dans le canal incisif et se distribue dans la région antérieure de la muqueuse palatine.

CHAPITRE XII.

Mécanisme de l'Olfaction.

Le courant d'air inspiré pénètre par les narines *externes* dans le vestibule nasal, et par les narines *internes* dans les fosses nasales. Pour qu'une perception olfactive se produise, l'air doit pénétrer dans la fente olfactive; on n'éprouve aucune sensation olfactive nette, si l'on introduit dans le méat inférieur un corps imprégné d'une substance odorante, car elle ne peut agir là que sur le revê-tement de la fente respiratoire.

F. H. BIDDER (1) a démontré ce fait expérimentalement, et Cl. GALENUS, dans son *Tractatus de olfactu,* parle déjà d'une expé-rience tout à fait semblable. O. FUNKE (2) ajoute encore qu'un air

(1) *Neue Beobacht. ü. d. Beweg. d. weichen Gaumens,* etc. Dorpat., 1838, et l'article « Riechen » dans le *Handwörterb. d. Physiol.*. Braunschweig, 1845.
(2) *Lehrb. d. Physiol. Bd. I.* Leipzig, 1857.

chargé de substances très odorantes, ne produit aucune sensation olfactive lorsqu'il est à l'état de repos, en contact avec la membrane muqueuse ; tandis qu'au contraire ces sensations se produisent, lorsque l'air est attiré dans le nez par les mouvements respiratoires. De là résulte que nous ne sentons pas dans une atmosphère chargée de substances odorantes, dès que nous retenons notre respiration, ce qui est tout à fait conforme à cette donnée de A. Haller (1) : « denique facillimum est expertu, posse nos per loca gravida effluviis fœtidissimis, mediasque per latrinas progredi neque quidquam ab eo putore laedi, dum eo toto tempore absque inspiratione esse possimus. »

La direction du courant d'air inspiré est surtout déterminée par la disposition horizontale des narines externes. L'air arrive suivant une direction perpendiculaire au plan des narines ; il est déjà, par ce fait, dirigé en haut vers la fente olfactive. Le diamètre longitudinal seul des narines externes est horizontal ; le diamètre transversal, au contraire, en raison du raccourcissement des ailes du nez, est oblique de l'extérieur vers la cloison et, pour cette raison, le courant de l'air inspiré est dirigé vers la cloison. Cette direction se maintient aussi plus haut, car les narines *internes*, qui reçoivent alors l'air inspiré, constituent deux petites fentes horizontales étroites, immédiatement situées à côté de la cloison. La masse d'air dirigée vers le septum s'élève vers la fente olfactive, surtout lorsque, comme dans le reniflement, par suite du soulèvement des ailes du nez, le plan des narines externes subit une forte inclinaison.

C'est surtout dans ces cas où le nez externe fait complètement défaut, que l'on constate le mieux que l'horizontalité des narines (et l'obliquité du toit du nez) exercent réellement, sur la direction du courant d'air, l'action que nous avons décrite. On constate alors que le pouvoir olfactif (sans aucune altération du nerf olfactif), peut disparaître en grande partie ou même complètement, mais qu'il est récupéré lorsqu'on a rétabli, par la plastique du nez, les conditions normales : si l'on tient compte que dans l'absence du nez extérieur, la fosse nasale s'ouvre aussi en avant, par des orifices verticaux, situés vis à vis des choanes, on comprendra que la masse d'air qui passe verticalement sur les narines extérieures vienne toucher le pharynx, et la circulation de l'air au niveau de

(1) *Elem. phys. T. V.* Lausannæ, 1763.

la fente olfactive est si insignifiante, qu'il ne peut se produire aucune sensation olfactive nette. C'est Béclard, qui, le premier, a reconnu ce fait ; il a, de plus, démontré qu'après la mise en place d'un nez artificiel, le sens perdu pouvait reparaître.

L'étude minutieuse des narines internes montre de plus, qu'en réalité, ce n'est que leur partie antérieure étroite qui conduit dans la fente olfactive ; la partie postérieure, plus large, s'ouvre, au contraire, dans le méat inférieur. D'autant que le pli du vestibule qui, ainsi que nous l'avons vu, représente le prolongement antérieur du cornet inférieur, intercepte une partie de l'air inspiré et la conduit dans le méat inférieur. Fick (1) et Paulsen (2) ont démontré, chacun d'une manière différente, l'exactitude de ces données.

Fick a montré qu'en bouchant la moitié postérieure d'une narine, on n'exerçait pas une influence sensible sur l'olfaction ; il n'en est pas de même, si on bouche la moitié antérieure. On voyait aussi qu'en faisant aspirer de l'air chargé de matières odorantes par un tube de caoutchouc, il ne se produisait aucune perception olfactive lorsque le tube était appliqué dans la région postérieure de la narine et dirigé vers le cornet inférieur ou moyen, mais qu'elle se produisait, au contraire, lorsque le tube était introduit en avant, au ras du dos du nez.

Paulsen, sur un cadavre humain préparé en vue de l'expérience projetée, a tapissé les fosses nasales avec un petit papier servant de réactif, et dont la couleur changeait sous l'influence de l'ammoniaque ; il imitait ensuite la respiration qui faisait pénétrer l'air chargé d'ammoniaque dans les fosses nasales du cadavre. Il décrit ainsi les résultats de cette expérience : « L'air pénètre par le plan de la narine orienté horizontalement, et, à ce moment, la tête étant dans sa position normale, il se dirige verticalement vers le haut. Le courant d'air est entraîné en arrière, d'un côté, par l'aspiration qui l'attire dans cette direction, et, d'un autre côté, par l'obliquité du dos du nez, et sa plus grande partie se dirige le long de la cloison, vers la portion inférieure des choanes. De cette façon, presque tout l'air, entré par la partie antérieure des narines, reste dans la région supérieure du courant ; l'air, entré par l'angle

(1) *Handb. d. Physiol. Herausg v. L. Hermann. III. 2 Th.*
(2) *Experim. Unters. über die Strömung der Luft i. d. Nasenhöhle.* *Sitzungsber. d. k. Akad.* Wien, 1882.

postérieur de la narine, reste dans sa région inférieure. Il passe relativement peu d'air par les méats proprement dits ; la raison de ce fait réside en ce que le courant est dirigé vers la cloison par la paroi latérale du nez extérieur, située obliquement. Cela semble résulter de ce fait que le papier de tournesol, placé en avant du cornet moyen, se colore fortement, tandis que celui qui est placé dans le méat moyen, ne présente qu'une faible coloration limitée à sa partie antérieure. Jamais une quantité notable de l'air inspiré ne pénètre jusque dans le méat supérieur. Je ne crois cependant pas que l'on puisse émettre l'hypothèse que le courant d'air inspiré pourrait, en général, ne pas toucher complètement certaines parties du nez. Il est plutôt vraisemblable, *a priori*, qu'aucune particule d'air ne reste en repos dans l'intérieur des fosses nasales proprement dites pendant la respiration ; et les expériences prouvent que, lorsque la quantité d'ammoniaque est trop considérable, on trouve la coloration dans presque toutes les parties du nez. (On ne sait dans quelle mesure la diffusion entre ici en jeu.) »

La description que nous venons de faire du mécanisme de l'olfaction s'écarte en quelques points des données de H. MEYER sur ce sujet (1). D'après cet auteur, ce sont surtout le cornet moyen et l'agger nasi qui impriment sa direction à l'air inspiré et expiré. Pour ce qui concerne la direction que prend au début l'air inspiré, les données de H. MEYER concordent bien avec les miennes ; il n'en est plus de même ensuite, car il admet qu'une petite partie seulement de l'air pénètre dans la fente olfactive. La plus grande partie doit être interceptée par l'orifice antérieur, en forme de trompette, du méat moyen, et conduite au pharynx par le chemin le plus court. La digue du nez (agger nasi) qui commence au niveau de l'insertion antérieure du cornet moyen, et qui se prolonge en s'aplatissant vers l'extrémité antérieure de la narine interne, doit jouer un rôle important dans la production de ce phénomène.

L'agger forme, en effet, d'après H. MEYER, la limite supérieure d'un sillon qui doit, d'une part, contraindre le courant d'air à pénétrer dans le méat inférieur, et qui, d'autre part, l'empêche de se diriger vers la fente olfactive. D'après H. MEYER, le changement de position des narines paralyserait en partie l'influence du cornet moyen sur la direction de l'air inspiré. « En effet, si le bord externe de la narine est placé plus haut, le courant d'air est mieux dirigé

(1) *L. c.*

vers la cloison, et, conduit par cette dernière, il arrive plus facilement et plus directement dans la fente olfactive. »

Ces données de H. MEYER font voir qu'on a recherché soigneusement les dispositions qui détournent l'air inspiré de la fente olfactive et le conduisent dans la gorge. On peut objecter que l'aspiration de la poitrine vide à peu près également la cavité nasale ; par conséquent, la fente olfactive et la fente respiratoire doivent être également remplies par l'air qui arrive en quantité égale ; il en résulte que chacun des détails de l'architecture des fosses nasales qui facilitent la pénétration de l'air dans les fentes olfactives, doivent entrer en ligne de compte.

Je suis complètement d'accord avec F. ARNOLD (1) qui attribue au nez externe le rôle de protéger le nez interne, et de diriger le courant d'air vers les parties supérieures des fosses nasales, où se distribuent les nerfs olfactifs. L'agger nasi qui, soit dit en passant, est variable et peu développé dans beaucoup de cas, ne peut guère contribuer à empêcher la pénétration de l'air dans la fente olfactive. La chose devient évidente, si on compare l'agger nasi avec le pli du vestibule, très développé *et qui, évidemment, non seulement n'empêche pas la pénétration de l'air dans la fente olfactive, mais qui, au contraire, la favorise.*

En raison de l'intérêt que présente cette opinion, nous devons ajouter que F. H. BIDDER (2) a attribué également une certaine importance au cornet inférieur dans l'acte de l'olfaction. Il dit : pour sentir, il est indispensable que l'air chargé de substances odorantes vienne passer sur le cornet inférieur, et l'on pourrait conclure de la fonction du cornet inférieur à son rôle mécanique. BIDDER dit que le courant d'air qui pénètre dans le nez, est dévié de sa direction et partagé par le cornet inférieur. Plus la division du courant d'air inspiré est complète, et plus égale est sa distribution sur toute la partie de la muqueuse nasale pourvue de rameaux olfactifs ; et, autant qu'on le peut supposer, si un partage égal de l'excitant extérieur sur cette surface destinée à le recevoir, n'est pas sans influence sur la réaction, peut-être c'est là qu'il faudra chercher la fonction spéciale du cornet inférieur. On expliquera par cette hypothèse, que la puissance de l'olfaction marche de pair avec le grand dévelop-

(1) *Handbe. d. Anat. d. Menschen. Bd. II.* Freiburg-i-B., 1857.
(2) *Handwört. d. Physiol.* Braunschweig, 1845, *et Neue Beobaet. ü. d. Beweg. d. Gaumens, etc..* Dorpat, 1838.

pement du cornet inférieur, qui, cependant, ne possède pas de fibres olfactives. F. Günther (1) cite ce passage sur la physiologie du cornet inférieur et ajoute que la perte du cornet inférieur fait disparaître l'olfaction, aussi bien que la disparition du cornet supérieur. Nous devons faire remarquer que la théorie de Bidder n'a pas été appuyée sur des expériences démonstratives, et l'observation de Günther serait intéressante, s'il avait fourni la preuve que dans les cas où le cornet inférieur manque, la partie de l'ethmoïde qui contient les rameaux olfactifs avait conservé son intégrité. Comme il n'en est pas ainsi, cette théorie demande encore à être démontrée. On doit penser que l'on rencontre souvent, en même temps que des cornets inférieurs détruits par des processus pathologiques, des cornets moyens atrophiés. Il n'y a donc aucune raison pour attribuer la perte du sens olfactif au cornet inférieur. On peut, avec plus de raison, attribuer la perte de ce sens à la destruction des cornets supérieurs du nez; si l'on objecte que l'on n'a observé que l'atrophie du cornet inférieur, et non celle du cornet supérieur, je répondrai qu'à l'époque où ces diagnostics ont été posés, les moyens d'observation rhinoscopiques étaient encore très imparfaits, et que l'atrophie du cornet supérieur, qui est plus difficile à constater que celle du cornet inférieur, a vraisemblablement passé inaperçue.

Le courant d'air inspiré subit en pénétrant dans le nez des modifications qualitatives importantes, au point de vue de la physiologie de la respiration. Elles consistent essentiellement, ainsi qu'on l'admet depuis longtemps, en ce que la fosse nasale réchauffe la masse de l'air inspiré, le purifie des poussières qu'il contient, et le sature de vapeur d'eau; ces modifications n'ont cependant été démontrées d'une façon certaine que par les recherches expérimentales de Aschenbrandt (2), et après lui par celles de E. Bloch (3). Parmi les conclusions que E. Bloch tire de ses recherches, nous citerons les suivantes :

1, la température de l'air inspiré s'élève notablement dans les fosses nasales.

2, le réchauffement est d'autant plus considérable que la température de l'air extérieur est plus basse.

(1) *Lehrb. d. Physiol. Bd II.* Leipzig, 1853.
(2) *Die Bedeutung der Nase für die Athmung.* Würzburg, 1886.
(3) *Untersuchungen zur Physiol. der Nasenathmung.* Zeitsch. f. Ohrenheilk. Bd. *XVIII.* Wiesbaden, 1888.

3, l'air expiré présente une température de 1,5° à 2° plus élevée, lorsque nous inspirons par le nez.

4, on peut estimer à environ *6 gr.* calories la quantité de chaleur fournie par la muqueuse du nez pour une inspiration ordinaire et pour une température moyenne de l'air extérieur.

5, l'air inspiré quitte les fosses nasales, saturé aux deux tiers environ, de vapeur d'eau.

6, la muqueuse du nez retient en grande partie les poussières qui rendent l'air impur. Mais elle ne peut cependant envoyer de l'air complètement pur dans les voies respiratoires profondes.

Quant à ce qui concerne la quantité d'eau dont peut se charger l'air inspiré dans le nez, on a trouvé que l'air pénètre dans la cavité nasopharyngienne, à peine saturé aux deux tiers de vapeur d'eau.

La structure du nez réalise toutes les conditions qui permettent d'accomplir ces fonctions. Les fosses nasales sont réduites par les parties squelettiques qu'elles renferment à un espace étroit et ramifié. Ce rétrécissement est produit, ainsi que l'anatomie comparée nous l'enseigne, de deux manières : soit exclusivement par un développement considérable du squelette interne du nez, soit par la combinaison de cette formation avec les organes érectiles de la muqueuse. Chez les *Carnivores*, le squelette interne des fosses nasales est extraordinairement développé, l'ethmoïde présente un développement considérable, et le puissant cornet inférieur remplit la portion antérieure de la fente respiratoire, au point de la réduire à presque rien. La plus grande quantité de l'air inspiré traverse un système de fentes étroites, qui appartiennent au cornet inférieur lui-même ; une quantité plus faible se dirige vers l'arrière en passant entre le cornet inférieur, l'ethmoïde et le plancher du nez, à travers des fentes qui, de leur côté, sont rétrécies par des saillies correspondantes en forme de crêtes, développées sur la cloison.

Chez les *Herbivores*, l'ethmoïde, ainsi que le cornet inférieur, sont plus faiblement développés que chez les Carnivores, et ce qui manque en parties squelettiques pour rétrécir la fente nasale, est remplacé par les organes érectiles de la muqueuse nasale. On trouve déjà chez le chien des ébauches nettes de ces organes érectiles ; chez le chat, dont le cornet inférieur est plus faiblement développé du côté ventral que chez le chien, on trouve déjà un petit corps érectile. C'est seulement chez les Herbivores que l'on observe un développement considérable du tissu érectile, sur la cloison, le plancher du nez, les extrémités des cornets inférieurs et le bourrelet antérieur des cornets supérieurs.

Chez les *Singes* et chez *l'Homme,* l'ethmoïde et le cornet inférieur ont déjà subi une forte régression. Ce qui manque dans les parties squelettiques est remplacé par du tissu érectile.

Le grand développement du tissu érectile dans les fosses nasales rend possible, dans une certaine mesure, la régulation des dimensions des fosses nasales ; on a, en effet, remarqué que leur largeur varie suivant les circonstances.

Par suite de l'étroitesse et de la ramification de la fente nasale, le courant d'air inspiré est divisé en de nombreux courants partiels qui traversent les fosses nasales sous forme de minces couches d'air. En raison de cette circonstance, il se produit un grand nombre de points de contacts entre l'air et la muqueuse nasale, ce qui permet aisément le réchauffement et la purification rapides du courant d'air inspiré.

Le *courant d'air expiré* pénètre par les choanes dans la cavité nasale, et on pourrait croire que le corps du sphénoïde, qui descend profondément, et que la partie postérieure du cornet moyen, qui s'étend en forme d'auvent, empêchent la pénétration du courant d'air expiré dans la fente olfactive. Il n'en est cependant pas ainsi, car, comme Paulsen l'a démontré, le courant expiratoire traverse les fosses nasales de la même manière que le courant inspiratoire.

DE QUELQUES ÉTATS PATHOLOGIQUES DES FOSSES NASALES.

J'ai étudié les affections suivantes des fosses nasales :

a) Processus inflammatoire de la muqueuse.
b) Perforation de la cloison.
c) Polypes et excroissances polypoïdes.
d) Atrophie des cornets du nez.
e) Synéchies, et enfin
f) Kystes de la muqueuse.

CHAPITRE XIII.

Maladies inflammatoires de la muqueuse nasale.

Des deux formes sous lesquelles peuvent se présenter les maladies inflammatoires de la muqueuse nasale, l'une se distingue par l'abondante production d'un liquide aqueux ou du mucus, l'autre par la formation du pus. La première constitue la rhinite vulgaire, l'autre la rhinite suppurée, connue aussi sous le nom de rhinite blennorrhagique. D'après les données cliniques, la rhinite vulgaire se transforme quelquefois, lorsqu'elle revêt une forme plus grave, en rhinite purulente; cette opinion est confirmée par mes observations sur les dissections; j'ai pu disséquer en effet des formes mixtes, dans lesquelles l'exsudat muco-purulent contenait tantôt plus de mucus, d'autres fois plus de pus.

Au début de la rhinite vulgaire, la muqueuse nasale est colorée en rouge clair par suite de son injection; quelquefois elle est ecchymosée et légèrement gonflée (sur le cadavre). A un degré plus intense du processus, il se produit un gonflement, une sécrétion plus grands; le liquide séreux ne s'accumulera pas facilement, il est vrai, dans la cavité nasale, mais les sécrétions muqueuses y séjourneront. A ce stade, la muqueuse sur le cadavre n'est souvent que faiblement injectée, et souvent le cornet inférieur seul, pourvu d'un réseau érectile, se montre très gonflé avec un réseau vasculaire injecté à sa surface.

Dans la rhinite suppurée, au début, l'exsudation de pus qui est accompagnée d'une injection et d'une coloration rouge écarlate de la muqueuse nasale avec ecchymoses, est faible; d'après les observations sur le cadavre, on pourrait presque dire que les fosses nasales ne sont pas assez humides; dans les cas avancés, au contraire, l'accumulation du pus augmente de plus en plus et, dans les sillons et les dépressions de la cavité nasale, tombent de grosses masses de pus souvent tachées en rouge par des stries sanguinolentes. Par suite de l'épaississement du pus, il se développe parfois une masse grumeleuse adhérente aux cornets, et qui paraît avoir de l'importance au point de vue de la formation des rhinolites. La muqueuse, en outre, est gonflée, relâchée, et il s'y produit des abcès, mais rarement semble-t-il, car parmi de nombreux cas de maladies inflammatoires de la muqueuse, je n'ai rencontré qu'une fois un abcès de cette membrane.

Les deux formes de rhinite intéressent toujours la muqueuse nasale tout entière; cependant les phénomènes pathologiques sont plus marqués dans la sphère respiratoire (probablement en raison de sa plus grande richesse en vaisseaux) que dans la fente olfactive.

Dans les dissections faites sur les nouveau-nés, on trouve très fréquemment la forme purulente qui a, dans ce cas, des conséquences plus graves que chez les adultes, parce que les fosses nasales, en raison de leur extrême étroitesse, s'obstruent immédiatement, ce qui gène non seulement la respiration, mais encore l'alimentation de l'enfant. Cette question est étudiée en détail dans un mémoire de KUSSMAUL (1) sur le coryza des nourrissons.

La rhinite vulgaire, ainsi que la rhinite purulente, ne se limitent à la muqueuse du nez que dans la minorité des cas. La plupart du temps, au contraire, elles se propagent aux cavités pneumatiques voisines (aux sinus et aux cellules ethmoïdales).

Parmi les conséquences des rhinites, nous signalerons : l'hypertrophie de la muqueuse du nez, la dilatation des canaux excréteurs des glandes, les kystes, les polypes et les excroissances polypoïdes, l'atrophie et l'hyperostose des cornets, que nous étudierons plus loin en détail. Par suite du gonflement de la muqueuse au niveau des bords libres du cornet moyen, ces bords s'appliquent sur la cloison et séparent la fente olfactive de la fente respiratoire (Pl. XVII, fig. 1 a). Ce phénomène est important, parce que, en même temps que d'autres phénomènes, il peut expliquer pourquoi dans le catarrhe chronique, il y a diminution ou même disparition temporaires du pouvoir olfactif.

La rhinite peut, ainsi que je l'ai observé dans un cas, amener l'érysipèle des parties molles de la face et du crâne. J'ai fait la nécropsie de la tête d'un cadavre masculin qui présentait une rhinite purulente extrêmement intense et une inflammation de la muqueuse des cavités accessoires. Voici l'observation : muqueuse nasale gonflée, d'un rouge carmin, ecchymosée; *dans quelques cellules du labyrinthe ethmoïdal, épanchement de pus épais.* La muqueuse de l'antre d'Highmore droit est gonflée, d'un rouge

(1) *Ueber den Schnupfen der Sauglinge.* Zeitschr. für rat. Medic. 3. Reihe, Bd. 23.

carmin, ecchymosée ; la cavité elle-même renferme un pus épais.
La muqueuse de l'antre d'Highmore gauche est moins tuméfiée,
mais injectée, également ecchymosée et présente un kyste.
Muqueuse des sinus sphénoïdaux injectée et ecchymosée, ainsi que
la muqueuse du sinus frontal droit, tandis que le sinus frontal
gauche renferme du pus épais. La tonsille pharyngienne, trois à
quatre fois plus grosse que normalement, est gonflée, injectée et
friable. Les caisses du tympan, ainsi que les cellules mastoïdiennes
des deux temporaux sont remplies de pus ; tympan injecté, peau
de la face et de la nuque épaissie, rouge, d'une consistance
ligneuse ; le tissu cellulaire sous-cutané est miné par le pus et
l'épiderme enlevé en certains points par lambeaux. Si j'avais pu
étudier tout le cadavre, j'aurais pu déterminer avec certitude
l'origine de l'érysipèle de la face ; comme cela n'a pas été possible,
je ne puis, par conséquent, démontrer que, ainsi que je le pense,
l'érysipèle s'est produit à la suite de cette violente rhinite.

C'est la *diphtérie* qui altère les cavités nasales de la façon la plus
intense. Je n'ai pu jusqu'ici faire qu'une seule dissection des fosses
nasales dans cette affection, mais ce cas est suffisant pour me permettre de décrire l'état anatomique de la muqueuse nasale dans la
diphtérie. Ce cas se rapporte à un enfant âgé de 7 ans, qui mourut
de la diphtérie du larynx et du pharynx. Les parois de la cavité
nasale étaient recouvertes d'une épaisse membrane diphtérique,
dont la surface libre présentait une coloration jaune verdâtre,
tandis que la surface accolée aux parois avait un aspect rougeâtre.
Les diverses dépressions ou saillies de la paroi nasale avaient
déterminé un moulage correspondant dans la membrane diphtérique ; et dans celle qui était accolée à la cloison, on retrouvait
même l'indication nette des orifices glandulaires. Après avoir
complètement détaché la membrane de la muqueuse nasale, on y
voyait par place des ecchymoses. Du côté droit, on trouva un
caillot de sang qui remplissait complètement la narine.

Si la rhinite gagne la cavité naso-pharyngienne, la tonsille pharyngienne se gonfle parfois assez pour fermer les trompes d'Eustache, obstruer les choanes et même faire saillie dans les fosses
nasales. On voit cette disposition très nettement dans le cas figuré
Pl. XI, fig. 7 et 8 ; et, chose digne de remarque, la tumeur, en
forme de soupape, a comprimé le revêtement muqueux du bourrelet
de la trompe, en avant de l'orifice pharyngien de cette dernière.

Dans les processus inflammatoires de la tonsille pharyngienne, il n'est pas très rare d'y voir se développer des kystes remplis d'une masse semblable à du miel ou d'un blanc opaque, du volume d'une noisette, et qui persistent encore, d'ordinaire, après la guérison de la muqueuse pharyngée. Ainsi s'explique le fait que l'on trouve de gros kystes dans des amygdales pharyngiennes d'apparence normale.

CHAPITRE XIV.

Polypes et excroissances polypoïdes de la muqueuse nasale.

Les préparations de ce genre de néoplasmes que j'ai réunies, donnent une idée générale de la forme et du siège des polypes du nez et du mode d'extension des excroissances polypoïdes. Je ne commencerai pas par l'exposé anatomique, mais par l'étude détaillée des observations.

OBSERVATIONS DE POLYPES DU NEZ.

1. *Polype sur la lèvre inférieure de l'hiatus semilunaris droit* (Pl. XVII, fig. 1). — L'hiatus semilunaris et l'infundibulum sont modérément élargis. La muqueuse de la lèvre inférieure de l'hiatus semilunaire est moyennement épaissie, et dans sa moitié antérieure, elle s'est transformée en une tumeur (a) de 5 millimètres de long, large à la base, terminée en pointe à son extrémité libre.

2. *Polype sur la lèvre inférieure de l'hiatus semilunaris gauche* (Pl. XVII, fig. 2). — L'hiatus semilunaris et l'infundibulum (a) sont élargis. La muqueuse présente un épaississement semblable à une crête de coq, sur la lèvre inférieure de l'hiatus et, sur toute la longueur de son bord, formant une tumeur longue de 7 millimètres en avant et de 4 millimètres en arrière (p). A l'extrémité postérieure de l'hiatus semilunaris le néoplasme, devenu beaucoup plus mince et plus ténu, se continue sous la forme d'une tumeur lobulée (c) et suspendue par une base étroite de 10 millimètres de long à la muqueuse du méat moyen.

3. *Polype sur la lèvre inférieure de l'hiatus semilunaris gauche.* L'hiatus semilunaris et l'infundibulum sont élargis. La muqueuse

est épaissie sur la lèvre inférieure de l'hiatus semilunaris allongée et transformée en une tumeur qui, en arrière, au milieu de la lèvre, présente une longueur de 8 millimètres.

4. *Polype sur la lèvre inférieure de l'hiatus semilunaris et hypertrophie de la muqueuse sur les cornets et sur la lèvre supérieure de l'hiatus* (Pl. XVII, fig. 3 et 4). — L'hiatus semilunaris et l'infundibulum sont élargis; ils ont 9 millimètres de diamètre. La partie antérieure du cornet moyen, peu élevé, atrophié, et n'arrivant que jusqu'à la lèvre inférieure de l'hiatus (*a*) est très amincie, extrêmement flexible. Sur le bord libre du cornet, la muqueuse est hypertrophiée ainsi que sur l'extrémité postérieure du cornet inférieur. De la muqueuse qui revêt la lèvre inférieure de l'hiatus semilunaris, part une tumeur (*b*) pâle, d'aspect vitreux en forme de crête de coq et qui, à son point le plus développé, atteint 10 millimètres de long. La muqueuse de la lèvre inférieure de l'hiatus est épaissie, molle, ridée et se transforme, à l'extrémité postérieure de la lèvre, en un gros lobule (*c*) qui est également en rapport avec la muqueuse du méat moyen dans la région d'un orifice maxillaire accessoire (*o*).

5. *Polypes sur les deux lèvres de la fente semilunaire, dans la fosse nasale droite.* — L'extrémité postérieure du cornet inférieur est renflée et mamelonnée. On n'observe pas d'élargissement sensible de l'hiatus semilunaris ni de l'infundibulum. La muqueuse, sur la lèvre inférieure de l'hiatus semilunaris, est transformée en une tumeur mince, en forme de crête de coq, longue de 8 millimètres, et qui atteint la face supérieure du cornet inférieur. La membrane muqueuse qui recouvre la lèvre supérieure de l'hiatus semilunaris, est allongée, épaissie, ramollie, ridée; elle forme une tumeur qui remplit l'infundibulum, et qui s'étend vers le méat moyen.

6. *Polype sur la lèvre inférieure de l'hiatus semilunaris droit.* — L'hiatus semilunaire et l'infundibulum sont élargis. La muqueuse de la lèvre inférieure s'est développée en un polype semblable à une crête de coq, pâle, mince, long de 16 millimètres, venant toucher le cornet intérieur et épaissi à sa partie antérieure.

7. *Polypes sur les lèvres de l'hiatus semilunaris et dans l'infundibulum de la fosse nasale droite.* — L'hiatus et l'infundibulum sont élargis, surtout dans leur portion antéro-supérieure. La muqueuse, sur la lèvre inférieure de l'hiatus, s'est développée en une épaisse tumeur, longue de 11 millimètres. La muqueuse, sur

la lèvre supérieure, est molle, épaissie et, dans la région antérieure, transformée en une tumeur. En avant, dans l'infundibulum,
directement au dessous de l'ostium frontal, la membrane de revêtement est également transformée en une tumeur. Ces deux dernières tumeurs conduisaient à un élargissement de l'infundibulum,
en forme de diverticule.

8. *Polype sur la lèvre supérieure de l'hiatus semilunaris droit*
(Pl. XVIII, fig. 1). — La partie antérieure du cornet inférieur présente une dépression correspondant à une déviation de la cloison,
tandis que l'extrémité postérieure est hypertrophiée. La bulle
ethmoïdale *(b)* est si grosse et s'étend si loin vers le bas, qu'elle a
retourné la lèvre inférieure de l'hiatus semilunaris qui, par son
extrémité postérieure, entre même en contact avec le cornet inférieur. La partie antérieure de l'hiatus est fermée par un pont de
muqueuse *(c)* étendu entre les deux lèvres; et la muqueuse de la
lèvre supérieure de l'hiatus s'est transformée en une tumeur *(p)*
longue de 7 millimètres, pâle, vitreuse, qui obstrue complètement
l'étroit hiatus. La muqueuse de la lèvre inférieure est hypertrophiée, celle du nez et du sinus maxillaire du même côté, présente
les signes d'un catarrhe chronique.

9. *Cavité nasale droite avec polypes. Muqueuse des fosses
nasales modérément atrophiée; même chose pour le cornet moyen*
(Pl. XVIII, fig. 2). — Dans le méat moyen, font saillie trois polypes
allongés, implantés sur des bases étroites. L'antérieur présente à
peine 4 millimètres de long, et part en avant du bord inférieur du
cornet moyen. En arrière de celui-ci, on voit un polype qui a à
peu près 1 centimètre de long, avec une base large de 6 millimètres; il naît du bord inférieur du cornet moyen; entre ces deux
polypes, il en existe un autre, long de 19 millimètres, qui est
suspendu à l'extrémité antérieure de la lèvre inférieure de l'hiatus
semilunaire, et qui fait saillie hors du méat moyen. De plus, la
membrane muqueuse de la lèvre inférieure est hypertrophiée, et la
fente elle-même élargie. Si on soulève le polype qui vient d'être
décrit, on voit alors au dessous de lui un quatrième polype, petit,
en forme de crête de coq, inséré à la lèvre inférieure de l'hiatus
par une base large de 8 millimètres. A l'extrémité postérieure du
cornet moyen, la muqueuse est gonflée en forme de massue et
hypertrophiée.

10. *Cavité nasale gauche avec polypes et hypertrophie de la
muqueuse nasale* (Pl. XIII, fig. 3). — Les cornets sont atrophiés, très

amincis, flexibles, et le cornet moyen se montre aussi raccourci dans son diamètre vertical. La muqueuse, au niveau de l'extrémité antérieure du cornet moyen, s'est développée en une tumeur épaisse, à bords arrondis, dont la surface est parsemée de petites dépressions. En arrière, la muqueuse est épaissie principalement au niveau de l'extrémité postérieure des cornets moyen et inférieur. La muqueuse des parois latérales du nez, entre les extrémités hypertrophiées des cornets, est aussi épaissie, et les deux saillies sont presque dans le même plan. Au niveau de l'angle antérieur du méat supérieur (en *a*), on voit deux petits polypes qui partent des bords des cornets supérieur et moyen. La muqueuse de la lèvre supérieure de l'hiatus semilunaire est épaissie, ridée, et l'on y trouve un kyste gros comme un pois, rempli par une substance blanche et opaque.

11. *Fosse nasale gauche avec un polype.* — De l'angle postérieur de la lèvre inférieure de l'hiatus semilunaire, ainsi que de la fente elle-même, part un polype à surface lisse, long de 19 millimètres et un peu plus large, reposant sur un pédicule qui mesure à peine 4 millimètres de large. Il arrive presque au niveau du bord libre du cornet inférieur, sur lequel il repose. A sa surface, on voit un réseau de vaisseaux gorgés de sang. L'étroitesse de la base est peut-être due à la torsion de la tumeur autour de son axe.

12. *Moitié droite du nez avec deux gros polypes contenant des kystes* (Pl. XVIII, fig. 4). — A l'état frais, les deux polypes remplissaient complètement les fosses nasales. L'antérieur descendait jusqu'à l'orifice externe du nez; le postérieur, jusqu'aux choanes. Suspendus à des pédicules relativement petits, ils se gonflent en forme de champignon à leur extrémité libre, et à l'état frais, ces portions des tumeurs renfermaient un grand nombre de kystes qui atteignaient le volume d'un haricot; lorqu'on les ouvrait, il s'écoulait un liquide abondant. Le polype antérieur prend naissance sur la lèvre inférieure de l'hiatus semilunaris, par un court pédicule et grossit brusquement; le polype postérieur, plus gros, qui naît sur la lèvre supérieure, se comporte exactement de la même manière. L'infundibulum *(b)* est colossalement élargi et rempli, jusqu'au niveau de l'ostium maxillaire accessoire *(a)*, par une muqueuse hypertrophiée qui a subi la dégénérescence kystique. On voit (en *c*) un kyste dans la muqueuse de l'infundibulum. La muqueuse qui revêt les cellules ethmoïdales, présente aussi des

kystes; celle qui tapisse le méat moyen, contient des glandes qui ont également subi la dégénérescence kystique. Si on soulève les deux tumeurs, on observe les rapports suivants. Le cornet inférieur a été aplati par la pression du polype; il est devenu mou et flexible. Partout où les tumeurs sont en contact avec la muqueuse des cornets, la texture de cette muqueuse s'est modifiée; elle est blanche, hypertrophiée, épaisse, mamelonnée, et, puisque les polypes descendent jusqu'au plancher du nez et que le polype antérieur arrive même en contact avec la muqueuse du vestibule du nez, on trouve aussi en ces points la muqueuse altérée de la même manière. La surface correspondante du polype présente un épaississement semblable à une callosité. La meilleure preuve que les métamorphoses de la muqueuse nasale se sont produites à la suite d'un long contact avec les tumeurs, me paraît fournie par ce fait, que l'on ne peut constater une dégénérescence semblable dans l'espace qui sépare les deux tumeurs.

13. *Fosse nasale droite avec polypes de l'infundibulum du méat supérieur et du cornet moyen* (Pl. XIX, fig. 1 et 2). — Muqueuse de l'extrémité postérieure du cornet inférieur tuméfiée, hypertrophiée. Le cornet moyen est tellement atrophié, qu'il ne peut plus recouvrir la fente semilunaire du méat moyen. La fente elle-même (fig. 2) est élargie, son diamètre est de 10 millimètres. La muqueuse de l'infundibulum est épaissie, ridée et s'est développée jusqu'au niveau de l'ostium frontal en une tumeur mince et lobulée. Au dessous de cette tumeur part de la région antérieure de la lèvre inférieure de l'hiatus semilunaris, une tumeur également lobulée, remplie de kystes, longue de 25 millimètres, reposant sur une large base et descendant jusqu'à l'extrémité antérieure du cornet inférieur. De la partie postérieure de la lèvre inférieure part une épaisse tumeur terminée en pointe; l'on trouve aussi dans le méat supérieur les premiers stades de tumeurs muqueuses, sous forme de petits lobules (c); l'un se trouve sur le bord supérieur du cornet moyen, l'autre part du bord libre du cornet supérieur et de la périphérie d'un ostium ethmoïdal postérieur. Dans l'infundibulum élargi fait saillie un quatrième polype (b), qui part de la face latérale du cornet moyen; il a la forme d'un cône, et s'implante par une large base.

14. *Fosse nasale droite avec six tumeurs muqueuses du méat moyen* (Pl. XIX, fig. 3 et 4). — Les cornets sont mous, flexibles et atrophiés. Les deux premières tumeurs (b, c) partent d'une crête

située sur la face latérale du cornet moyen. Elles sont allongées et reposent sur une base étroite; l'antérieure a 22 millimètres de long et s'étend jusqu'à la face convexe du cornet inférieur; la seconde est notablement plus courte et fait saillie dans le méat moyen. La muqueuse qui revêt la lèvre supérieure de l'hiatus élargi, est dégénérée en une tumeur arrondie *(d)*; sur le bord antérieur de l'apophyse unciforme se trouve aussi un petit polype cônique *(e)*, et dans l'infundibulum, la muqueuse a dégénéré au dessous de l'entrée de l'orifice frontal en une petite tumeur lobulée. On trouve encore une sixième tumeur, placée à l'entrée du méat moyen *(a)*. Sur ce point, la muqueuse de la paroi latérale du nez est soulevée et forme une tumeur verruqueuse, grosse comme un pois, qui présente de nombreux orifices glandulaires élargis. Cette tumeur est aplatie dans sa partie postérieure par le long polype qui part du cornet moyen.

15. *Fosse nasale gauche avec polypes dans les méats supérieur et moyen* (Pl. XX, fig. 1). — La muqueuse des cornets est hypertrophiée. Au niveau du bord antéro-inférieur du cornet moyen part de chaque côté, interne et externe, une tumeur lobulée à large pédicule *(p')*. La muqueuse de la lèvre supérieure de l'hiatus semilunaris est hypertrophiée; à l'extrémité antérieure de la lèvre inférieure, elle s'est transformée en une tumeur à pédicule étroit. Sur le toit du méat supérieur s'implantent deux gros polypes largement pédiculés *(p)* qui arrivent jusqu'aux bords des ostia ethmoidalia postérieurs.

16. *Fosse nasale gauche avec un long polype sortant de l'infundibulum et dégénérescence polypoïde de la muqueuse au niveau de la lèvre supérieure de l'hiatus semilunaris* (Pl. XX, fig. 2). — Sur la circonférence de l'ostium frontal et en avant, sur une partie circonscrite de la lèvre inférieure de l'hiatus semilunaris, il s'est développé un polype long de 24 millimètres, large de 18 millimètres sur son bord libre, mince, blanc jaunâtre, transparent comme du verre *(P)*; à l'extrémité postérieure de la bulle ethmoïdale, la muqueuse *(p)* est épaissie et présente des lobules allongés. Le méat moyen possède un profond recessus *(b)* et un ostium maxillaire accessoire. L'infundibulum est élargi.

17. *Fosse nasale droite avec petits polypes sur la lèvre antérieure du sillon nasal postérieur.* — La muqueuse des extrémités postérieures des cornets moyen et inférieur est épaissie; elle a subi la dégénérescence polypoïde, surtout celle du cornet inférieur, où la

tumeur s'étend jusqu'en arrière des choanes; elle possède une surface rugueuse et est divisée en lobules de petite taille par de nombreuses encoches profondes; parmi ces lobules, deux ont atteint 7-8 millimètres de longueur. Entre les extrémités postérieures de ces cornets, partent de la lèvre antérieure du sillon nasal postérieur deux petites tumeurs lobulées, dont l'une, la supérieure, plus petite, est en relation avec la muqueuse du cornet moyen.

18. *Fosse nasale droite avec hypertrophie des extrémités postérieures des cornets, de l'extrémité antérieure du cornet moyen et tumeurs lobulées sur le sillon nasal postérieur* (Pl. XX, fig. 3). — La muqueuse, au niveau du bord antérieur du cornet moyen, est allongée, épaissie et lobulée; il en est de même au niveau des extrémités postérieures des cornets moyen et inférieur. Entre les extrémités postérieures des cornets, la muqueuse située dans la région du bord antérieur du sillon nasal postérieur est épaissie et a donné naissance à deux tumeurs *(p)* dirigées vers le méat moyen; l'une de ces tumeurs a 7 millimètres de long. Tonsille pharyngée gonflée, parsemée de nombreux kystes remplis d'un contenu semblable à du miel, et qui peuvent atteindre le volume d'un haricot. L'orifice pharyngien de la trompe est fermé au niveau des bourrelets tubaires par un gonflement de la muqueuse.

19. *Fosse nasale droite avec plusieurs polypes* (Pl. XX, fig. 4). — La muqueuse est épaissie au niveau des extrémités antérieure et postérieure *(aa¹)* du cornet moyen et du cornet inférieur. Le cornet moyen présente sur sa face médiane un sillon *(f)*, et de la membrane qui revêt le bord supérieur de ce sillon, naît un polype grêle, large de 10 millimètres à la base, qui descend jusqu'au voisinage du bord inférieur du cornet moyen. Un polype plus petit, en forme de lobule *(p)*, se trouve dans le méat supérieur et naît sur le pourtour d'un ostium ethmoïdal postérieur. Un autre polype *(p')* occupe encore le méat moyen situé en avant de la partie moyenne du cornet; il est aminci, implanté par une large base sur le bord latéral du cornet moyen. La muqueuse qui revêt la lèvre supérieure de l'hiatus semilunaire est ridée et allongée.

20. *Fosse nasale gauche avec une tumeur lobulée (papillome) naissant près du bord libre du cornet inférieur* (Pl. XXI, fig. 1). — Les extrémités postérieures des cornets sont un peu gonflées et épaissies. Au milieu du cornet inférieur, on rencontre près de son bord une tumeur ronde, dure, lobulée comme une feuille de trèfle, d'un gris jaunâtre, reposant sur une large base. Afin de conserver

cette préparation rare, je n'en ai pas fait d'études microscopiques, cependant je ne doute pas que la structure de la tumeur soit la même que celle des papillomes mous. (Voir la 2ᵉ partie de l'ouvrage.)

21. *Fosse nasale droite avec hypertrophie et petites tumeurs de la muqueuse nasale* (Pl. XXI, fig. 2). — La muqueuse de la fente respiratoire est épaissie ; le cornet moyen est atrophié et tellement raccourci, qu'il ne recouvre plus la fente semilunaire. La muqueuse, sur la lèvre inférieure de l'hiatus et dans son voisinage, est épaissie, lobulée et transformée en une grosse tumeur. La paroi externe du nez, au niveau du méat moyen, est déprimée au voisinage de cette sphère, et dans les fossettes on rencontre de petites tumeurs. L'une d'elles, l'antérieure, est grosse comme une petite lentille plate, légèrement lobulée et présente une large base. Une autre qui se trouve en arrière, est un peu plus grosse, plus saillante ; elle est aussi suspendue par une large base à la paroi latérale du nez et s'étend, entre les extrémités postérieures des cornets inférieur et moyen, jusqu'au bord antérieur du sillon nasal postérieur.

22. *Fosse nasale gauche avec hypertrophie de la muqueuse, particulièrement dans la région de la fente semilunaire* (Pl. XXI, fig. 3). — Les cornets sont diminués de volume, atrophiés, principalement le cornet moyen qui ne recouvre plus la fente semilunaire. La muqueuse, sur les lèvres de la fente, est gonflée en forme de tumeur au niveau de la lèvre inférieure. Les orifices des glandes sont élargis en ces points, comme dans toute la région où la muqueuse est hypertrophiée.

23. *Coupe frontale à travers les fosses nasales qui présentent une grosse tumeur dans le méat moyen.* — Les cellules ethmoïdales sont spacieuses ; les bulles ethmoïdales font saillie très loin dans les cavités nasales, notamment la droite, qui presse le cornet moyen contre la cloison. La muqueuse, sur les lèvres inférieures de la fente semilunaire, est transformée en tumeurs courtes à larges bases, et terminées en pointe. A gauche, au-dessous de cette lèvre, part de la paroi nasale externe, une tumeur arrondie presque aussi grosse qu'une petite noisette, qui fait saillie dans le vestibule nasal.

24. *Fosse nasale droite avec plusieurs polypes et dégénérescence avancée de la muqueuse de l'infundibulum. A l'extrémité postérieure du cornet inférieur, la muqueuse est transformée en une grosse*

tumeur, qui s'étend jusqu'à l'orifice de la trompe, et remplit le méat inférieur. — L'infundibulum est élargi, par suite de l'atrophie des lèvres qui le limitent. Sa largeur est de 11 millimètres. La muqueuse de la lèvre inférieure de l'hiatus semilunaire est allongée, et en deux points elle s'est développée en forme de longs polypes. Si on soulève ces néoformations, on constate que les parties de la muqueuse du méat moyen qu'elles recouvrent sont épaissies et ridées. Dans l'infundibulum, la muqueuse de la lèvre supérieure de l'ostium maxillaire est également allongée et obstrue cet orifice. La muqueuse de l'antre d'Highmore est épaissie. En arrière de l'infundibulum on trouve encore sur la paroi nasale externe, une tumeur, grosse comme une fève, lobulée, arrondie, s'implantant par une large base qui est en communication avec la muqueuse hypertrophiée. Cette dernière va de la lèvre inférieure à la paroi nasale externe.

25. *Fosse nasale droite avec un premier polype dans l'infundibulum et un second dans l'antre d'Highmore* (Pl. XXI, fig. 4). — La paroi latérale du méat moyen présente un ostium maxillaire accessoire de très grande taille *(a)*. Sur la partie antérieure de l'infundibulum, sur le bord de l'ostium frontal et aussi, en partie, sur celui de la lèvre inférieure de l'hiatus semilunaire, naît une tumeur longue de 15-16 millimètres, large de 8-9, prismatique, d'un blanc jaunâtre, faisant saillie dans le méat moyen. Nous décrirons la tumeur du sinus maxillaire lorsque nous étudierons l'anatomie pathologique de cette cavité.

26. *Fosse nasale gauche avec polype dans les méats moyen et supérieur, et dans l'antre d'Highmore.* — La muqueuse s'est transformée au niveau des extrémités antérieures anguleuses du cornet moyen en deux tumeurs de moyenne longueur, mais largement implantées et lisses, dont l'une, l'extérieure, la plus volumineuse, descend jusqu'au cornet inférieur. Dans le méat supérieur, on trouve un court polype qui ne dépasse pas les limites de ce méat, mais dont la base est presque aussi longue que le cornet supérieur lui-même. Partant du bord inférieur du cornet, il le dépasse en avant où il s'implante sur une cellule ethmoïdale et s'aplatit peu à peu. La muqueuse de la cellule ethmoïdale est relâchée, ridée et allongée. A l'extrémité antérieure du méat supérieur, on trouve une tumeur petite, lobulée, qui part du bord supérieur du cornet moyen et qui vient au devant de la précédente. La muqueuse qui revêt la bulle ethmoïdale est flasque, allongée, ridée; celle qui

revêt le processus uncinatus forme en un point, un polype cunéiforme.

27. *Fosse nasale gauche avec petits polypes sur les lèvres de l'hiatus semilunaire.* — Les altérations que présentait cette fosse nasale étaient peu accentuées. Seule la région moyenne de la lèvre inférieure de l'hiatus s'était transformée en une petite tumeur mince, plate, d'un blanc jaune, largement implantée et terminée un peu en pointe à son extrémité libre dirigée vers le haut ; du côté de la bulle ethmoïdale, on trouve une petite néoformation analogue.

28. *Coupe frontale à travers les fosses nasales, avec hypertrophie de la muqueuse sur les bords inférieurs du cornet moyen et polype du côté gauche sur la lèvre inférieure de l'hiatus semilunaris* (Pl. XXII, fig. 1). — La muqueuse qui revêt les bords des cornets moyens *(a)* est tellement tuméfiée, qu'elle vient en contact avec le septum et ferme la fente olfactive. Comme, à gauche, la muqueuse de la lèvre inférieure de l'hiatus semilunaris s'est transformée en une grosse tumeur développée également vers le haut *(p)*, il en résulte que cette tumeur est en contact avec le bord inférieur du cornet moyen, ce qui détermine une fermeture partielle du méat moyen.

29. *Cavité nasale droite avec une tumeur grosse comme une petite noisette sur la paroi nasale externe* (Pl. XXII, fig. 2).— La tumeur *(a)* est arrondie, semblable à une demi-sphère adhérant par une large base à la paroi nasale externe. Sa surface est parsemée de nombreux orifices glandulaires largement ouverts.

30. *Excroissances polypoïdes sur la cloison.* — La muqueuse qui recouvre la partie osseuse de la cloison est hypertrophiée sur une étendue notable ; elle est composée d'une série de replis de cette muqueuse que l'on peut facilement séparer les uns des autres. Dans le voisinage on trouve la même disposition, mais moins accentuée.

31. *Excroissance polypoïde sur le septum, près des choanes* (Pl. XXII, fig. 3). — Des deux côtés, la muqueuse de la partie postérieure de la cloison est dégénérée et forme une tumeur *(p)* elliptique, longue de 1 centimètre, large de 3-4 millimètres, qui fait saillie dans les choanes ; son bord postérieur tranche nettement sur la cloison, tandis qu'en avant, la tumeur se confond avec la muqueuse normale, en s'aplatissant peu à peu.

32. *Polypes sur le côté droit du septum.* — Un lobule semblable

à l'épaississement hypertropique qui a été décrit au numéro 30, s'est développé sous forme d'une tumeur un peu plus grosse qu'une lentille.

33. *Polypes du nez et excroissances polypoïdes sur l'ostium sphénoïdale* (Pl. XXII, fig. 4). — Du côté gauche, on trouve un polype pédiculé *(a)* sur les bords de l'ostium de la bulle ethmoïdale, et un second, tout petit *(b)*, sur la lèvre inférieure de l'hiatus semilunaire. Les cornets inférieurs sont atrophiés, les cornets *moyens* sont gros, et sur leurs *extrémités postérieures on observe des excroissances polypoïdes*. La muqueuse des bords de l'ostium sphénoïdal *(c)* et des cellules ethmoïdales postérieures est épaissie, allongée et saillante du côté du sinus sphénoïdal.

34. *Fosse nasale droite d'un homme, avec épaississement polypoïde de la muqueuse du cornet inférieur.* — Le méat moyen s'est creusé en un recessus de profondeur moyenne et possède sur sa paroi latérale un ostium maxillaire accessoire. La muqueuse, dans la région antérieure du *cornet inférieur*, est lisse. *Plus en arrière, sa surface est sillonnée, plissée, rugueuse, assez semblable à une framboise, et se transforme en une tumeur qui remplit la partie postérieure du méat inférieur, et qui s'étend jusqu'à l'orifice de la trompe.* La tumeur se dirige en avant du sillon nasal postérieur vers le haut, et va à la rencontre de l'extrémité postérieure du cornet moyen qui, elle aussi, est épaissie de la même manière, mais à un degré moindre.

35. *Fosse nasale droite, avec hypertrophie de la muqueuse sur le cornet inférieur et sur les lèvres de l'hiatus semilunaire.* — Le cornet inférieur présente une encoche et est dégénéré en arrière, où il forme une tumeur bilobée et bosselée. La muqueuse des lèvres de la fente semilunaire s'est épaissie et rétrécit un peu cette fente.

36. *Fosse nasale gauche, avec hypertrophie de la muqueuse sur le cornet inférieur* (Pl. XXII, fig. 5). — *Dans ce cas, toute la muqueuse qui revêt le cornet inférieur s'est transformée en une masse épaisse, recouverte de sillons et de verrucosités.* La tumeur s'est développée surtout vers le méat moyen, qu'elle remplit complètement. Ces rapports ne sont plus d'ailleurs visibles, parce que la préparation a été un peu ratatinée dans l'alcool, mais on peut encore voir l'influence exercée par la tumeur sur la forme du cornet moyen. Ce cornet est en effet excavé, et cette disposition est bien reproduite dans la figure.

37. *Fosse nasale gauche; la muqueuse est, dans toute son étendue, épaisse et gonflée* (Pl. XXIII, fig. 1). — Le cornet inférieur présente une encoche *(a)* longue de 12 millimètres, qui monte obliquement d'arrière en avant ; à son extrémité antérieure, la muqueuse du sillon s'est transformée en une tumeur *(b)* longue de 10 millimètres, effilée à son extrémité libre, et finement lobulée. Depuis la tumeur jusqu'à l'extrémité antérieure du cornet, la muqueuse est hypertrophiée, et sur la face convexe du cornet, elle présente une petite tumeur mamelonnée *(c)*.

38. *Fosse nasale gauche avec excroissance polypoïde de la muqueuse sur l'extrémité postérieure du cornet moyen.* — Le cornet inférieur est atrophié ; *le cornet moyen offre, en arrière, une excroissance en forme de massue, qui s'étend jusqu'au cornet inférieur et jusqu'à l'orifice de la trompe.* La disposition que présente dans ce cas le sillon de Arlt, est intéressante ; il a une forme semi-lunaire, s'étend jusqu'aux limites du vestibule nasal, et s'y termine par une fossette borgne.

39. *Fosse nasale gauche, avec hypertrophie des extrémités antérieures et postérieures des cornets.* — La muqueuse de la cavité nasale est épaissie dans tous ses points, mais particulièrement au niveau des extrémités antérieures et postérieures des cornets. Sur les extrémités antérieures des cornets, la muqueuse est lisse, épaissie et allongée ; au niveau des extrémités postérieures, elle est également allongée, et, de plus, mamelonnée et lobulée. Dans l'angle qui se trouve placé entre l'insertion du cornet moyen et la paroi nasale externe, la muqueuse s'est développée en une tumeur verruqueuse grosse comme une petite lentille.

RÉSUMÉ.

Classification des tumeurs de la muqueuse.

Les néoformations de la muqueuse nasale que j'ai étudiées peuvent, d'après leur forme, se diviser en cinq groupes, si l'on y comprend aussi l'hypertrophie diffuse de la muqueuse nasale, telle qu'on la rencontre à la suite des catarrhes chroniques et des tumeurs. Deux de ces groupes peuvent encore donner lieu à des subdivisions.

Ces groupes sont :

GROUPE I. — *L'hypertrophie de la muqueuse nasale.*

16

GROUPE II. — *Les polypes proprement dits,*
   a) avec petit pédicule ;
   b) avec large pédicule.

GROUPE III. — *Les tumeurs petites, verruqueuses ; les grosses,*
en forme de mamelons, sur la paroi nasale externe et sur les
lèvres de l'hiatus semilunaris.

GROUPE IV. — *Les excroissances polypoïdes,*
   a) sur les cornets ;
   b) sur la cloison.

GROUPE V. — *Les papillomes.*

Je sais parfaitement que ma classification n'est pas à l'abri de
toute objection, mais je pense aussi que, d'une manière générale,
il n'est pas facile de faire une classification de ces néoformations.
Au point de vue de l'aspect, seuls les polypes proprement dits, les
excroissances polypoïdes des cornets et les papillomes possèdent des formes nettement définies, tandis que les tumeurs en
forme de mamelons du groupe III se confondent d'une manière tellement graduelle avec la surface muqueuse où elles sont implantées,
qu'elles se rapprochent, au point de vue de la forme, des gonflements polypoïdes, des extrémités postérieures des cornets.

Quant à leur structure, les polypes sont surtout formés de tissu
conjonctif ; les glandes, ainsi que BILLROTH (1) l'a déjà reconnu,
jouent un certain rôle dans la formation des polypes ; mais, ainsi
que HOPPMANN (2) l'a montré, il y a cependant des polypes sans
glandes.

Les tumeurs verruqueuses en forme de mamelons ont une structure analogue à celle des hypertrophies diffuses de la muqueuse
nasale. Elles se composent essentiellement d'un réseau conjonctif
qui renferme des glandes ; c'est pour cela que l'on voit à la surface
de ces tumeurs des orifices glandulaires dilatés. Les excroissances
polypoïdes des extrémités postérieures des cornets se caractérisent
non seulement par l'hypertrophie de la muqueuse, mais encore par
leur extrême richesse en vaisseaux (veines). La structure des polypes et des excroissances polypoïdes sera étudiée en détails dans la
seconde partie de cet ouvrage.

(1) *Ueber den Bau der Schleimpolypen.* Berlin, 1855.
(2) *Ueber Nasenpolypen.* Monatsschr. f. Ohrenheilk, 1885, et un second
article dans le même journal, 1887.

Après cette classification, j'exposerai les résultats que l'on peut déduire des observations précédentes, et j'étudierai successivement la statistique, les formes, le siège, et les conséquences des tumeurs.

Statistique des néoformations de la muqueuse nasale.

Pour ce qui est de la fréquence des tumeurs, je me bornerai à faire remarquer que dans mes dissections, je les ai rencontrées une fois sur neuf ou dix cadavres, et que les *excroissances polypoïdes des extrémités postérieures des cornets, surtout des cornets inférieurs,* sont encore beaucoup plus fréquentes.

Aspect de la muqueuse nasale hypertrophiée.

La muqueuse nasale n'est parfois hypertrophiée qu'en un point, mais plus souvent cette hypertrophie porte sur une grande étendue. La muqueuse de la fente olfactive n'est qu'exceptionnellement épaissie, et c'est surtout le revêtement de la région respiratoire qui est le siège d'une hypertrophie limitée le plus souvent aux bords libres du cornet moyen. La muqueuse est alors épaissie, gorgée et percée de nombreux trous, qui correspondent aux conduits excréteurs dilatés des glandes. L'hypertrophie de la muqueuse des bords libres du cornet moyen est importante à signaler, ainsi que je l'ai fait remarquer, parce qu'elle détermine la fermeture de la fente respiratoire.

Généralités sur la forme des tumeurs muqueuses des fosses nasales.

Le groupe des polypes du nez peut être divisé en deux sous-groupes : ceux qui ont une base large, et ceux qui ont une base étroite. Dans les polypes à pédicules étroits, le diamètre longitudinal prévaut sur celui de la largeur et de l'épaisseur. La base de la tumeur est petite en proportion, et lorsque, comme cela arrive quelquefois, l'extrémité libre de la tumeur gonfle par suite du développement de kystes, le polype prend la forme d'un champignon. Les polypes à large base ont la forme d'une crête de coq ou d'une feuille ; le diamètre transversal est plus grand que le diamètre longitudinal ; l'épaisseur est faible et la base est allongée. Les polypes du nez sont caractérisés par ce fait qu'ils peuvent être détachés de la muqueuse jusqu'à leur base, comme des tumeurs mobiles, tandis que les tumeurs du troisième groupe ne sont ni mobiles ni suspendues librement; elles forment, au contraire, des prolongements arrondis ou verruqueux de la paroi nasale. Même lorsqu'elles deviennent plus grosses, leur base circulaire, qui occupe une grande surface, ainsi que leur épaisseur, leur donne une certaine rigidité qui manque à celles du deuxième et du troisième groupe.

Dans les excroissances polypoïdes, la muqueuse des extrémités antérieure et postérieure des cornets, quelquefois aussi tout le revêtement muqueux du cornet inférieur, a grossi, s'est épaissi et s'est transformé en tumeur ; fréquemment, sa surface est mamelonnée comme une framboise. Les excroissances du cornet inférieur contiennent beaucoup de sang en raison du tissu caverneux qu'elles renferment.

Les tumeurs du troisième groupe, comparables à des saillies en forme de mamelons, sont implantées sur la muqueuse des parois latérales du nez, et leur volume varie entre celui d'une lentille et celui d'une petite noisette. Jusqu'à présent, je n'en ai pas rencontré de plus grosses. C'est à la base, que ces tumeurs présentent leur plus grande circonférence.

Polypes du nez proprement dits.

Les tumeurs du deuxième groupe ne se distinguent que peu les unes des autres, soit au point de vue macroscopique, soit au point de vue histologique. C'est ici, surtout, la forme, qui les caractérise ; elles la conservent depuis leur première apparition jusqu'à la fin de leur développement. Un seul des cas de ma collection, le cas 11, s'écarte sensiblement de cette règle. Je possède, en effet, une préparation où se trouve un polype aplati, arrondi, dont le pédicule est relativement très étroit. Mais il est cependant plus que probable que, dans ce cas, il s'agit d'une atrophie du pédicule, produite par la rotation de la tumeur autour de son axe. En faisant abstraction de ce cas, on peut généralement dire, dès les premiers stades, quelle sera la forme du polype complètement développé, car il n'arrive pas qu'une tumeur change de forme pendant son développement. Les polypes à pédicule étroit constituent déjà, dans les premières phases de leur développement, des tumeurs grêles, pourvues d'un pédicule relativement long et mince. Les tumeurs à large pédicule, en forme de feuille ou de crêtes de coq, débutent de la façon suivante : sur le bord où elles naissent, la muqueuse s'hypertrophie tout d'abord et fait un bourrelet peu saillant ; peu à peu, la région hypertrophiée s'allonge, jusqu'à ce qu'elle se soit transformée enfin en une grosse plaque. Les figures des planches XVII-XXII reproduisent très clairement les faits que nous venons de décrire. On y voit, pour les deux formes de polypes du nez, les diverses séries des tumeurs, allant depuis les plus petites jusqu'aux plus grosses.

J'ajouterai encore un mot. Pour des raisons anatomiques, il est superflu de diviser les polypes en deux groupes, car la forme seule n'est pas suffisante pour faire une classification. Au point de vue chirurgical, on pourrait cependant les grouper, car, d'après la forme de leur pédicule, les polypes du nez se distinguent essentiellement les uns des autres. Il n'est pas indifférent pour l'opérateur d'avoir affaire à des tumeurs de l'une ou de l'autre forme.

Position des polypes proprement dits.

Les polypes se développent :

a) sur les lèvres de l'hiatus semilunaris ;

b) sur l'infundibulum ;

c) sur les ostiums ethmoïdaux ;

d) sur l'ostium frontal ;

e) sur l'ostium maxillaire ;

f) sur les bords du cornet moyen (sur l'angle médian et latéral du bord inférieur) ;

g) sur les lèvres des sillons accessoires qui se rencontrent parfois à la face médiane du cornet moyen ;

h) sur la bulle ethmoïdale ;

i) sur les cellules ethmoïdales ;

ainsi donc surtout dans la région respiratoire des fosses nasales.

Je n'ai jamais vu, comme quelques auteurs l'ont admis, des polypes naître du plancher ou du toit du nez, ou de la lame criblée. J. PÉTREQUIN (1) qui parle des polypes nasaux développés sur le toit des fosses nasales, conseille, dans l'extirpation des polypes, d'opérer avec précaution, parce que, par une manipulation maladroite, on pourrait facilement blesser le toit des fosses nasales ; et VOLTOLINI (2) dit, à propos des polypes du nez : Ils naissent le plus souvent de la paroi supérieure du nez, bien qu'on ne puisse nier qu'ils se développent aussi sur les cornets.

(1) Traité d'Anatomie topographique. Paris, 1857.
(2) Die Anwend. d. Galvanokaustik im Inneren des Kehlkopfes, etc. Wien, 1871.

De tout ce que nous avons rapporté sur le siège des polypes, on voit que pas un seul polype pédiculé n'a été observé ni sur le toit, ni sur le plancher des fosses nasales. Il n'est certes pas impossible que les polypes puissent naître également sur la paroi supérieure des fosses nasales ; mais, jusqu'ici, on n'en a pas fourni la preuve. Les affirmations de Pétrequin ne méritent pas qu'on s'y arrête, parce qu'elles ne sont pas basées sur des recherches anatomiques. Quant à celles de Voltolini, elles ne sont pas non plus exactes, car, d'après mes démonstrations anatomiques, c'est justement le contraire qui est vrai. Les polypes du nez ne naissent pas le plus souvent de la paroi supérieure des fosses nasales ; mais, au contraire, le plus grand nombre naît des cornets ethmoïdaux et des dépendances du méat moyen. Un polype de la paroi nasale supérieure sera certes *rara avis*. Je n'en ai pas rencontré un seul dans mes 300 dissections, et je puis bien en conclure qu'ils ne naissent pas « le plus souvent, de la paroi supérieure des fosses nasales (1) ». Voltolini, d'ailleurs, dans un livre plus récent (2), a modifié sa manière de voir, ainsi que le dessin d'un polype qui s'y trouve représenté, et qui part de la paroi latérale.

Parmi les 39 polypes, 29 partaient des parois latérales du nez, ou, en résumant rapidement, des cornets ethmoïdaux, des lèvres de l'hiatus semilunaris, du pourtour des orifices ethmoïdaux, frontaux et maxillaires de l'infundibulum, du méat supérieur et du sillon nasal postérieur ; *c'est-à-dire, surtout des parties anguleuses de l'ethmoïde, des bords des méats moyen et supérieur.* Comme ce sont des parties anguleuses qui constituent le point d'origine des tumeurs, parties qui, bien que longues, sont cependant toujours étroites, il est clair que les tumeurs, même de faibles dimensions, pendent dans les fosses nasales. Les tumeurs qui naissent de l'infundibulum, se comportent de la même façon ; elles s'étendent parfois en haut jusqu'à l'ostium frontal et peuvent aussi pénétrer facilement jusque dans les sinus frontaux.

J'attache, au point de vue opératoire, une importance particulière à ce fait que les polypes naissent au fond d'une dépression telle que l'infundibulum. On sait que les polypes du nez récidivent fréquemment, et que ce phénomène ne peut être attribué dans tous

(1) Dans la seconde partie, il décrit plusieurs tumeurs, dont la base hypertrophique s'élève jusqu'au toit des fosses nasales.

(2) *Die Rhinoscopie u. Pharyngoscopie.* Breslau, 1879.

les cas à une seule et même cause. Il arrive que de petites tumeurs cachées passent facilement inaperçues, alors qu'on enlève les grosses, *et on considère la petite tumeur qui s'est développée au bout d'un temps plus ou moins long, comme une récidive du polype en question qui n'a pas été complètement enlevé.* VOLTOLINI écrit à ce sujet : « On arrivera à un succès complet, si l'on peut atteindre partout la racine des polypes, c'est en raison de l'impossibilité où l'on se trouve d'atteindre toujours la racine des polypes, que les récidives deviennent possibles à la suite de cette opération ».

Je vais maintenant essayer de critiquer mes observations en me basant sur cette assertion. Pour les tumeurs qui s'insèrent sur le bord du cornet moyen, ou sur les lèvres de la fente semilunaire, j'accorde que le médecin peut atteindre l'insertion du pédicule et soit en mesure de faire une extirpation radicale de la tumeur, bien que cela ne soit pas facile pour les tumeurs largement pédiculées. J'ajouterai encore, que l'on peut atteindre même la base des polypes qui naissent sur les bords anguleux du méat supérieur. Pour les polypes, au contraire, qui partent du fond de l'infundibulum, de l'ostium frontal maxillaire, d'un ostium ethmoïdal ou du fond du méat supérieur, ce serait une erreur de croire qu'on puisse les écraser complètement avec l'anse. Dans les polypes de cette espèce, une partie du pédicule persiste toujours. On peut, dans les cas les plus favorables, atteindre avec l'anse les bords de la fente semi-lunaire ou du méat supérieur et enlever la tumeur ; mais la partie du pédoncule qui se trouve au dessus de ces bords, au fond du sillon, persiste toujours, *et, par conséquent, dans les insertions de ce genre, il se produit toujours une récidive après l'opération.* L'extirpation radicale de ces polypes n'est possible, à mon avis, que si l'on met à nu le nid dans lequel est logé le pédicule ; à moins qu'il soit possible, après l'opération ordinaire, de pénétrer dans le sillon en s'aidant de la rhinoscopie, et d'y détruire les restes de la tumeur. Les dessins des Pl. XIX, fig. 1 et 2; Pl. XX, fig. 1 et 2; Pl. XXI, fig. 4, convaincront, je l'espère, tous les chirurgiens, de l'exactitude de mes assertions. En tous cas, je crois que pour de telles tumeurs, on réussira mieux avec les pinces qu'avec l'anse.

J'ai aussi indiqué dans la partie postérieure du méat moyen, une région anguleuse sur laquelle les tumeurs pédiculées prennent naissance; c'est ce sillon, situé entre l'extrémité postérieure du cornet et la trompe, que j'ai décrit à la page 109. Le bord qui limite en avant ce sillon se trouve placé entre les extrémités postérieures des cornets moyen et inférieur, et il peut également donner naissance à des polypes (Pl. XX, fig. 3). D'ordinaire, les extrémités postérieures des cornets sont hypertrophiées, et les tumeurs, en raison de leur augmentation de volume, se rapprochent, se soudent. ou bien restent complètement isolées, comme dans la Pl. XX, fig. 3. Le siège des tumeurs est d'autant plus digne d'attention, que lorsqu'elles ont un certain volume, elles ferment les choanes et pendent dans le nasopharynx.

Les polypes qui se développent sur la lèvre supérieure de la fente semilunaire présentent *deux* variétés. Si la lèvre est étroite et anguleuse, les polypes prennent la forme des tumeurs largement pédiculées de la lèvre inférieure (Pl. XVIII, fig. 1). Si la lèvre supérieure est au contraire vésiculeuse, le polype a alors une base arrondie et une forme cylindrique (Pl. XIX, fig. 4). Dans le stade précédent, la muqueuse de la bulle ethmoïdale est épaissie, renflée et plissée.

Tumeurs muqueuses mamelonnées et en forme d'élevures de la paroi nasale externe.

(Pl. XIX, fig. 3; Pl. XXI, fig. 2 et 3; Pl. XXII, fig. 2.)

Après la description que nous avons faite de chacun des cas en particulier, il ne nous reste que peu de chose à dire sur ces tumeurs. Leurs dimensions varient du volume d'une lentille à celui d'une noisette ; elles sont arrondies, mamelonnées, gorgées de suc, leur surface est parsemée de nombreux orifices glandulaires ; les tumeurs sont toujours implantées sur la paroi externe du méat moyen, en avant ou en arrière de la fente semilunaire, au pourtour de cette fente, ou, enfin, entre les extrémités postérieures des cornets. On peut les rencontrer isolées, comme le montrent deux de mes observations, mais, plus fréquemment, elles accompagnent des polypes. Mes observations ne me permettent pas de répondre à la question de savoir si elles pourraient se transformer en grosses tumeurs. Au point de vue opératoire, j'ajouterai qu'en raison de la largeur de leur base et de leur petitesse, il est difficile de les saisir avec l'anse.

Les tumeurs muqueuses en forme d'élevures, situées au dessous de l'hiatus semilunaris, se caractérisent par ce fait que la muqueuse nasale des lèvres de la fente et de son voisinage, sur un espace grand comme une pièce d'un kreuzer, se soulève en une tumeur dont la surface est richement pourvue d'orifices glandulaires. Ces tumeurs ne se séparent pas brusquement de leur point d'implantation; elles se confondent, au contraire, peu à peu, avec la muqueuse. Outre ces tumeurs, la muqueuse nasale se trouve d'ordinaire épaissie en d'autres points, où elle présente quelques-unes de ces petites tumeurs mamelonnées dont j'ai plus haut fait une description. La dégénérescence de la muqueuse sur les lèvres de la fente semilunaire et de son voisinage, donne à cette région un aspect que l'on peut comparer à celui que présente une hypertrophie partielle du vagin. Fait important : la tumeur rétrécit la fente semilunaire et empêche aussi la ventilation des sinus maxillaires, parfois aussi celles des sinus frontaux.

Hypertrophies polypoïdes de la muqueuse nasale.

On observe fréquemment les hypertrophies polypoïdes sur les extrémités postérieures des cornets inférieurs et moyens, plus rarement sur les extrémités antérieures de ces deux cornets; *leur siège de prédilection est cependant la région postérieure du cornet inférieur* (B. FRÄNKEL, W. LINHART, C. MICHEL), où ces excroissances sont chose fréquente. L'accroissement de la muqueuse hypertrophiée varie suivant les cas, depuis *le simple gonflement ou l'épaississement en forme de massue de la muqueuse, jusqu'aux tumeurs volumineuses, lisses ou glanduleuses, mobiles, qui remplissent les méats et font saillie par les choanes jusque dans le pharynx nasal.* Je vais maintenant essayer de décrire en détails chacune de ces formes. Dans les premiers stades des hypertrophies polypoïdes, l'extrémité postérieure du cornet inférieur perd sa forme pointue et devient conique. La surface de la partie hypertrophiée de la muqueuse est lisse ou un peu rugueuse, par suite de l'hypertrophie des papilles; les méats et les choanes sont encore libres. Lorsque l'accroissement devient plus considérable, l'extrémité postérieure du cornet s'allonge, la tumeur pend et repose sur le plancher du nez; elle remplit l'extrémité postérieure du méat inférieur, sa surface est lisse, ou bien, par suite de l'hypertrophie des papilles, elle est devenue lobulée, semblable à une framboise. En avant des points hypertrophiés, la muqueuse est faiblement gonflée, et elle se confond peu à peu avec le tissu normal du cornet. Ces tumeurs, dès qu'elles ont atteint un plus grand développement, arrivent jusque dans le nasopharynx, gênent les mouvements du voile du palais, et peuvent, par leur situation en avant de l'orifice de la trompe d'Eustache, influencer fâcheusement l'organe de l'ouie. Dans d'autres cas, le revêtement muqueux du cornet inférieur tout entier est atteint par l'hypertrophie polypoïde; la muqueuse s'allonge, devient épaisse, ridée, se couvre d'aspérités et remplit complètement les méats inférieur ou moyen(Pl. XXII, fig. 5). Parfois, l'hypertrophie de la muqueuse siège non seulement sur l'extrémité postérieure du cornet inférieur, mais encore sur son bord libre. En ce point se trouve suspendue, comme un polype à large pédicule, une tumeur lisse ou lobulée, dont les bords présentent fréquemment des encoches. Cette tumeur oblitère complètement le méat inférieur dans lequel elle descend très bas sur les préparations.

Parfois, quelques prolongements de la tumeur papillaire se distinguent par leur volume particulier, et si une papille de ce genre s'hypertrophie encore davantage, on pourra observer sur le cornet inférieur une grosse tumeur pédiculée. Quelquefois, plusieurs papilles de la muqueuse hypertrophiée se développent et donnent naissance à une tumeur lobulée, nettement limitée du côté du cornet. Les tumeurs de ce genre sont rares; en effet, sur une grande quantité de fosses nasales, je n'ai eu qu'une fois l'occasion de les observer; c'est en raison de sa rareté, que j'ai fait représenter un cas semblable Pl. XXI, fig. 1.

L'hypertrophie polypoïde de l'extrémité postérieure du cornet moyen atteint rarement un degré aussi marqué que sur le cornet inférieur, où on la trouve communément. Dans un seul cas, j'y ai observé une hypertrophie qui s'étendait en arrière jusqu'à l'orifice pharyngien de la trompe. Quand les extrémités postérieures des cornets inférieur et moyen d'un côté sont hypertrophiées, le territoire de la muqueuse de la paroi latérale du nez, situé entre les deux cornets, s'hypertrophie aussi le plus souvent, et cela à un point tel que les hypertrophies polypoïdes des cornets se confondent même l'une avec l'autre.

Hypertrophies polypoïdes de la cloison nasale.
(Pl. XXII, fig. 3.)

Tandis que CLOQUET (1) admet que les polypes du nez peuvent se développer sur n'importe quel point des fosses nasales, ainsi que

(1) *L. c.*

sur la cloison, A. Cooper (1) et J. Syme (2) le contestent, et affir-
ment n'avoir jamais vu de polypes sur la cloison. Les affirmations
positives de Cloquet, à propos de l'existence de polypes sur la
cloison, ont une importance plus grande que la négation des deux
autres auteurs, à condition qu'il n'ait pas confondu ces polypes avec
des tumeurs des autres parties des fosses nasales, et qu'il n'ait
pas distingué les polypes des excroissances polypoïdes. Cooper et
Syme ne s'appuient pas sur des recherches anatomiques, et les
excroissances de la cloison peuvent facilement passer inaperçues.
Mes observations anatomiques confirment les données de Cloquet ;
je possède trois préparations qui suffisent à prouver l'existence de
tumeurs bénignes sur la cloison. Je répéterai ici ce que j'ai dit
aux observations, que dans un cas, la membrane muqueuse,
dans la région correspondant à la partie osseuse de la cloison,
est fortement épaissie sur une grande étendue et divisée en une
série de lamelles muqueuses, séparables les uns des autres comme
les feuillets d'un livre. Par places, on rencontre des lamelles isolées
qui, en grossissant, peuvent produire sur la cloison une tumeur
pendante (voir cas 32). Dans d'autres cas, on voit par les choanes,
une tumeur d'un centimètre de long, elliptique, qui fait saillie sur
chacun des côtés de la cloison et qui est limitée en arrière par un
sillon, tandis qu'en avant, elle s'aplatit et se confond peu à peu
avec la muqueuse normale (Pl. XXII, fig. 3).

Les tumeurs à pédicule étroit ne semblent pas exister sur
la cloison.

Avant de terminer le chapitre des polypes, je veux encore discuter cette question : pourquoi, en certains points des fosses
nasales, les polypes présentent-ils toujours la même forme.

Les tumeurs bénignes de la muqueuse nasale naissent, ainsi que
nous l'avons vu, des saillies anguleuses des fosses nasales ou bien
des parois des méats. Pour cette raison, leur forme est déjà définie,
car si la muqueuse nasale se développe en forme de tumeur au niveau
d'une partie anguleuse, cette tumeur se comporte, dès qu'elle a
atteint un certain volume, à peu près comme un corps que l'on aurait
fixé par un de ses bords sur une corde étendue transversalement ; il
s'implantera sur une base longue et étroite. Une tumeur, au contraire, dont la base occupe une aire plus étendue de la muqueuse

(1) *Vorles. über Chirurgie.* Cassel, 1856.
(2) *Gurlt's Jahresb. Bd. III.* (Analyse.)

nasale, pend dans les fosses nasales, comme, par exemple, les polypes ou les hypertrophies polypoïdes des extrémités postérieures des cornets, ou bien elle se comporte, par rapport aux parois du nez, à peu près comme un mamelon pour les parties qui l'entourent (tumeurs du groupe III, hypertrophie polypoïde sur les lèvres de l'hiatus semilunaris). Nous voyons ainsi que les formes des tumeurs décrites dépendent de la base sur laquelle elles se sont développées.

Combinaisons des formes de tumeurs.

Au point de vue du mode de combinaison des néoplasmes sur la membrane de Schneider, on doit remarquer que souvent on ne rencontre que l'une ou l'autre forme ; mais l'on peut aussi observer toutes les formes à la fois, à côté les unes des autres.

Au point de vue des *tranformations secondaires* des tumeurs, je n'ai vu que la dégénérescence du corps glandulaire en kystes. Dans ces cas, d'ordinaire, la partie de la muqueuse nasale située au voisinage immédiat des polypes, avait seule subi la même dégénérescence. Les kystes présentent, les uns un contenu séreux, les autres, un contenu épais blanc et opaque. Dans le premier cas, les tumeurs laissent écouler, lorsqu'on les ponctionne, un liquide abondant.

Influence des tumeurs sur les fosses nasales et sur leur contenu.

Parmi les influences fâcheuses exercées par les tumeurs muqueuses des fosses nasales, sur les parties voisines, nous trouvons :

a) l'obstruction des méats, de l'hiatus semilunaris, des choanes et de l'orifice pharyngien de la trompe d'Eustache ;

b) l'occlusion de la fente olfactive ;

c) la compression exercée sur les cornets avec atrophie consécutive de ces cornets ;

d) la formation de fossettes sur la paroi latérale du nez ;

e) l'élargissement de la fente semilunaire, mettant à nu l'infundibulum, l'orifice frontal et le maxillaire, et enfin :

f) l'hypertrophie de la muqueuse nasale dans le voisinage de la tumeur.

L'obstruction des méats se produit lorsqu'il existe de grosses tumeurs, et ce sont d'ordinaire les dégénérescences polypoïdes considérables des cornets inférieurs faisant saillie dans le cavum naso-pharyngien, qui empêchent l'air de pénétrer dans la trompe. Les tumeursdéveloppées sur les lèvres de l'hiatus semilunaris, sur les faces latérales du cornet moyen et dans l'infundibulum, ferment souvent les ostia des sinus frontaux et maxillaires, et gênent ainsi la ventilation de ces cavités, et surtout celle du sinus maxillaire. Le même phénomène se produit aussi avec les proliférations poly- poïdes et les polypes des lèvres de la fente semilunaire.

Les tumeurs et les hypertrophies développées sur les bords du cornet moyen, viennent au contact de la cloison et ferment la fente olfactive.

On observe une autre modification très remarquable sur les lèvres de l'hiatus semilunaris, lorsque des polypes à large pédicule, ou bien encore de gros polypes à petits pédicules naissent en ce point. Il se produit un *élargissement* de la fente, une mise à nu de l'infundibulum, de l'ostium frontal et de l'ostium maxilláire. Un seul cas de ma collection fait exception à cette règle. Le diamètre de la fente élargie peut atteindre 10 millimètres.

Comme les polypes à large pédicule de ma collection ne sont pas assez gros pour que l'on puisse songer à une traction directe; comme, de plus, avec les gros polypes à pédicules grêles du cas 12, qui auraient pu véritablement exercer une traction sur les lèvres, la lèvre supérieure n'est pas tirée vers le bas, et, qu'au con- traire, elle est plutôt relevée en haut, je serais disposé à croire que l'on doit rapporter la dilatation de la fente semilunaire à des troubles de nutrition qui se produisent à la base de la tumeur. Cette opinion est confirmée par ce fait que l'élargissement, dans certains cas, ne se produit pas par l'écartement des lèvres, mais, au contraire, par l'atrophie des parties squelettiques.

C'est surtout sur le cornet moyen que l'on observe la *pression* que les tumeurs de la cavité nasale exercent sur les parties voisines. Le cornet moyen peut devenir aussi mince qu'une feuille de papier, très flexible, et sa muqueuse s'atrophie. Ce processus pourrait, lorsque la face médiane des cornets est appliquée contre la cloison, diminuer l'intensité du pouvoir olfactif, en raison de l'action fâcheuse qui se produit sur les rameaux du nerf olfactif. Lorsque les tumeurs deviennent plus grosses, elles s'introduisent entre le cornet inférieur et la cloison, aplatissant le cornet, mais elles amènent plus rarement l'atrophie que l'hypertrophie de la muqueuse. L'épaississement se produit par suite du frottement continuel entre la tumeur et les parties voisines de la muqueuse, car dans les cas où il existe de gros polypes, on voit que partout où ceux-ci sont en contact avec le cornet, les parois nasales externes et internes, la muqueuse est épaissie, pâle, résistante, rugueuse et bombée. Sur le plancher du nez, on trouve deux points semblables. Sur ces points, existent aussi, justement, des tumeurs, tandis qu'entre eux, là où il n'y a pas de tumeurs, la muqueuse présente un aspect presque normal. Tout cela semble indiquer que les tumeurs irritent la muqueuse et y déterminent des processus inflammatoires.

CHAPITRE XV.

De l'atrophie essentielle des cornets; son étiologie.

Dans le chapitre qui traite de l'anatomie de la cloison, et dans la description des polypes du nez, nous avons montré que par suite de la pression exercée par une cloison anormale (déviée ou pourvue d'éperons) ou par des tumeurs, peuvent se produire des aplatissements, des encoches et même des atrophies étendues des cornets. Outre cette forme d'atrophie par voie mécanique, il existe une seconde sorte d'atrophie des cornets, qui n'est pas produite par des influences extérieures.

L'atrophie essentielle se manifeste à la suite d'une maladie nettement inflammatoire de la muqueuse nasale, d'ordinaire symétriquement dans les deux narines, mais elle n'atteint pas toujours tous les cornets; elle siège seulement sur l'un deux, le cornet inférieur ou le cornet moyen. Dans la description qui va suivre, je considérerai surtout l'aspect que présente le cornet inférieur lorsqu'il est atrophié, parce que c'est sur ce cornet que l'on peut suivre le plus nettement les divers stades de l'atrophie. Ce cornet, au début de la maladie, devient plus mince, plus flexible et plus petit qu'à l'état normal, aussi bien dans ses parties osseuses que dans ses parties muqueuses, plus tard il s'aplatit; le processus fait ainsi des progrès lents, jusqu'à ce qu'enfin, lorsque l'atrophie est arrivée à son dernier degré, on ne trouve plus à cette place de la paroi nasale externe d'où partait autrefois le cornet inférieur, qu'une crête de muqueuse dans laquelle on rencontre quelquefois, comme reste du cornet, une trabécule osseuse. La muqueuse qui revêt le cornet se ratatine, se recouvre de sillons (Pl. XXIII, fig. 2); le corps caverneux disparaît et la muqueuse, pâle, mince, brillante, ressemble enfin, plutôt à une séreuse qu'à une muqueuse. Dans quelques cas, on dirait que l'atrophie des os l'emporte sur celle de la muqueuse. Cette dernière pend alors du bord libre du cornet comme une membrane flasque. Il est cependant plus vraisemblable que la membrane est allongée et flasque, en raison de l'hyper- trophie polypoïde persistante. En admettant que l'atrophie atteigne alors toutes les couches du cornet avec la même intensité, l'atrophie osseuse est prédominante.

J'ai étudié également les diverses phases de l'atrophie sur des cornets inférieurs macérés. Cette étude m'a montré que : dans les plus faibles degrés de l'atrophie, le cornet inférieur est simplement aminci, friable et perforé par places. Dans le cours de l'atrophie, la longueur et la hauteur du cornet diminuent ; son bord libre n'est plus recourbé, mais, au contraire, rectiligne ou même concave. Par suite des déhiscences de la lamelle osseuse, le bord de l'os, se détache sous forme d'une bande étroite qui se resorbe bientôt en grande partie ; il se forme de nouvelles déhiscences qui détruisent encore les nouveaux bords du cornet ; et cela continue jusqu'à ce qu'il ne reste plus du cornet inférieur qu'une petite crête osseuse.

A coté de l'atrophie du cornet; inférieur, on trouve souvent aussi les autres cornets atrophiés ; parfois, il n'y a que le cornet moyen sur lequel la destruction peut être plus prononcée que sur le cornet inférieur ; les parois du nez, elles-mêmes, ne restent pas indemnes ; la paroi externe devient tellement mince, que le canal palatin descendant, ainsi que le canal lacrymal osseux, présentent des pertes de substance, et que, souvent, le septum, lui aussi, offre des traces d'atrophie.

L'atrophie des cornets change essentiellement la configuration des fosses nasales. La fossé nasale s'élargit fortement, ce qui facilite beaucoup son examen ainsi que celui de l'espace naso- pharyngien. Par suite de la destruction du cornet moyen, le méat moyen et la fente semilunaire sont mis à nu, et l'examen de la face antérieure du sphénoïde et de ses orifices sphénoïdaux devient possible. Les ramifications du nerf olfactif subissent les altérations les plus importantes dans l'atrophie du cornet moyen, car le raccourcissement de la paroi turbinale de l'ethmoïde qui joue un grand rôle comme substratum des ramifications olfactives, ainsi que l'atrophie de la membrane olfactive, produisent dans la cavité nasale des modifications qui nuisent à l'olfaction.

J'ai fait représenter sur la planche XXIII, fig. 3, une de mes préparations; la figure montre l'atrophie avancée des cornets, et en examinant cette figure, on verra immédiatement que la fente semilunaire n'est pas recouverte par le cornet.

Comment doit-on envisager l'atrophie, et par quel processus est-elle produite? Au point de vue étiologique, R. Voltolini (1), E. Zaufal (2), E. Michel (3) et B. Frankel (4), ont fait des études cliniques d'une grande valeur. Ces auteurs s'accordent tous sur ce point que l'on rencontre des cornets d'une petitesse anormale en dehors de l'ozène. Tandis que Voltolini, Michel, Frankel, considèrent les cornets atrophiés comme faisant partie du cortège de l'ozène, Zaufal croit devoit admettre une atrophie congénitale du cornet inférieur. Avant d'étudier plus à fond le caractère du processus lui-même, il faut savoir si les cas de Zaufal se rapporteraient en réalité à des atrophies congénitales, ou si, plutôt, cet auteur n'a pas confondu ces formes avec des cornets atrophiés par suite des processus pathologiques.

La théorie de Zaufal de l'atrophie congénitale ou du développement rudimentaire des cornets, s'appuie également sur des études faites sur le vivant. Dans plusieurs mémoires, l'auteur insiste sur cette disposition, et signale l'influence qu'elle exerce sur la physiologie des fosses nasales.

Avant Zaufal, Hyrtl (5) avait déjà indiqué l'atrophie congénitale des cornets, dans un cas qu'il considère comme une grande rareté. Dans le cas de Hyrtl, il n'y avait, à la place des cornets, que de simples replis de la muqueuse, dont l'un, celui qui correspondait au cornet inférieur, avait une longueur de 7 millimètres, et au milieu, une largeur de 1-2 millimètres seulement. La muqueuse, d'après les données de Hyrtl, n'était pas modifiée d'une façon

(1) L. c.
(2) Aerztl. Correspond.-Blatt. Prag., 1875.
(3) Die Krankh. d. Nasenh, etc. Berlin, 1876.
(4) Ziemssen. Handb. d. spec. Path. u. Ther. Bd. IV. Leipzig, 1876; et Allg. med. Centr. — Zeit. Berlin, 1879.
(5) Angeborener Mangel der unteren Nasenmuscheln, etc. Sitzungsber. d. k. Akad. in Wien Bd. XXXVIII.

notable. Elle avait pris cependant un aspect *sec* et *fibreux* dans les replis qui représentaient le cornet inférieur et l'apophyse unciforme de l'ethmoïde. Une des moitiés de la face fut soumise à la macération, et l'on vit alors qu'il manquait une partie de la lame verticale du palatin. Les antres d'Highmore avaient une petitesse anormale et étaient divisées par des cloisons membraneuses. J'ajouterai à cela, qu'en l'examinant de la pièce conservée dans le musée anatomique de Vienne, on trouve plongés dans les plis de muqueuse qui remplacent les cornets moyens et supérieurs, ainsi que dans la région de l'apophyse unciforme et du canal naso-lacrymal, des bâtonnets et des écailles osseuses. Hyrtl exclut la possibilité d'une origine pathologique, les raisons qui plaident contre cette hypothèse seraient : la symétrie de l'atrophie dans les deux fosses nasales, l'intégrité de l'extérieur du nez, de la cloison et de la muqueuse, l'état sain de tous les autres os, et l'absence de cicatrices et de callosités.

Après Hyrtl, C. Gegenbaur (1) a décrit un cas de développement incomplet des cornets du nez. Les trois cornets dans les deux fosses nasales étaient également peu développés et laissaient voir les orifices conduisant dans les cavités accessoires latérales, qu'ils recouvrent d'ordinaire.

Les arguments qu'apporte Hyrtl ne démontrent pas d'une façon décisive la défectuosité congénitale des cornets; ils s'appliquent aussi bien à des cornets atrophiés. Ces défectuosités sont aussi symétriques; le plus souvent, l'extérieur du nez, la cloison et la muqueuse ne sont pas non plus modifiés ; tous les autres os sont normaux, et on n'observe ni cicatrices ni callosités. On pourrait ajouter que dans le cas de Hyrtl, il s'agissait pourtant d'une charpente maxillaire anormale, car les sinus maxillaires étaient très étroits. Mais cela ne prouve rien, car l'atrophie des sinus maxillaires est d'observation si courante que tout anatomiste qui a fait une grande quantité de dissections des appendices pneumatiques, ne considère plus comme une rareté les antres d'Highmore rudimentaires avec ou sans cornets atrophiés. Les atrophies des os palatins observées par Hyrtl se présentent également assez souvent; elles sont simplement produites par l'atrophie des plaques verticales déjà bien minces.

(1) *Ein Fall von mangelhafter Ausbildung der Nasenmuscheln.* Morphol. Jahrb. Bd. V, 1879.

Outre ces circonstances, qui confirment mon opinion pour ce qui est du cas de HYRTL, il y a encore ce fait que, dans les replis de muqueuse qui occupent la place des cornets ethmoïdaux, il existe des fragments osseux qui ont tout à fait le même aspect que celui déjà observé souvent dans mes cas ; la muqueuse est sèche et fibreuse, phénomènes qui se rapportent absolument à l'état des muqueuses qui revêtent les cornets atrophiés.

Je crois, pour cette raison, que ces prétendus cas d'atrophie congénitale des cornets se rapportent à des atrophies d'origine pathologique.

L'inexactitude de ces données ressort très nettement de l'étude des fosses nasales d'embryons et de nouveau-nés. L'atrophie des cornets se produirait si souvent que l'on devrait la rencontrer, même en disséquant un petit nombre de nouveau-nés. J'en ai actuellement disséqué plusieurs centaines, ainsi qu'un grand nombre d'embryons, mais dans aucun cas, je n'ai pu rencontrer de traces d'un cornet rudimentaire.

On ne peut rattacher non plus l'atrophie des cornets à une modification sénile, car elle se présente surtout chez les personnes jeunes, et sur un grand nombre de crânes de vieillards de ma collection, on ne trouvait qu'un nombre proportionnel à celui des jeunes sujets.

Si donc, ainsi que nous l'avons dit plus haut, l'atrophie des cornets est arrivée à un degré tel qu'il ne reste plus que d'étroites crêtes de la muqueuse et que, sans posséder aucune expérience anatomique sur l'atrophie des cornets, on rencontre un cas de ce genre, ou qu'on étudie les fosses nasales sur une personne vivante, chez laquelle on ne trouve, à côté de l'atrophie ou de l'absence des cornets, aucun autre signe d'un processus pathologique, on peut, dans ce cas, être facilement induit en erreur, et penser à l'absence congénitale de cornets. C'est ce qui m'est arrivé, il y a quelques années, dans une dissection des fosses nasales. Je rencontrai des cornets très atrophiés et considérai cette atrophie comme congénitale, jusqu'à ce que je fusse arrivé à une notion plus exacte par des recherches plus nombreuses.

De tout cela, je conclus que, jusqu'à présent il n'existe pas un seul cas avéré d'absence congénitale des cornets, et en cela je suis d'accord avec d'autres auteurs qui admettent comme moi que dans l'ozène, les cornets se détruisent toujours par suite d'un processus pathologique. L'atrophie des cornets est la conséquence d'un catarrhe purulent chronique intense (blenorrhée nasale, ZIEM, KURZ) que l'on appelle aussi ozène, désignation impropre, parce qu'elle ne caractérise pas la maladie elle-même, mais seulement un symptôme saillant du processus.

Maintenant qu'il a été établi que l'atrophie des cornets doit être rapportée à un catarrhe atrophique, il ne me reste qu'à signaler les phénomènes que j'ai observés dans mes dissections, en même temps que l'atrophie. Étant donné mon manque d'expérience clinique, je ne considère les autres processus dont nous parlerons tout à l'heure, comme des signes d'ozène, qu'à cause de l'atrophie des cornets qui passe pour un signe infaillible de cette affection. Si la chose est exacte, mes recherches confirment les données cliniques de ZAUFAL et de MICHEL, à savoir que l'ozène simple n'a rien à faire avec les processus ulcéreux qui se produisent après la carie de la charpente nasale osseuse. Dans mes nombreuses dissections d'atrophie des cornets, je n'ai trouvé ni ulcérations de la muqueuse nasale, ni résidus, sous forme de cicatrices. Ainsi se passent les choses dans l'ozène simple. Il a été démontré anatomiquement par B. FRÄNKEL, que les processus ulcéreux de la muqueuse nasale peuvent aussi se combiner avec l'ozène, mais il s'agit, dans ces cas, de carie syphilitique(1) des fosses nasales avec formation d'abcès de la muqueuse. Au cours du catarrhe, qui existe dans ces cas, se produit l'atrophie des cornets, et ce symptôme, qui avait déjà donné lieu à cette appellation, l'ozène. Je ne puis pas, à la vérité, affirmer cela avec une certitude complète, mais il est cependant très vraisemblable qu'une grande perforation, que je rencontrai une fois dans un cornet atrophié, doit être rapportée à cette catégorie d'ozène.

---

(1) Les deux cas suivants, décrits par J.-G. WALTER, Museum anatomicum Berolini, 1805, peuvent être rangés peut-être dans cette catégorie.

Caput sexagenariæ. Ossa nasi, suprema pars processus nasalis. Utriusque ossis maxillaris superioris arrosa et complanata. Os lacrymale in utraque orbita cum ethmoidali et processu nasali ossis maxillaris tam arte cohæret, ut canalis nasalis omnino sit clausus. Ossa in cavitate narium recondita plane deficiunt; hinc non nisi unica prægrandis efformatur cavitas varium septo intermedio destituta.

Caput quinquagenarii. Ossa nasi cum processibus nasalibus ossium maxillarium superiorum arrosa, inter se juncta et complanata sunt. Ossa cavi varium omnino sunt deleta. Apertura inferior canalis nasalis clausa est; nasus externus seu mollis vel mobilis pure venerio destructus. Nihilominus vulnus mirifice et affluente novo succo osseo sanatum est.

Voyez aussi la deuxième partie de cet ouvrage, dans lequel sont décrits des cas où l'on observe l'atrophie des cornets, en même temps que les signes de la syphilis.

Zaufal dit que l'ozène dépend d'une largeur trop grande du nez provoquée par une absence congénitale ou la destruction des cornets. Il se produit alors une stagnation de la sécrétion avec putréfaction. Zaufal trouve la confirmation de sa théorie dans la dissection d'un cas d'ozène très net, où l'on n'observe rien autre chose qu'une large cavité nasale et des cornets extraordinairement petits. Je suis en mesure de confirmer la découverte de Zaufal, car j'ai disséqué des cas dans lesquels, abstraction faite de l'atrophie des cornets, on ne trouvait ni croûtes ni sécrétion. Mais il doit existe des cas dans lesquels la muqueuse est déjà tellement dégénérée que ces phénomènes ne doivent plus se produire. B. Frankel fait observer avec juste raison que l'élargissement seul d'une narine ne produit pas l'ozène, mais qu'il faut encore un état purulent de la muqueuse, un dessèchement des sécrétions avec formation de croûtes consécutives, et la décomposition spécifique. Ainsi, d'après Frankel, l'ozène simple est la conséquence d'un catarrhe purulent et atrophique; il est précédé d'un catarrhe hypertrophique, qui se transforme progressivement en atrophie, et c'est par suite de l'atrophie des cornets que se forment les cavités nasales larges. Cette théorie de l'ozène mérite la préférence entre toutes les autres, parce qu'elle place le centre du processus dans la muqueuse nasale, et je l'approuve d'autant plus que j'ai pu me convaincre, au point de vue anatomique, que l'état *hypertrophique de la muqueuse se transforme graduellement en un état atrophique.* Dans les observations des polypes du nez, numéros 4, 9, 10, 14, 21, 22, 33 et 38, j'ai décrit des cas dans lesquels on pouvait constater, en même temps que l'atrophie des cornets, des traces d'hypertrophie sous forme de polypes et d'excroissances polypoïdes (1).

Outre ces deux théories de l'ozène, il en existe encore une troisième, soutenue par Michel. D'après cet auteur, l'ozène consiste en une inflammation purulente chronique des cavités accessoires, principalement des sinus sphénoïdaux et ethmoïdaux. Cette théorie n'est pas nouvelle, car nous apprenons par le passage suivant : « Pituitosi vero succi in sinubus supra recensitis congesti, vel ad narium cavitatem, vel patentes ad meatus, qui a naribus ad fauces tendunt, amandentur, sique contingat, ut propter nimiam crassitiem vel nimiam lentorem, vel propter peculiare quoddam nasi,

(1) Cet état est représenté Pl. XXI, fig. 2 et 3.

ant prædictorum sinuum conformationis vitium, in iis diutius retineantur, per diutinam, quam inibi contrahunt, moram, solum, quibus imprægnantur, vi fermentescendo putrescunt et narium fœtorem producunt », que déjà R. Vieussens (1) admet pour expliquer la mauvaise odeur qui provient du nez, une décomposition de la sécrétion dans les cavités accessoires; S. Reininger (2) dit, dans une dissertation sur les sinus maxillaires : « Mucum his cavitatibus inclusum, si diutius detineatur, vel corrumpi et sic tunicam quoque acrimonia sua corrumpere, vel in tophaceam duram substantiam, ut lapidem mentiatur, abire, ad intelligendum satis pronum est. Prius si accidat graves ozænas et vix medicinam admittentes oriri opus est, quoniam non nisi per curationis universalis vias succurrere licet : cujus tamen efficacia debilior, quam pro tanto malo exstirpando nequiri videtur, apparet, præsertim quando caries accessit et tenuissimis ossiculis insedit ».

Un des cas que j'ai eu l'occasion de disséquer ne confirme pas la manière de voir de Michel sur le caractère de l'ozène; les données de Zaufal, dont nous avons parlé plus haut, ne sont pas non plus favorables à Michel; néanmoins, l'état pathologique des cavités accessoires, dans le sens où l'indique Michel, peut être un phénomène secondaire important de l'ozène, et sa manière de voir, comme on peut facilement le démontrer, n'est en contradiction avec aucune des théories sur l'ozène. Comme il est absolument certain que l'ozène primaire consiste en une maladie de la muqueuse nasale; que, de plus, toutes les affections inflammatoires de la muqueuse passent facilement aux cavités accessoires et qu'elles y persistent même plus longtemps que dans le nez lui-même, on ne peut douter que dans l'ozène cette extension puisse se produire également. Mes propres observations confirment cette manière de voir à ce sujet, puisque une fois j'ai rencontré, en même temps que des cornets atrophiés, la muqueuse de l'antre d'Highmore gonflée et recouverte de liquide purulent. Une autre fois, je trouvai dans le sinus sphénoïdal une quantité de mucus fétide. Mais comme, ainsi que je l'ai démontré, dans les maladies inflammatoires de la muqueuse nasale, le processus ne se propage pas toujours aux cavités accessoires, ces excavations pourront, dans

(1) De nat. et neccessit. spir. animal etc. Dans la bibliothèque anatomique de Manget.

(2) Diss. inaug. de cavitat. ossium capit., etc. 8º vol. des dissertations réunies, par V. Haller.

l'ozène, présenter un aspect normal. *J'ai vu que dans quelques cas, avec atrophie des cornets, il existait dans le nez un pus épais, tandis que la muqueuse des cavités accessoires était simplement injectée et légèrement gonflée ; dans un autre cas, les cavités accessoires étaient normales, alors que les cavités nasales renfermaient une masse épaisse d'un pus gris jaunâtre et fétide.*

Je réunirai ici, pour terminer, les symptômes que j'ai observés dans mes autopsies, en même temps que l'atrophie des cornets ; ce sont :

a) Dans quelques cas, résultat négatif; il n'y avait rien en dehors de l'atrophie des cornets.

b) Dans quelques cas, la muqueuse nasale seule était atteinte, tandis que :

c) dans une troisième série de cas, en même temps que l'atrophie des cornets, l'une ou l'autre des cavités accessoires (sinus sphénoïdal ou maxillaire) était plus ou moins fortement malade.

Ces données concordent complètement avec les résultats de E. Fränkel (1). Cet auteur, auquel on doit plusieurs recherches sur le cadavre concernant l'ozène, arrive aussi à cette conclusion que des processus anatomiques entièrement différents peuvent arriver à produire le même symptôme qui a donné lieu à la désignation de la maladie. Ces processus peuvent se limiter à la muqueuse nasale seule ou à celle des cavités accessoires ; ils peuvent aussi envahir, en même temps que la muqueuse, les os des fosses nasales et ceux des parties voisines de la base du crâne.

Je dois dire, d'après mes recherches anatomiques, que l'ozène simple est un catarrhe chronique hypertrophique de la muqueuse nasale, à la suite duquel survient une atrophie de la muqueuse nasale et des cornets. L'atrophie de la muqueuse nasale produit une anomalie dans la quantité et dans la qualité de la sécrétion, et les fosses nasales, élargies par l'atrophie des cornets, donnent lieu à une respiration nasale anormale. Cette respiration anormale produit la stagnation, la formation de croûtes et aussi la putréfaction de la sécrétion, qui engendre une odeur extrêmement pénétrante; c'est ce symptôme dominant qui a conduit les médecins à donner à cette maladie un nom qui est mal choisi.

Les cavités accessoires se comportent de différentes façons dans

(1) *Path.-anat. Unters. über Ozaena.* Virch. Arch. Bd. LXXV. Berlin, 1879.

l'ozène, puisque, dans certains cas, elles participent à la maladie, et que, dans d'autres cas, elles n'y participent pas.

CHAPITRE XVI.

Synéchies entre les cornets et les parois des fosses nasales.

(Pl. XXIII, fig. 4 et 5; Pl. XXIV, fig. 1-3.)

Les synéchies entre les cornets et les parois nasales ne sont pas rares. H. F. Simon (1) a décrit, dans une étude d'anatomie comparée sur le cornet inférieur, une synéchie qu'il croit produite par un processus pathologique, car il écrit : « Coryza cum insigni inflammatione membranæ Schneideriana forte ad coalescentiam earum (c'est-à-dire des cornets inférieurs) cum adjacentibus ossibus præcipue cum maxilla superiori ansam præbet ». Plus récemment, Michel (2) et Zaufal (3) ont rapporté des cas de synéchies. Le premier les considère comme étant produites par un processus pathologique, tandis que Zaufal ne dit pas si ces synéchies sont congénitales ou acquises. D'après mes recherches, les deux cas pourraient se produire, et, parmi les cinq observations sur lesquelles je m'appuie, l'une représente certainement un arrêt de développement, une seconde est d'origine pathologique. Pour ce qui est des trois autres cas, il n'était pas possible de se prononcer avec certitude sur leur origine. Je vais maintenant rapporter chacune de ces observations, et les divers types de synéchies seront clairement définis par leur description.

Cas 1 et 2. — Dans ces cas, il existait une soudure symétrique entre les cornets inférieurs et le plancher des fosses nasales. La muqueuse des cornets, juste en arrière de leur partie moyenne, était allongée sur une longueur d'environ 1 centimètre fortement tendue et soudée au plancher des cavités nasales. Les deux cas ne se distinguent l'un de l'autre que parce que, dans l'un, la

(1) *L. c.*
(2) *L. c.*
(3) *Strangbildung zwischen Muschel und Septum.* Prag. med. Woch, 1876.

synéchie s'effile en forme de cône dans son trajet vers la paroi inférieure. On ne constate pas de tissu cicatriciel au niveau de la soudure.

L'observation 3 (Pl. XXIII, fig. 4), se rapporte à un crâne de femme, macéré; la synéchie est osseuse et relie la cloison au cornet moyen. La cloison, à peu près dans sa partie moyenne, s'est épaissie sur une surface large comme une petite lentille. Elle a donné naissance à un petit tubercule *(a)* autour duquel le tissu osseux est plus pâle, moins compact et perforé. En face de ce tubercule, le cornet moyen envoie aussi une saillie osseuse semblable qui s'unit à l'éperon de la cloison. Les autres parties du nez sont normales. On reconnaît que ces synéchies osseuses doivent être attribuées à un processus pathologique, étant donné la constitution de la cloison autour de la saillie osseuse.

Observation 4 (Pl. XXIII, fig. 5). — Plusieurs anomalies sont à signaler dans cette préparation anormale. La muqueuse nasale était, à l'état frais, fortement épaissie; de même, celle des antres d'Highmore. Cette dernière était, de plus, parsemée de grosses saillies jaunes remplies de liquide. Les cornets, particulièrement l'inférieur, sont atrophiés, et le droit présente immédiatement au dessous de son point d'implantation sur la paroi externe du nez, un orifice elliptique de 1 centimètre de long. Les orifices de communication entre les cavités nasales et maxillaires sont énormément élargis, car les fentes semilunaires sont transformées en lacunes de 15 millimètres de long sur 12 millimètres de large. Ces lacunes conduisent dans le sinus maxillaire, sans l'intervention d'un ostium maxillare. A ces anomalies viennent s'ajouter encore quelques synéchies membraneuses, qui sont :

a) une synéchie en forme de cordon *(b)*, recouvrant et partageant en deux parties l'orifice de largeur anormale qui, à gauche, conduit dans l'antre d'Highmore;

b) une seconde, courte, à gauche, juste en arrière de l'ouverture pyriforme, située entre la cloison cartilagineuse et la paroi nasale externe; enfin :

c) une troisième *(c)*, courte, à gauche, entre la cloison et le cornet moyen.

L'atrophie des cornets et la perforation du cornet droit, démontrent qu'il a existé en même temps que le catarrhe chronique des muqueuses du nez et du sinus maxillaire, une violente inflammation chronique de la fosse nasale; c'est pour cela qu'il est très vraisemblable que les larges orifices qui font communiquer la cavité nasale et les sinus maxillaires, ainsi que les synéchies, se soient développés consécutivement à cette affection. Je considère les larges perforations comme faisant partie des symptômes de l'atrophie, et j'admets que l'atrophie des lèvres de l'hiatus semilunaris a produit un énorme élargissement de la fente.

Observation 5 (Pl. XXIV, fig. 1, 2 et 3). — Ce cas est de tous le plus compliqué. Il a été observé sur le cadavre d'un homme. Comme nous avons à décrire plusieurs anomalies, je parlerai séparément de chacune des fosses nasales.

Sur une coupe frontale, on est frappé par la structure de la moitié *gauche*. De ce côté, le plancher de la fosse nasale *(a)* est, en raison d'une résorption incomplète de l'os, plus haute que la moitié droite. La paroi nasale externe est fortement déviée en dehors, dans la région du méat moyen, et, chose surprenante, l'*hiatus semilunaris fait défaut*. Sa place est recouverte par une muqueuse nasale lisse, et à partir de ce point, un bouchon de tissu conjonctif *(b)*, plus gros qu'un haricot, dense et renfermant plusieurs kystes gros comme des grains de chenevis et transparents, fait saillie dans le corps du maxillaire. Ce bouchon est en rapport avec la couche sousmuqueuse de la muqueuse nasale.

Le maxillaire ne possède *pas de sinus*, car, indépendamment de la petite cavité qui loge le bouchon de tissu conjonctif, le corps du maxillaire supérieur est exclusivement composé d'un tissu spongieux à mailles étroites, riche en graisse *(c)*.

Le méat inférieur est divisé en plusieurs étages, parce que le cornet inférieur *(d)* est uni, d'une part au plancher du nez, et, d'autre part, à un éperon *(e)* de la cloison. Le cornet inférieur est aplati et s'est transformé (à partir de son extrémité antérieure) sur une longueur de 30 millimètres, en une synéchie, membraneuse en avant seulement, osseuse dans ses autres parties. Cette synéchie est unie au plancher du nez, de telle façon qu'une sonde, introduite dans le méat inférieur et poussée dans la direction de l'orifice nasal externe, s'arrête dans un cul de sac. En arrière, le cornet se termine normalement. La cloison est asymétrique, sa convexité fait saillie dans la narine gauche et la rétrécit ; de plus, la face gauche de la partie osseuse de la cloison porte un large éperon, cartilagineux à son extrémité libre. Cet éperon vient toucher le cornet inférieur et se confond, en avant, avec le plancher nasal. Comme la muqueuse du cornet inférieur se continue aussi bien sur la face supérieure que sur la face inférieure de la saillie, il existe également une synéchie entre le cornet et la cloison. Le méat est ainsi divisé en trois canaux recouverts de muqueuse : 1, en un canal latéral (*f*) situé entre le cornet, le plancher nasal et la paroi nasale externe, terminé en cul de sac en avant, et ouvert normalement en arrière ; 2, en un canal médian (*g*), limité extérieurement par la synéchie, entre le cornet et le plancher, en dedans par le septum, en haut par l'éperon, et en bas par le plancher. Cet étage du méat inférieur est également terminé en cul de sac en avant, parce que la partie antérieure de l'apophyse unciforme s'unit à la paroi inférieure de la cavité nasale en arrière, mais s'abouche librement en arrière dans les choanes ; 3, en cette portion de la fente respiratoire qui reste au-dessus des deux précédentes (*h*), qui seule conduit l'air vers les poumons. Dans l'étude que j'ai faite de la préparation, on ne pouvait pas voir non plus le plancher du nez par l'orifice antérieur, car l'éperon de la cloison se confond avec lui. Comme il existe une synéchie entre le plancher du nez et la cloison, ce faux plancher (cornet, cloison) s'élève d'autant plus qu'on s'avance en arrière et en ce dernier point, au niveau de son orifice arrondi (fig. 1 *h*) le méat présente à peine 10 millimètres de hauteur et de largeur.

L'inspection des fosses nasales permettrait, par conséquent, difficilement l'examen du cavum naso-pharyngien, et l'on constaterait avec surprise, par l'examen pharyngo-nasal, une division en trois parties de la choane gauche.

Indépendamment de ces synéchies, il en existait encore quelques autres plus petites. Ainsi on trouve, entre le cornet moyen et la cloison, trois cordons dont l'un (*i*) se distingue par son peu de longueur et par son épaisseur. La fente olfactive du côté gauche est imparfaitement formée. Par suite de la soudure (*l*) de la muqueuse du cornet moyen à celle de la cloison dans la région postérieure, le territoire dans lequel se ramifie le nerf olfactif a été fortement réduit.

Du côté droit, l'antre d'Highmore a un volume moyen et descend jusqu'au niveau du plancher du nez. *L'hiatus semilunaris fait défaut*, le cornet moyen, à l'exception de son extrémité postérieure, s'est soudé avec la paroi latérale (fig. 1 *m*). En arrière de cette synéchie, on en trouve encore deux autres, entre le cornet et la cloison. Il n'existe pas de communication directe entre le nez et le sinus maxillaire, car l'ostium maxillaire (n), qui a d'ailleurs une situation normale, s'ouvre dans le labyrinthe ethmoïdal (o).

Le labyrinthe ethmoïdal se compose de très grosses cellules et s'ouvre directement en arrière dans les sinus sphénoïdaux, qui ne possèdent ni paroi antérieure, ni trous sphénoïdaux.

Pour embrasser d'un coup d'œil la structure anormale des choanes, il faut examiner les fig. 2 et 3. La première montre en (p) la choane droite normale, en (k) la choane gauche anormale, divisée en plusieurs parties; (o) représente l'éperon de la cloison soudée au cornet inférieur.

Dans le dessin des choanes, on voit en (a) le septum, en (b) la trompe d'Eustache, (f) est la coupe transversale du cornet inférieur, (e) l'éperon de la cloison, (c) la choane droite normale, et (d) la choane gauche divisée en trois parties.

Le squelette de la face est un peu asymétrique, parce que, du côté où il existe un antre d'Highmore, la paroi faciale est plus saillante que du côté opposé.

On peut reconnaître facilement que dans ce cas il ne s'agit pas d'un résultat du processus pathologique, mais bien d'un *arrêt de développement.* Voici les raisons qui plaident contre l'origine pathologique :

a) l'aspect normal de la muqueuse ;

b) l'absence de cicatrices au voisinage des synéchies.

En faveur de l'arrêt de développement, on doit signaler :

a) la défectuosité de l'antre d'Highmore gauche ;

b) l'ouverture du sinus sphénoïdal dans le labyrinthe ethmoïdal ;

. c) l'absence de fente semilunaire ;

d) l'ouverture de l'orifice maxillaire droit dans l'ethmoïde ; et enfin :

e) l'aspect normal du sinus maxillaire droit.

Si on voulait admettre que, du côté droit, l'hiatus semilunaris se soit fermé à la suite d'une maladie de la muqueuse, et que l'ostium maxillaire se soit ouvert ultérieurement du côté de l'ethmoïde, les traces de ce processus pathologique devraient être visibles, car il ne pourrait se produire une fermeture du sinus sans qu'il y survienne des modifications. Comme je l'ai déjà fait remarquer, on ne voit aucune modification dans notre cas.

Pour résumer ce qui précède, on rencontre quatre espèces de synéchies :

a) des synéchies en forme de cordons ou de membranes, tendues comme des ponts entre deux surfaces qui se regardent ;

b) des synéchies osseuses de même forme et de même direction ;

c) de larges synéchies ; dans ce cas, la paroi muqueuse d'un cornet s'accole directement au revêtement de la paroi voisine, ou bien le pli muqueux qui constitue le bord d'un cornet, s'allonge en forme de lamelle qui se fixe à la paroi voisine ; enfin :

d) de larges synostoses entre le bord du cornet inférieur et le plancher du nez.

CHAPITRE XVII.

Perforation de la cloison cartilagineuse.

(Pl. XXIV, fig. 4 et 5.)

La perforation de la cloison cartilagineuse se rencontre fréquemment. Dès que je commençai à disséquer des fosses nasales, je notai la présence de perforations dans la cloison cartilagineuse ; je les ai rencontrées 8 fois sur 150 cadavres. Les dimensions des trous variaient de la grosseur d'une lentille à celle d'une pièce de cinquante centimes (Pl. XXIV, fig. 4). Dans quelques cas, la muqueuse était tellement amincie au niveau du bord de la perforation, que le cartilage n'était recouvert que par une membrane très mince ; dans d'autres cas, le cartilage était à nu, et on voyait très nettement sur une de ces préparations, comment la perforation s'était produite. On remarquait, en effet, que la membrane muqueuse qui recouvre la cloison cartilagineuse présentait d'un côté une perte de substance arrondie, au voisinage de laquelle il était possible de détacher facilement du cartilage la muqueuse amincie ; il y avait aussi une seconde perte de substance dans la cloison cartilagineuse, dont les bords étaient amincis et taillés en biseau. Cette perforation du cartilage se comporte, par rapport à celle de la muqueuse, comme la perforation d'un diaphragme par rapport à son cadre ; le revêtement muqueux de la cloison du côté opposé était, au niveau de la perforation du cartilage, très amincie (Pl. XXIV, fig. 5). Dans un autre cas, on voyait même déjà un petit trou.

D'après cette observation, il est très vraisemblable qu'une ulcération de la muqueuse a déterminé la périchondrite et la perforation du cartilage. Si le processus s'accentue, il se fait de l'autre côté aussi une perforation de la muqueuse, et, lorsque la guérison se produit, on a l'aspect semblable à celui qui a été décrit précédemment. Le bord cartilagineux du trou est en effet recouvert d'une membrane. C'est ainsi que semblent se développer les perforations dans les parties cartilagineuses, HILDEBRANDT (1) parle bien de perforations congénitales de la cloison et raconte que lui-même présente dans la partie cartilagineuse de sa cloison, une perforation arrondie, *congénitale*, de la grosseur d'un pois. Cela ne prouve pourtant pas que cette perforation soit due à un arrêt de développement. HILDEBRANDT a admis cette opinion, parce qu'il connaissait l'existence de sa perforation de tout temps.

Le fait que l'on n'a jamais rencontré cette sorte de perforation chez les embryons ou les nouveau-nés, plaide contre la théorie de la congénitalité.

Le mémoire de HAYEK (2) contient d'importantes indications concernant l'étude histologique de l'ulcère perforant de la cloison.

CHAPITRE XVIII.

Kystes de la muqueuse nasale.

Les kystes de la muqueuse nasale se produisent le plus souvent dans le voisinage immédiat des tumeurs muqueuses; une seule fois, j'ai vu un kyste isolé, gros comme une noisette, à l'extrémité antérieure du méat inférieur, sans polypes dans son voisinage; il renfermait un liquide semblable à du miel.

(1) *Lehrb. d. Anat.* Wien, 1802, Bd. III.
(2) *Das perforirende Geschwür der Nasenscheidewand.* Virch. Arch. Bd. CXX, Berlin, 1890.

CHAPITRE XIX.

Anatomie du sinus maxillaire.

(Pl. XXV-XXX.)

Le sinus maxillaire est la plus vaste des cavités accessoires des fosses nasales. Il est situé latéralement par rapport aux fosses nasales et limité en haut par le plancher de l'orbite.

Le sinus maxillaire se présente normalement, sous la forme d'une pyramide triangulaire. Quelques auteurs, et parmi eux Tillaux (1), ont choisi comme base de la pyramide la paroi supérieure ou orbitaire ; d'autres, tels que Deschamps (2), Velpeau (3), C. S. Tomes (4) et Reschreiter (5) ont pris comme base la paroi interne ou nasale du sinus. La question du choix de la paroi qui doit être prise pour base est fort peu importante. Cependant, si on doit choisir comme base du sinus celle de ses parois qui se distingue le plus par ses particularités anatomiques, il faut donner la préférence à la paroi interne, parce que sa communication avec la cavité nasale la rend plus importante que toutes les autres parois du sinus maxillaire.

La paroi interne étant prise comme base, les parois supérieure (orbitaire), antérieure (faciale) et extérieure (tubérosité maxillaire) du sinus maxillaire forment les trois faces de la pyramide, dont le sommet est situé au niveau de l'apophyse zygomatique du maxillaire supérieur. Les parois basales, verticales, des deux sinus maxillaires se regardent et constituent les parois latérales des fosses nasales. Les bords des pyramides coïncident avec les angles résultant de l'union de leurs faces. De tous les angles, celui qui est limité par les parois faciale et nasale du maxillaire supérieur, est le plus ouvert et le plus remarquable, en raison de ses relations avec les apophyses dentaires et les alvéoles. La largeur de cette rainure permet de la considérer comme le *plancher du sinus maxillaire* (paroi inférieure du sinus maxillaire). Les parois de l'antre

(1) *L. c.*
(2) *L. c.*
(3) *L. c.*
(4) *Anatomie der Zähne.* Traduction allemande de L. Holländer. Berlin, 1877.
(5) *Zur Morphol. d. Sinus maxillaris.* Stuttgart, 1878.

d'Hyghmore, notamment la paroi antérieure et interne varient dans leurs formes.

La *paroi antérieure* du sinus maxillaire est recouverte par les parties molles des joues et est accessible au toucher. Elle s'unit, au niveau du bord infra-orbitaire, avec le plancher des orbites, sous un angle obtus, et descend presque verticalement vers les apophyses dentaires. Au dessous du trou sous-orbitaire, elle présente une dépression en forme de fossettes, la *fosse canine*, tantôt superficielle, tantôt profonde, parfois absente. Cette dernière particularité est la caractéristique de la race mongole, et donne au squelette de la face un aspect sauvage, tandis qu'une profondeur moyenne ennoblit le caractère de la charpente maxillaire. On comprend aisément que lorsque la paroi antérieure est déprimée, l'antre d'Highmore soit rétréci, tandis que lorsqu'elle est excavée, le sinus est dilaté. Mais lorsqu'on veut savoir si le sinus maxillaire est rétréci ou non, il faut aussi examiner les autres parois, car la paroi nasale a la même influence sur les dimensions de l'antre d'Highmore.

La *paroi supérieure de l'antre d'Highmore* est plus mince que l'antérieure. Elle n'est pas orientée horizontalement, mais elle descend en pente douce, de la paroi orbitaire interne, vers la fente orbitaire inférieure et vers l'os malaire : elle renferme le canal infraorbitaire qui fait une forte saillie dans le sinus maxillaire, surtout au niveau de la paroi antérieure du maxillaire.

La *paroi postérieure du sinus maxillaire* est plus épaisse que les parois antérieure et supérieure. Elle atteint sa plus grande épaisseur au point où elle s'unit à la paroi faciale du maxillaire, c'est-à-dire à l'endroit d'où part une crête qui va de l'apophyse malaire à l'alvéole de la première molaire (crête zygomatico-alvéolaire). La paroi s'épaissit peu à peu, à partir de la tubérosité de l'os supramaxillaire, en allant vers l'arête maxillaire qui descend de l'apophyse zygomatique à l'apophyse alvéolaire, et sur l'arête même elle atteint l'épaisseur considérable de 3 millimètres ; en descendant vers la fosse canine, elle s'amincit de nouveau, mais on constate habituellement qu'au niveau de la fosse canine, l'épaisseur de la paroi est encore de 2 millimètres.

La *paroi interne de l'antre d'Highmore* est dans sa partie infra-turbinale aussi épaisse ou même un peu plus épaisse que l'orbitale, mais elle est plus mince que la paroi faciale. Au point où elle se sépare du plancher nasal, elle possède une certaine épaisseur et contient même, en ce point, comme nous l'avons vu, un peu de substance spongieuse ; en remontant vers son bord libre, on voit qu'elle perd la substance spongieuse, et qu'elle devient très mince. La paroi est convexe-concave, à convexité dirigée vers le sinus maxillaire. Parfois cette partie qui aide à former le sillon lacrymal, fait une forte saillie dans le sinus. La partie supra-turbinale de la paroi interne du sinus maxillaire ne présente, en fait d'éléments osseux, que la mince apophyse unciforme, et, dans le reste de son étendue, elle est constituée par des parties molles. *C'est pour cela que la partie supra-turbinale représente la partie la plus faible du corps du maxillaire, et que les exsudats du sinus maxillaire peuvent surtout repousser cette portion de la paroi vers les fosses nasales.* Contrairement aux données qui viennent d'être exposées, les médecins praticiens prétendent avoir observé dans les exsudats du sinus maxillaire des ectasies de la paroi maxillaire antérieure et de la partie infraturbinale de la paroi maxillaire interne. Mais ils paraissent avoir confondu de grands kystes maxillaires avec des ectasies du sinus.

La véritable cause de l'ectasie de la partie supraturbinale de la paroi maxillaire interne a cependant été trouvée dans ces derniers temps (Voir 2e partie, Chap. XVI).

Outre les parois, le *plancher des sinus maxillaires situé au-dessus de l'apophyse alvéolaire a une grande importance au point de vue pratique, en raison de ses rapports intimes avec les alvéoles dentaires.* Nous ne pourrons cependant étudier ces relations avec profit qu'après avoir parlé des variations de forme de l'antre d'Highmore, dont nous allons nous occuper immédiatement.

Variations de forme de l'antre d'Highmore.

Conformément aux idées des autres auteurs, nous venons de comparer l'antre d'Highmore à une pyramide triangulaire et, en effet, dans beaucoup de cas, cette comparaison est approximativement exacte. Mais si l'on examine un grand nombre de sujets, on obtient des préparations dans lesquelles le sinus maxillaire ne présente pas cet aspect. Il arrive même que les deux antres d'Highmore du même crâne concordent en volume et en forme, et qu'il existe une véritable asymétrie. Si ces variations de forme de l'antre n'avaient de valeur qu'au point de vue de l'anatomie descriptive, il serait bien inutile d'en parler longuement, mais il n'en est pas ainsi. Le caractère architectonique du maxillaire supérieur est considérablement modifié par ces variétés, et il se produit, dans le maxillaire, des conditions anatomiques spéciales, qui, dans certains cas, limiteront le processus pathologique, les exsudations, par exemple, à certaines régions très restreintes ; dans d'autres cas, au contraire, ces conditions leur permettront de se propager tellement loin que l'on observera leurs traces en des points de la charpente maxillaire où l'on n'aurait jamais pensé pouvoir les trouver, si l'on s'en rapporte aux schémas des limites du sinus maxillaire, que donnent les Manuels. L'étude anatomique de ces faits, d'ailleurs assez fréquents, fera mieux comprendre les processus pathologiques ; il est donc du devoir de tout médecin qui s'occupe des affections des cavités pneumatiques, d'étudier avec soin les particularités anatomiques qu'elles présentent.

Si nous examinons une grande série de préparations, nous trouvons que la résorption du tissu spongieux du maxillaire, qui marche de pair avec le développement de l'antre d'Highmore, se fait de façons diverses. A côté de cas dans lesquels, par suite d'une résorption excessive, le maxillaire est formé de lamelles osseuses très minces et où le sinus maxillaire descend jusqu'aux alvéoles dentaires, il en est d'autres où nous observons juste le contraire : la résorption s'est arrêtée trop vite ; il y a arrêt de résorption et des masses de tissu spongieux très épais remplissent les diverses parties du maxillaire. Sur les figures 1, 2 et 3 de la planche XXV, ces contrastes apparaissent d'une façon très démonstrative. La figure 1 montre une charpente maxillaire avec plancher nasal diploëtique ; l'apophyse alvéolaire (a), à gauche, est très haute, épaisse, large, et son tissu spongieux s'étend très haut ; nous avons affaire à une forte charpente maxillaire, massive, riche en diploë. La figure qui se trouve à côté est bien différente : la voûte palatine est creuse, l'antre d'Highmore s'étend dans l'apophyse alvéolaire, et quelques-unes des alvéoles dentaires font saillie dans l'antre d'Highmore. Le plancher nasal et la paroi inféro-latérale sont, dans le premier cas, entourés de tissu spongieux ; dans le second cas, ils sont minés. Dans ces divers cas, l'étendue qu'occupe le liquide dans le sinus maxillaire n'est par toujours la même. Quelquefois l'apophyse alvéolaire creuse du plancher nasal qui, lui aussi, est pneumatique, renferme de l'exsudat, et les coupoles des alvéoles dentaires seront baignées par le liquide, tandis que, dans un autre cas, une couche osseuse épaisse se trouve placée entre le plancher du sinus maxil-

18

laire et les coupoles des alvéoles; le liquide accumulé dans la cavité est situé bien au dessus du niveau du plancher nasal. En raison de la diversité de ces conditions, les conséquences du processus pathologique seront quelque peu différentes.

Pour passer facilement en revue toutes les variations de forme du maxillaire supérieur, il est nécessaire de faire une classification. Je vais prendre comme point de départ un cas tout à fait ordinaire, dans lequel l'antre d'Highmore s'étend jusqu'au plancher du nez et jusqu'à la loge de la deuxième prémolaire. On trouve maintenant, d'un côté, des sujets où la résorption du tissu spongieux du maxillaire devient de plus en plus complète, et on arrive à une série de cas où l'antre d'Highmore possède de grandes dimensions par suite de l'apparition de cavités secondaires plus ou moins nombreuses, et, d'autre part, il existe une deuxième catégorie de cas où, par suite d'un défaut de résorption de la substance osseuse, il s'est formé un sinus maxillaire étroit, à parois épaisses.

L'élargissement de l'antre est provoqué :

a) par un grand abaissement du plancher du sinus, ainsi que par une excavation profonde de l'apophyse alvéolaire *(excavation alvéolaire)* (Pl. XXV, fig. 3);

b) par une excavation du plancher nasal, parce que l'excavation alvéolaire s'étend entre les lames de la voûte palatine, remplaçant les couches intermédiaires spongieuses *(excavation palatine)* (Pl. XXV, fig. 2 et 4);

c) par la dilatation de l'antre d'Highmore dans l'apophyse frontale du maxillaire supérieur, ou par la formation d'excavations entre les canaux nerveux qui font une forte saillie (crêtes osseuses dans la région infra-orbitaire, *excavation infra-orbitaire*) (Pl. XXV, fig. 2);

d) par un développement considérable de la cavité creusée dans l'apophyse zygomatique de l'os supra-maxillaire, ou dans l'os malaire *(excavation malaire)* (Pl. XXV, fig. 2);

e) par la pénétration d'une cellule pneumatique de l'apophyse orbitaire de l'os palatin dans la cavité de l'antre d'Highmore (Pl. XXV, fig. 5).

La *sténose* de l'antre est due :

a) à la résorption incomplète du tissu spongieux du maxillaire au niveau du plancher du sinus (Pl. XXV, fig. 1 et 3);

b) au rapprochement des parois faciale et nasale du maxillaire (Pl. XXVI, fig. 2);

c) à une dépression considérable de la fosse canine dans la cavité de l'antre;

d) à l'épaississement des parois de l'antre (Pl. XXVI, fig. 4);

e) à la combinaison de toutes ces conditions;

f) à une saillie considérable de la paroi externe du nez dans le sinus maxillaire (Pl. XXVI, fig. 3); et enfin :

g) à la rétention des dents.

Examinons maintenant chacun de ces cas dans l'ordre où nous les avons énumérés.

Des prolongements (excavations) de l'antre d'Highmore.

Prolongement alvéolaire.

(Pl. XXV, fig. 2, 3 et 4.)

La cause la plus fréquente de la dilatation de l'antre est, avec la formation du prolongement infraorbitaire, l'excavation vers le bas de l'antre d'Highmore dans l'apophyse alvéolaire. Le prolongement peut atteindre une largeur de 15 millimètres et une profondeur de 11 millimètres, si on le mesure au niveau du plancher du nez. Dans ces cas, le bord antérieur du prolongement atteint l'alvéole de la première prémolaire, les toits des molaires contribuent directement à la formation du plancher du sinus maxillaire, ou bien ils font une saillie plus ou moins marquée dans le sinus, sous forme de tubérosités arrondies (Pl. XXV, fig. 5). Par conséquent, les alvéoles et le sinus entrent en relation intime, et c'est dans des cas de ce genre que l'antre se trouve ouvert à la suite de l'extraction des dents, et que les maladies des racines se propagent facilement et rapidement à la muqueuse de cette cavité. Les rapports topographiques sont tout autres dans les cas où le prolongement alvéolaire est développé d'une façon moyenne ou fait défaut, lorsque, par exemple, on trouve à la place de ce prolongement une épaisse couche de tissu osseux spongieux intercalée entre le sinus et les alvéoles dentaires. On ne constate pas alors de saillies des alvéoles; pour les voir, on doit enlever la paroi mince basale de l'antre d'Highmore, car elles sont profondément cachées dans le tissu diploëtique de l'apophyse alvéolaire. Nous ne trouvons donc que dans un cas seulement une paroi alvéolaire mince, formant le plancher de l'antre d'Highmore, tandis que, dans un autre cas, on trouve d'abord une couche spongieuse au dessus des toits des alvéoles, et ce n'est que par dessus cette couche que l'on rencontre une plaque compacte fermant la paroi basale de l'antre.

J'ai dit plus haut que lorsqu'il existe un grand prolongement alvéolaire, on peut ouvrir très facilement l'antre en faisant l'extraction des dents, et que les maladies des racines peuvent se propager à la muqueuse de l'antre. L'alvéole se fracture facilement aussi, lorsqu'elle ne possède pas de tissu d'appui, tandis que lorsqu'il existe du tissu spongieux à la place du prolongement alvéolaire, la dent est extraite d'un tissu riche en sang et en moelle qui soutient l'alvéole, et l'antre est alors moins exposé aux accidents que nous venons d'indiquer. De plus, une apophyse alvéolaire solide se fracture plus difficilement qu'une apophyse excavée.

Dans les cas où le prolongement alvéolaire de l'antre s'étend jusqu'à la lame palatine, il donne lieu à un *prolongement palatin* (Pl. XXV, fig. 2). Ce prolongement ne représente par conséquent que la continuation du prolongement alvéolaire qui augmente les dimensions de l'antre d'Highmore, et la table de la lame palatine qui remplit le rôle de plancher nasal est séparée de la lame orale. Le prolongement peut s'étendre si loin dans le palais, que sa limite médiane n'est distante de la suture palatine que de quelques millimètres, et qu'elle acquiert avec le prolongement de l'apophyse alvéolaire un diamètre frontal de 16 à 23 millimètres. Lorsque cette cavité est excessivement développée, le sinus maxillaire s'étend jusqu'à l'alvéole de la canine, de telle sorte que toutes les alvéoles situées en arrière de cette dent sont visibles sur le plancher du sinus maxillaire. La lame orale du palatin est parfois légèrement voûtée du côté de la cavité buccale et assez mince pour devenir transparente.

Je vais décrire ici un cas qui montrera très bien ces variétés. Le sinus maxillaire droit possède un prolongement alvéolaire et un prolongement palatin ; il a, en ce point de l'apophyse alvéolaire, une largeur de 23 millimètres ; il est éloigné, à son extrémité interne, de 6 millimètres, de la suture palatine et se prolonge dans le sens sagittal jusqu'à la canine. Le prolongement alvéolaire est divisé en quatre loges par trois arêtes osseuses (fig. 4) dans lesquelles les alvéoles dentaires font saillie. Les alvéoles de la canine et des prémolaires font saillie dans la loge qui est située le plus en avant et dans celle qui suit ; dans la troisième loge, on voit un cône qui correspond à la première grosse molaire, et en arrière, dans la quatrième, une élévation considérable, correspondant à

l'alvéole de la deuxième molaire. Du côté gauche, les prolongements palatin et alvéolaire n'ont ensemble qu'une largeur de
20 millimètres, mais ils s'étendent dans le palais aussi loin qu'à
droite. La division du prolongement en plusieurs loges est moins
bien marquée, et les cellules dentaires ne font pas de saillies aussi
nettes.

Mettons maintenant en parallèle deux cas extrêmes et consi-
dérons l'espace occupé par un exsudat dans un antre muni d'un
prolongement alvéolaire et palatin d'une part, et d'autre part dans
un antre avec plancher nasal épais et massif; il est clair que le
tableau anatomo-pathologique sera différent dans les deux cas.
Quand il existe un prolongement palatin, il se produira facilement
une voussure au niveau du palais; il se développera aisément en
ce point une tuméfaction, et ce sera aussi l'endroit le plus favorable pour pratiquer l'ouverture de l'antre destinée à faire écouler
le liquide accumulé. Les observations des chirurgiens concordent
avec cette description; ainsi WERNHER (1) dit : « La paroi faciale
et la lame palatine du maxillaire supérieur cèdent le plus facilement à la pression du liquide accumulé dans le sinus; la paroi
nasale externe cède moins facilement »(?) Pour que ces phénomènes
pathognomoniques puissent s'établir, l'existence d'un prolongement
palatin, ou au moins celle d'un prolongement alvéolaire profond,
sont des conditions *sine qua non.* Lorsqu'elles manquent, et que
l'apophyse alvéolaire est massive jusqu'à un point élevé, le contenu
des sinus maxillaires repoussera la partie supraturbinale de la
paroi nasale externe vers le méat moyen, et le palais ne permettra
pas de soupçonner les processus destructeurs qui existent dans
l'antre d'Highmore.

Prolongement infra-orbitaire.

(Pl. XXV, fig. 2 et 4, et Pl. XXXI, fig. 2.)

Pour comprendre ce prolongement, il est nécessaire d'étudier
l'anatomie de la région qui avoisine le canal infra-orbitaire. Ce
canal nerveux, dont les parois sont tellement minces qu'elles laissent apercevoir le nerf par transparence (Pl. XXV, fig. 2,
et Pl. XXXI, fig. 2), fait saillie dans l'antre (par sa paroi inférieure), sous forme d'un bourrelet. De ce bourrelet partent très
fréquemment des crêtes osseuses, dirigées vers les autres parois

(1) *Arch. f. klin. Chirurgie.* Bd. XIX. Berlin, 1876.

de l'antre, l'une, située latéralement, contient le nerf dentaire antérieur. Étant donné que ces crêtes atteignent souvent une hauteur notable, et que la muqueuse qui les recouvre contribue encore à les rendre plus hautes, il se forme entre ces crêtes osseuses des dépressions, qui n'augmentent pas le volume de l'antre tant qu'elles ne se prolongent pas dans l'apophyse frontale du maxillaire supérieur, et qu'elles ne font pas bomber en avant la paroi antérieure de l'antre. Lorsque le canal infraorbitaire fait seul saillie et que le prolongement est bien développé dans l'apophyse frontale, ce canal divise la partie antéro-supérieure de l'antre en deux parties : un des prolongements s'étend vers l'os malaire (Pl. XXV, fig. 2 e), et un autre, médian, va dans l'apophyse frontale (Pl. XXV, fig. 2 d). Cependant, cette division est toujours assez incomplète. Souvent des crêtes osseuses partent des parois latérales et des parois médianes du bourrelet du canal infraorbitaire. Par exemple, de la paroi médiane du canal, part une crête qui va vers la paroi interne de l'antre. De la surface latérale de ce même bourrelet, part une autre crête (ou même deux ou trois), le long de la paroi faciale; ces prolongements vont jusqu'à la partie basale de la paroi interne ou jusqu'au prolongement alvéolaire. Ces crêtes, qui, parfois, sont assez hautes, n'atteignent pas toujours la paroi interne, et alors on voit d'autres crêtes semblables, mais plus petites, qui, partant de cette dernière paroi, viennent à leur rencontre. Ces élévations des bourrelets conduisent souvent quelques-uns des nerfs dentaires vers leur territoire de ramification. Dans les cas où une crête considérable va de la saillie du canal infraorbitaire vers la paroi interne de l'antre, il se produit, entre le bourrelet et le repli, un prolongement de l'antre, qui se continue dans l'apophyse frontale du maxillaire. La cavité de l'apophyse frontale reste alors isolée, surtout lorsque des crêtes osseuses qui partent de la paroi médiane font saillie vers son orifice.

Ordinairement, on voit faire saillie sur la périphérie interne du prolongement, la portion convexe (bourrelet lacrymal) de la paroi interne du maxillaire, qui correspond au canal nasolacrymal. Par suite de cette disposition, l'entrée du prolongement infra-orbitaire se trouve rétrécie. La présence de ce dernier prolongement peut être déjà reconnue par l'examen de la surface du maxillaire supérieur; souvent, en effet, une voussure de la paroi faciale amincie, située entre le trou infraorbitaire et la branche montante de l'apophyse maxillaire, correspond à ce prolongement.

De petits replis osseux accessoires peuvent encore diviser ce prolongement en petits compartiments.

Prolongement de l'apophyse zygomatique.

(Pl. XXV, fig. 2; Pl. XXXI, fig. 2 g.)

Le prolongement zygomatique atteint son développement le plus complet quand, comme le dit HYRTL (1), la partie de l'os zygomatique qui est soudée au maxillaire, possède une cavité en continuation avec l'antre d'Highmore. Dans le cas où, à côté du bourrelet infra-orbitaire, il se trouve un canal semblable qui loge des nerfs et présente une direction parallèle au premier, le prolongement de l'antre dans la région zygomatique est nettement limité.

Prolongement de l'os palatin.

(Pl. XXV, fig. 5.)

Le *sinus maxillaire* subit assez fréquemment dans sa région postérieure, une *augmentation de volume* déterminée par le *développement d'une cavité dans l'apophyse orbitaire de l'os palatin*. Cette apophyse, qui renferme parfois une cellule très importante, se soude, comme on le sait, en arrière avec la plaque orbitaire du maxillaire supérieur, et vient toucher la partie la plus élevée de la paroi postérieure du maxillaire, tantôt sur une grande surface, tantôt sur une petite. Si la portion du maxillaire contiguë à la partie orbitaire n'existe pas, le maxillaire présente en ce point une perforation sur laquelle est appliquée une sorte de coupole formée par la cellule de l'os palatin, et alors la cavité de cette cellule fait partie de l'antre d'Highmore. Je possède une très jolie préparation qui montre ce prolongement de l'antre (Pl. XXV, fig. 5). L'angle de l'antre où se réunissent les parois supérieure interne et latérale, et auquel se joint en dehors l'apophyse orbitaire de l'os palatin, possède une lacune qui a la forme d'un trou à peu près arrondi, long de 1 centimètre, et large de 7 millimètres environ. Cet orifice conduit dans la cavité du palatin, qui ressemble à un entonnoir. C'est le plus beau cas que j'aie rencontré; il est cependant assez rare, mais on peut toutefois observer fréquemment de petits prolongements semblables.

Lorsqu'une partie de l'os palatin est comprise dans l'antre

(1) *Ueber d. Vorh. falscher Schaltknochen in d. ausser. Wand d. menschl. Highmorshöhle.* Sitzungsb. d. k. Akad. in Wien. Bd. XLIV.

d'Highmore, on a une disposition qui rappelle celle qu'on observe ordinairement chez les Carnivores.

Au point de vue pratique, nous avons déjà insisté sur les grands prolongements (prolongements alvéolaires et palatins). Les prolongements plus petits n'exigent pas une considération particulière, car ils pourraient tout au plus être de quelque importance dans la rétention d'exsudations épaisses. Je n'ai pas besoin de dire que la dilatation de l'antre d'Highmore est très favorable dans les opérations chirurgicales, par exemple dans la section de la deuxième branche du trijumeau dans la fosse ptérygo-palatine (car le champ opératoire devient plus grand, et le chirurgien peut plus facilement se retourner). De même, il est inutile d'insister sur ce fait que la perforation du sinus maxillaire est facile dans les cas où existe un grand prolongement alvéolaire.

RÉTRÉCISSEMENT, ATROPHIE ET ABSENCE DE L'ANTRE D'HIGHMORE.

(Pl. XXV, fig. 1 et 3; Pl. XXVI, fig. 1-4; Pl. XXVIII, fig. 1 et 2.)

Les causes qui déterminent le rétrécissement et l'atrophie des sinus ont déjà été indiquées dans le chapitre des généralités ; nous avons vu que, d'un côté, quand les grands prolongements manquent, un tissu en forme de cellules plus ou moins grandes et riche en graisse, vient se substituer à eux, et que la capacité du sinus subit une réduction par suite du rapprochement des parois du maxillaire. Ce sont là les deux principales causes du rétrécissement de l'antre. Cependant, il faut toujours tenir compte que le passage des cas normaux aux cas anormaux se fait d'une façon si insensible, qu'il devient difficile, dans la classification, de faire une place à certaines formes intermédiaires. Le tableau suivant prouve que la variabilité des cavités pneumatiques sur les coupes frontales est si grande, que sur les préparations dans lesquelles le diamètre transversal des trois cavités intéressées par la coupe (fosses nasales et sinus maxillaires) reste le même, c'est tantôt la largeur des antres, tantôt celle des fosses nasales qui prédomine.

ÉTENDUE FRONTALE de toutes les cavités pneumatiques de la charpente maxillaire.	LARGEUR DES FOSSES NASALES dans la même zone frontale.
83 millim.	32 millim.
83 »	29 »
82 »	38 »

ÉTENDUE FRONTALE de toutes les cavités pneumatiques de la charpente maxillaire.	LARGEUR DES FOSSES NASALES dans la même zone frontale.
82 millim.	31 millim.
75 »	41 »
74 »	32 »
75 »	22 » et dans le méat inférieur 36 mill.
85 »	46 »
85 »	31 »

La différence de largeur des fosses nasales s'élève, comme le montre le tableau précédent, jusqu'à 17 millimètres, et avec un diamètre frontal très petit des cavités pneumatiques précitées, la largeur des fosses nasales peut être plus considérable que dans un autre cas où le diamètre transversal sera plus grand. Il ne se produit de compensation que si, pour une largeur plus faible des fosses nasales, les antres sont plus larges, et si, pour des fosses nasales trop larges, l'étendue frontale du sinus maxillaire descend au dessous de la normale.

Pour ce qui concerne la largeur et la hauteur du sinus maxillaire, les proportions sont tout à fait semblables. Dans les cas où existent des sténoses, les sinus maxillaires sont notablement réduits, et, de plus, fréquemment, d'inégale largeur.

RÉTRÉCISSEMENT DES SINUS MAXILLAIRES PAR SUITE DE RÉSORPTION INCOMPLÈTE.

(Pl. XXV-XXVII.)

La forme de rétrécissement du sinus maxillaire qui se rencontre le plus fréquemment et qui se rapproche le plus des cas normaux, est déterminée par *la résorption incomplète de la substance spongieuse au dessus de l'apophyse alvéolaire* (Pl. XXV, fig. 1 a). Elle restreint l'antre dans sa hauteur ainsi que dans sa profondeur, et le fond du sinus n'atteint plus le niveau du plancher des fosses nasales. Le fait anatomique que les antres d'Highmore n'atteignent pas le plancher des fosses nasales, sans indication plus précise de la distance à laquelle se trouve le sinus du plancher nasal, ne suffit pas encore par lui même pour faire admettre un rétrécissement du sinus maxillaire; cela se produit, en effet, trop fréquemment, et RESCHREITER indique même dans sa monographie déjà citée, sur le sinus maxillaire, que l'antre d'Highmore de l'homme se distingue de celui de la femme par ce fait qu'indépendamment de certaines autres particularités, « il s'étend en bas au dessous du niveau de la cavité nasale ». Je ne puis admettre cette opinion que d'une façon générale, car beaucoup de cas font exception. Je possède des préparations du nez provenant de sujets du sexe féminin, dans lesquelles le sinus maxillaire s'étend au dessous de la cavité nasale, et d'autres de sujets masculins, dans lesquelles le sinus n'est pas descendu jusqu'au plancher du nez.

Quand l'antre d'Highmore ne se trouve qu'à quelques millimètres au dessus du niveau du plancher du nez, on n'a point affaire à un véritable rétrécissement de la cavité, tandis que, lorsque le sinus se termine de 6 à 9 millimètres au dessus du plancher nasal, on a le droit d'admettre un rétrécissement de l'antre d'Highmore. La substitution du tissu spongieux au sinus maxillaire peut être poussée à un point tel que l'antre fait presque entièrement défaut. Je n'ai observé *cet arrêt de développement du sinus maxillaire, excessivement rare,* que trois fois ; la description de l'un des cas se trouve au chapitre des synéchies ; je vais ici décrire le second (Pl. XXVII, fig. 2) et le troisième.

J'ai observé le *deuxième* cas, sans synéchies, sur le crâne d'un sujet du sexe masculin, dont le squelette facial présentait les particularités suivantes : parois faciales de la charpente maxillaire asymétriques ; la droite est normale, *la gauche profondément enfoncée.* Ouverture pyriforme symétrique, ainsi que le dos du nez saillant.

Sur les coupes frontales, on reconnaît que *du côté gauche le sinus maxillaire est extrêmement atrophié.* Le sinus maxillaire droit est vaste et présente un prolongement alvéolaire.

Corps du maxillaire supérieur.

	LONGUEUR (hauteur)	LARGEUR
Droit............	34 millim.	32 millim.
Gauche.........	34 »	26 »

Sinus maxillaire.

	HAUTEUR	LARGEUR
Droit............	31 millim.	25 millim.
Gauche.........	10 »	6 »

Par conséquent, du côté anormal, le sinus maxillaire est plus bas et plus étroit d'environ 2 centimètres ; la substance spongieuse est de 24 millimètres plus haut, et de 20 millimètres plus large que du côté opposé. Le sinus maxillaire atrophié présente les limites suivantes : *en avant,* le canal naso-lacrymal — normalement ce canal contribue à la formation de la paroi interne du sinus —; *en arrière,* le sinus se termine en avant de l'extrémité postérieure du cornet inférieur ; *latéralement,* il ne dépasse pas les limites du canal infra-orbitaire. *En dedans* et *en haut,* le sinus atrophié est limité par les parois nasale et orbitaire.

Au dessous du bord infra-orbitaire, le sinus atteint une hauteur de 7-8 millimètres.

L'hiatus semilunaris et l'ostium maxillaire sont normalement conformés.

Fosses nasales asymétriques. Le méat inférieur gauche est, en effet, plus profondément excavé que le droit.

Largeur du méat inférieur.

Droit.................. 18 millim.
Gauche............ ..... 22 »

La cloison du nez est presque médiane et ne porte aucune crête latérale.

L'arrêt de développement du sinus maxillaire s'est produit dans ce cas de très bonne heure, comme cela ressort clairement de l'étude du développement postembryonnaire du sinus maxillaire. De plus, on constate que dans le cas précédent, l'accroissement de l'antre en largeur n'a pas dépassé la dimension de celui du nouveau-né, tandis que sa hauteur correspond à celle du sinus d'un enfant de deux ans et aussi que le développement incomplet du sinus maxillaire n'a pas influé sur la hauteur du maxillaire supérieur.

Dans le *troisième* cas, semblable au précédent et observé sur le crâne d'un enfant de huit ans, la charpente maxillaire étant d'ailleurs normalement développée, l'un des sinus maxillaires est resté au stade de développement normal du nouveau-né.

STÉNOSE DU SINUS MAXILLAIRE CAUSÉE PAR L'ENFONCEMENT DE LA PAROI FACIALE.

Il se produit une autre forme de sténose de l'antre d'Highmore, lorsque sa paroi faciale s'enfonce dans le sinus, ou mieux lorsque

sa paroi interne se rapproche de la précédente (Pl. XXVI, fig. 2 c) (1).
Plus ces deux parois se rapprochent, plus l'antre devient étroit
et plus la configuration du maxillaire se modifie. Nous avons déjà
remarqué plus haut que la paroi faciale du maxillaire varie quelque
peu dans sa forme. Lorsque cette paroi descend verticalement du
rebord infra-orbitaire vers la face labiale de l'apophyse alvéolaire,
l'antre est spacieux ; il sera d'autant plus petit que la fosse canine
deviendra plus profonde. La dépression de la surface antérieure du
maxillaire ne détermine pas cependant une sténose bien considérable.
Pour que cette sténose se produise, il est nécessaire que la région latérale de la face externe du maxillaire c'est-à-dire la région voisine de
l'arête maxillaire soit, elle aussi, déprimée. Si, en même temps que
la paroi antérieure du maxillaire, la région de l'arête maxillaire
est déprimée vers la paroi interne du sinus maxillaire, ou tout
au moins déviée vers la ligne médiane, au point de venir toucher
la paroi interne, la hauteur, aussi bien que la largeur du sinus,
subissent une réduction considérable. Les parois se rapprochent,
de telle sorte, que les lamelles minces et denses se touchent,
ou sont séparées par une couche mince de diploë. La coupe
frontale d'une charpente maxillaire de ce genre est très instruc-
tive; elle nous enseigne qu'une ponction, pratiquée au niveau de
l'endroit déprimé, ne pénètre plus dans le sinus maxillaire, mais
dans la cavité nasale.

Si l'autre moitié est normalement constituée, les contrastes sont
encore plus évidents. Si, dans un maxillaire ainsi modifié, on essaie
de pénétrer dans l'antre par la paroi antérieure, ou d'exciser cette
paroi, on s'aperçoit qu'il est impossible d'entrer dans la cavité, à
10 millimètres environ au dessous du trou infraorbitaire; on se
heurte aux parois latérale et médiane réunies, et si on veut pous-
ser plus loin l'expérience, on perfore les deux parois à la fois, et
on tombe dans la fosse nasale.

Dans un maxillaire ainsi conformé, les relations topographiques
des dents avec le sinus maxillaire subissent également une modification. Nous savons que plus l'antre d'Higmore s'étend dans
l'apophyse alvéolaire, plus la paroi faciale du maxillaire est saillante en dehors, et plus il y a de dents dans la région située au
dessous du plancher de l'antre. Si, maintenant, la paroi externe du

(1) Il est bien entendu que les termes « dépression » et « enfoncement »,
doivent être pris au figuré.

maxillaire est tellement enfoncée qu'elle vienne toucher la paroi interne, l'antre d'Highmore s'est en quelque sorte éloigné des dents, et les racines dentaires se trouvent alors dans le voisinage des fosses nasales, souvent elles n'en sont distantes que de quelques millimètres, comme dans les cas où la paroi latérale du maxillaire est déprimée ; la partie postérieure de cet os (région du tubercule maxillaire) ne subit pas la même altération, le diamètre frontal des sinus est dans cette région mieux développé. Je possède une préparation, dans laquelle la surface du maxillaire n'est éloignée que de 3 millimètres des fosses nasales, au point où s'est produit l'enfoncement, tandis qu'en arrière, la paroi externe du maxillaire est éloignée de 15 millimètres.

L'anomalie du maxillaire que nous venons de décrire, n'est pas aussi prononcée dans tous les cas que dans celui que nous avons choisi pour décrire ce type de sténose. Il existe des formes de transition où le rapprochement des deux parois interne et externe du sinus maxillaire n'est pas aussi considérable. L'espace intermédiaire est alors rempli de diploë qui peut s'élever, dans le maxillaire lui-même, à 18 millimètres au dessus du plancher des fosses nasales.

On a, par conséquent, affaire dans ce second cas de sténose, à une combinaison des deux formes.

La disposition de la paroi de l'antre que nous venons de décrire, donne au squelette facial une expression tout à fait particulière. Quand la dépression de la paroi faciale est considérable, et qu'elle existe des deux côtés, la charpente maxillaire (au dessus de l'apophyse alvéolaire) devient extrêmement élégante; la structure externe du maxillaire, voire même celle de la face, permettent donc de conclure à la forme du sinus. Mais le fait est bien plus frappant, quand la dépression de la paroi externe du maxillaire ne s'est produite que d'un seul côté, et quand, du côté opposé, le maxillaire présente, au contraire, une disposition normale, ou lorsqu'il est plus large que normalement. Il se produit dans ce cas une *asymétrie du squelette facial* très apparente, qui doit s'étendre aussi aux parties molles de la face. Nous avons représenté (Pl. XXVI, fig. 1 et 2) un cas de ce genre. La figure 1 montre une asymétrie bien accusée du squelette facial, et la coupe frontale du même maxillaire (fig. 2) explique cette disposition. A la surface droite qui est large, correspond un sinus maxillaire très spacieux et à la surface gauche, étroite, un sinus atrophié.

STÉNOSE DES SINUS MAXILLAIRES PAR EXCAVATION DE LA PAROI INTERNE.

La troisième forme d'atrophie des sinus maxillaires (Pl. XXVI, fig. 3 *c* et fig. 4 *a*) est déterminée par la saillie de la paroi externe du nez dans le sinus maxillaire. C'est cette forme qui doit attirer surtout l'attention des rhinologistes, parce qu'elle entraîne une atrophie très prononcée du sinus et une modification de la structure des fosses nasales. Plus les parois externes des fosses nasales s'écartent l'une de l'autre, plus ces cavités deviennent spacieuses, et plus les sinus maxillaires sont étroits.

Les fosses nasales s'élargissent aux dépens des sinus maxillaires. Je place à côté l'un de l'autre, pour démontrer cette proposition, deux cas typiques, extraits du tableau ci-dessous.

ÉTENDUE FRONTALE des espaces pneumatiques dans la charpente du maxillaire.	LARGEUR des fosses nasales.	HAUTEUR des antres d'Highmore droit et gauche.	
I. ♀ Cas normal :			
68 millim.	31 millim.	26 millim.	26 millim.
II. ♀ Cas avec atrophie des antres d'Highmore :			
69 millim.	48 millim.	22 millim.	18 millim.

L'étendue frontale des espaces pneumatiques du squelette facial, dans les deux cas, est à peu près la même, et pourtant nous voyons dans le cas anormal, que la largeur des fosses nasales dépasse de 17 millimètres celle du cas normal ; ce qui, en faisant déjà la part de la variabilité et de la compensation entre les relations de largeur de ces cavités, est beaucoup trop accusé, car même les fosses nasales les plus larges du crâne de l'Homme (voir le tableau) n'atteignent pas ces dimensions.

Les degrés moindres de cette sorte d'atrophie se distinguent en ce que la paroi du méat moyen présente dans le voisinage de l'hiatus semilunaris des prolongements *en forme de fossettes (recessus)* plus ou moins profonds, qui modifient la configuration de la paroi externe des fosses nasales, et dont nous avons déjà parlé en faisant la description de cette paroi. Quand cette variété de forme est bien développée, la paroi latérale, dans toute son étendue, se porte en dehors et modifie, abstraction faite de l'élargissement des fosses nasales, l'aspect du maxillaire supérieur, de telle sorte que sa configuration devient absolument différente de la normale. *Les rapports de la paroi maxillaire interne avec les parois supérieure et antérieure*, et la situation topographique des dents antérieures, sont modifiés ; nous étudierons maintenant chacune de ces modifications. Dans le chapitre VI, nous avons vu, en étudiant les corrélations qui existent entre la largeur supérieure et inférieure des fosses nasales, que la paroi externe des fosses nasales constitue approximativement le prolongement vertical de la lame papyracée de l'ethmoïde, et qu'en outre, plus l'ethmoïde est large, plus les fosses nasales le sont aussi. La largeur excessive des fosses nasales exerce déjà une influence sur le volume de l'antre d'Highmore, car sur deux préparations ayant la même étendue frontale de leurs cavités pneumatiques, celle qui a une large cavité nasale présente un sinus maxillaire étroit. Quand la paroi externe s'étend très loin latéralement, il faut qu'elle se place vers l'extérieur, au dessous du plancher de l'orbite, et dès que cette disposition est très accusée, *la partie supraturbinale de la paroi nasale externe se trouve, sur un large espace, en contact avec la plaque orbitaire du maxillaire.* Ainsi que le démontre la préparation dessinée sur la Pl. XXVI, fig. 3, le contact entre les parois supérieure et interne du sinus maxillaire peut aller jusqu'au niveau du canal infra-orbitaire (*d*), et, dans ce cas, la partie du plancher orbitaire située entre le canal nerveux et la suture ethmoïdale maxillaire, se trouve dans le territoire des fosses nasales. La lèvre inférieure de l'hiatus semilunaris est aussi, dans ce cas, repoussée vers la plaque orbitaire du maxillaire, et la fente elle-même devient plus étroite.

Afin de pouvoir apprécier les rapports entre la paroi interne du maxillaire et la paroi antérieure, dans les cas où la dépression est considérable, il est nécessaire de se rendre un compte exact de la distance qui, dans des conditions normales, sépare l'orifice nasal externe de l'angle où les parois antérieure et interne du maxillaire s'unissent l'une à l'autre. Afin de déterminer cet angle, j'ai ouvert les antres de dix crânes, et j'ai mesuré, d'une part, la distance entre le bord de l'ouverture pyriforme et la limite antérieure du sinus maxillaire ; d'autre part, celle qui sépare l'épine nasale antérieure de l'extrémité antéro-inférieure du sinus. Ces deux parois du maxillaire se rejoignent à peu près au niveau de la ligne qui réunit les points latéraux extrêmes de ces deux distances.

PAROI NASALE INTERNE NORMALE.

DISTANCE entre la partie moyenne de l'ouverture pyriforme et la limite antérieure du sinus maxillaire dans le même plan.	DISTANCE de l'épine nasale antérieure à la limite antéro-inférieure du sinus maxillaire.
4 millim.	16 millim.
4 »	20 * »
5 »	23 »
6 »	22 »
6 »	28 »
7 »	29 »
8 »	21 »
9 »	26 »
9 »	29 »
9 »	30 ** »
Moyenne : 6,7 millim.	24,4 millim.

J'ai obtenu, pour les deux cas où il y avait *excavation* de la paroi nasale externe :

15 millim.	33 millim.
20 »	et 41 »
Moyenne : 17,5 millim.	37 millim.

Il ressort de ces chiffres que dans les deux derniers cas, la transition entre les parois maxillaires antérieure et interne se fait d'une façon anormale, à une distance très grande des orifices des fosses nasales : c'est-à-dire latéralement à 6 et 11 millimètres, et à 3 et 11 millimètres plus loin que dans les cas extrêmes du tableau ci-dessus. L'antre d'Highmore subit, en raison de cette situation de la paroi maxillaire interne, une diminution de volume non seulement dans son diamètre frontal, mais aussi dans son diamètre sagittal, c'est-à-dire dans sa profondeur.

DIAMÈTRES en largeur des fosses nasales dans le méat inférieur.	DIAMÈTRE en profondeur et longueur des antres d'Highmore dans les deux cas.	
47 millim.	27 millim.	22 millim.
49 »	28 »	27 »

(*) Antre spacieux.
(**) Antre étroit.

L'écartement des parois internes des maxillaires supérieurs détermine encore d'autres *modifications architectoniques* de la charpente maxillaire. Premièrement, une partie considérable de la surface de la paroi antérieure du maxillaire ne tombe plus dans la projection du sinus maxillaire, mais dans celle des fosses nasales, et, par suite des raccourcissements du diamètre de profondeur de l'antre, la partie alvéolaire du sinus se porte si fortement en arrière, que seules les grosses molaires se trouvent dans la projection du sinus maxillaire. Les dents situées en avant des molaires sont dans la projection des fosses nasales.

La fig. 1, pl. XXVII, représente un cas de ce genre. Les antres d'Highmore sont ouverts en dehors, et en *(a)* on voit les parois nasales externes qui font saillie dans les antres. D'après la distance qu'il y a entre elles, on peut juger de la largeur des fosses nasales. Le bord de la coupe de la face antérieure du maxillaire correspond à l'union de cette face avec la paroi nasale externe *(a)*, et, par suite de la forte saillie de cette paroi, une zone de la paroi antérieure du maxillaire a été enlevée à la sphère du sinus maxillaire.

Dans deux cas de ma collection, le rétrécissement de l'antre d'Highmore n'a été produit que par une excessive dépression de la paroi externe du nez, dans la région du *méat inférieur;* tandis que la paroi du méat moyen n'avait pas subi de modification sensible dans sa situation.

Après la description des diverses variétés de sténose maxillaire, j'aborderai *cette forme de sinus maxillaire*, dans laquelle le rétrécissement est produit par la *combinaison* des causes de sténose que nous avons étudiées jusqu'à présent.

J'ai observé les combinaisons suivantes :

a) excavation de la paroi nasale et dépression de la paroi latérale ;

b) excavation de la paroi externe du méat moyen, dépression de la paroi latérale du maxillaire, saillie considérable d'une zone étroite, mais haute, de substance osseuse, partant de l'apophyse dentaire ;

c) excavation de la paroi externe du méat moyen combinée avec l'épaississement de toutes les parois du maxillaire ;

d) même état, combiné avec l'élévation du plancher de l'antre, car une couche épaisse de substance spongieuse s'élève très haut ; et enfin :

e) excavation de la paroi nasale externe, et dépression de la

19

paroi latérale du maxillaire, combinée avec un tissu spongieux remontant très haut et avec un épaississement des parois de l'antre.

La substance osseuse logée entre la paroi maxillaire externe excavée et la paroi maxillaire antérieure normale ou légèrement déprimée, atteint assez souvent une hauteur de 30 millimètres. Dans le sens transversal, le tissu spongieux ne peut se développer de la même manière, en raison du rapprochement de ces parois : il s'ensuit que dans un cas spécial où le sinus maxillaire n'est atrophié que d'un côté, le plancher du sinus ne présente qu'une largeur de 4 millimètres, tandis que la région correspondante de l'autre côté est large de 15 millimètres. De plus, lorsque dans ce cas, les parois de l'antre d'Highmore sont épaissies, la dépression de la face externe du maxillaire n'a pas besoin d'être aussi considérable pour que cette paroi vienne en contact avec la paroi interne du maxillaire.

L'épaississement des parois représente un arrêt de développement et se distingue aisément de l'hyperostose pathologique du maxillaire. L'épaississement physiologique des parois du maxillaire n'est uniforme ni dans son étendue ni dans sa structure ou son développement. Je possède des préparations dans lesquelles la paroi latérale du maxillaire, considérablement épaissie et massive, fait saillie dans l'antre atrophié, sous forme de bourrelets mamelonnés, tandis que la paroi antérieure du maxillaire présente un aspect normal. Dans d'autres cas, la paroi externe est épaissie ; cependant elle n'est pas compacte mais spongieuse, et elle renferme de la moelle. La paroi latérale épaissie atteint par places le diamètre considérable de 7 millimètres, et sur une préparation de ce genre, la paroi interne du sinus maxillaire avait, jusqu'à l'insertion du cornet, une épaisseur de 4 millimètres. Sur la Pl. XXVI, fig. 4, on trouve représenté un cas de ce genre. On voit en b, les parois maxillaires très épaissies, en c, le sinus maxillaire retréci, et en a, le méat moyen très profondément excavé par suite de la dépression de la paroi nasale externe.

RÉTRÉCISSEMENTS PARTIELS DU SINUS MAXILLAIRE.

On les observe lorsque la portion postérieure seule de la partie supraturbinale de la paroi externe des fosses nasale fait saillie dans l'antre d'Highmore. Dans ces cas, ce méat possède un de ces petits recessus que nous avons déjà décrits au chapitre V, page 108.

RÉTRÉCISSEMENT DU SINUS MAXILLAIRE PAR SUITE DE RÉTENTION
DENTAIRE ETC.

Le rétrécissement de l'antre d'Highmore provoqué par des *dents*
enkystées est la plupart du temps peu prononcé et, pour cette
raison, de peu d'importance pratique. On observe le plus souvent
cette anomalie pour la dent canine et la troisième molaire.

Les proéminences de l'os palatin et celles de la paroi antérieure
du canal ptérygo-palatin ne méritent pas non plus qu'on s'y arrête.

Lorsque l'espace pneumatique logé dans l'apophyse orbitaire de
l'os palatin est fortement développé, on observe parfois une saillie
circonscrite de la paroi postérieure du maxillaire qui proémine dans
le sinus. Cette apophyse repousse en avant l'angle supéro-posté-
rieur du sinus maxillaire, et l'on voit alors en ce point une saillie,
le plus souvent elliptique, dont la forme correspond à celle de la
cellule palatine.

Le développement incomplet de l'antre d'Highmore a été déjà
observé plusieurs fois comme l'indique J. F. MECKEL (1). La sténose du sinus, par suite du rapprochement des parois latérale et
médiane, a été observé par SANDIFORT (2). L'absence de l'antre
d'Highmore, qui est très rare, a été décrite par J. B. MORGAGNI (3),
mais la description qu'il en donne est si brève, qu'on ne peut pas
se faire une idée claire de ce cas. Dans le crâne célèbre de Prague
avec hyperostose, décrit par W. GRUBER (4), ces cavités étaient
remplies par une masse osseuse dense.

Je considère, pour les raisons suivantes, l'asymétrie ainsi que la
sténose des deux antres, comme un arrêt de développement : 1° ces
faits sont d'observation courante; 2° les parois du sinus ne présentent aucune trace d'un processus pathologique. On ne pourrait
enfin, 3° si l'on admet qu'une cause pathologique a déterminé le
développement de l'anomalie, expliquer l'enfoncement des parois.

ZIEM (5) cherche à expliquer d'une autre manière l'asymétrie

(1) *Handb. d. menschl. Anat.* Bd. II. Halle, 1816.
(2) LEINICKER. *Diss. inaug. d. Sin. max.*, etc. Würzburg, 1809.
(3) *De sedib. et caus. morborum.*
(4) Virch. Arch. Bd. LXXVII. Berlin, 1877.
(5) *Ueber Asymmetrie des Schädels bei Nasenkrankheiten.* Monatssch. f.
Ohrenh. 1883, n° 2-5.

du squelette facial. Il admet que l'obstruction nasale unilatérale et l'asymétrie de la face sont entre elles dans le rapport de cause à effet. Ses expériences lui font voir que l'occlusion durable d'une moitié du nez chez de jeunes animaux, encore à la période de croissance, déterminait une asymétrie notable de la face. Les parties du côté en expérience cessent de se développer. Ziem cherche également à expliquer par une obstruction nasale unilatérale les données que j'ai publiées et d'après lesquelles l'asymétrie de la face dépend essentiellement de l'inégalité des sinus. Dans le gonflement chronique de la muqueuse de la narine « il ne peut pénétrer que peu ou point d'air dans *une* narine, la tension de l'air, inférieure à la normale, y repoussera moins énergiquement de tous côtés le sac de muqueuse qui l'enveloppe, notamment dans le corps du maxillaire, de telle sorte que, par suite du manque de résorption à l'intérieur et de l'apposition à l'extérieur, il se produit une asymétrie de la face. De plus, la cloison, lorsqu'elle subit une faible pression de ce côté, se dévie dans ce sens et ainsi se produit un élargissement compensateur de la seconde narine ». Des narines peu développées ou mal développées sont toujours accompagnées de petites cavités accessoires.

Je ne puis admettre la théorie de Ziem pour les raisons suivantes :

1° on observe l'asymétrie de la charpente nasale en même temps qu'une situation normale de la cloison, la muqueuse étant également normale ;

2° le septum peut être fortement dévié et présenter un large éperon, sans que l'on constate d'asymétrie des sinus maxillaires, et la crête se développe pourtant à une époque où la charpente maxillaire s'accroît encore ;

3° le septum est fortement dévié et cependant le sinus maxillaire est plus vaste du côté de la narine rétrécie que du côté opposé ;

4° l'hiatus semilunaire et le cornet moyen sont obstrués par une puissante bulle ethmoïdale et cependant le sinus maxillaire est plus vaste du côté où la ventilation est diminuée ;

5° dans un cas où la cloison placée dans la position médiane avait une conformation tout à fait normale, la grande asymétrie de la face était uniquement déterminée par ce fait que, d'un côté, la paroi antérieure du maxillaire était fortement déprimée ;

TABLEAU
des dimensions des différents espaces pneumatiques dans des cas normaux.

NOMBRE	LARGEUR FRONTALE des espaces dans la charpente maxillaire.	LARGEUR des fosses nasales.	HAUTEUR des fosses nasales.	HAUTEUR de l'antre d'Highmore. à droite.	à gauche.	REMARQUES.
1	83 mill.	31 mill.	41 mill.	22 mill.	21 mill.	A droite, l'antre d'Highmore s'étend au dessous du palais.
2	82 »	38 »	46 »	28 »	30 »	L'antre d'Highmore s'étend au-dessous du palais.
3	75 »	41 »	54 »	des deux côtés	33 »	Petit prolongement alvéolaire.
4	83 »	29 »	51 »	»	34 »	Id.
5	68 »	31 »	48 »	»	37 »	Id.
6	85 »	46 »	49 »	»	31 »	Id. Fosse nasale très large.
7	85 »	31 »	51 »	»	35 »	Prolongement alvéolaire.
8	91 »	34 » dans le méat infér. 36 mill.	45 »	»	24 »	L'antre d'Highmore, très large mais peu élevé. n'atteint pas le niveau du plancher du nez.
9	74 »	32 »	46 »	30 mill.	36 »	Avec prolongement alvéolaire.
10	90 »	33 » dans le méat infér. 41 mill.	46 »	des deux côtés	38 »	Prolongement alvéolaire.
11	87 »	35 »	46 »	27 mill.	36 »	A droite, il s'étend jusqu'au niveau du plancher nasal, a gauche, dans l'apophyse alvéolaire.
12	86 »	40 »	49 »	des deux côtés	27 »	S'étend à peine jusqu'au plancher des fosses nasales.
13	92 »	33 » dans le méat infér. 40 mill.	50 »	»	38 »	Prolongement alvéolaire, antres d'Highmore très larges.
14	98 »	33 »	50 »	»	50 »	Prolongement alvéolaire, antres d'Highmore très larges.
15	90 »	33 »	44 »	»	33 »	Prolongement alvéolaire.
16	64 »	30 »	40 »	»	34 »	Id.
17	75 »	29 » dans le méat infér. 36 mill.	49 »	»	43 »	Id.
18	82 »	31 »	40 »	»	33 »	Id.
19 ♀	80 »	22 » dans le méat infér. 34 mill.	40 »	»	33 »	S'étend jusqu'au plancher des fosses nasales.
20 ♀	76 »	35 » dans le méat infér. 39 mill.	45 »	»	35 »	Prolongement alvéolaire.
21 ♀	57 »	31 »	41 »	22 mill.	21 »	A droite, s'étend jusqu'au dessous du plancher des fosses nasales.
22 ♀	68 »	31 »	37 »	des deux côtés.	26 »	S'étend jusqu'au plancher des fosses nasales.
23 ♀	62 »	25 »	40 »	»	25 »	N'atteint pas le plancher des fosses nasales.
24 ♀	67 »	36 »	38 »	»	35 »	Prolongement alvéolaire peu élevé.

NOMBRE.	ÉTENDUE frontale de toutes les cavités pneumatiques dans la charpente maxillaire.	LARGEUR des fosses nasales.	LARGEUR des antres d'Highmore		HAUTEUR des fosses nasales.	HAUTEUR des antres d'Highmore		HAUTEUR de l'Apophyse alvéolaire.	
			à droite.	à gauche.		à droite.	à gauche.	à droite.	à gauche.

Rétrécissement de l'antre d'Highmore, causé par une résorption défectueuse.

NOMBRE.	ÉTENDUE	LARGEUR fosses nasales	LARGEUR antres à droite	à gauche	HAUTEUR fosses nasales	HAUTEUR antres à droite	à gauche	HAUTEUR apophyse à droite	à gauche
1	67 mill.	32 mill. dans le méat inf. 38 mill.	14 mill.	19 mill.	45 mill.	25 mill.	25 mill.	22 mill.	21 mill.
2	73 »	37 mill. dans le méat inf. 48 mill.	21 »	17 »	51 »	22 »	26 »	21 »	15 »
3	80 »	39 »	31 »	32 »	49 »	22 »	28 »		
4	68 »	31 »			39 »	26 »	19 »		

Sténose de l'antre d'Highmore causée par la dépression de la paroi faciale.

NOMBRE.	ÉTENDUE	LARGEUR fosses nasales	LARGEUR antres à droite	à gauche	HAUTEUR fosses nasales	HAUTEUR antres à droite	à gauche	HAUTEUR apophyse à droite	à gauche
5	75 mill.	25 mill. dans le méat inf. 39 mill.	21 mill.	21 mill.	52 mill.	22 mill.	22 mill.	13 mill.	26 mill.
6 ♀	67 »	38 mill.	12 »	21 »	42 »	11 »	25 »		
7	72 »	37 » dans le méat inf. 46 mill.	18 »	27 »	47 »	17 »	19 »		

Sténose de l'antre d'Highmore causée par la saillie de la paroi interne.

NOMBRE.	ÉTENDUE	LARGEUR fosses nasales	LARGEUR antres à droite	à gauche	HAUTEUR fosses nasales	HAUTEUR antres à droite	à gauche	HAUTEUR apophyse à droite	à gauche
8 ♀	69 mill.	48 mill.	16 mill.	9 mill.	44 mill.	22 mill.	18 mill.		
9 ♀	71 »	40 »	12 »	17 »	43 »	18 »	23 »		
10 ♀	70 »	46 »	14 »	14 »	46 »	24 »	28 »		
11	57 »	42 »	5 »	10 »	47 »	28 »	32 »		
12	80 »	36 »	30 »	16 »	45 »	29 »	20 »		
13	59 »	35 et 39 mill	9 »	11 »	47 »	23 »	23 »		
14	87 »	39 mill.	30 »	21 »	48 »	41 »	26 »		
15	65 »	31 »	23 »	41 »	44 »	18 »	21 »		
16	70 »	35 » moitié droite. 18 mill. moitié gauche. 18 mill.	23 »	7 »	48 »	32 »	13 »		
17	62 »	40 » dans le méat sup 38 mill. dans le méat inf.	13 »	13 »	42 »	26 »	26 »		

Absence presque complète d'un sinus maxillaire.

NOMBRE.	ÉTENDUE	LARGEUR fosses nasales	LARGEUR antres		HAUTEUR fosses nasales	HAUTEUR antres			
18	57 mill.	40 mill.	17 mill.		50 mill.	31 mill.			

Épaisseur (frontale) du maxillaire supérieur droit : 14 mill.

NOMBRE.	ÉTENDUE	LARGEUR fosses nasales	LARGEUR antres à droite	à gauche	HAUTEUR fosses nasales	HAUTEUR antres à droite	à gauche		
19			25 mill.	6 mill.		31 mill.	10 mill.		

6° dans le cas d'occlusion congénitale d'une narine, décrit par O. v. Hovorka (1), on voit bien du côté anormal une narine plus petite, mais le sinus maxillaire correspondant est plus large que celui du côté normal ;

7° les deux narines pourraient être très élargies et par compensation les sinus maxillaires être rétrécis, enfin :

8° quelques-uns des cas décrits prouvent que l'anomalie est déjà représentée à l'état d'ébauche dès la naissance.

Il ressort de tout cela, qu'au moins pour un grand nombre de cas, on ne peut admettre l'explication de Ziem.

Pour ce qui est des divers cas ci-dessous, on constate :

Cas 1. L'antre d'Highmore droit est plus étroit que l'autre ;

Cas 2. Rétrécissement des deux cavités, surtout de la cavité droite, car le tissu spongieux de l'apophyse dentaire s'élève jusqu'à une hauteur de 18 *millimètres*.

Cas 5. Atrophie symétrique des deux sinus maxillaires par suite d'un enfoncement considérable de la paroi faciale. La charpente du maxillaire est étroite au niveau de cet enfoncement.

Cas 6. Rétrécissement de l'antre droit. A gauche, la cavité descend jusqu'au plancher de la fosse nasale ; à droite, le plancher du sinus maxillaire est au niveau de l'arête à 1 *centimètre* au-dessus ; la paroi externe du maxillaire est des fosses nasales, de 6 *millimètres*, éloignée au niveau de l'arête. Asymétrie du squelette facial.

Cas 7. L'antre d'Highmore droit est atrophié, par suite de l'enfoncement de la paroi maxillaire externe. Les parois interne et externe se touchent et les fosses nasales ne sont éloignées que de 3 *millimètres* de la paroi faciale. En arrière de l'enfoncement, les parois interne et externe sont éloignées de 14 *millimètres*.

Cas 8. Dilatation considérable des fosses nasales par suite de l'excavation de la partie externe. La lame orbitaire est, à droite, large de 22 *millimètres* ; à gauche, de 20 *millimètres*. La partie supraturbinale de la paroi externe du nez est en contact avec la lame orbitaire, dans une étendue de 12 *millimètres* à droite et de 14 *millimètres* à gauche.

(1) *Angeborener Verschluss eines Nasenloches.* Wiener klinische Wochenschrift, 1892, n° 40.

Cas 9. Atrophie des deux antres par suite de l'enfoncement dans l'antre de la paroi nasale externe. A droite, le tissu spongieux de l'apophyse alvéolaire monte assez haut, tandis qu'à gauche, la cavité, irrégulière à sa base, ne s'étend qu'en un seul point jusqu'au plancher nasal. La paroi latérale du maxillaire est épaissie et spongieuse.

Cas 10. Atrophie des deux antres par suite de l'enfoncement de la paroi externe du méat moyen dans l'antre. La paroi latérale du maxillaire est, à droite, plus profondément enfoncée qu'à gauche, ce qui détermine une asymétrie du squelette facial.

Cas 11. La face basale de l'antre d'Highmore est située à 3 et 5 *millimètres* au dessus du plancher du nez. Atrophie du sinus maxillaire droit, surtout produite par l'enfoncement de la paroi externe du nez épaisse de 4 *millimètres*. La paroi faciale du maxillaire a, par places, une épaisseur de 7 *millimètres;* elle est spongieuse et présente des bourrelets saillants vers la cavité du maxillaire. En bas, la paroi externe du maxillaire est en contact avec la paroi interne.

Cas 12. Atrophie avancée de l'antre d'Highmore gauche par suite de la saillie de la paroi externe de la fosse nasale dans le sinus. Épaississement de la paroi latérale du sinus maxillaire au niveau de l'arête, atteignant jusqu'à 7 *millimètres*, et dépression de la paroi faciale. Asymétrie légère du squelette facial.

Cas 13. Atrophie des antres d'Highmore par suite de l'enfoncement profond des parois faciales et de celui de la paroi nasale du maxillaire vers les sinus. Le plancher des antres d'Highmore atrophiés se trouve à 16 *millimètres* au dessus du plancher nasal.

Cas 14. L'antre d'Highmore gauche est atrophié; il a 4 *millimètres* de largeur, à la base; son plancher se trouve à 30 *millimètres* au dessus de celui de la fosse nasale; l'antre droit est excessivement large et possède un prolongement alvéolaire; la paroi nasale externe est excavée et fait saillie dans le sinus maxillaire. La paroi antéro-externe est déprimée. Du côté du sinus spacieux, large de 15 *millimètres* à sa base, la paroi antérieure du maxillaire est large, la fosse canine fait défaut. Asymétrie du squelette facial.

Cas 15. Atrophie de l'antre d'Highmore droit, par suite de l'excavation de la paroi nasale externe. Les parois de l'antre sont épaissies, à l'exception de la paroi antérieure, et présentent des bourrelets vers l'intérieur. L'antre d'Highmore gauche est spacieux et muni d'un prolongement alvéolaire.

Cas 16. Atrophie du sinus maxillaire gauche par suite de l'excavation de la paroi nasale externe; dépression de la paroi latérale du maxillaire et tissu spongieux de l'apophyse dentaire remontant très haut. A droite, l'antre d'Highmore descend jusqu'au niveau du plancher des fosses nasales; à gauche, le plancher du sinus est situé 16 *millimètres* plus haut.

Cas 17. Atrophie de l'antre d'Highmore par suite de l'excavation du méat moyen.

Cas 18 et 19. Absence complète et atrophie très prononcée du sinus maxillaire gauche.

Si maintenant on compare les cas normaux à ceux qui sont désignés sous la rubrique « rétrécissement de l'antre d'Highmore par suite du manque de résorption », on trouve que, en moyenne, la largeur normale de la cavité nasale est de.... 32 *millimètres.*

Pour les cas anormaux.................... 38 *millimètres.*

Si l'on étudie chacun de ces cas dans lesquels la sténose est due à un manque de résorption ou à un enfoncement des parois faciales.............................. ...... 34 *millimètres.*

Pour les préparations avec sténose du sinus, par suite de l'excavation de la paroi latérale du nez............. 43 *millimètres.*

CONSIDÉRATIONS PRATIQUES.

Il a été démontré en étudiant l'élargissement de l'antre d'Highmore produit par les excavations de ses parois, dans quelles mesures ces particularités anatomiques peuvent avoir une influence sur l'étendue occupée par les liquides accumulés, sur l'ectasie des parois des sinus, sur la propagation des processus pathologiques des parois des sinus, sur la propagation des processus pathologiques de l'apophyse dentaire à la muqueuse du sinus, et enfin, sur les sinus eux-mêmes. On doit faire des remarques analogues à propos de l'anatomie des sinus maxillaires atrophiés. La réduction parfois énorme du sinus, rendra très difficile l'accès par la paroi antérieure, et cela n'est pas sans importance, par exemple pour la resection de la seconde branche du trijumeau dans la fosse ptérygo-palatine. Le passage à travers le sinus maxillaire atrophié ne sera pas aisé, et l'opérateur ne pourra que difficilement exécuter les mouvements nécessaires à l'opération. Si la paroi faciale s'enfonce, comme dans les cas combinés avec différentes causes de sténose, et que, en même temps, la paroi nasale externe soit excavée et épaissie, la fosse nasale pourra être ouverte; sa paroi externe est facilement lésée, et quand l'opération est commencée, on n'a d'autre ressource que de détruire partiellement la paroi nasale externe, afin d'obtenir l'espace nécessaire pour pratiquer l'opération.

L'épaississement de la paroi antérieure rend plus difficile l'ouverture du sinus maxillaire et l'entrée dans la fosse ptérygopalatine. Pour la guérison de la plaie, il ne sera pas indifférent d'avoir lésé des os épais contenant beaucoup de sang, en ouvrant la cavité.

Les liquides accumulés dans un sinus atrophié ne peuvent s'étendre que d'une manière restreinte, et l'ectasie des parois de la cavité, à l'exception de la paroi interne, ne se produira que difficilement dans les cas où les parois sont épaissies. Les affections des antres spacieux et atrophiés présenteront donc des aspects pathologiques différents correspondant à des symptômes identiques.

J'ai déjà tranché la question du diagnostic de l'atrophie de l'antre d'Highmore chez le vivant. Bien que mes observations ne se basent que sur des autopsies, je ne doute point que tout praticien avec un peu d'expérience ne puisse faire ce diagnostic. La dépression profonde de la paroi maxillaire externe est facile à reconnaître. Si la sténose n'est qu'unilatérale, on est guidé par l'asymétrie de la face, et les cas dans lesquels la sténose du sinus maxillaire serait produite par l'excavation de la paroi nasale externe seule ou par cette cause accompagnée de plusieurs autres, ne présenteront aucune difficulté pour un médecin exercé à la rhinoscopie.

ÉTAT DE LA SURFACE DU MAXILLAIRE SUPÉRIEUR QUI REGARDE LE SINUS.

Le maxillaire supérieur, l'os palatin, l'apophyse maxillaire du cornet inférieur et l'apophyse unciforme de l'ethmoïde contribuent inégalement à la formation de la paroi interne du sinus maxillaire. Il se produit une compensation entre ces divers segments osseux, car lorsque la part de l'un devient moindre, un autre le supplée. Cette compensation peut aller si loin que, par exemple, toute la partie supérieure de la paroi nasale du maxillaire peut manquer et être remplacée par l'os palatin.

La surface interne du sinus ne présente pas le même aspect sur toutes les préparations, car les saillies des alvéoles dentaires, les crêtes osseuses anormales, ainsi que les canaux des vaisseaux et des nerfs, sont quelque peu variables et donnent à la paroi interne du maxillaire un aspect qui diffère beaucoup avec chaque cas. De plus, on trouve souvent sur les parois compactes du sinus maxillaire, des écailles osseuses, des pointes et des aiguilles, dont la longueur peut atteindre 5 *millimètres;* parmi ces formations, celles qui partent de la plaque orbitaire du sinus et qui se portent au-devant de l'apophyse unciforme sont les seules qui ont une origine physiologique. Les autres représentent des produits d'affections inflammatoires du périoste interne du maxillaire, que nous examinerons de plus près dans le chapitre XX. G. J. SCHULTZ (1), à propos des concrétions osseuses de l'antre d'Highmore rappelant des stalactites, dit qu'elles peuvent être pathologiques ou qu'on peut les expliquer par la tendance qu'a la paroi à former un pont au dessus des canaux vasculaires et nerveux. Sur la Pl. IX, fig. 1 de sa monographie, il a fait dessiner ces prolongements.

CANAUX NERVEUX ET VASCULAIRES.

(Pl. XXIX, fig. 1.)

Ces canaux sont surtout bien marqués sur les parois antérieure et latérale. Sur la paroi antérieure du sinus, deux fins canaux partent du canal infra-orbitaire. Ils décrivent un arc en traversant obliquement la paroi faciale du maxillaire, se dirigeant de la partie supéro-externe vers la paroi inféro-interne. Un système de canaux semblables (au nombre de deux) de même provenance commence au niveau de la tubérosité maxillaire, et de ce point se dirige en avant, en suivant le plancher du sinus. Ces canaux conduisent les nerfs dentaires : le canal situé du côté interne, sur la paroi faciale du sinus, conduit le nerf dentaire antérieur; le canal situé latéralement, le nerf dentaire médian; les canaux postérieurs, les nerfs dentaires postérieurs. Les premiers partent du nerf infra-orbitaire, les derniers du tronc principal du second rameau de la cinquième paire. Les nerfs sont accompagnés par des vaisseaux de même nom, qui correspondent à la région où se distribue l'artère maxil-

(1) *L. c.*

laire interne et ses satellites veineux. Les parois de ces canaux tournées du côté du sinus ne sont jamais complètes ; en certains points, elles se transforment, par suite de l'interruption de leur paroi interne, en demi-canaux, dont la longueur peut atteindre 12-15 *millimètres*.

Le bourrelet du canal infra-orbitaire, qui fait saillie dans l'antre, est fréquemment déhiscent, ce qui permet au nerf d'entrer en contact direct avec les parties molles. Je conserve une préparation sur laquelle le canal infra-orbitaire et son bourrelet présentaient en cinq points des déhiscences du côté du sinus ; de ces lacunes, la plus grande avait 5 *millimètres* de long et 3 de large.

Cette disposition est importante au point de vue pratique, parce que les nerfs dentaires (1) se trouvent en contact direct avec le revêtement du sinus maxillaire ; lorsque la muqueuse des sinus est malade, ils souffrent également et peuvent être comprimés par les exsudats du sinus. Il résulte nettement d'un passage du travail de J. HUNTER, sur les dents, que ce fait peut se produire. HUNTER dit : « Il se développe souvent dans la cavité muqueuse du maxillaire supérieur des inflammations avec des suppurations consécutives, qui proviennent de certaines maladies des régions voisines et dont la cause principale est la fermeture de l'orifice qui fait communiquer l'antre avec le nez. On ne peut facilement dire si cette fermeture est la cause ou simplement l'effet de la maladie, mais on a des raisons sérieuses pour soupçonner, d'après la présence de quelques-uns des vaisseaux, que l'oblitération n'est que l'effet de la maladie principale. Quand l'occlusion est la cause de la maladie, le mucus s'accumule et la muqueuse s'enflamme. Cette inflammation de la cavité muqueuse produit une douleur qu'on serait porté, tout d'abord, à considérer comme un mal de dent, surtout quand le sujet a une dent cariée, du côté affecté. »

CRÊTES OSSEUSES.

Il a été déjà question des crêtes osseuses dans l'antre d'Highmore, importantes en ce qu'elles limitent les prolongements. Pour terminer, il ne reste qu'à ajouter que de petites arêtes orientées frontalement se rencontrent assez souvent dans les parties

(1) Sur des maxillaires à parois antérieures minces, on peut souvent voir, en regardant du côté de la face, le gros réseau des nerfs dentaires.

basales de l'antre et que des arêtes semblables, mais plus longues, apparaissent souvent aussi, en arrière, entre les parois, non pas horizontales mais verticales; il se forme entre elles et la paroi du sinus des sortes de poches. Le développement de ces crêtes peut être si considérable que, comme le décrit C. S. Thomes (1), l'antre d'Highmore semble être divisé en plusieurs compartiments.

SAILLIES ALVÉOLAIRES SUR LE PLANCHER DU SINUS MAXILLAIRE.

(Pl. XXVIII, fig. 1-7.)

Nous avons déjà dit, dans notre description du sinus maxillaire que, lorsque le prolongement alvéolaire atteint une certaine profondeur, les coupoles des alvéoles dentaires peuvent faire saillie dans le sinus. Ces particularités anatomiques, sur lesquelles N. Highmore (2), le premier, attira l'attention, ont, au point de vue pratique, une telle importance, que nous ne pouvons nous dispenser de les étudier d'une façon approfondie. La formation des coupoles alvéolaires sur le plancher du sinus dépend

(1) *Anatomie der Zähne*. Berlin, 1877.
(2) *Corp. hum. desquisitio anat.* Hagae-Comitis, 1651.

Antrum hoc utrinque unum, sub oculi sede inferiore ubi os ad oculi tutelam quodammodo protuberat, ad latera inferiora nasi situm est. Insigniter cavum, sphæricum, aliquantulum vero oblongum, et ita amplum ut articulus pollicis majoris pedis ultimus in illo delitescat. Osse attenuato seu squamâ osseâ obtegitur : os enim quod illud includit, et quod ad dentium alveolis extremis distinguit, crassitie chartam Emporeticam non multum excedit. In basi hujus protuberantes quædam eminentiae cernuntur. Ossibus dentium apices tenuiores includuntur.....

Atque hic silentio præterire non possumus, quod generosæ cuidam fœminae sub nostra cura laboranti accidit. Cum sub ferinâ eaque continuâ salsi humoris destillatione, per multos retro annos laborasset, ommesque pene dentes corrosos ac cariosos evulserat; nec tamen a dolore liberata. tandem dente canino sinistri lateris effosso. Simul squamosa illa distinctio inter cavitatem hanc et dentis foveam eripitur, adeo ut humorum, per alveolum dicti dentis, ab antro illo perennis successerit destillatio. Quâ multum perterrita, stylo argenteo in alveolum immisso originem fontis hujus exploratura, usque ad oculum, per uncias pene duas sursum adegit; magis adhuc metuens, pennam minorem plumis decerptis totam pene ad longitudinem palmae unius immisit. Jam maxime consternata, ad cerebrum usque decurrere existimans, me inter altos consuluit; ubi autem singulas examinavimus circumstantias, pennae reduplicationes, illamque per cavitatem hanc circumgyrare invenimus. Atque sic, ubi in figurâ sequenti cavitatem designavimus, illam de usu ac necessitate hujus satis instructam, perennisque illius fontis patientissimam habuimus, a timore et medicina simul desistit.

le plus souvent de l'architecture du maxillaire supérieur. Lorsque, du côté basal, la substance spongieuse s'élève notablement au-dessus du plancher des fosses nasales, les alvéoles sont plongées dans du tissu diploëtique, et ce n'est qu'au niveau de la tubérosité maxillaire qu'on trouve parfois une saillie faiblement développée correspondant à la dernière molaire. Lorsque l'antre d'Highmore possède un prolongement alvéolaire profond, les alvéoles des molaires apparaissent plus nettement, et lorsque le prolongement se continue en avant vers la ligne médiane ou dans le palais, il se peut que les alvéoles des prémolaires, elles aussi, parfois même celles des canines, fassent saillie dans l'antre d'High-more ; alors les loges minces des dents pourront contribuer directement à la formation de la paroi du sinus maxillaire. Mais il existe dans ces rapports de fréquentes variétés. Ainsi, lorsqu'on rencontre un prolongement profond dans l'apophyse alvéolaire, les cinq ou sept bourrelets de l'alvéole sont tantôt faiblement, tantôt fortement développés ; ces différences sont en rapport avec le développement individuel des dents.

L'étude particulière que nous avons faite de ces rapports nous a conduit aux résultats suivants :

Le *plancher* du sinus maxillaire présente de grandes variétés de forme et de dimension. Il est plan ou excavé, large ou étroit, fréquemment partagé en plusieurs compartiments, par des crêtes transversales, qui parfois s'excavent en forme de poches. On est en droit de distinguer deux situations du plancher du sinus. Ce dernier peut être élevé ou abaissé, suivant qu'il se trouve au même niveau que le plancher du nez ou au dessous.

Dans le sens sagittal, le plancher du sinus s'étend d'ordinaire de la tubérosité maxillaire jusqu'au voisinage de la première prémo-laire ; il arrive cependant aussi que le plancher du sinus soit plus court et qu'il se limite aux trois molaires ; dans ce cas, en avant des molaires, la paroi nasale du maxillaire se soude avec l'apo-physe dentaire, pour constituer une plaque osseuse, épaisse et com-pacte (Pl. XXVIII, fig. 5).

Dans les 26 cas où j'ai étudié ces rapports, le sinus se prolon-geait treize fois jusqu'à la première prémolaire, trois fois jusqu'à la seconde, quatre fois jusqu'à la canine, et dans six cas, il restait limité à la région des molaires. Ainsi, tantôt on trouve cinq ou six dents au dessous du plancher du sinus, tantôt on n'en trouve que trois.

Malgré toutes ces variétés d'épaisseur, on peut admettre la règle suivante : la plaque qui forme le plancher, dans la région correspondant aux molaires, descend jusqu'aux pointes des racines, ou mieux, les coupoles alvéolaires, elles-mêmes, contribuent à former le plancher du sinus.

En avant de la première molaire, le plancher du sinus, normalement, s'élève vers le haut, de telle sorte qu'en avant, une couche osseuse, de plus en plus épaisse, s'intercale entre le sinus maxillaire et les alvéoles dentaires. Ainsi s'explique facilement pourquoi d'ordinaire on ne peut reconnaître que quelques coupoles d'alvéoles de molaires sur le plancher du sinus. Ces coupoles se présentent sous forme de surfaces circonscrites, plates, minces, transparentes, que l'on voit en éclairant les alvéoles, après l'extraction des molaires. Ces surfaces présentent souvent des lacunes en nombre variable, étroitement serrées les unes contre les autres (*cribrum alveolare*) et destinées à laisser passer les nerfs et les vaisseaux dentaires.

Lorsque le plancher du sinus est situé très bas, et que les racines dentaires sont bien développées, il peut arriver que les coupoles alvéolaires fassent saillie sur le plancher du sinus, sous forme d'éminences, libres de tous côtés, coniques, de dimensions très variables (Pl. **XXVIII**, fig. 1 et 2). Le plus souvent, et pour des raisons faciles à comprendre, il s'agit des alvéoles des molaires, plus rarement des alvéoles des prémolaires, plus rarement encore de celles de canines. On doit remarquer à ce sujet, que fréquemment les racines externes des molaires se trouvent sur la paroi faciale du maxillaire, les racines palatines sur la plaque interne de l'apophyse dentaire.

Sur 40 maxillaires supérieurs, je n'ai obtenu de résultat négatif que dans 20 cas. J'ai trouvé les saillies des alvéoles de la première molaire onze fois, celles de la seconde, quinze fois, celles de la troisième, quatre fois (1) et des saillies des alvéoles de la deuxième prémolaire, trois fois.

Dans cette série, je n'ai pas rencontré de saillies alvéolaires de la première prémolaire et de la canine. Pour ce qui concerne la combinaison des saillies, je renvoie au tableau ci-joint. Pour la première et la seconde molaire, ou bien chaque sommet de racine

(1) Ce chiffre n'est pas absolu, car dans quelques cas la troisième molaire était tombée, et son alvéole s'était atrophiée.

possède une saillie spéciale correspondante, sur le plancher du sinus, ou bien les deux racines externes ne sont recouvertes que par un seul bourrelet suivi, du côté interne, à quelque distance, d'un autre bourrelet plus petit pour la racine palatine. Les racines de la seconde môlaire sont fréquemment logées dans un gros bourrelet transversal, épais, qui s'étend entre les parois faciale et nasale du sinus (Pl. XXVIII, fig. 3 m^2 et 5) et qui divise le prolongement alvéolaire en une fosse antérieure et une postérieure. Dans la fosse antérieure, on trouve les saillies de la première molaire, accidentellement, celles des prémolaires; dans la fosse postérieure, celle de la troisième molaire. Il en résulte que des deux côtés du bourrelet transversal, le plancher s'excave en forme de poche, et que les alvéoles de la seconde molaire font saillie dans toute leur longueur à l'intérieur du sinus maxillaire. Le bourrelet de la seconde molaire est parfois reporté un peu en avant, auquel cas, sa racine externe, postérieure, se trouve placée en arrière du bourrelet. Ce bourrelet est très rare sur la première molaire. Je ne l'ai jamais observé sur la troisième. Cette molaire ne forme le plus souvent qu'un simple bourrelet aplati, qui provient de l'atrophie et de la soudure de ses racines.

Les élévations des coupoles alvéolaires sont solides ou perforées (Pl. XXVIII, fig. 1 et 2) à la façon que nous avons indiquée pour les coupoles alvéolaires non saillantes. Fréquemment, plusieurs des pertuis vasculaires et nerveux s'unissent pour former de grandes lacunes; dans ce cas, les pointes des racines viennent en contact direct avec le revêtement du sinus maxillaire. Même dans des conditions tout à fait normales, les coupoles alvéolaires peuvent complètement manquer, ainsi que J. Diemerbroek [1], J. Hyrtl [2], Reschreiter [3], S. Th. Sömmering [4], C. S. Tomes [5] et A. L. M. Velpeau [6] l'ont observé. J'ai pu faire les mêmes remarques.

Après la chute des dents, les bourrelets alvéolaires entrent en régression et le plancher qui limite le sinus, formé par l'apophyse dentaire atrophiée, est lisse.

(1) *Opera omn. anat. et med.* Ultrajecti, 1685.
(2) *Descriptive Anatomie.* Wien, 1878.
(3) *L. c.*
(4) *Vom Baue d. menschl. Körpers.* Frankf. a. M. 1800.
(5) *L. c.*
(6) *Abhandl. d. chirurg. Anat.* Bd. I, Weimar, 1826.

NOMBRE.	SITUATION du PLANCHER DU SINUS MAXILLAIRE.	BOURRELETS ALVÉOLAIRES DES MOLAIRES.		SAILLIES ALVÉOLAIRES DES PRÉMOLAIRES et Remarques.
		Racines externes.	Racines palatines.	
1	Situé profondément dans la région des molaires.	Tubérosité pour m^1 et m^2.	Tubérosité pour m^1	
2	» »	Bourrelet transversal pour la labiale antérieure et pour la racine linguale de m^1.		
3	» »	Bourrelet transversal pour la labiale antérieure et pour la racine linguale de m^2, et saillie pour m^1.		
4	» »	Bourrelet transversal pour les trois racines de m^2 saillie, pour m^1.		
5	» »	Saillie pour la racine antérieure de m^1.		
6	Situé profondément en avant, jusqu'à prm^1, modérément développé.	Saillie pour une racine de m^2,		
7	» »	Saillie pour une racine labiale de m^2.	Saillie pour m^2.	
8	» »		Saillie pour m^1.	
9	Situé profondément en avant, jusqu'à prm^1 modérément développé.	Grosse saillie pour la racine de m^2, qui n'est pas complètement sortie. Trou sur l'alvéole buccale antérieure de m^2, qui cependant ne fait pas saillie.		
10	» » mieux développé.	Bourrelet transversal pour les racines de m^2.		
11		Saillie pour la racine antérieure de m^1.		
12			Bourrelet pour m^1 et m^2.	Plancher divisé par une crête située au dessus de m^1; dans la fosse ant. m^1, dans la fosse post m^2.
13	Situé profondément en avant, jusqu'à prm^1 bien développé.	Saillie sur la paroi latérale pour les deux racin. de m^2.	Saillie pour m^2.	
14	Situé profondément, jusqu'à la dent canine en avant.	Gros bourrelet double pour les racines de m^1 et de m^2.		Saillie sur la paroi latérale du sinus pour prm^2.
15	» »	Une saillie pour m^1, une autre p. m^2.	Saillie pour m^1.	m^2 n'est pas développée.
16	» »	Deux saillies p. m^2.		
17	» »	Une saillie pour toutes les racines de m^1.	Une saillie p. chacune des racines m^1, m^1 et m^3.	Saillie pour prm^2.
18	Situé profondément en avant; jusqu'à prm^1 très fort. développé.	Deux saillies pour m^1, saillie pour m^1; un gros bourrelet pour m^2, un autre pour m^3.		Saillie pour prm^2.
19	Situé profondément, modérément dévelop.	Bourrelet transversal pour les racines de m^2.		
20		» »		
21-31	Plancher du sinus au niveau du plancher du nez ou un peu au dessous.	Manquent à l'exception d'un cas avec une saillie pour la racine postéro-externe de m^2.		Dans tous les cas, plancher très mince ou criblé au niveau des alvéoles.
32-38	N'est pas situé profondément.	Plancher du sinus d'épaisseur moyenne.		
39	» »	Carie de m^2 avec pénétration dans le sinus maxillaire; sur le plancher du sinus, bourrelet à paroi épaisse avec un trajet fistuleux.		
40	Profondément situé.			Plancher du sinus divisé par cinq crêtes

m^1 = première, m^2 = seconde, m^3 = troisième molaire. prm^1 = première, prm^2 = seconde prémolaire.

Dans chacun des cas de cette série, j'ai trouvé sur la paroi médiane du plancher du sinus un long bourrelet horizontal provenant d'une canine retenue enkystée.

Les dispositions du plancher du sinus que nous venons de décrire et des alvéoles dentaires situées au dessous, expliquent comment la carie des quatre dernières dents et celle de l'apophyse dentaire, dans cette région, peuvent donner lieu à un empyème de l'antre d'Highmore, et, de plus, comment la carie des incisives des canines et de la première molaire, avec formation d'abcès, déterminent facilement des perforations vers le palais et (pour les incisives) vers les fosses nasales.

La minceur des coupoles alvéolaires peut aussi avoir pour conséquence que les accumulations de liquide compriment les alvéoles et déterminent une affection consécutive des dents. D'après WERNHER (1), les névralgies dentaires et faciales doivent en effet cœxister avec les ectasies du sinus maxillaire. Mais, à mon avis, on doit aussi considérer comme cause des névralgies, la pression exercée sur les filets libres des nerfs dentaires, ainsi que la propagation de l'inflammation à ces nerfs.

Lorsque l'antre d'Highmore est peu profond, l'influence de la distension du sinus ne retentit pas aussi facilement sur les dents, car une couche épaisse d'os se trouve placée au dessus des alvéoles.

DIVISION DU SINUS MAXILLAIRE EN DEUX COMPARTIMENTS, PAR UNE CLOISON COMPLÈTE.

(Pl. XXVII, fig. 4 et 5.)

Il n'est pas rare de trouver la région postéro-supérieure du sinus séparée de la partie principale de l'antre par une lame osseuse. Une étude plus minutieuse montre cependant qu'il n'y a pas une véritable division de l'antre en deux, mais seulement un développement exagéré d'une cellule maxillaire (HALLER), qui s'est développée en une grosse vésicule osseuse. Dans un de mes cas, cette vésicule atteignait une longueur de 13 millimètres une hauteur et une profondeur de 9 millimètres.

Le sinus maxillaire offre un aspect tout à fait différent, lorsque,

(1) Arch. f. klin. Chirurg. Bd. XIX. Berlin, 1876.

outre les cellules osseuses voisines, il existe une véritable division. On y voit alors une large plaque osseuse *qui partage le sinus maxillaire en deux portions, communiquant l'une et l'autre avec les fosses nasales, mais non entre elles.* La direction et la situation de la cloison varient d'un cas à l'autre, ainsi que le montre la description que nous allons donner de quelques préparations ; de ce fait dépend l'étendue de deux compartiments.

Dans le cas 1 (Pl. XXVII, fig. 5), on trouve dans la région postéro-supérieure de l'un des sinus, une lame osseuse tendue *obliquement* entre les parois supérieures externe et postérieure ; elle divise le sinus en un étage antérieur plus grand et un étage postérieur plus petit. Le premier communique normalement avec le méat moyen, le deuxième avec le méat supérieur, à l'aide d'une large fente *(fissura ethmoidalis inferior).*

Dans le cas 2, la cloison descend à pic d'un côté du milieu de la paroi orbitaire vers le plancher du sinus et partage ce dernier en une cellule antérieure et une cellule postérieure presque d'égal volume. Les communications avec les fosses nasales se font comme dans le cas 1.

Dans le cas 3 (Pl. XXVII, fig. 5), on trouve d'un côté une plaque osseuse disposée presque horizontalement entre les parois antérieure, postérieure, externe et interne, et qui divise le sinus maxillaire en deux cavités superposées. La cavité inférieure, plus grande, communique, par l'intermédiaire de l'ostium maxillaire typique, avec le méat moyen ; la supérieure, plus petite, avec la fente ethmoïdale inférieure. Cette fente conduit, de plus, dans les cellules ethmoïdales postérieures.

W. Gruber (1) a signalé la division du sinus maxillaire par une cloison complète. Il a rencontré cinq cas de ce genre sur 200 crânes ; l'un d'eux présentait cette anomalie des deux côtés. Ses cas se distinguent cependant essentiellement des miens, en ce que les deux moitiés des sinus anormaux s'ouvraient d'une façon constante dans le méat moyen. Je ne puis m'expliquer le mode de développement de cette anomalie spéciale , qu'en supposant que dans l'ébauche embryonnaire de l'antre d'Highmore, outre le bourgeon normal provenant du méat moyen, il s'en est formé un autre, venant de la fente ethmoïdale inférieure.

(1) *Ueber Fälle von Theilung des Sinus maxillaris durch ein Septum osseum perfectum*, etc. Virch. Arch. Bd. CXIII.

La division du sinus en deux loges mérite une mention spéciale, au point de vue pratique. Il pourrait arriver, par exemple, que l'on fît, pour des douleurs siégeant dans l'os maxillaire une ouverture, et que l'on ne trouvât rien, parce que l'étage supérieur seul est malade. De plus, les tumeurs et les ectasies de la cavité supérieure pourraient donner lieu à des dispositions anatomiques rares.

FAUX OS INTERCALAIRES DE L'ANTRE D'HIGHMORE.

Le prolongement de l'os malaire et l'angle postéro-supérieur du sinus maxillaire deviennent souvent le siège d'os intercalaires. HYRTL (1) dans un petit travail intitulé : « Sur la présence des faux os intercalaires dans la paroi externe de l'antre d'Highmore de l'Homme » a prouvé qu'au niveau de la ligne de soudure de l'os malaire et de l'os maxillaire, il se forme souvent, sur le premier de ces os un îlot de substance corticale compacte, de telle sorte qu'un os qui n'appartient pas à la cavité, contribue à en former la paroi. La grandeur de ces faux os intercalaires est très variable. HYRTL a vu qu'elle variait de celle d'une tête d'épingle à celle d'une pièce de cinquante centimes.

Dans la région postéro-supérieure du sinus maxillaire, se produisent de *faux os intercalaires,* dans les points où le processus orbitaire de l'os palatin se soude au maxillaire supérieur. Il se forme dans la paroi du sinus des lacunes qui sont obturées par des saillies en forme d'îlot provenant de ce processus. Sur un des cas que j'ai observés, on trouve dans cet angle du sinus maxillaire qui, entre parenthèse, présente une légère voussure, sept faux os intercalaires.

Plus rarement on voit en ce point de *vrais os intercalaires,* représentés par de petits osselets logés entre le maxillaire supérieur, le palatin et l'ethmoïde.

Plus profondément vers le bas, au point de soudure de la tubérosité maxillaire et de l'apophyse ptérygoïde, se trouve assez souvent une lacune de la paroi de l'antre d'Highmore, grande comme une petite lentille, qui est remplie par un petit îlot de substance corticale. Cet îlot saillant dépend de l'apophyse ptéry-

(1) *Ueber das Vorkommen falscher Schaltknochen in der aüsseren Wand der menschl. Highmorshöhle.* Sitzungsber. d. k. Akad. in Wien. Bd. XLIV.

goïde du sphénoïde. Ces conditions anatomiques sont d'autant plus remarquables que, dans ces cas, l'antre n'est pas aussi solidement fermé que dans les conditions ordinaires.

DÉHISCENCES DANS LES PAROIS DU SINUS MAXILLAIRE.

Les déhiscences des parois de l'antre d'Highmore se présentent sous trois formes distinctes. La forme la plus fréquente est celle qui survient avec l'âge, par suite de la résorption de la substance osseuse; dans ce cas, les parois deviennent minces comme une feuille de papier, transparentes, et on y observe, par places, des pertes de substance. Une autre forme de lacunes se développe sur le plancher des canaux vasculaires profondément excavés, comme on observe aussi pour d'autres os.

Dans la troisième forme, la déhiscence est due à un arrêt de développement du système osseux. Je puis citer quatre exemples de cette dernière forme. Un de ces cas, qui se rapporte à un crâne d'homme, présentait des déhiscences de la lame papyracée du labyrinthe ethmoïdal (Pl. **XXXIV**, fig. 2 *b*). La plaque supérieure orbitaire possède, du côté où se trouve la déhiscence dans l'ethmoïde, entre le canal infra-orbitaire et l'articulation du maxillaire supérieur avec l'ethmoïde, une lacune en forme de croissant, longue de 16 millimètres et large de 3 à 4, éloignée de 12 millimètres du rebord infra-orbitaire, et de 9 millimètres de la fente orbitaire inférieure; son bord interne est arrondi, son bord externe est légèrement crénelé. Dans le deuxième cas, combiné également avec une lacune de la lame papyracée, la paroi inférieure de l'orbite présentait deux lacunes, et, sur la tubérosité du maxillaire, on en voyait une seconde; dans le troisième cas, on trouvait une lacune anguleuse dans la région postérieure du plancher orbitaire et dans le quatrième cas, on découvrait, sur la même lame osseuse, une lacune linéaire située en avant.

La preuve qu'il ne s'agissait pas dans ces cas de déhiscence consécutive à une atrophie, mais d'une lacune due à un arrêt de développement, je la trouve dans ces faits : 1° que les bords de la région déhiscente ont un aspect différent de celui des lacunes provenant d'une atrophie; 2° que ces anomalies coïncident avec des arrêts de développement de l'ethmoïde. (Cas 1 et 2.)

REVÊTEMENT DU SINUS MAXILLAIRE.

(Pl. XXVIII, fig. 8-11.)

La membrane qui revêt le sinus maxillaire est très délicate, beaucoup plus mince et beaucoup moins dense que la muqueuse nasale, dont elle représente un prolongement latéral. On y distingue plusieurs couches qui, d'ailleurs, ne sont pas très nettement séparées les unes des autres. La couche superficielle renferme un fin réseau fibrillaire, dans les mailles duquel on voit des cellules arrondies. Sa face libre est recouverte d'un épithélium vibratile (Pl. XXVIII, fig. 11). La couche moyenne contient des glandes dont Ph. C. SAPPEY (1) a fait une description complète. Leurs formes et leurs dimensions sont très variables ; elles ressemblent beaucoup aux glandes de Meibomius, mais on trouve d'ordinaire, à côté d'elles, des glandes simples, même très courtes et non ramifiées. *Les glandes sont distribuées sur toutes les parois du sinus maxillaire ; elles n'y sont ni aussi régulièrement disposées, ni aussi nombreuses que dans la muqueuse du nez, mais des points pourvus de glandes alternent avec d'autres qui en sont dépourvus* (Pl. XXVIII, fig. 10). L'épithélium superficiel se continue sur un certain trajet, sous forme de cellules cylindriques, dans les conduits excréteurs des glandes.

Bien que déjà dans l'anatomie de VERHEYN, on trouve une notice se rapportant à la physiologie des glandes du sinus maxillaire, elles n'ont cependant été mises en lumière que par les études approfondies de J. GIRALDÈS (2), de H. LUSCHKA (3) et de C. SAPPEY (4). Pour ce qui concerne leur topographie, je trouve dans l'ouvrage de M. J. WEBER (5) cette observation, qu'elles seraient parsemées dans la muqueuse, tandis que LUSCHKA, qui en a fait une étude histologique complète, se borne à ajouter que l'on peut déjà voir les acini des glandes à la loupe (6).

La couche la plus profonde de la muqueuse des sinus est

(1) *L. c.*
(2) *Ueber die Schleimcysten der Oberkieferhöhle.* Trad. du français. Virch. Arch. Bd. IX. Berlin, 1856.
(3) *Die Anat. d. Menschen*, Bd. III, 2 Abth. Tübingen, 1867.
(4) *Traité d'anat. descript.* Paris, 1872, t. III.
(5) *Handb. d. Anat. d. menschl. Körpers.* Bonn., 1839.
(6) Pour rendre ces glandes visibles, GIRALDÈS faisait macérer la muqueuse de l'antre d'Highmore dans de l'eau aiguisée d'acide nitrique.

dépourvue de glandes, sa structure est dense et elle est plus riche en cellules fusiformes que les autres parties de la membrane. Cette couche est immédiatement accolée à la paroi osseuse, elle tient lieu de périoste interne et l'on peut donc avec raison la désigner sous le nom de *couche périostique* (Pl. XXVIII, fig. 8 *P*).

Dans les conditions normales, on peut, comme pour la dure-mère, séparer facilement le revêtement du sinus de la paroi osseuse. Si on le saisit avec une pince, on réussit plus ou moins complètement à détacher le sac membraneux ; on ne rencontre d'obstacles qu'aux points de la paroi interne du maxillaire, où le revêtement du sinus rejoint celui des fosses nasales.

La muqueuse du sinus maxillaire de l'embryon et du nouveau-né est plusieurs fois plus épaisse que la membrane mince du sinus de l'adulte. On doit encore faire remarquer à ce sujet que chez eux il n'existe pas encore, à proprement parler, de sinus. Les couches épaisses imbibées, qui revêtent les parois, s'accolent étroitement et limitent une fente remplie de mucus et d'épithélium exfolié. Dans la région de l'infundibulum, les rangées épithéliales qui se regardent, se touchent par leurs surfaces libres.

Le revêtement de l'antre d'Highmore forme un véritable moule de la paroi interne du maxillaire, car elle suit exactement chaque dépression et chaque saillie. Parmi ces dépressions, nous citerons principalement les grandes qui sont situées dans la région de l'ostium maxillaire et du canal infra-orbitaire, et dont j'ai parlé plus haut, au paragraphe des canaux des nerfs et des vaisseaux. La muqueuse plonge dans ces dépressions, et l'entrée d'un de ces prolongements accessoires du sinus est très étroite ou elle correspond à la largeur de la fossette osseuse ; la première de ces dispositions se présente lorsque la muqueuse venant du rebord, s'avance comme un diaphragme en avant de la fossette. Les fossettes des autres parois de l'antre d'Highmore offrent souvent un état semblable. Ainsi, je possède une préparation avec une dépression sur la paroi postérieure du sinus maxillaire ; la muqueuse présente à l'entrée de la fossette un large rebord taillé à pic ; à partir de ce point, elle s'amincit et tapisse la fossette.

Il arrive également que la muqueuse du sinus maxillaire présente des replis qui reposent sur une base, ou qui se trouvent dans le prolongement d'éminences osseuses. Ces replis sont parfois si nombreux, que dans un cas décrit par HYRTL, le sinus se trouvait divisé en plusieurs compartiments. Il est rare de voir un aussi grand nombre de plis de la muqueuse que dans le cas de HYRTL; sur 300 autopsies, je n'ai pu retrouver rien de pareil. Mais on voit souvent quelques replis dans un point quelconque du sinus maxillaire. La description suivante de quelques cas fera très bien comprendre ce dont il s'agit.

1. Antre d'Highmore large, avec prolongement vers l'apophyse alvéolaire; à droite, l'entrée dans le prolongement de l'apophyse frontale est rétrécie par une crête osseuse élevée, qui la réduit aux dimensions d'une petite lentille. La crête osseuse part du bourrelet du cornet infra-orbitaire; un repli de la muqueuse peu élevé, en forme de croissant, dont le bord est tourné vers le haut, va de ce même point à la paroi interne du sinus maxillaire. A gauche, et plus en arrière, un repli assez grand, avec un bord libre qui regarde en avant, part de la paroi orbitaire et va vers la paroi nasale.

2. A droite, on trouve quatre diverticules, deux plus petits, en avant, au niveau du prolongement infra-orbitaire; et deux plus grands, en arrière, sur la paroi postérieure du sinus, avec des replis en forme de croissant au niveau des entrées. L'entrée du prolongement infra-orbitaire est, elle aussi, rétrécie par un grand repli de la muqueuse.

3. Antres d'Highmore spacieux, avec prolongement dans l'apophyse alvéolaire. A gauche, entre les parois latérale et médiane, est étendu un large repli de la muqueuse, orienté frontalement.

4. Immédiatement en arrière de l'orifice de l'antre d'Highmore, on trouve, à droite, entre les parois interne et supérieure du sinus maxillaire, un repli qui ressemble, par sa forme et ses dimensions, à une valvule semilunaire du cœur.

5. Dans l'antre droit, s'élève entre le plancher de la paroi externe et la paroi interne, un haut repli orienté frontalement, qui repose sur une crête osseuse basse, formant avec la paroi postérieure du sinus maxillaire un diverticule considérable.

6. Sur cette préparation (Pl. XXVII, fig. 3), le replis atteint un volume très remarquable; il est long de 24 millimètres environ et large de 11. Il est tendu dans la région postérieure du sinus maxillaire, entre les parois externe et interne et divise la cavité en deux espaces communiquant entre eux par un large orifice. En outre, l'entrée dans le prolongement infra-orbitaire (d) est divisée en deux par un petit repli de la muqueuse (c). Dans l'antre d'Highmore gauche, on ne trouve qu'un repli osseux large, à l'entrée du prolongement infra-orbitaire.

7. Dans ce cas, la disposition particulière des crêtes osseuses et des replis de la muqueuse a déterminé la formation d'une loge accessoire dans l'antre d'Highmore. Du bourrelet du canal infra-orbitaire part, en effet, une haute crête osseuse qui va rejoindre la paroi interne du sinus, et des crêtes plus petites partent de cette paroi pour se porter au-devant de la première crête. Entre toutes ces proéminences, il s'est formé une fosse profonde fermée par une large lame muqueuse, étendue entre les bords des crêtes. La membrane obturatrice contient une lacune grande comme un grain de chénevis par laquelle le recessus anormal communique avec le sinus maxillaire.

ORIFICE DE COMMUNICATION ENTRE LES FOSSES NASALES ET LES SINUS MAXILLAIRES (OSTIUM MAXILLARE.)

(Pl. XXIX, fig. 2-5 Om.)

Nous avons déjà parlé de la situation de l'ostium maxillaire dans l'infundibulum et de sa structure, en faisant la description de la paroi externe du nez.

Nous n'avons pu cependant, à ce moment, apprécier suffisamment sa forme, parce que l'orifice, vu par l'infundibulum, n'est pas assez nettement apparent. Pour voir l'orifice dans toute son étendue, il est nécessaire d'ouvrir le sinus maxillaire et d'examiner la paroi interne de l'antre. *En procédant ainsi, on voit que l'ostium maxillaire se trouve toujours placé juste au dessous du plancher de l'orbite, en arrière de l'éminence lacrymale, et que sa grandeur et sa forme sont assez variables.* Le plus souvent, il forme une fente ellip-tique, dont le grand axe est dirigé sagittalement ; dans beaucoup de cas, au contraire, il est presque arrondi ou réniforme (1). Le plus petit ostium maxillaire que j'ai rencontré parmi les nombreux cas observés était arrondi et avait un diamètre de 3 millimètres ; le plus grand présentait une longueur de 19 millimètres et une largeur de 5 millimètres. Dans les cas intermédiaires, la longueur variait entre 7 et 11 millimètres, la largeur entre 2 et 6 millimètres. Par-fois l'ostium est divisé en deux parties par une crête de la muqueuse (Pl. XXIX, fig. 4 Om).

(1) Ipsius figura ovalis, capacitas tanta est, ut pennam anserinam, qua ad scri-bendum utimur, mediocrem si illa valiter compressa sit, transmittere possit (REININGER).

Pour préciser le rapport qu'il y a entre la longueur et la largeur de l'orifice, j'ai composé le tableau suivant, et les fig. 2-5 de la Pl. XXIX, les fig. 1 et 2 de la Pl. XI, et la fig. 6 de la Pl. IX, ont pour but de montrer ces rapports.

LONGUEUR	LARGEUR
DE L'OSTIUM MAXILLAIRE.	
3 millim.	3 millim.
7 »	2 »
9 »	3 »
11 »	6 »
19 »	5 »

On doit remarquer, à propos du dernier cas (long. 19, larg. 5), qu'il n'existait pas d'ostium maxillaire proprement dit, et que l'hiatus semilunaris, dans toute sa longueur, s'ouvrait dans le sinus maxillaire.

L'ostium maxillaire en forme de fente (Pl. XXIX, fig. 3 *Om*) est, malgré sa grande longueur, facilement rétréci ou fermé par le gonflement de la muqueuse qui tapisse ses bords. Le fait se produit moins facilement pour les orifices arrondis, même de moyenne grandeur.

La disposition anatomique qui permet la fermeture plus ou moins facile de l'antre d'Highmore, ne joue cependant un rôle que dans ces cas où le processus pathologique a pris naissance dans le sinus. On observe alors parfois l'obturation de l'orifice, tandis que l'hiatus semilunaris reste perméable. Au contraire, dans les affections qui partent du nez et se propagent à la muqueuse qui revêt le sinus maxillaire, l'entrée étroite de l'infundibulum sera fermée avant celle de l'ostium maxillaire. Au point de vue de la physiologie de l'antre d'Highmore, la manière dont se comporte l'ostium maxillare est indifférente, car la communication avec les fosses nasales est ou rétrécie ou tout à fait oblitérée par la fermeture de l'infundibulum.

Ainsi que nous l'avons vu, on reconnaîtra le mieux la position de l'ostium maxillaire par rapport à l'infundibulum, sur les coupes frontales des espaces pneumatiques. Pour que la coupe passe par cette partie de l'infundibulum dans laquelle se trouve le trou maxillaire, la coupe doit être faite juste en avant de l'extrémité postérieure de l'apophyse crista galli (Pl. XI, fig. 1, 2). Ces préparations montrent, dans le plan de la coupe, une rainure dirigée obliquement, qui commence à l'hiatus semilunaris et se termine dans le trou maxillaire. La fente est, suivant la largeur de l'hiatus et de l'infundibulum, tantôt large, tantôt étroite, et elle est plus ou moins longue, suivant la largeur de l'apophyse unciforme.

Ces rapports anatomiques nous apprennent que l'orifice de communication (Pl. XI, fig. 1 et 2 c) du sinus maxillaire peut être éloigné de 1 centimètre du véritable orifice nasal; il en résulte que les exsudats, même lorsqu'ils s'élèvent jusqu'à la voûte du sinus maxillaire, ne peuvent s'écouler que goutte à goutte, par suite de la vis a tergo, la tête étant dans la position verticale. Cette disposition spéciale de l'orifice de communication entre les fosses nasales et le sinus maxillaire, l'étroitesse fréquente de l'hiatus semilunaris et cette circonstance que le plus souvent les exsudats de l'antre d'Highmore ont une consistance épaisse, expliquent suffisamment la difficulté de leur écoulement. WERNHER (1) dit, à propos de l'orifice de communication entre les fosses nasales et le sinus maxillaire, « que, tant que la muqueuse est en bon état, on ne voit d'ordinaire qu'un orifice qui, lors même que son revêtement n'est pas gonflé, est si étroit, que l'on peut à peine y faire passer une soie ou une fine sonde. Il n'est pas rare aussi de rencontrer un orifice tellement large, que l'on puisse y faire passer sans léser les os, une sonde épaisse ou un cathéter volumineux ». Cette opinion ne peut être admise pour le trou maxillaire proprement dit, car on peut y introduire plusieurs sondes anatomiques, et l'opinion de WERNHER n'est même pas exacte pour l'hiatus semilunaris, car il est bien rare que ce hiatus soit assez étroit pour n'être pas perméable à une sonde. A. BURNS (2) avait émis une opinion aussi inexacte sur le fonctionnement de l'ostium maxillaire. Il dit : « Il ne peut passer naturellement que peu de chose du sinus dans le nez, et plus la quantité de liquide accumulé est considérable, moins elle peut s'écouler, parce que l'orifice est formé de telle façon que s'il y a dans le sinus une accumulation considérable de liquide, les deux lèvres de l'orifice sont pressées l'une contre l'autre ». On doit chercher, non dans ces causes, mais dans celles que nous avons indiquées plus haut, la raison de la difficulté de l'écoulement des exsudats du sinus maxillaire.

(1) L. c.
(2) Bemerk. über die chirurg. Anat. des Halses u. Kopfes, traduit de l'anglais, Halle, 1821.

La communication accessoire entre les cavités nasales et le sinus maxillaire, que l'on rencontre fréquemment, a déjà été décrite page 106.

DÉVELOPPEMENT DU SINUS MAXILLAIRE.

La première ébauche du sinus maxillaire est représentée, comme l'a montré Durcy (1), par une évagination latérale de la muqueuse nasale, à laquelle correspond une *excavation* à parois assez épaisses de la capsule cartilagineuse du nez. Plus tard, la capsule cartilagineuse est entourée de tissu osseux et disparaît, de telle sorte que, finalement, la muqueuse sacciforme du sinus est logée dans un diverticule osseux.

Je me servirai, pour montrer ces dispositions du crâne, d'un embryon arrivé au quatrième mois de la vie fétale. Le sinus maxillaire y forme une simple niche du méat moyen qui, contrairement à ce qui existera plus tard, présente sa plus grande largeur au niveau de l'entrée, parce que les ébauches de l'apophyse unciforme et de la bulla ethmoidalis sont encore peu saillantes. Plus tard, son orifice se rétrécit, lorsque les ébauches sont développées, et surtout lorsque la hauteur de l'apophyse unciforme cartilagineuse a augmenté. Le méat moyen a la forme d'un T couché, la branche verticale correspond à l'union du méat avec la fente nasale générale, une des moitiés de la branche horizontale représente le prolongement latéral du cornet ethmoïdal inférieur, l'autre moitié, le sinus maxillaire primaire (Pl. VII, fig. 5 et 10).

La niche du sinus de la capsule nasale cartilagineuse possède des parois épaisses; son point le plus profond est à peine plus élevé que le plancher de l'orbite. Le bord inférieur de la capsule, replié vers le haut, s'unit immédiatement à l'ébauche cartilagineuse du cornet inférieur.

Dans le voisinage de la niche, le tissu osseux commence déjà à se former.

Chez les *nouveau-nés*, le corps du maxillaire est à peine indiqué; la partie postérieure de l'apophyse dentaire se trouve donc en contact direct avec le plancher de l'orbite. Le sinus maxillaire présente une petite dépression qui va en arrière du sillon lacrymal,

(1) *L. c.*

à l'alvéole de la deuxième molaire. Latéralement, la cavité s'étend jusqu'au canal infra-orbitaire, qu'elle dépasse à peine vers le bas. Dans la *seconde* année de la vie, le corps du maxillaire est déjà mieux développé; la distance entre le canal infra-orbitaire et l'alvéole de la canine de lait, est de 10 *millimètres*. La profondeur du sinus a augmenté; en avant, il ne s'étend, il est vrai, que jusqu'au canal infra-orbitaire, mais, en arrière, il l'a déjà dépassé. La hauteur du sinus s'est aussi accrue, car il descend jusqu'au niveau de l'insertion du cornet inférieur. Dans la *troisième* année, et *jusqu'à la quatrième*, le sinus maxillaire s'est aussi développé au dessus du canal infra-orbitaire. Dans la *septième* année, la partie du sinus que nous venons de décrire, s'étend jusqu'à moitié distance du canal infra-orbitaire et de l'apophyse zygomatique. Dans la *huitième et jusqu'à la neuvième année*, le sinus s'est avancé jusque dans l'apophyse zygomatique, et a acquis, dans le sens transversal, sa forme définitive. La profondeur et la hauteur subissent des modifications essentielles par suite de la descente et de la sortie des dents. C'est pour cela que ces dimensions ne deviennent définitives qu'après la fin de la deuxième dentition.

ANATOMIE COMPARÉE DU SINUS MAXILLAIRE.

(Pl. XXVIII, fig. 7; Pl. XXX, fig. 1-5.)

Chez les Mammifères *macrosmatiques*, le sinus maxillaire ne s'étend pas aussi loin en avant que chez les microsmatiques (ainsi que chez l'homme); il est, chez ces animaux, relativement petit. Le déplacement du sinus maxillaire chez les macrosmatiques est produit soit par le cornet inférieur, ou bien par cet os, en même temps que par l'ethmoïde. Lorsqu'il est puissamment développé, le cornet inférieur occupe en effet tant de place, que la paroi médiane du sinus manque et que la lamelle d'origine du cornet s'insère à la paroi latérale du sinus. Chez le *Chien de mer*, dont le cornet inférieur présente de très grandes dimensions; la paroi latérale du sinus maxillaire est même repoussée vers l'extérieur.

C'est surtout sur le crâne des Carnivores que l'on constate nettement le déplacement du sinus produit par l'ethmoïde. Chez eux l'os du cornet limite avec le naso-turbinal et la paroi externe du maxillaire, une loge, qui se termine à son extrémité postérieure par

un petit diverticule. La loge est remplie par une partie du labyrinthe ethmoïdal qui, par exemple chez le Chat, fait saillie jusque
dans le diverticule. Chez d'autres animaux, dont le labyrinthe
ethmoïdal n'est pas aussi puissamment développé que chez le Chat,
ou bien le nasoturbinal volumineux fait saillie dans le sinus (par
exemple le Chien et l'Ours), ou bien toute la paroi latérale du labyrinthe, fortement voûtée, rétrécit le sinus. Nous voyons, par conséquent, que la cavité du sinus fonctionne, dans un certain sens
comme réceptacle de cornets ethmoïdaux.

On doit, en outre, remarquer au sujet des animaux macrosmatiques, que le maxillaire supérieur isolé ne possède pas de paroi
nasale (Pl. XXX, fig. 1). Le sinus maxillaire forme simplement une
niche qui s'agrandit en arrière, aux dépens de l'os palatin.

Nous devons ajouter, entre parenthèse, que parfois aussi, chez
l'Homme, une partie du palatin est employée à former le sinus
(voir Ch. XIX, paragraphe du rétrécissement et de l'atrophie de
l'antre d'Highmore).

Le sinus maxillaire des macrosmatiques n'acquiert de paroi
nasale que lorsque le maxillaire supérieur s'unit à l'ethmoïde.
Alors, en effet, un prolongement descendant de la lame voméro-
ethmoïdale (plaque maxillaire de l'ethmoïde de SEYDEL) vient se
placer en avant de la loge, et la partie qui n'est pas fermée par
cette lame, l'est par la face latérale du labyrinthe ethmoïdal elle-
même (Pl. XXX, fig. 2 *pm*).

Chez beaucoup d'*Ongulés*, le sinus maxillaire est rempli dans sa
plus grande partie par les molaires dont les alvéoles font une forte
saillie dans les sinus (Pl. XXVIII, fig. 7.)

Chez l'*Homme* et chez les *Singes*, le sinus maxillaire est spacieux,
par suite de la régression du cornet inférieur, ainsi que de l'ethmoïde, et par suite de la petitesse des dents.

La forme du sinus, chez l'*Orang*, est très curieuse (Pl. XXX, fig. 3
et 4). Il forme, ainsi que nous l'avons déjà vu, avec l'espace creux
qui remplace les cellules ethmoïdales, une grande cavité unique,
qui s'ouvre même au niveau de son angle postérieur, dans le sinus
sphénoïdal.

CHAPITRE XX

Pathologie du sinus maxillaire.

DES PROCESSUS INFLAMMATOIRES ATTEIGNANT LE REVÊTEMENT DU SINUS MAXILLAIRE.

Dans la grande majorité des cas, les inflammations de la muqueuse du sinus maxillaire proviennent de la propagation de maladies de la muqueuse nasale. L'affection commence dans cette dernière, s'y étend et se propage ensuite à la muqueuse de l'antre d'Highmore. Cela est facile à comprendre, car la muqueuse des fosses nasales se continue immédiatement avec celle du sinus maxillaire, au niveau de l'ostium; et, de plus, les relations vasculaires de ces cavités sont si intimes, que souvent à la suite de la plus légère affection de l'une de ces cavités, l'autre réagit par injection et gonflement de sa muqueuse. La muqueuse du sinus maxillaire s'enflamme aussi à la suite des affections des os maxillaires; on sait que *cette muqueuse peut aussi devenir malade à la suite de la carie des dents et de l'apophyse alvéolaire ;* même après la section du nerf infraorbitaire, suivant la méthode indiquée par MALGAIGNE, dans laquelle la paroi orbitaire inférieure est sectionnée. B. v. LANGENBECK (1) vit se produire, dans deux cas, une blennorhée purulente de l'antre d'Highmore. Cependant, cette sorte d'affection de l'antre est plus rare que celle qui provient de la muqueuse nasale, et je n'ai eu jusqu'ici qu'une seule fois l'occasion d'observer dans le sinus maxillaire une affection consécutive à la carie dentaire (2). La citation du travail de J. HUNTER, sur les dents (3), que nous avons rapportée plus haut, montre, d'ailleurs, qu'il peut même se produire des combinaisons des deux formes (inflammation d'origine dentaire et nasale). Ainsi, par exemple, à la suite d'une rhinite purulente, il s'est formé du pus dans l'antre d'Highmore, pour les raisons déjà indiquées, et on voit alors se produire

(1) Arch. f. klin. Chir. Bd. XI, Berlin, 1869.
(2) Jusqu'à l'année 1882; les cas que j'ai observés depuis cette époque sont décrits dans la deuxième partie de l'ouvrage.
(3) *Pract. treat. on the dis. of the teeth.* London, 1771.

de violentes douleurs dentaires. Le médecin trouve du côté où siège la douleur dentaire une dent cariée, et naturellement la rend responsable de la violente douleur, il conseille l'extraction. Après l'extraction de la dent, qu'on croyait être la cause du mal, on constate l'insuccès de l'opération et une anamnèse minutieuse démontre, après une opération inutile, que la véritable cause du mal consiste en la propagation d'une inflammation de la muqueuse nasale à celle du sinus.

Les maladies inflammatoires de la muqueuse nasale qui se propagent à la muqueuse du sinus maxillaire sont :

a) le catarrhe avec sécrétion séreuse ou muqueuse ;

b) le catarrhe avec production de pus ;

c) la diphtérie.

ÉTAT ANATOMIQUE DE LA MUQUEUSE CATARRHALE ET DE LA MUQUEUSE DIPHTÉRITIQUE.

Avant tout, on doit remarquer que dans bien des cas, pas plus l'antre d'Highmore qu'aucune autre des cavités pneumatiques, ne s'enflamme en présence d'un processus catarrhal de la muqueuse des fosses nasales. Aussi bien dans la rhinite séreuse ou muqueuse que dans la rhinite purulente, on trouve quelquefois la muqueuse des cavités accessoires pâle, exsangue et amincie, bref, avec tous les caractères de la muqueuse normale. Mais si l'affection passe de la muqueuse nasale aux sinus maxillaires, on observe surtout deux phénomènes qui occupent le premier plan et qui sont :

1° *la facile vulnérabilité* de la muqueuse, et

2° *son absence de pouvoir plastique.*

La faible vulnérabilité de la muqueuse du sinus maxillaire se révèle le plus nettement dans les premiers stades du catarrhe. La muqueuse des fosses nasales, à cette période, est colorée en rouge foncé et l'on ne trouve que peu ou point de sécrétion. Si, dans un cas de ce genre, on pratique la dissection de l'antre d'Highmore, on peut, sur quelques sujets, observer l'aspect suivant : la muqueuse y est injectée, rouge, bien que cette coloration ne soit pas aussi intense que celle de la muqueuse nasale ; elle est quelquefois tachée, parce que les parties injectées alternent avec les parties pâles, et on y rencontre des *hémorrhagies (ecchymoses)*, preuves de la faible puissance de sa résistance, qui peuvent donner lieu à des *hématomes* lenticulaires, gros comme des haricots. L'apparition précoce d'hémorrhagies pourrait être attribuée à la structure lâche de la muqueuse. L'injection de cette dernière s'étend aussi aux couches profondes du revêtement du maxillaire qui fonctionnent comme périoste, ainsi qu'aux nerfs dentaires.

La sécrétion de liquide muqueux ou purulent est très faible au commencement de la maladie, et ne s'établit que lorsque l'hypérémie existe depuis quelque temps. Dans ce cas, la muqueuse du sinus maxillaire est déjà un peu gonflée, ramollie, comme *infiltrée d'un liquide jaunâtre* et parsemée de quelques kystes qui renferment une substance jaunâtre, grisâtre ou blanché. Dans le catarrhe chronique, *l'exsudation se produit surtout dans la substance du revêtement interne du maxillaire.* Ce n'est pas la muqueuse seule, *mais encore les couches profondes du revêtement interne fonctionnant comme périoste, qui présente ce relâchement de structure; la membrane gonflée atteint, lorsque l'affection est intense, dix, quinze fois son épaisseur primitive; elle est infiltrée de sérosité, œdémateuse, elle ressemble à de la gelée, et sa face libre est parsemée de grosses saillies d'un blanc jaune clair, remplies de liquide.* Ces saillies se touchent par leur convexité (Pl. XXXII, fig. 6). L'appareil glandulaire subit en même temps une dégénérescence kystique. Lorsque le revêtement muqueux tout entier présente cette dégénérescence, le sinus est comme atteint d'hydropisie.

D'ordinaire, la cavité du sinus est simplement rétrécie, suivant le degré du gonflement de la muqueuse; elle renferme, avec de l'air, un liquide muqueux en quantité plus ou moins grande.

Je ne puis dire si cette forme d'inflammation de l'antre peut se produire spontanément, ou si elle doit être considérée comme la conséquence d'affections de l'apophyse alvéolaire ou des dents.

Dans la diphtérie, la muqueuse qui revêt le sinus maxillaire présente un gonflement analogue. Mais, tandis que sur la muqueuse nasale diphtérique vient s'appliquer une membrane, nous ne voyons rien de semblable sur la muqueuse de l'antre d'Highmore. *Cette muqueuse, en raison de sa structure anatomique, n'est pas susceptible de produire une membrane de ce genre,* mais elle se gonfle fortement, comme dans le catarrhe chronique, devient œdémateuse, et présente par places des ecchymoses. Cet exemple montre très nettement l'absence de pouvoir plastique dans la muqueuse de l'antre d'Highmore.

21

L'inflammation purulente de la muqueuse du sinus maxillaire est moins fréquente que l'inflammation catarrhale.

Dans le plus grand nombre des cas de ce genre, j'ai remarqué qu'il ne se produit pas une inflammation aussi forte de la muqueuse du sinus que dans la rhinite catarrhale. La membrane de revêtement est moins gonflée, mais çà et là ecchymosée. Le sinus maxillaire renferme, en plus ou moins grande quantité, du mucus purulent; sa muqueuse est seulement recouverte de pus épais, ou bien l'exsudat purulent, parfois aussi, hémorragique, remplit complètement la cavité. Si le sinus maxillaire, lorsque sa muqueuse est très gonflée, renferme du pus, c'est qu'un catarrhe primitivement simple, est transformé en catarrhe purulent.

On désigne d'ordinaire les accumulations de pus dans le sinus sous le nom d'*empyèmes*. La question se pose cependant à propos de cette terminologie, à savoir si les accumulations de pus d'origine diverse ne présentent pas de différences cliniques essentielles, et si l'on est fondé à désigner les exsudats muco-purulents, sous le nom d'empyème.

Dans les maladies inflammatoires de la muqueuse de l'antre, l'orifice du sinus maxillaire est rétréci ou tout à fait fermé, par suite du gonflement de la muqueuse de l'antre; il en est de même de la fente de l'infundibulum dans les maladies de la muqueuse nasale.

J'ai déjà fait remarquer que les deux formes d'inflammation peuvent être consécutives aux processus pathologiques de la muqueuse nasale, et, par conséquent, on trouve très souvent les parties molles des fosses nasales et des sinus maxillaires malades en même temps.

On constate souvent, toutefois, dans les autopsies, que l'inflammation se limite à un seul sinus ou aux deux, alors que la muqueuse nasale paraît normale; aussi faut-il se demander comment il faut interpréter ce fait. Y a-t-il là une affection isolée de l'antre, ou bien la muqueuse nasale n'a-t-elle pas été préalablement atteinte, ayant guéri avant la muqueuse du sinus? L'état pathologique de la muqueuse du sinus, sans participation de la muqueuse voisine, peut se développer idiopathiquement, ou par la propagation de l'inflammation de l'apophyse alvéolaire; mais ces cas appartiennent à un autre chapitre, car ici nous ne devons traiter que les inflammations de la muqueuse du sinus, qui ne sont pas produites par des processus pathologiques du squelette maxillaire ou des dents.

On pourrait, pour expliquer l'affection isolée de l'antre d'Highmore, supposer qu'une occlusion de l'ostium maxillaire (par suite du gonflement ou de la soudure de la muqueuse qui entoure l'orifice) a déterminé une affection localisée au sinus. La ventilation insuffisante de l'antre d'Highmore ne peut, en effet, avoir qu'une influence défavorable sur la muqueuse du sinus. D'après une observation de J. F. Meckel (1), les obstacles à la ventilation n'exerceraient aucune action nuisible sur la physiologie du sinus. Cet auteur dit avoir vu les sinus maxillaires des deux côtés, fermés complètement, et leur revêtement muqueux était normal. Mais cette donnée de Meckel semble reposer sur une observation inexacte, car il n'est pas probable qu'une occlusion du sinus maxillaire existant depuis longtemps, ne produise aucune réaction sur sa muqueuse. Si, au contraire, le processus qui a donné lieu à la fermeture de l'orifice de l'antre eût été récent, on aurait dû trouver autour de l'ostium maxillaire les traces d'une anomalie pathologique, car la fermeture de l'ostium ne peut se produire que par suite d'une affection de la muqueuse dans l'infundibulum ou dans son voisinage. Mais si la fermeture de l'ostium maxillaire avait été consécutive à une affection inflammatoire du voisinage de cet orifice, il est plus que vraisemblable que le processus se serait aussi communiqué à la muqueuse du sinus maxillaire.

Il vaut toujours la peine de se demander de quelle manière la fermeture de l'ostium maxillaire retentit fâcheusement sur la physiologie de l'antre d'Highmore, parce que, dans les affections des espaces pneumatiques, cette occlusion (par gonflement de la muqueuse) s'observe assez fréquemment. On peut considérer comme certain que la muqueuse de l'antre emploie la faible quantité de liquide qu'elle sécrète (secretio humoris blandi, fluidi, inodori, insulsi fere et excoloris, Boerhave) pour ses propres besoins. La sécrétion entretient l'humidité de la paroi, mais ne s'accumule pas dans le sinus, au contraire, elle se résorbe en partie et s'évapore aussi en partie par l'action du courant d'air. Si maintenant l'entrée de cette cavité est fermée de telle façon que l'air extérieur n'y puisse pénétrer, et que celui qui est enfermé n'en saurait s'échapper, l'air sera absorbé par le système des vaisseaux, et remplacé au fur et à mesure qu'il disparaît, par le

(1) *Handb. d. path. Anat.* Bd. I. Leipsig, 1812. *Handb. d. Menschl. Anat.* Bd. II. Halle, 1876.

liquide excrété (1) ; la sécrétion doit alors dépasser l'absorption. Par suite de l'action de l'air qui existe encore partout, le mucus accumulé se décompose et la muqueuse est irritée, ce qui la rend malade. Il pourrait se faire que de cette façon la fermeture de l'ostium maxillaire produisît un état pathologique de la muqueuse du sinus maxillaire ; et que, par l'accumulation de la sécrétion et de l'exsudation dans le sinus, il survienne même une ectasie de cette cavité.

L'aspect de la muqueuse du sinus dans le cas de fermeture de l'ostium maxillaire, à côté de la muqueuse nasale normale, est tout à fait semblable à celui que présente cette membrane dans le catarrhe propagé de la muqueuse nasale au revêtement de l'antre d'Highmore. On ne peut donc dire aisément dans quelle mesure les obstacles à la ventilation de l'antre influent sur le processus pathologique. Les observations d'une affection de l'antre d'Highmore, sans participation certaine de la muqueuse nasale, devraient, pour le moment, être interprétées de la façon suivante : il y a eu primitivement une maladie de la muqueuse nasale qui s'est propagée au revêtement du sinus, et qui a déterminé la fermeture de l'ostium maxillaire ; la maladie a disparu, mais l'occlusion de l'ostium maxillaire contribue au maintien et à l'accroissement du processus pathologique.

Lorsque les fosses nasales et les sinus sont enflammés simultanément, les premières reviennent plus rapidement que le second à leur état normal. Cela est facile à comprendre, si on considère la structure anatomique de la cavité nasale et celle du sinus maxillaire. Les fosses nasales ont des canaux d'entrée et de sortie favorablement disposés ; on peut facilement enlever la sécrétion qu'elles renferment, l'application de substances médicamenteuses ne présente aucune difficulté, et la respiration, en agissant comme une douche d'air, exerce aussi une influence favorable. La communication du sinus maxillaire avec les fosses nasales est au contraire si défavorablement située, que les exsudats ne sauraient s'écouler que lorsque les sinus sont complètement remplis, et que le corps

(1) A l'état sain, la membrane de revêtement de l'antre d'Highmore ne sécrète pas plus de liquide que n'en absorbent ses vaisseaux lymphatiques. Il y a équilibre entre la sécrétion et la résorption. Mais parfois, par suite d'un processus pathologique, la sécrétion augmente, les vaisseaux ne peuvent tout absorber, et le liquide s'accumule. A. Bunn's, *Bemerk. über die chirurg. Anat. des Halses und Kopfes*, traduit de l'anglais, Halle, 1821.

prend certaines positions. Ainsi donc, il est difficile d'enlever les exsudats. L'exsudat qui persiste se décompose et maintient l'état pathologique. La muqueuse, remarquable par sa minceur et par sa structure délicate, peut aussi être plus facilement épuisée dans sa lutte contre les processus pathologiques, que la muqueuse nasale plus résistante grâce à son épaisseur et à sa plus grande vascularité. La muqueuse du sinus, par suite de son altération, est peu propre à résorber l'exsudat. La compression et la propagation de la maladie aux racines des dents provoque des névralgies, comme l'a montré J. Hunter, dans le territoire de la branche du trijumeau et, par suite de l'action de l'exsudat, sur les alvéoles des dents qui font si souvent saillie dans le sinus, l'intégrité des dents peut être aussi compromise. Ces phénomènes et les conséquences fâcheuses de la rétention du liquide étaient connues depuis longtemps. J. Casserius Placentinus (1) écrivait déjà : « Genarum cavitas multorum quoque humorum capax est, quos tum a turbinatis ossibus, tum ab oculis excipiens ad dentes et gingivas transmittit et hinc si aut nimius sit hic humor, ant vitiosus, atrocem et intolerabilem illium dentium dolorem, gingivarumque tumorem nasci arbitror ».

Pour ces raisons, il est indiqué d'ouvrir l'antre lorsqu'il existe de grands exsudats de ces cavités, afin de faire écouler leur contenu, et aussi pour rétablir leur communication entre les cavités nasales et maxillaires. Si l'on constate l'existence d'une saillie sur une des parois du sinus maxillaire, soit sur la paroi palatine soit sur la paroi nasale, la logique nous indique que l'on doit choisir ce point pour y pratiquer la perforation. Mais si, en même temps, à côté des phénomènes aigus du sinus, on ne trouve aucune distension du maxillaire, et que la présence de l'exsudat dans la cavité soit certaine, quelle est la conduite à suivre ? Doit-on, selon la méthode de Cowper, Ruysch, Saint-Yves et Meibom, enlever une dent molaire pour ouvrir le sinus par son alvéole, ou ne faut-il pas plutôt essayer d'ouvrir le sinus par les fosses nasales ? Je pense que cette dernière méthode de la perforation de la paroi latérale du nez, déjà proposée par Hunter (2), ne doit pas être repoussée d'emblée.

On arrive facilement à pratiquer une ouverture sur la fontanelle

_____

(1) *Pentasthescion de quinque sensibus liber*. Venetiis, 1609.
(2) *L. c.*

postérieure du nez. Il ne faut pas aller trop loin en arrière, parce
que, en ce point, d'ordinaire, une grosse artère descend vers le
cornet inférieur. J'ai fait des recherches sur le cadavre au sujet de
ce mode de perforation, et sans avoir employé un instrument
spécial, j'ai toujours réussi à ouvrir l'antre d'Highmore.

La fontanelle postérieure (et l'antérieure) est une région très
favorable pour une ponction exploratrice, lorsque, par exemple,
il s'agit de constater si le sinus maxillaire renferme du pus ou
non.

M. Hajek (1) conseille, dans ce cas, de faire l'aspiration par
l'ostium accessoire qui existe éventuellement, ou bien, lorsque cet
orifice fait défaut, de pratiquer le lavage explorateur par l'orifice
« naturel »; mais Hajeck signale, à ce propos, un cas dans lequel
il n'a pu employer ni l'un ni l'autre de ces procédés. Je considère
comme tout à fait superflu de se fatiguer à sonder l'ostium maxillaire constant; il est préférable de percer immédiatement la fontanelle, afin de pouvoir faire le lavage (2).

Si l'on doit vider complètement l'antre, cette méthode n'est pas
indiquée, car le sinus maxillaire n'est pas ouvert au point le plus
déclive. Pour cette raison, J. Mikulicz (3) conseille de perforer le
sinus par le méat inférieur; par cette méthode, on ne perfore pas
non plus le sinus au niveau de son plancher. Si cela est absolument nécessaire, on pourrait, pour atteindre ce but, employer la
méthode de Ziem qui consiste à pénétrer dans le sinus par la partie
interne d'une alvéole dentaire, et qui est une modification du procédé de Cowper, ou bien d'employer un procédé chirurgical plus
radical.

Je considère comme impraticable, dans le plus grand nombre de
cas, la pénétration dans l'antre par l'infundibulum du méat moyen,
conseillée par Jourdain (4); Hansberg (5), qui, dans ces derniers

(1) *Laryngo-rhinol. Mittheil.* Internat. Klin. Rundschau. Wien, 1892.
(2) *Note des traducteurs :* L'un de nous a trouvé plus facile et plus commode,
sur le vivant, la ponction suivie d'un lavage explorateur, au niveau du méat inférieur, au point d'insertion du cornet inférieur, à 3 ou 4 centimètres en arrière de
l'épine nasale. La ponction est faite à l'aide d'un trocart droit d'un diamètre de
1 millimètre 1/4 à 1 millimètre 1/2. (L. Lichtwitz, *Bulletin méd.*, n° 86, 1890;
n° 85 et 86, 1893; *Annal. des mal. de l'oreille*, n° 2, 1892.)
(3) *Zur operativ. Behandl. d. Empyems der Highmorshöhle. Zeitschr. f.
Heilk.* Bd. VII, 1886.
(4) Hyrtl. *Topograph. Anat.* Wien, 1876.
(5) *Die Sondirung d. Nebenhöhlen d. Nase.* Monatsschr. f. Ohrenheilk, 1890.

temps, a fait des recherches sur le cathétérisme des espaces pneumatiques, n'a pu réussir à pratiquer le sondage de l'antre que dans les deux tiers environ des cas.

Lorsque, à la suite d'une perforation ou d'un traitement médicamenteux, la muqueuse du sinus maxillaire est dégonflée, elle prend, à l'exception des kystes qui se sont développés pendant le catarrhe, un aspect normal. On trouve souvent dans cette muqueuse des taches couleur de rouille ou noires, formées de pigment; ou bien il s'y forme des *lames osseuses* qui méritent une étude particulière.

Dans le catarrhe chronique de la muqueuse des sinus, l'inflammation se propage d'ordinaire également aux couches périostiques profondes du revêtement du maxillaire; il se produit une *périostite*, dans laquelle se développent des fragments osseux, plus ou moins gros, en forme d'écailles, de bâtonnets ou de réseau; ou bien, elle donne lieu à des hyperostoses ou à un gonflement des parois du maxillaire. Les plaques osseuses, au début libres dans le périoste, se soudent plus tard avec la paroi osseuse, s'y unissent très intimement et donnent lieu enfin à ces aspérités (Pl. XXX, fig. 6 et 7) que l'on rencontre si souvent sur la paroi osseuse libre du sinus maxillaire. Si, sur de tels sujets, on prépare la membrane de revêtement de l'antre, on trouve la néo-formation osseuse à tous les stades de son développement. Les formations récentes se rencontrent dans le périoste ; d'autres, plus grosses, sont en contact avec la paroi du maxillaire ; d'autres, enfin, sont légèrement accolées à cette dernière surface, tandis que les formations anciennes sont déjà soudées au maxillaire.

Cette production osseuse, comme je l'ai fait remarquer, est extrêmement fréquente dans le catarrhe chronique, et l'on voit assez souvent *que quelques-unes des grosses plaques osseuses ne contractent aucune adhérence avec le maxillaire et que, après la terminaison de la maladie, elles restent aussi détachées dans le revêtement du sinus. Ces écailles osseuses libres nous expliquent la présence de tumeurs osseuses mobiles* dans le maxillaire, elles témoignent d'une *grande puissance plastique* des couches du revêtement du sinus, que l'on désigne sous le nom de *périoste*. GIRALDÈS (1) avait déjà reconnu cette propriété des couches qui revêtent l'intérieur du maxillaire, car il parle de leur ossification à propos de leur métamorphose.

(1) L. c.

Parmi des cas très nombreux avec plaques osseuses libres, je n'en choisirai que trois que je décrirai minutieusement :

Le *cas* 1 se rapporte au sinus droit d'un homme. — Les sinus maxillaires sont très vastes et s'étendent jusqu'au-dessous du plancher des fosses nasales. A gauche, la muqueuse de l'antre d'Highmore renferme un pigment couleur de rouille. La surface interne du sinus maxillaire gauche est lisse; sur celle du côté droit, on trouve, faisant saillie, de petites exostoses qui peuvent atteindre le volume d'un grain de chènevis, et, sur la paroi latérale, le revêtement renferme une écaille osseuse, à peu près du volume d'une lentille. Cette écaille osseuse est mobile et en l'enlevant, on constate qu'elle ne se trouve pas en contact immédiat avec le maxillaire, mais qu'elle est unie à lui par une couche de tissu conjonctif. L'écaille osseuse est, en réalité, logée dans la couche périostique du sinus maxillaire. Les choses se présentent de la même façon dans le *cas* 2, avec cette différence que la plaque osseuse de nouvelle formation est plus grosse et plus épaisse. Les antres d'Highmore sont vastes et s'étendent profondément. Les infundibula et les orifices de communication avec les fosses nasales sont larges et, de plus, on trouve, à gauche, un ostium maxillaire accessoire. Dans la région externe et postérieure de l'antre d'Highmore gauche, la paroi est gonflée et présente des hyperostoses; dans le sinus maxillaire droit, il n'y a pas d'hyperostose ; son périoste contient à la place, au-dessus de la troisième molaire et au-dessus de l'apophyse alvéolaire (sur la paroi externe), une plaque osseuse mobile, un peu plus grosse qu'une lentille, qui fait une saillie très nette et dont le caractère pathologique se manifeste suffisamment par la présence de l'hyperostose dans le même maxillaire.

Ces altérations sont surtout marquées dans le *cas* 3. Du côté droit, les écailles osseuses sont séparées des parois du sinus et sont unies entre elles pour former de grandes plaques (Pl. XXX, fig. 6 et 7); à gauche, le sinus est cloisonné. A peu près au niveau de la deuxième molaire, s'élève une cloison osseuse située frontalement, qui remonte presque jusqu'à la paroi orbitaire et qui divise le sinus en deux cavités (Pl. XXX, fig. 7 *v*, *h*). Les parois des deux cavités, ainsi que la cloison elle-même, sont épaissies, rugueuses et présentent des bourrelets. Aux parois sont suspendues des lames osseuses (Pl. XXX, fig. 7 *k*) dont la plus grande (longue de 19 millimètres et large de 11 millimètres) se trouve dans la loge antérieure du sinus. Un canal fistuleux, qui part de l'alvéole de la racine de la première molaire, s'ouvre sur le plancher de la loge. Ces modifications ont accompagné apparemment un empyème dentaire.

Je considère ces *plaques osseuses du périoste maxillaire interne comme les premières indications de ces ostéomes très intéressants, qui sont sans aucune relation avec la paroi osseuse du maxillaire,* et qui existent librement dans le sinus. Il se produit, en effet, dans le sinus maxillaire, indépendamment des tumeurs osseuses, qui sont implantées sur la paroi, une seconde espèce de tumeurs, qui ne sont pas soudées à la paroi osseuse. Lorsque j'ai rencontré les plaques osseuses dans la membrane périostique interne du maxillaire, j'ai pensé immédiatement que leur accroissement pouvait donner lieu à des tumeurs, et j'ai été très satisfait de rencontrer, dans l'anatomie topographique de TILLAUX (1), un chapitre dans lequel il dit que DOLBEAU avait déjà observé les ostéomes mobiles du sinus maxillaire, qu'il considérait comme développés dans les couches périostiques internes. Voilà la citation : « La muqueuse, qui tapisse les cavités nasales, les cellules ethmoïdales et les sinus, présente ce caractère identique d'être constituée à sa face profonde par une lame fibreuse, qui se confond avec le périoste. » Cette lame fibreuse est susceptible de s'ossifier et de donner, par suite, naissance à de véritables tumeurs osseuses occupant les diverses cavités de la face. Il en résulte ce fait, capital au point de vue de la médecine opératoire, que les exostoses ainsi développées sont libres dans les cavités qu'elles occupent, et contiguës seulement aux parties osseuses, dont elles sont absolument indépendantes. Elles diffèrent donc essentiellement des exostoses ordinaires, ainsi que des polypes ossifiés auxquels on les avait jusqu'ici rattachées. »

M. DOLBEAU (2) insista sur la pathogénie de ces ostéomes dans un mémoire lu à l'Académie de médecine en 1866, et je ne puis mieux faire que de reproduire quelques unes des conclusions de l'auteur : « La membrane de SCHNEIDER, celle qui tapisse les différents sinus et cellules annexées aux fosses nasales, peuvent devenir le siège de productions osseuses primitives, tumeurs qui sont indépendantes des os du crâne et de ceux de la face, mais qui peuvent néanmoins acquérir un très grand volume.

(1) T. I: Paris, 1875.
(2) On trouve dans les *Arch. génér. de méd.* une analyse des recherches de DOLBEAU, faite par RICHET et H. RENDU.

« Toutes les exostoses sont plus ou moins libres, dans les cavités où elles ont pris naissance ; elles peuvent, en se développant, s'enclaver d'une manière plus ou moins solide, mais elles restent toujours indépendantes des os, et elles peuvent être enlevées, pourvu qu'on puisse leur ouvrir une voie suffisante, d'où l'indication d'opérer de bonne heure.

» Dans le traitement de ces exostoses, il faut renoncer à attaquer directement les tumeurs, soit avec la gouge, soit avec le trépan. Tous ces instruments ne peuvent entamer un tissu si dur ; ils s'émoussent, et on a vu les meilleures cisailles de Liston se fracturer sans intéresser la tumeur ; il faut, comme nous l'avons déjà dit, ouvrir largement la cavité, qui contient l'exostose, et il suffit alors d'ébranler en masse la tumeur, pour la voir sortir en totalité, et sans de trop grands efforts. »

VERNEUIL (1) a aussi observé de petites tumeurs dans la muqueuse du sinus, qu'il considère comme très intéressantes, parce qu'elles constituent exceptionnellement « une néoformation osseuse dans une muqueuse. » Cette observation doit être rectifiée en ce sens qu'il s'agit d'une néoformation dans le périoste.

Il est superflu d'insister davantage, car il est hors de doute que ce genre de tumeurs a des rapports génétiques avec les plaques osseuses que j'ai trouvées dans le périoste de l'antre.

DE QUELQUES TUMEURS DU MAXILLAIRE SUPÉRIEUR.

Parmi les tumeurs du maxillaire supérieur, j'ai observé :
a) des kystes du maxillaire,
b) des ostéomes,
c) des fibromes,
d) des polypes, et
e) des kystes de la muqueuse du sinus.

Kystes du maxillaire.

Je possède cinq préparations qui présentent cette intéressante espèce de tumeur. J'ai disséqué moi-même trois de ces préparations, la quatrième fut trouvée par hasard dans une collection d'os, la cinquième dans la collection que M. le Professeur Chr. A. VOIGT

(1) H. LEBERT. Traité d'anat. pathol. Paris, 1857 et 1861.

a donnée à notre Institut anatomique. On lit dans le catalogue, au sujet de cette préparation : « Tête divisée par plusieuis coupes. Les antres d'Highmore sont ouverts et on voit que le gauche est rempli par une exostose ».

Avant d'étudier la littérature et l'étiologie de ces tumeurs, je décrirai chacune de ces préparations ; je commencerai par les trois cas que j'ai disséqués :

Cas 1 (Pl. XXXI, fig. 1). *Kyste dans le sinus maxillaire gauche d'une femme adulte.*— La surface du maxillaire ne révèle, par aucune indication, la présence d'un kyste. La dentition, à part les dents de sagesse qui sont absentes, est à peu près complète. *A la place de la canine gauche, on trouve un petit fragment de dent mince, qui est renfermé dans une fossette de l'apophyse alvéolaire, recouverte de tissu conjonctif dense. Ce fragment dentaire appartient sans doute à une dent de lait.* Les premières molaires sont cariées ; à droite, la couronne est absente ; à gauche, il n'y a que les racines. Au dessus de ces racines, le maxillaire supérieur renferme, à gauche, un kyste osseux *(a)*, situé comme au dessus de la coupole alvéolaire de la dent. Ce kyste est arrondi, long (sagittalement) de 9 millimètres, large de 12 millimètres, haut de 11 millimètres, et saillant dans l'antre d'Highmore. La paroi du kyste est relativement épaisse et unie à la face interne du sinus. A la base, le kyste rencontre une des racines de la première molaire gauche ; il présente une lacune bien circonscrite et la pointe de la racine fait saillie dans la cavité du kyste. Cette dernière est revêtue d'une membrane épaisse, facile à enlever, qui lui adhère intimement au niveau de la proéminence de la pointe de la racine. Le contenu du kyste est un liquide devenu trouble par suite de la putréfaction. La surface du kyste est recouverte par les parties molles du sinus maxillaire.

Cas 2. *Kyste dans le sinus maxillaire droit d'une femme adulte.* — Parmi les dents qui lui manquent, se trouve également la seconde prémolaire droite. Son alvéole est conservée à l'exception de la paroi antérieure qui présente une grande lacune et est remplie de tissu conjonctif dense. Au dessus de la lacune de l'alvéole de la seconde molaire, la paroi labiale de l'apophyse dentaire fait une saillie qui atteint les dimensions d'une lentille ; elle est en ce point amincie, transparente comme du verre, facile à déprimer. Cette mince paroi craque sous la pression. La coupe frontale de la préparation montre que la faible voussure que l'on trouve sur la paroi faciale du maxillaire supérieur, correspond à un kyste à peu près gros comme une noisette. A sa base, le kyste arrive jusqu'au bord de l'apophyse alvéolaire et, en ce point, la paroi du kyste fait défaut sur une petite étendue. On peut donc, en cet endroit, pénétrer dans le kyste, en perforant la gencive, sans léser le tissu osseux. La paroi externe du kyste est formée par la paroi latérale mince et par la paroi antérieure du maxillaire supérieur; l'interne, formée en partie par le palais, en partie par la surface nasale du sinus, tandis que la coupole du kyste fait librement saillie dans l'antre d'Highmore et est recouverte par ses parties molles. Le kyste s'étend si loin dans la région médiane, qu'on ne peut reconnaître la moindre excavation de la partie infraturbinale de la paroi externe du nez. Le revêtement de la cavité kystique, parsemé de légères aspérités, est, par places, coloré en rouge brun. Le contenu forme une masse épaisse d'un jaune verdâtre, semblable à du fromage, grosse et parsemée de nombreux cristaux de cholestérine. Le revêtement du sinus maxillaire droit, qui faisait saillie dans le kyste, était gonflé, et la cavité même renfermait une grande quantité de muco-pus. Les autres espaces pneumatiques sont normaux.

Cas 3. Deux kystes dans le maxillaire supérieur droit d'un homme (Pl. XXXI, fig. 2). — De tous les cas, celui-ci est le plus remarquable. La surface externe du maxillaire est fortement voûtée du côté du kyste, elle est très amincie en ce point, et la pression du doigt la déprime facilement vers l'intérieur. *L'apophyse alvéolaire et le palais sont déformés et présentent les caractères d'une charpente maxillaire rachitique.* L'apophyse alvéolaire est en effet trop étroite dans le sens frontal, et la voûte du palais trop profonde.

Au point de vue des dents, on constate que les incisives sont très usées, que la canine droite est cariée, et que la gauche manque, ainsi que la première prémolaire droite dont l'alvéole raccourcie existe encore. Dans la paroi linguale de l'apophyse alvéolaire, s'implante à droite outre la seconde molaire cariée, un fragment de dent à couronne arrondie et cariée et une racine courte, creuse, dont je ne puis déterminer la nature en raison de sa destruction; *mais sans aucun doute elle appartenait à une dent surnuméraire,* car on trouve encore les restes d'une mâchoire complète. La première molaire du côté droit se distingue par la grande longueur de ses racines, et au niveau de ces racines, le maxillaire supérieur est hyperostosé. *En tout cas, nous avons ici affaire à un maxil-*

laire supérieur primitivement malformé ; ce qui l'indique, c'est la forme anormale de l'apophyse alvéolaire, de la voûte palatine et la dislocation d'une dent surnuméraire dont je n'ai pu déterminer plus exactement la nature.

Du côté de l'hyperostose et de la dent surnuméraire se trouve le kyste (*a*). Il s'étend, complètement isolé de la dent canine, jusqu'à la première molaire ; au dessous de lui, on trouve dans l'apophyse alvéolaire : l'alvéole de la première prémolaire, raccourcie et remplie par la gencive, la deuxième prémolaire cariée et la première grosse molaire. Le kyste mesure 26 millimètres de longueur, 22 millimètres de largeur et 26 millimètres de hauteur ; il présente des dimensions telles que le sinus maxillaire correspondant a subi une diminution considérable. Les parois de l'antre d'Highmore, partout où ils prennent part directement ou indirectement à la formation du kyste, font saillie en dehors, et cette saillie a pour conséquence une asymétrie des fosses nasales. Cette asymétrie est déterminée par ce fait que la paroi latérale du méat inférieur gauche est aplatie et semble relevée ainsi que le cornet. Le kyste est revêtu d'une membrane qui lui adhère intimement, et qui porte en arrière à l'état frais une excroissance de couleur rouge sang et villeuse. Le contenu du kyste était constitué par un liquide épais et louche.

Fait intéressant, on observe encore une *seconde cavité* dans ce maxillaire (Pl. XXXI, fig. 2 *b*) qui se trouve au dessous et en avant de celle que nous venons de décrire dans la partie spongieuse du palais et de l'apophyse alvéolaire. Cette cavité a le volume d'une petite noisette et possède une face interne mamelonnée recouverte par une membrane. Ce petit kyste, dans lequel faisait saillie, en bas, la pointe de la canine gauche cariée (*c*), renfermait un liquide muqueux. En raison de la présence de ce second kyste, le plancher de la narine gauche était situé un peu plus haut que celui de l'autre côté.

Il y a, par conséquent, dans ce cas, deux kystes : un gros qui fait saillie dans l'antre d'Highmore, et un second, plus petit, logé dans la masse spongieuse du maxillaire supérieur, que je pourrais comparer à ceux que WEDL a décrits et représentés dans son atlas dentaire bien connu.

Cas 4. Maxillaire supérieur gauche d'un adulte (Pl. XXXI, fig. 3). — Il n'existe pas de déformation de la surface externe du maxillaire et aucune trace extérieure n'indique la présence d'un kyste osseux inclus dans l'antre d'Highmore. Les dents sont tombées pendant la macération, mais leurs alvéoles, à part celle qui est destinée à la racine de la seconde molaire, sont normalement constituées. La coupole de l'alvéole anormale est élargie et conduit dans une vésicule osseuse, sphéroïdale, grosse comme une noisette, qui fait saillie dans le sinus maxillaire. La paroi du kyste est mince et parsemée de trous. Je ne puis rien dire sur le contenu au sujet du revêtement, pour ce cas, pas plus que pour les deux qui vont suivre, car, lorsque je pus étudier ces préparations, elles avaient déjà macéré.

Cas 5. Ce cas (Pl. **XXXI**, fig. 6) se rapporte au crâne d'un sujet masculin et présente l'aspect suivant : les dents de la mâchoire manquent jusqu'à la dent de sagesse, la paroi antérieure du maxillaire est un peu convexe vers l'extérieur, épaissie et traversée par de nombreux pertuis conduisant dans le sinus. L'apophyse alvéolaire est très endommagée, à l'exception des alvéoles de l'incisive médiane. L'alvéole de l'incisive latérale présente une dilatation kystique ; celles de la canine et de la première prémolaire sont perforées au niveau de leur coupole et communiquent avec l'antre d'Highmore. L'alvéole de la seconde prémolaire n'a plus ni coupole ni paroi postérieure ; à partir de ce point jusqu'à la dent de sagesse, on trouve une grande lacune de l'apophyse dentaire et de la paroi externe du maxillaire, qui conduit dans une vaste cavité. Les bords de la perforation ont un aspect poreux. La dent de sagesse est placée de telle manière que sa couronne regarde en arrière. Le palais est voûté du côté de la bouche et traversé de grandes lacunes. De même, la paroi latérale du méat inférieur recouverte d'ostéophytes, est excavée du côté des fosses nasales. On pénètre, ainsi que nous l'avons fait remarquer, par les grandes lacunes de l'apophyse dentaire, dans une cavité qui pourtant ne représente pas le sinus maxillaire, et dont la paroi contient une couche épaisse d'ostéophytes. C'est seulement au dessus de ce grand espace, qui n'est ouvert que du côté de l'apophyse dentaire, qu'on trouve le sinus rétréci. La cloison qui sépare le sinus de la cavité située au dessous, a une épaisseur de 2 millimètres. La face interne du sinus rétréci est normale.

Il s'agit, évidemment, dans ce cas, d'un grand kyste maxillaire qui s'est développé jusqu'aux fosses nasales et au palais. La paroi du kyste a été en tout cas le siège d'une longue inflammation, car ce n'est que de cette manière qu'on peut expliquer la présence de cette couche d'ostéophytes.

Cas 6. *Gros kyste dans le sinus maxillaire gauche d'un homme.* — *La surface* du maxillaire est normale. *La denture, jusqu'aux trois dernières dents à gauche, est complète et saine.* L'antre d'High-more, en haut, est ouvert artificiellement et montre (Pl. XXXI, fig. 4 et 5) une tumeur osseuse allongée, rétrécie en arrière, dont la surface est parsemée de saillies et de dépressions qui partent des parois antérieure et inférieure du sinus qu'elle remplit presque en entier. Cette tumeur présente, à sa périphérie, dans les régions supérieure et postérieure, une lacune qui, lorsqu'on la sonde, conduit à une cavité appartenant à la tumeur. En haut et en avant, la tumeur arrive jusqu'au canal infraorbitaire; sa forme est différente de celle des kystes, parce qu'elle n'est pas sphérique.

J'ai fait, en outre, une coupe sagittale de la tumeur pour mettre à jour son contenu. Cette coupe nous montre un kyste à parois épaisses, long de 30 millimètres, large de 14 millimètres et d'une profondeur de 26 millimètres. La paroi antérieure du kyste est formée par la paroi antérieure du sinus, *elle repose par sa base sur l'apophyse alvéolaire et la cavité du kyste s'ouvre dans le tissu spongieux ouvert de l'apophyse alvéolaire* (Pl. XXXI, fig. 5 *B*); à part cela, le kyste se trouve libre dans l'antre d'Highmore. Il siège donc en ce point du maxillaire où cet os est atrophié, probablement par suite de la chute des dents cariées. La face interne du kyste est recouverte d'une couche épaisse d'ostéophytes épineux, ressemblant à un polypier, qui s'étendent en bas jusqu'à la substance spongieuse de l'apophyse alvéolaire. Tout cela rend vraisemblable l'hypothèse qu'il a existé une périostite de la racine.

Les deux lacunes sur les kystes, permettent de supposer qu'il s'est produit une perforation de ce kyste vers le sinus maxillaire.

P. Heymann (1) a tout récemment décrit un kyste dentaire de même forme.

Résumé.

Si maintenant je veux faire ressortir les détails essentiels de la description précédente des kystes maxillaires, je dirai que :

a) Le kyste du maxillaire est complètement fermé (*cas* 3), ou bien la pointe de la racine d'une dent pénètre dans le kyste; la

(1) *Ueber gutartige Geschwülste der Highmorshöhle.* Virch. Arch. 1892. Bd. CXXIX.

cavité du kyste communique par une large ouverture avec une alvéole ou s'ouvre dans la substance spongieuse de l'apophyse alvéolaire (*cas* 5).

b) On observe aussi (*cas* 3) deux kystes, à côté l'un de l'autre, dans un même maxillaire.

c) Dans les *cas* 3 et 6, on voit un rétrécissement important des antres d'Highmore et une déformation du squelette de la face et des fosses nasales.

d) Des kystes dentaires pourraient se produire dans le voisinage de toutes les dents et s'étendre, lorsqu'elles manquent, jusqu'aux bords de l'apophyse alvéolaire.

e) Dans aucun cas, les parties qui entouraient immédiatement le kyste n'étaient normales ; dans le *cas* 1, il manquait des dents, et l'apophyse alvéolaire renfermait, à une faible profondeur, les restes d'une dent de lait. Dans le *cas* 2, le maxillaire présentait, à la place de la canine absente, une fosse remplie par la gencive. Dans le *cas* 5, la dentition était saine et complète jusqu'au niveau de la molaire absente au dessous du kyste ; dans le *cas* 3, la charpente maxillaire tout entière avait une structure anormale.

f) Les kystes se développent dans l'intérieur de l'antre, se logent dans la partie spongieuse du maxillaire, ou s'étendent éventuellement vers le palais et les fosses nasales.

g) De grands kystes remplissent le sinus vers le haut.

h) Le contenu des kystes est constitué par un liquide louche ou par une masse épaisse, visqueuse et caséeuse.

i) Comme complication, on trouvait, dans un cas, de nombreux ostéophytes à la face interne des kystes (*cas* 5 et 6).

A propos de la bibliographie des kystes du maxillaire, je citerai d'abord un passage de la chirurgie de E. ALBERT. « Les kystes dentaires représentent une maladie du jeune âge. On doit surtout aux auteurs français de nombreuses indications sur leurs diverses formes. Déjà DELPECH et DUPUYTREN, plus récemment BROCA, et surtout MAGITOT se sont occupés de cette question. Le caractère le plus saillant des vrais kystes dentaires, est l'extrême lenteur de leur développement et une certaine limite de leur volume ; lorsqu'ils ont atteint la dimension de la moitié d'une orange, ils crèvent. Ces kystes doivent, en général, leur origine à ce qu'une dent n'a pas percé. On doit cependant remarquer, spécialement, que leur formation peut se rattacher à n'importe quel stade du développement de la dent. La forme la plus fréquente est celle où la couronne est déjà formée : on trouve alors dans la paroi du kyste une couronne dentaire, ou une dent complètement formée. Les cas dans lesquels les kystes se sont développés pendant les premiers stades du développement des dents et ne renferment que le rudiment d'une dent en voie de formation, sont beaucoup plus rares. Magitot appelle ces deux formes de kystes, *kystes dentaires folliculaires*, parce qu'ils se développent aux dépens d'un follicule dentaire. Il est clair qu'il peut exister des kystes de ce genre qui ne renferment pas de dents. En général, la dent n'a pas percé. On peut ainsi, dans ce dernier cas, considérer le kyste comme folliculaire. Cependant un kyste peut être aussi folliculaire, alors qu'il ne manque aucune dent. Il suffit alors qu'un germe dentaire surnuméraire ait donné lieu au développement d'un kyste, ce qui d'ailleurs est rare. De plus, pendant la formation des diverses portions du kyste, les germes dentaires peuvent s'être déplacés; c'est ainsi que se développent des *kystes hétérotopes* (dans le palais et même dans l'orbite). Parmi ces kystes dentaires, on doit distinguer ceux dont le développement est dû à l'affection d'une dent, normale au début, mais qui plus tard s'est cariée. Magitot donne à ces kystes le nom de *kystes des racines dentaires* ou *kystes du périoste dentaire*, parce qu'ils se sont développés autour de la racine et aux dépens du périoste dentaire ».

R. Baume (1), F. König (2), J. A. Salter (3), Virchow (4), O. Weber (5), Wedl (6), Magitot (7), v. Metnitz (8), etc., ont minutieusement étudié les kystes du premier groupe.

R. Virchow dit, dans son travail fondamental sur les tumeurs : « Les kystes dentaires se développent par rétention des dents. »

(1) *Lehrb. der Zahnheilkunde*. Leipzig, 1877.
(2) *Lehrb. d. spec. Chir*. Berlin, 1875.
(3) *Dental Pathology and Surgery. Ueber Zahntragende Cysten*, traduit en allemand dans Vierteljahrsschrift f. Zahnheilkunde. Leipzig, 1876.
(4) *Vorlesungen über Geschwülste*.
(5) *Die Krankheiten des Gesichtes*, dans *Handb. d. Chirurg.*, publié par Pitha et Billroth, Bd. VIII.
(6) *Pathologie der Zähne*. Leipzig, 1870.
(7) *Mem. s. l. kystes d. machoires*. Archiv. gen. d. med. vol. II, Paris, 1872.
(8) *Zahnheilkunde*, Wien, 1891.

O. WEBER dit qu'ils sont dus à l'élargissement des alvéoles, notamment par suite de l'enkystement des dents.

F. KÖNIG écrit dans son Manuel de chirurgie : Le plus grand nombre de kystes du maxillaire sont causés par les dents ; les kystes folliculaires proviennent directement de troubles dans le développement du sac dentaire. Parmi ces troubles nous devons ranger les anomalies qui se produisent lorsque le follicule occupe sa place normale, ou bien la dégénérescence peut s'établir lorsqu'il existe une anomalie de position, de direction ou de nombre. Les kystes se produisent en des points anormaux où se trouvent normalement des germes égarés (kystes hétérotopes). On peut expliquer l'origine de la rétention par ce fait que les dents de lait ne font pas toujours place aux dents définitives. Dans le contenu des kystes on trouve des traces de dents sous formes de petites plaquettes dures ; il se produit aussi des formations pourvues d'une couronne dentaire.

D'après WEDL, les kystes maxillaires sont « des formations creuses qui ont primitivement leur siège dans la partie spongieuse de l'apophyse alvéolaire, qui, d'une part, entourent soit le côté facial, soit le côté lingual d'une ou de plusieurs racines dentaires, et qui, d'autre part, en augmentant de volume, font proéminer en avant la substance corticale de l'os, déterminant ainsi sa résorption partielle. Comme dans les premiers stades leur développement n'est pas sensible, et que leur accroissement n'est accompagné d'aucune sensation douloureuse, ils échappent pendant longtemps à l'observation. Ce n'est que lorsque, par suite de leur rapide accroissement de volume, il se produit une tension et une voussure de la paroi du maxillaire, que le malade s'aperçoit de leur existence ; il fait remonter leur origine au moment de sa première sensation ; il les considère ordinairement comme une fluxion dentaire et la douleur ressentie étant nulle, il ne fait pas appel au médecin. Ce n'est que lorsque la prétendue fluxion dentaire, en dépit des émollients employés, ne fait pas mine de se vider, que le patient se décide à recourir à l'aide de la médecine. A ce moment, des mois et parfois plus d'une demi-année se sont écoulés depuis l'époque de la première sensation, et d'ordinaire le gonflement est aussi extrêmement visible sans être cependant accompagné ni de rougeur, ni de chaleur de la peau. Les malades disent qu'ils ne savent rien sur l'origine du développement. A l'examen, on trouve d'ordinaire, sur la paroi faciale du maxillaire, une voussure, de volume variable, de la grosseur d'une noisette à celle de la moitié d'une noix ; elle est nettement limitée, immobile, fluctuante et la paroi du maxillaire semblable à du parchemin, projetée en avant par la tumeur, crépite quand on la comprime ; la dent correspondant au point de plus forte voussure de la tumeur a d'ordinaire perdu sa solidité et lorsqu'on l'extrait, le contenu de la tumeur s'écoule immédiatement sous l'effort d'une pression modérée exercée sur elle. Souvent l'écoulement ne se produit qu'après la perforation préalable de la paroi du kyste, faite par l'alvéole dentaire, au moyen d'un instrument pointu. Le liquide écoulé est d'ordinaire albumineux, visqueux, filant, jaunâtre et clair. Le percement des dents, notamment celui des dents de sagesse, rendu difficile en raison de leur obliquité, peut déterminer la production de kystes, et ici se pose cette question : le sac dentaire se transforme-t-il en un kyste qui renferme la dent déviée, ou bien la dent développée dans une direction anormale produit-elle une excitation sur la substance osseuse environnante qui devient alors un kyste. Le mode de développement des kystes du maxillaire nous est encore inconnu, et de nouvelles recherches anatomiques pourraient seules éclairer les choses ».

D'après MAGITOT, dans les kystes folliculaires du maxillaire, la paroi kystique est identique à la paroi du follicule dentaire et au périoste dentaire; l'épithélium kystique est un produit de cette paroi. Lorsque le germe dentaire subit dans les premiers temps des troubles de nutrition, l'organe de l'émail est détruit le premier : parfois le germe dentaire résiste, de telle sorte qu'on peut en trouver encore, plus tard, des traces dans les kystes; le sac dentaire s'est épaissi et transformé en une paroi kystique.

Dans ces derniers temps, L. MALASSEZ (1) a reconnu que les restes épithéliaux du germe de l'émail jouaient un rôle prépondérant dans la formation des kystes dentaires. Ainsi on s'explique que la face interne des parois du kyste porte un épithélium pavimenteux stratifié.

SALTER, qui a étudié d'une manière approfondie l'étiologie des kystes, dit : « Lorsqu'une dent est enkystée, aussi bien que lorsqu'elle est normale, sa racine est étroitement entourée par une alvéole revêtue de périoste, tandis que la couronne repose librement dans une dépression osseuse, mais elle est encore entourée

(1) Compt. rend. et mém. de la Soc. de Biol. 1887.

par la soi-disant pulpe de l'émail, tissu qui possède une sorte d'épithélium, et qui peut jouer le rôle d'une membrane secrétante. Dès que l'émail est complètement développé, la pellicule blanche, qui entoure la couronne, s'en sépare, et il s'accumule en dedans de cette membrane un liquide séreux. Cela se produit vraisemblablement par suite d'une irritation ou de difficultés dans la sortie de la dent. Dans les cas où l'irritation va jusqu'à l'inflammation, comme cela arrive quelquefois lorsque les dents de sagesse percent avec difficulté, la sécrétion peut même devenir purulente. Au point où la dent est située très profondément, l'action est probablement toujours lente et, pour cette raison, la sécrétion est le plus souvent séreuse ».

On peut voir, d'après ces données bibliographiques, que les auteurs sont à peu près d'accord à ce sujet, car presque tous admettent que ce sont des troubles dans la dentition, la rétention, les malformations dentaires, des dégénérescences de germes dentaires, qui sont les causes de la formation des kystes du maxillaire. Mais on ne sait pas encore exactement comment ces kystes se développent, et cela pour une raison facile à comprendre : parce que les kystes que l'on peut disséquer sont déjà trop développés. Pour conclure d'une façon certaine, il faudrait avoir l'occasion d'étudier des kystes dans les premiers stades de leur formation. On ne peut douter que les causes indiquées par les auteurs soient exactes, mais les kystes dentaires sont si fréquents, qu'il est difficile de les considérer tous comme des formations anormales du germe dentaire. La relation typique des kystes dentaires avec les extrémités des racines nous conduisent plutôt à attribuer les cas ordinaires (le plus grand nombre des cas) à une affection des extrémités des racines où les dispositions signalées par MALASSEZ pourraient essentiellement se produire.

Par suite de l'inflammation de la membrane radiculaire, il se forme des enveloppes kystiques au niveau des extrémités des racines ; des cavités se creusent dans les alvéoles pour les recevoir, et leur paroi faciale est d'ordinaire convexe. Comme ces abcès se développent d'ordinaire au niveau de l'extrémité des racines, on trouve à l'autopsie que la partie de l'alvéole, correspondant à la pointe de la dent cariée, est élargie et fait saillie du côté de la face sous forme de bourrelet, ou bien que la pointe rugueuse de la racine plonge dans l'espace kystique. Lorsqu'on trouve un kyste maxillaire fermé de tous côtés, la dent malade est déjà tombée, et le trou

a été fermé par une cicatrice. M. J. CHELIUS (1) avait déjà dit :
« A la suite d'une affection dentaire, l'alvéole osseuse qui entoure
sa racine peut s'élargir et former une cavité assez large, qui ne
communique pas avec le sinus maxillaire. Si le processus s'accentue, l'apophyse alvéolaire se creuse de plus en plus et finit par
constituer une grande cavité dilatée qui se prolonge vers la joue,
les fosses nasales, le sinus maxillaire et le palais et parfois même
se perfore du côté de l'une de ces cavités ».

NÉOFORMATIONS OSSEUSES DU MAXILLAIRE SUPÉRIEUR.

Les néoformations de ce genre que j'ai observées, sont :

a) des tumeurs osseuses arrondies, faisant saillie dans l'antre
d'Highmore ;

b) des tumeurs de même forme sur les parois du sinus maxillaire ;

c) des exostoses et des ostéophytes.

Les tumeurs osseuses arrondies du maxillaire supérieur, que j'ai
observées avaient un faible volume, à l'exception d'une seule ; elles
étaient largement pédiculées, peu saillantes, entièrement compactes ou formées de tissu spongieux à fines cellules. D'autres tumeurs
analogues *renfermées dans la paroi du maxillaire,* proéminaient
aussi bien du côté facial que du côté du maxillaire.

Une des tumeurs de la cavité du maxillaire présentait une forme
particulière ; elle s'implantait sur la coupole proéminente de la
seconde molaire. Cette tumeur, grosse comme un pois, aplatie dans
sa partie supérieure, présentait une dépression, elle pouvait être
le produit d'une inflammation qui se serait développée à la suite de
l'affection d'une racine.

Dans un autre cas, un ostéome de l'apophyse dentaire fait saillie
dans le sinus ; la relation avec une maladie de la racine est ici
encore plus nette. On trouve une tumeur osseuse à peu près grosse
comme une noisette, qui rétrécit un sinus, petit naturellement
(Pl. XXXI, fig. 7). La tumeur est suspendue au plancher du sinus,
et à sa paroi antérieure, où elle s'élève jusqu'au niveau du canal
infraorbitaire. La paroi antérieure du maxillaire est confondue avec

(1) *Handbuch der Chirurgie.* 2. Bd., 2. Abth. Heidelberg und Leipzig, 1827.
Contient beaucoup d'indications bibliographiques sur le sinus maxillaire.

la tumeur; elle est légèrement convexe en dehors, de telle sorte qu'il eût été possible de sentir la tumeur par le vestibule de la bouche. Sur l'apophyse dentaire, la tumeur présente une cicatrice de la gencive d'où part une traînée de tissu conjonctif, qui se prolonge dans un canal central, étroit, de la tumeur. La cicatrice correspond à l'alvéole de la première molaire. La seconde molaire est seule conservée.

Cette forme d'ostéomes paraît avoir des rapports étroits avec le cas décrit au n° 6. Il est, en effet, très vraisemblable que la cavité d'un kyste dentaire logé dans le sinus disparaît peu à peu, par suite de l'hyperostose concentrique (formation d'ostéophytes avec sclérose) des parois kystiques osseuses.

Parmi les *exostoses* du maxillaire supérieur, les tumeurs osseuses éburnées et arrondies des bords de l'apophyse alvéolaire sont les plus fréquentes; elles forment des élévations mamelonnées, compactes, semblables à celles que l'on trouve sur le maxillaire inférieur et que C. WEDL (1) a exactement décrites et bien figurées. Après ces tumeurs, les exostoses végétantes de la face interne du sinus maxillaire, occupent le premier rang. Dans l'une de mes préparations (Pl. XXXII, fig. 1), les alvéoles des deux dernières molaires présentent trois bourrelets saillants dans l'antre d'Highmore. L'une de ces alvéoles s'est ouverte spontanément, l'autre, par suite d'une carie; au dessus de ces proéminences, trois petites néoformations osseuses arrondies, font saillie sur la paroi faciale du sinus.

Pour ce qui concerne ces tumeurs, elles se sont développées, à n'en pas douter, à la suite d'une inflammation d'une racine. Dans un autre cas, les parois externe et supérieure du sinus maxillaire étaient épaissies et présentaient de grands amas de néoformations osseuses. Au dessous, on trouve des néoformations osseuses épaisses, étroites, peu saillantes en forme de crêtes, qui constituent un réseau avec de nombreuses anastomoses. On remarque encore des tumeurs sphériques, en forme de massue ou de champignon, ainsi que de grosses nodosités parsemées de sillons, et qui s'unissaient à la paroi au moyen de dentelures osseuses, et enfin des excroissances osseuses relativement longues, minces comme des fils, et suspendues à la paroi supérieure du sinus. Sans aucun doute, ces excroissances sont la conséquence d'une ostéite

(1) *L. c.*

et d'une périostéite. Il ne paraît pas y avoir eu de processus pathologique émanant de l'apophyse alvéolaire, parce que l'on ne
trouve pas d'exostoses directement au dessus de l'apophyse alvéolaire. Ces tumeurs se rangent très vraisemblablement dans la
catégorie de ces néoformations osseuses, qui ont été décrites en
même temps que les inflammations du revêtement du sinus maxillaire.

Je citerai encore un cas dans lequel une exostose en forme
d'épine s'implantait sur la paroi faciale d'un maxillaire supérieur ;
et enfin un second dans lequel la surface interne du sinus maxillaire était recouverte d'ostéophytes, semblables à du velours, tels
que ceux qui sont connus en anatomie sous le nom d'ostéophytes
puerpéraux. Je passe maintenant à la description d'une grosse
tumeur du maxillaire.

FIBROME OSSIFIANT DU MAXILLAIRE SUPÉRIEUR GAUCHE.

(Pl. XXXII, fig. 2.)

J'ai trouvé cette tumeur en disséquant le cadavre d'un homme
dont la charpente maxillaire ne présentait aucune malformation.
La coupe transversale de la préparation montre exactement le
siège de la tumeur et le rétrécissement du sinus maxillaire gauche
déterminé par sa prolifération. La base de la tumeur est formée
par les parois antérieure, supérieure et externe de l'antre d'Highmore. La tumeur s'étend sur la paroi externe, jusque dans la projection de la première prémolaire, comme le montre clairement le dessin, elle s'avance en avant presque jusqu'à la paroi interne du sinus
maxillaire et réduit, par conséquent, le sinus dans cette région, aux
dimensions d'une fente étroite. Comme la surface de la tumeur
présente une voussure, et qu'elle ne se prolonge en arrière que
jusqu'à la première molaire, la partie postérieure de l'antre
d'Highmore offre un aspect normal. La tumeur proprement dite est
de couleur blanc grisâtre, elle a une structure fibreuse et renferme
quelques *fragments osseux nodulaires, faciles à énucléer.* La base de
la tumeur n'est pas lisse, elle présente au contraire des bourrelets,
et sa forme est irrégulière. La face libre de la tumeur, épaisse dans
sa moitié antérieure, est recouverte par une écorce osseuse ; elle
est mince dans sa moitié postérieure, où l'on peut la percer facilement. Les rapports du nerf infraorbitaire méritent d'être signa-

lés. Le nerf, à la vérité, n'est pas encore enveloppé par la tumeur, mais la paroi du canal infraorbitaire qui est libre et fait saillie dans le sinus, est cependant déjà amincie, ramollie ; il est très vraisemblable que le nerf a été comprimé par la tumeur.

Cette observation montre que des tumeurs de volume assez considérable peuvent se développer dans l'intérieur du maxillaire et déterminer des névralgies, par compression sur les nerfs dentaires antérieurs et sur le nerf infraorbitaire, avant d'avoir produit des symptômes extérieurs manifestes.

POLYPES DE L'ANTRE D'HIGHMORE.

Si je m'en rapporte à mes observations, les polypes sont moins fréquents dans le sinus maxillaire, que ne l'ont décrit les anciens auteurs. H. Luschka (1), sur 60 dissections, a rencontré 5 cas de polypes de l'antre d'Highmore, tandis que, sur 300 dissections, je n'ai pu constater que 6 cas de ce genre, et encore n'y en avait-il en réalité que 3, comme le montre la description suivante des préparations, qu'on puisse ranger dans le cadre des tumeurs muqueuses typiques.

Cas 1. Polype dans le sinus maxillaire gauche d'une femme. Cette cavité nasale qui contient des polypes sur le cornet ethmoïdal inférieur, dans l'infundibulum et dans le méat supérieur a été déjà décrite et figurée (Chapitre XIV, cas 26). Le polype est petit et s'implante par une base étroite sur la paroi postérieure de l'antre d'Highmore.

Cas 2. Sur un cadavre masculin, petit polype de même forme, occupant la même place, avec catarrhe simple du sinus gauche.

Cas 3 (Pl. XXXII, fig. 3). La muqueuse des fosses nasale est hypertrophiée, tailladée et plissée ; celle du sinus maxillaire gauche est gonflée et parsemée de kystes. La muqueuse du sinus droit, dont l'aspect est normal, présente une tumeur muqueuse implantée par une large base sur le prolongement de l'apophyse zygomatique et sur la paroi latérale. Elle est à peu près grosse comme une noix ; elle a été injectée superficiellement à l'état frais et elle contient de petits kystes. Cette tumeur s'étendait à l'état frais jusqu'à la paroi interne de l'antre d'Highmore et remplissait

---

(1) *Die Schleimpolypen der Oberkieferhöhle.* Virch. Arch. Bd. 8.

complètement le prolongement alvéolaire. La tumeur n'était en rapport qu'avec le revêtement de la cavité, elle se laissait facilement détacher de l'os, la muqueuse et le périoste restant unis.

Cas 4. Ce cas, ainsi que le suivant, sont, au point de vue de la forme, tout à fait spéciaux. Les muqueuses des antres d'Highmore sont gonflées, relâchées et parsemées de kystes. Dans le sinus maxillaire droit, on trouve une tumeur muqueuse qui s'étend, comme un pont, entre les parois interne et externe de la cavité. La muqueuse de la paroi externe, sur une étendue assez considérable, est épaissie, ridée, hypertrophiée d'une manière diffuse. Ce tissu hypertrophié s'amincit et se transforme en un pli, qui s'insère en arrière de l'ostium maxillaire, sur la paroi interne du sinus. Le bord supérieur libre de la tumeur est anguleux et lisse; le bord inférieur présente de grosses excroissances villeuses, qui font saillie dans la cavité (Pl. XXXII, fig. 4).

Cas 5. J'ai déjà mentionné ce cas au chapitre XIV, cas 25, à propos d'un polype qui faisait saillie hors de l'infundibulum; j'ai indiqué alors le grand ostium maxillaire accessoire et je l'ai représenté Pl. XXI, fig. 5. On pourrait supposer que cette perforation a été produite par la tumeur et que la tumeur du sinus a pénétré dans la narine, en traversant la paroi nasale du maxillaire. Mais cette hypothèse est absolument invraisemblable, car le diamètre de l'orifice accessoire dépasse de beaucoup celui de la tumeur. Il est plus probable que la tumeur du sinus maxillaire est simplement sortie des fosses nasales par l'orifice. La tumeur muqueuse, développée dans l'antre d'Highmore (Pl. XXXII, fig. 5 *a*), présente l'aspect suivant. Elle s'implante sur les parties molles de la paroi externe du maxillaire, par une base longue de 15 millimètres, mais très étroite; cette tumeur est si longue, qu'elle tombe facilement à travers l'ostium maxillaire accessoire dans la narine; son aspect est exactement le même que celui du polype de l'infundibulum. On doit encore remarquer, à propos de cette tumeur, que de son bord supérieur part un mince cordon muqueux, qui se fixe au bord antérieur d'un ostium maxillaire accessoire. Latéralement, au point où le cordon est plus épais, il présente une perforation.

Les *cas* 6 et 7 se distinguent, par contre, essentiellement des tumeurs du sinus maxillaire que nous avons décrites jusqu'ici. Le cas 6 se rapporte à la moitié gauche de la face d'un homme. Le méat moyen est très profond; il présente un ostium maxillaire accessoire étroit et, en avant de l'infundibulum, une portion de muqueuse blanche, compacte, hypertrophiée. La muqueuse qui revêt la lèvre inférieure de l'hiatus semilunaris est épaisse et s'est développée sur les bords, en un petit polype saillant vers le haut. L'antre d'Highmore est rétréci, en raison de l'excavation du méat moyen et la muqueuse de sa paroi interne est épaissie dans la moitié supérieure ; elle forme une tumeur conique et pointue.

Cas 7. Ici, on trouve une tumeur conique au fond du sinus maxillaire, sur sa paroi interne, à côté d'un petit polype. La muqueuse de l'antre d'Highmore est boursouflée, gonflée, rouge, recouverte de pus, et il est très vraisemblable que la petite tumeur a été causée par l'inflammation purulente.

Si maintenant j'extrais ce qu'il y a de plus important des descriptions que j'ai données, nous voyons qu'il y a trois formes de dégénérescences de la muqueuse, qui sont :

a) des tumeurs muqueuses pédiculées ;

b) des tumeurs qui s'étendent comme des ponts entre les deux parois du sinus ; et enfin

c) des tumeurs muqueuses plates, qui ont pour base une grande surface et qui représentent une hypertrophie diffuse de la muqueuse.

A l'exception des cas rapportés aux nos 4 et 5, l'interprétation des préparations décrites est extrêmement simple ; il est plus difficile d'expliquer les formes de tumeurs qui relient les parois du sinus maxillaire. Il est invraisemblable qu'une tumeur, qui ne remplit pas le sinus, puisse se souder par sa pointe à une paroi voisine. Je me suis demandé, dans ce cas, si les tumeurs de ce genre ne provenaient pas des cordons de la muqueuse, que l'on voit assez fréquemment tendus entre les parois latérales et médiane du sinus.

Nous avons vu que la muqueuse de l'antre, lorsqu'elle est le siège d'une inflammation catarrhale chronique, s'épaissit et forme de grosses tumeurs qui se touchent, touchant aussi les parois du sinus. Il peut très bien se faire que ces tumeurs s'accolent par leurs extrémités libres, mousses, à une paroi du sinus et qu'elles s'y soudent ensuite. Lorsque le processus est terminé, la muqueuse se dégonfle, il reste alors un cordon mince, tendu comme un pont entre les deux parois du sinus, si le gonflement ne disparaît pas entièrement et qu'une partie de la muqueuse reste hypertrophiée, on a alors des polypes qui ne pendent pas librement dans le sinus.

Je désire citer ici une observation de Morgagni (1) sur l'étiologie des tumeurs de l'antre du maxillaire. Morgagni se demande pourquoi on rencontre plus fréquemment des polypes dans le sinus maxillaire, que dans les autres annexes pneumatiques et il dit : « propterea, quod cum muci ex hoc (antro maxillari) exitus difficilior sit ob ipsius, et foraminis excretorii situm, mora addere in quibusdam præsertim corporibus, eam muco acrimoniam potest, ut membranulam, qua intus vestitur sinus, erodat, ex eaque excrescentis polypi initia præbeat. »

KYSTES DANS LA MUQUEUSE DU SINUS MAXILLAIRE.

Les études de Giraldès (2), de Sappey (3), de Virchow (4), de Luschka (5) et autres, ont démontré la présence fréquente de kystes dans la muqueuse de l'antre d'Highmore. Ils proviennent des glandes et se rencontrent sur tous les points des diverses parois du sinus. Leur volume varie de celui d'un grain de millet à celui d'une noisette, et leur contenu peut être variable ; au stade initial, les kystes renferment un contenu brunâtre, qui, plus tard, devient blanc opaque ou séreux. Wedl (6) fait remarquer pour les kystes qui siègent sur le plancher de l'antre d'Highmore, au dessus des prémolaires et des molaires, qu'ils favorisent l'inflammation de l'enveloppe de la racine de ces dents et qu'après leur extraction, ils déterminent le développement d'une fistule du sinus maxillaire, opinion qui me paraît douteuse.

Lorsque l'antre d'Highmore est complètement rempli par un de ces kystes, il prend l'aspect d'un sinus atteint d'hydropisie. Cet aspect a donné lieu à cette opinion, que dans la soi-disant hydropisie du sinus on avait affaire à un sinus rempli de kystes. Cette manière de voir fut émise déjà par Giraldès ; plus tard, elle fut acceptée avec quelque raison par Virchow et Wernher (7). En effet, les phénomènes décrits dans l'hydropisie de l'antre d'Highmore s'appliquent aussi bien à la dégénérescence kystique

(1) De sedibus et causis morborum.
(2) L. c.
(3) L. c.
(4) L. c.
(5) L. c.
(6) L. c.
(7) L. c.

de la muqueuse du maxillaire et on n'a pas encore constaté anatomiquement d'hydropisie de l'antre d'Highmore, au vieux sens du mot.

Je pourrais cependant faire une remarque à propos de la prétendue identité des kystes muqueux et de l'hydropisie de l'antre d'Highmore. Dans mes nombreuses dissections, je n'ai jamais vu les kystes muqueux déterminer l'ectasie du sinus maxillaire et en aucun cas on n'était porté à faire une comparaison avec l'hydropisie. Je connais cependant une modification du revêtement du maxillaire autrement constituée, que l'on pourrait facilement confondre avec les kystes de la muqueuse du maxillaire et à laquelle s'applique mieux le nom d'hydropisie. Nous avons en effet décrit, à propos des maladies inflammatoires de la muqueuse du maxillaire, des tumeurs muqueuses bosselées, développées par suite de l'exsudat séreux interstitiel. Ces tumeurs ont l'aspect de kystes flasques ou de polypes hydropiques. Si on perce une de ces saillies, il s'écoule du liquide et il se produit un faible affaissement des proéminences, cependant ces saillies ne renferment pas de cavités tapissées par un épithelium, mais un tissu conjonctif aréolaire dans les mailles duquel le liquide séreux est contenu. Ainsi donc, il ne s'agit pas dans ces cas de kystes, mais d'une tumeur œdémateuse du revêtement du sinus maxillaire et il est possible, et même vraisemblable, que cette dégénérescence ait été aussi confondue avec l'hydropisie de l'antre d'Highmore et avec la formation kystique de la muqueuse du maxillaire (Pl. XXXII, fig. 6).

Il pourrait se faire, en outre, que de gros kystes maxillaires, remplis de sérum, aient été confondus avec une hydropisie de l'antre d'Highmore.

Outre cette forme d'hydropisie caractérisée par la présence de liquide interstitiel ou renfermé dans des kystes, il est encore une seconde forme d'accumulation, produite par la rétention du mucus et du pus dans cette cavité. Je doute que le liquide puisse prendre un caractère hydropique, mais je me rallie plutôt à l'opinion de MECKEL, d'après laquelle l'accumulation de liquide dans le sinus maxillaire, combinée avec l'ectasie, ne mérite pas le nom d'hydropisie, car le liquide n'a pas la nature d'un liquide séreux.

LACUNES DES PAROIS DU SINUS MAXILLAIRE.

Les lacunes des parois des sinus maxillaires sont habituellement consécutives aux fractures de la charpente du maxillaire supérieur.

Dans un de mes cas, le toit du nez était fracturé et la fissure s'étendait également jusqu'au maxillaire, en passant dans la région du canal infraorbitaire. La fracture guérit, sans qu'il se soit formé un cal notable, mais on voyait dans la paroi antérieure du sinus, des perforations qui correspondaient à l'ancien trait de fracture. Dans un second cas, la fracture est plus accentuée. L'os malaire y est fracturé au niveau de son articulation avec le maxillaire supérieur et avec l'apophyse frontale. Sur le maxillaire, la fissure descend à travers le trou infraorbitaire, le long de la face antérieure du maxillaire, pour contourner l'apophyse zygomatique ; elle remonte vers la face postérieure du maxillaire et revient par le canal infraorbitaire rejoindre l'extrémité antérieure de la fracture. Le fragment fracturé a un peu glissé vers le sinus maxillaire et a guéri au moyen d'un cal volumineux, mais pas complètement, car sur tout le trajet de la fissure primitive, on trouve plusieurs lacunes ; sur la paroi antérieure, existe une fente en forme de crevasse et en arrière une seconde, qui a presque 1 centimètre de long, sur la fente orbitaire inférieure. Une troisième, plus grosse qu'un haricot, à laquelle, plus en arrière, s'ajoute encore une quatrième lacune plus petite ; sur le plancher de l'orbite qui a été défoncé, on trouve aussi deux perforations, dont l'une est située juste en arrière du bord infraorbitaire. Le bourrelet du canal infraorbitaire présente quatre perforations, qui se sont développées à la suite d'une inflammation purulente.

CHAPITRE XXI.

Anatomie des sinus frontaux.

(Pl. XXXIII, fig. 1-5.)

On peut, avec BLUMENBACH (1), comparer le sinus frontal à une pyramide triangulaire, dont la pointe se trouve placée dans la partie ascendante de l'os frontal, au point où les deux tables se soudent l'une à l'autre. La base de la pyramide est formée par la région de passage entre l'écaille et le toit de l'orbite et par l'excavation de la partie nasale de l'os frontal. Une lacune de cette der-

(1) *Prolusio anat. de sinub. frontal.* Göttingœ, 1779.

nière partie du frontal, appelée *hiatus frontalis*, conduit hors du sinus frontal, sur l'os débarrassé de ses connexions. Cette lacune se comporte cependant, par rapport au sinus, comme l'hiatus maxillaire par rapport au sinus maxillaire, car elle ne représente pas le véritable orifice des sinus frontaux.

Dans le plan moyen, la cavité se trouve divisée en deux parties par une cloison disposée sagittalement entre les deux parois (Pl. XXXIII, fig. 1); elle montre bien que le frontal s'est développé aux dépens des deux moitiés qui restent séparées jusqu'au moment de la seconde année. La paroi interne du sinus est le plus souvent lisse, parfois cependant elle est parsemée de crêtes osseuses, qui, de même que celles du sinus maxillaire, peuvent donner naissance à des loges.

La face externe de la paroi antérieure forme un bourrelet au dessus de la partie nasale, du côté des deux arcades sourcillières. La lamelle interne du sinus ferme, par sa face postérieure, la fosse cranienne antérieure.

La partie orbitaire de l'os frontal contient un espace pneumatique; en effet, la cavité frontale se prolonge, d'une part, sous la forme d'une fente, assez loin dans le toit orbitaire; et, d'autre part, il apparaît, sur la marge ethmoïdale des parties orbitaires, des niches qui ont pour fonction de fermer les cellules ethmoïdales supérieures.

De toutes les parois du sinus frontal, l'antérieure est la plus épaisse; la paroi latérale (inférieure), tournée du côté de l'orbite, est la plus mince. Pour cette raison, dans l'empyème du sinus frontal, cette paroi bombe plus facilement que les autres. Ce fait explique pourquoi l'on observe tout d'abord les ectasies du sinus frontal, dans l'angle interne de l'œil (voir le mémoire de F.STEINER (1), Pl. VI, fig. 1 et 2).

Le volume du sinus frontal est soumis à de nombreuses variations individuelles. Souvent sa hauteur ne dépasse que faiblement vers le haut l'arcade sourcillière; il ne s'étend en arrière que dans la partie la plus antérieure du toit de l'orbite; dans ce cas, la partie postérieure du toit paraît être formée par une simple lamelle osseuse. Le sinus s'étend dans la région infraorbitaire,

(1) F. STEINER. *Ueber die Entwicklung der Stirnhöhle und deren Krankheiten. Erweiterung durch Ansammlung von Flüssigkeiten.* Langenbeck's Arch. Bd. XIII, Berlin, 1872.

jusque dans les apophyses zygomatiques du frontal; il s'élève très haut dans l'écaille et communique avec de grands espaces pleins d'air, qui occupent tout le toit de l'orbite, jusqu'au niveau de l'articulation avec la petite aile du sphénoïde. Dans un cas semblable, j'ai observé que les deux plaques du toit orbitaire pouvaient être distantes l'une de l'autre de 13 millimètres. Par contre, on trouve assez souvent le sinus frontal atrophié; il se réduit à un petit diverticule de la partie nasale de l'os frontal, l'écaille et le toit de l'orbite sont tout à fait compactes, parfois même la petite niche de la partie nasale fait défaut.

Th. Bartholinus, J. F. Blumenbach, R. Columbus, A. v. Haller, Kerckring, Kyper, Lieutaud, Loschgius, Schneider, Valverda, Reininger et la plupart des auteurs des traités d'anatomie contemporains, ont signalé la possibilité de l'absence du sinus frontal.

Le développement défectueux des sinus frontaux constitue également un caractère de race, puisque les sinus frontaux sont mal développés ou manquent complètement chez les nègres du Sud; ces sinus se trouvent en arrière de la région sourcillière, fortement proéminente, qui assombrit l'expression de leur physionomie. D'autre part, des arcades sourcillières saillantes indiquent des sinus aussi largement développés; on ne peut donc tirer de l'examen du front aucune conclusion certaine sur l'architecture interne du sinus frontal. On peut cependant faire remarquer que lorsque les sinus frontaux sont très vastes, non seulement les arcades sourcillières, mais encore toute la région supraorbitaire présentent une voussure uniforme, tandis que, lorsque les sinus n'existent pas, la saillie est limitée le plus souvent à l'arc supraciliaire.

Les sinus ne présentent pas toujours un développement symétrique et l'on doit attribuer à cette circonstance ce fait que les bosses supraorbitaires ne sont pas également développées dans tous les cas. On trouve aussi cette asymétrie dans les espaces pneumatiques du toit de l'orbite, et il existe alors une asymétrie de la fosse cranienne antérieure, puisqu'une moitié de cette fosse est située plus haut que l'autre. On peut encore rencontrer par places dans ces cas, des bourrelets pneumatiques faisant saillie dans la cavité cranienne. Ces saillies du toit orbitaire, en forme de bourrelets, qui souvent n'existent que dans une seule moitié, à côté de la plaque ethmoïdale, surplombent souvent cette plaque, de telle manière qu'on la voit à peine; elles sont produites uniquement, comme nous l'avons vu, par le développement considérable des espaces pneumatiques du toit orbitaire.

Parfois, le sinus frontal dépasse l'épine nasale supérieure ; elle loge dans ce cas une cavité qui, lorsque l'épine est bien développée, descend jusqu'au milieu du toit osseux du nez (Pl. XXXIII, fig. 2). La paroi antérieure de cet espace pneumatique anormal peut être déhiscente et, dans ce cas, les os du nez limitent le sinus. La paroi interne du sinus frontal présente aussi, exceptionnellement, au niveau de l'articulation avec les ailes de l'apophyse crista galli, des déhiscences, qui sont bouchées par ces petites apophyses osseuses.

Le sinus frontal, lorsqu'il est bien développé, entoure la paroi supérieure de l'orbite et en partie aussi sa paroi interne, jusqu'en avant des angles internes de l'œil.

Si l'on rapproche les espaces pneumatiques, dont nous venons de parler, de ceux de l'ethmoïde et du maxillaire supérieur, on voit que l'orbite, à l'exception de sa paroi latérale, est entouré de tous côtés par des espaces pneumatiques.

Le sinus frontal présente cependant encore d'autres rapports topographiques importants avec la cavité cranienne, dont il limite la fosse antérieure du côté basal.

La position souvent asymétrique de la cloison et les crêtes osseuses qui font saillie dans les sinus, ne méritent pas une description spéciale et je passe maintenant à l'étude de ces espaces cellulaires qui, partant de l'ethmoïde, prolifèrent dans les sinus frontaux.

F. Steiner, qui a suivi le développement des sinus frontaux, admet que le *développement des cellules ethmoïdales à l'intérieur des sinus frontaux* y joue le principal rôle. Fréquemment, en effet, des sphères creuses dépendant de la moitié antérieure de l'ethmoïde, pénètrent dans les sinus frontaux (Pl. XXXIII, fig. 1 *B*, 3 *b*, 4 *W*). Si elles sont petites, elles se trouvent, à l'exception de leur point d'origine, libres de tous côtés, dans la partie nasale du sinus frontal ; lorsqu'elles sont plus fortement développées, elles s'avancent dans la cavité de l'écaille du frontal, viennent aussi au contact avec les parois du sinus, ou même se soudent avec elles. La désignation de bulle frontale conviendrait très bien, à mon avis, à ces formations vésiculeuses, analogues aux saillies de l'ethmoïde, que l'on rencontre parfois dans le sinus maxillaire.

La bulle frontale possède, comme les cellules ethmoïdales, des parois minces et un orifice propre dans les fosses nasales (Pl. XXXIII, fig. 40, ces formations s'y trouvent représentées).

F. Steiner considère les prolongements partis de l'ethmoïde et développés vers l'os frontal, comme le sinus frontal lui-même. Il dit : « *C'est par le développement des espaces cellulaires du labyrinthe ethmoïdal antérieur que commence aussi le développement des sinus frontaux, car ces cavités ne représentent qu'une expansion vers le haut des cellules ethmoïdales antérieures.* Ce développement du labyrinthe ethmoïdal vers le haut, qui, de la fin de la première année jusqu'à la deuxième, s'accentue de plus en plus par suite de sa pénétration progressive dans le diploë de la partie nasale du frontal, est accompagné d'un développement du frontal vers le bas. Cet os atteint des proportions plus considérables à la même époque, de telle sorte que les prétendus sinus frontaux situés entre les deux tables du frontal, et qui, vers la sixième ou la septième année, ont déjà atteint la grosseur d'un pois environ, semblent produits par la combinaison des deux processus de développement du labyrinthe ethmoïdal et du frontal. A la suite de ces processus, le diploë du frontal s'use et disparaît aux points correspondants. »

Je ne puis suivre Steiner dans sa théorie de la participation des cellules ethmoïdales antérieures à la formation des sinus frontaux. Tout d'abord, on doit considérer que le sinus frontal, dans la plupart des cas, est beaucoup plus grand que les cellules qu'il renferme, de plus, on n'observe que rarement la trace de cellules incluses. Le premier fait prouve que, outre la résorption du diploë par suite du prolapsus de l'ethmoïde, il se produit aussi un prolapsus de la muqueuse nasale.

De plus, les données embryogéniques fournies par Steiner n'expliquent pas l'apparition des espaces pneumatiques dans le toit de l'orbite.

Tant que l'on n'aura pas démontré que l'espace pneumatique du frontal, qui entoure également la cellule pneumatique, représente une grande cellule de l'ethmoïde qui s'est unie avec l'os frontal, de telle façon qu'on ne peut plus l'en séparer, on doit admettre que, dans la formation du sinus, le fait principal n'est pas le développement d'un prolapsus de l'ethmoïde dans le frontal, mais plutôt, au contraire, un prolapsus de la muqueuse nasale pénétrant dans le sinus.

Le sinus frontal ne doit pas se développer autrement que les sinus maxillaires et sphénoïdaux, dont l'ébauche est formée

23

par la capsule cartilagineuse du nez et non par le développement d'un prolapsus des cellules ethmoïdales. Je considère la bulle frontale comme une formation secondaire qui est développée de la façon suivante :

a, la lamelle primitive de la bulle ethmoïdale s'étend jusqu'à la paroi postérieure du sinus, le long de laquelle elle remonte à une hauteur variable ; (c'est ainsi que s'établit entre les deux une cavité plus ou moins vaste, qui repose sur la paroi postérieure du sinus);

b, dans les cas où l'hiatus semilunaris ne conduit pas dans le sinus, mais, au contraire, se termine en un cul-de-sac (Pl. X, fig. 3), le cul-de-sac s'élargit en une vésicule osseuse faisant saillie vers le sinus frontal ;

c, le sinus de l'agger nasi se comporte de la manière décrite en *b*.

La variété d'origine détermine la variété de forme de l'orifice de la bulle frontale. La forme décrite en *a*, s'ouvre au moyen de la fente située entre la bulle ethmoïdale et la ligne d'insertion du cornet ethmoïdal inférieur dans les fosses nasales. Les formes décrites en *b* et *c* conduisent d'abord dans l'hiatus semilunaris.

Sur 30 préparations j'ai trouvé dans 6 cas des bulles frontales, trois fois la forme décrite en *a*, deux fois celle décrite en *c* et une fois celle décrite en *b*.

Dans un autre cas, on voyait une double vésicule, c'est-à-dire que dans une vésicule de la forme *a*, s'en trouvait une autre plus petite, de la forme *c*.

La connaissance de ce fait, que très souvent deux systèmes de cavités emboîtés l'un dans l'autre s'observent dans le frontal, chacun s'ouvrant dans les fosses nasales par un orifice spécial, est importante, en raison de la propagation des maladies inflammatoires.

ORIFICE DES SINUS FRONTAUX.
(Pl. IX, fig. 2-4 ; Pl. X, fig. 1-3.)

Nous avons déjà décrit précédemment l'orifice du sinus frontal, et je ne veux ici, pour compléter ce chapitre, que faire ressortir les faits les plus importants.

La partie antérieure de l'infundibulum qui loge l'ostium frontal est assez variable ; d'ordinaire, elle est un peu élargie et se termine par l'ostium frontal. L'air qui part des fosses nasales arrive donc dans l'infundibulum en traversant l'hiatus semilunaris, et de l'indibulum, il pénètre dans les sinus frontaux en traversant l'ostium frontal (Pl. X, fig. 1).

Assez souvent cependant, l'hiatus semilunaris se termine par un petit cul-de-sac, et ce n'est qu'à une certaine distance et au-dessus de ce cul-de-sac, que l'on trouve l'ostium frontal isolé (Pl. X, fig. 2 *Of*). Il existe une autre sorte de communication entre les fosses nasales et le sinus frontal, très favorable à sa ventilation ; elle consiste en ce que le prolongement antérieur du méat moyen conduit directement dans le sinus frontal (Pl. X, fig. 3). Cette disposition est favorisée par une forte saillie du point d'insertion du cornet moyen, car alors le méat moyen se prolonge vers le haut. Cette forme de communication se trouve d'ordinaire combinée avec l'existence d'un infundibulum court terminé en cul-de-sac. Le raccourcissement de l'infundibulum est dû à ce que les cloisons transversales de l'hiatus semilunaris, qui restent au fond de cette fente, lorsqu'elle est peu développée, arrivent à la surface, quand elle atteint un plus grand développement, ou bien à ce qu'une grosse bulle ethmoïdale se soude à l'apophyse unciforme. Ces deux causes font disparaître la partie antérieure de l'infundibulum.

Lorsque la lamelle d'origine de la bulle ethmoïdale est déjà en contact avec l'orifice du sinus frontal, cet organe ne communique pas seulement avec l'hiatus semilunaire, mais aussi avec la fente située entre la bulle et le cornet ethmoïdal inférieur.

Lorsque le sinus frontal fait défaut, l'infundibulum se termine par un ostium ethmoïdal, et le méat moyen finit en cul de sac au niveau de l'os frontal. Pendant la période de développement, on trouve dans cette région une disposition analogue, puisque l'infundibulum se termine du côté du frontal par une grande cavité correspondant à la phase du développement.

Jusqu'ici, nous n'avons jamais fait allusion qu'à la communication entre les fosses nasales et la partie écailleuse du sinus frontal. Pour être complet, il nous reste encore à étudier de plus près la partie orbitaire du sinus frontal. Nous avons deux points à résoudre : 1° les cavités de la partie orbitaire communiquent-elles avec celles de la partie écailleuse ? et 2° sont-elles en communication directe avec la cavité nasale ? On peut distinguer dans la partie orbitaire du frontal deux espèces de cavités : un groupe se trouve au niveau de l'incisure ethmoïdale, là où les deux plaques s'écartent l'une de l'autre et limitent une série de fossettes *(foveolæ ethmoidales)*, tantôt superficielles, tantôt profondes. Ces fossettes sont séparées les unes des autres par des crêtes basses qui se continuent avec les lamelles primitives des cornets ethmoïdaux (Pl. IV, fig. 1). Pour cette raison, les fossettes ne communiquent d'ordinaire ni les unes avec les autres, ni avec les parties écailleuses du sinus, mais au contraire, exclusivement avec les méats, c'est-à-dire que la loge antérieure communique avec la fente située entre la bulle ethmoïdale et le cornet ethmoïdal inférieur (Pl. X, fig. 1 et 2 *s*), la suivante, avec la fente ethmoïdale inférieure (Pl. VI, fig. 2 *Fi*), éventuellement une troisième, avec la fente ethmoïdale moyenne ou supérieure (Pl. VI, fig. 2 *Fe*).

Outre les foveolæ ethmoïdales, le toit de l'orbite, ainsi que nous l'avons déjà indiqué, est très souvent pneumatisé au niveau de leurs parties latérales; il s'agit cependant ici uniquement d'une communication du sinus écailleux dans le toit de l'orbite.

Je ne saurais terminer cette description du sinus frontal sans indiquer le rôle qu'il joue dans l'expression de la face. La grandeur du sinus détermine ces différences anatomiques que l'on observe sur le crâne de l'enfant et sur celui de l'homme et de la femme normalement constitués. Chez le nouveau-né, il n'y a encore aucune trace du sinus frontal; la glabelle, et, en général, toute la région supraorbitaire est lisse, et, pour cette raison, la partie supérieure de l'écaille frontale, qui présente déjà une convexité plus marquée, surplombe la partie inférieure du front. On observe la même disposition sur un crâne de femme bien constitué. Sur un crâne féminin typique, les arcs supraciliaires sont faiblement ou à peine indiqués; la région supraorbitaire et la glabelle sont aplaties, mais, par contre, la voussure sagittale y est fortement marquée. Le front descend à pic vers le nez et ne se recourbe plus brusquement au niveau du vertex. Dans un crâne masculin typique, les sinus frontaux sont spacieux, la glabelle et les arcades sourcillières forment une saillie bien marquée. La partie inférieure du front s'efface par rapport à la partie supérieure plate, et la courbe du profil devient fuyante, contrairement à ce qui existe chez l'enfant. La partie supérieure du front se retire un peu.

La forme de l'apophyse frontale du nez et la glabelle exercent une grande influence sur la forme du nez. L'apophyse nasale du frontal constitue un contrefort pour le dos du nez. Plus le dos du nez fait saillie sur la face, plus les apophyses frontales du maxillaire supérieur sont larges, et plus sont épaisses les extrémités supérieures des os du nez, et plus, enfin, l'apophyse nasale doit être saillante, pour des raisons architectoniques ; cette apophyse représente en effet un avant-mur qui soutient le dos du nez. Lorsque les apophyses frontales du maxillaire supérieur sont étroites, les os du nez minces, le dos du nez aplati et déprimé, il n'y a aucune raison pour que l'apophyse frontale du nez devienne fortement voûtée ; aussi rétrocède-t-elle. La glabelle, indépendamment du dos du nez, peut aussi faire saillie pour d'autres raisons qui, jusqu'à présent, sont inconnues, mais ceci ne contredit pas la théorie qui a été exposée; l'étude des crânes appartenant à des races à nez aplati (Malais, Nègres, etc.) fournit la meilleure preuve de son exactitude. Sur les crânes typiques des Malais (Pl. I, fig. 2, 3, 5 et 6), par exemple, l'apophyse frontale du maxillaire supérieur est étroite et orientée non sagittalement, mais frontalement. L'apophyse nasale du frontal faiblement voûtée, ne fait pas, pour cette raison, une forte saillie, et la glabelle est aplatie. De plus, dans la région de l'apophyse nasale, la longueur et la direction rectiligne de la suture naso-frontale sont remarquables, parce que très souvent les os du nez plats sont courts, tandis que sur les crânes de la race Caucasique, la longueur des os du nez compense le raccourcissement de l'apophyse naso-frontale et de la courbure de la suture naso-frontale. Tout cela exerce une grande influence sur la forme du squelette facial, et constitue un des traits les plus caractéristiques des diverses races. Ces formations sont, en outre, intéressantes, parce qu'elles nous apprennent comment la forme du crâne, et spécialement celle du front, sont sous la dépendance de la charpente nasale.

ANATOMIE COMPARÉE DES SINUS FRONTAUX.

L'étude comparée des sinus frontaux permet d'établir une séparation nette entre les Mammifères macrosmatiques et les Primates microsmatiques. Les premiers possèdent au moins *une excavation en forme de loge de la partie nasale de l'os frontal,* qui, chez beaucoup d'entre eux, s'élève encore très loin dans l'écaille frontale. La niche de l'apophyse nasale du frontal est remplie par des bourrelets olfactifs, tandis que la partie écailleuse du sinus ne renferme pas, chez tous les animaux, de bourrelets olfactifs.

Chez les *Microsmatiques*, le sinus frontal est souvent absent, et lorsqu'il existe, il ne renferme pas de bourrelets olfactifs. Le sinus frontal manque chez le Dauphin, chez l'*Ornithorhynchus paradoxus*, chez les Singes inférieurs et exceptionnellement aussi chez l'homme. Il existe normalement chez le Gorille et chez l'Homme et manque chez l'Hylobate. Il faisait aussi défaut sur le crâne d'un Chimpanzé âgé de deux ans.

Chez les Mammifères macrosmatiques, le sinus frontal, en totalité ou en partie, fonctionne donc comme réceptacle des bourrelets olfactifs (Pl. XXXIII, fig. 5).

CHAPITRE XXII.

Quelques remarques sur la pathologie des sinus frontaux.

Parmi les maladies les plus fréquentes de ces cavités, nous trouvons, comme pour le sinus maxillaire, les processus inflammatoires qui se développent dans leur revêtement. De même que ceux de la muqueuse de l'antre d'Highmore, on doit les considérer le plus souvent comme des conséquences d'un état maladif de la muqueuse nasale; c'est pour cela qu'on les trouve d'ordinaire associés aux processus inflammatoires des fosses nasales et des autres espaces pneumatiques. En raison de la ressemblance de structure de la muqueuse des cavités frontales, on trouve les mêmes lésions correspondant aux mêmes formes pathologiques.

Dans les *inflammations catharrales*, la muqueuse des sinus frontaux est, au début de la maladie, simplement injectée ou parsemée de petites taches sanguines plus ou moins grosses; la muqueuse est gonflée quelquefois au point de remplir presque complètement la cavité, et elle présente un aspect œdémateux. Dans *l'inflammation purulente*, la muqueuse est gonflée, rouge, parsemée d'extravasations et recouverte d'une couche de liquide purulent, surtout quand l'exsudat a une consistance épaisse. Lorsque le pus est fluide, la cavité ne se remplit pas, contrairement à ce qui se passe pour les sinus maxillaires, parce que l'ostium frontal se trouve placé à la partie la plus déclive du sinus et que, pour cette raison, l'exsudat peut facilement s'écouler. De plus, en raison du peu de profondeur de l'infundibulum, une fermeture de l'ostium frontal à ce niveau ne peut se produire facilement ; il s'ensuit que si après une maladie générale de tous les espaces pneumatiques, le processus pathologique disparaît, le sinus frontal reprend son état normal avant les autres espaces pneumatiques.

J'ai vu un sinus maxillaire ou un sinus sphénoïdal devenir malade isolément, mais je n'ai pas rencontré jusqu'ici l'inflammation isolée de la muqueuse du sinus frontal. Lorsque l'état pathologique de la muqueuse a disparu, cette dernière reprend son aspect normal ou bien il y persiste souvent des taches de pigment, la paroi du sinus présente de l'hyperostose ou des plaques osseuses absolument semblables aux exostoses et aux couches d'ostéophytes déjà décrites pour l'antre d'Highmore.

La dilatation du sinus frontal déterminée par l'empyème paraît être assez rare ; quant à moi, je n'ai pas eu l'occasion d'en observer un seul cas. Sur le sinus maxillaire, soit dit en passant, l'ectasie se produit plus facilement, parce que sa paroi nasale est membraneuse par places. L'ectasie des sinus frontaux amène facilement la protrusion du bulbe : on doit pourtant faire observer que l'empyème des cellules ethmoïdales, avec ectasie de ces espaces vers l'orbite, détermine un changement de position analogue du bulbe. Indépendamment des maladies de la muqueuse que je viens d'indiquer, j'ai observé des *perforations*, des *néoformations* et des *kystes* des sinus frontaux.

La *formation de lacunes* dans les parois du sinus frontal indique une anomalie de développement, ou se produisent par suite de l'atrophie due à l'âge ou à des processus pathologiques des tables du frontal. Quant aux lacunes par arrêt de développement, je les ai trouvées d'ordinaire combinées avec des défectuosités congénitales de l'ethmoïde ; elles sont situées dans la plaque inférieure du toit orbitaire et unissent le sinus frontal à la cavité orbitaire (Pl. XXXIV, fig. 1, 2 et 3). Une perforation produite par *atrophie* existait sur la plaque supérieure du toit orbitaire, et conduisait dans la fosse cranienne antérieure. Après avoir enlevé la dure-mère, je trouvai à gauche, dans le toit orbitaire, une perforation osseuse, à peu près du volume d'une lentille, avec des bords nets et extrêmement minces, qui était fermée du côté opposé par la muqueuse du sinus frontal. Fait important, dans ce cas, les parties molles du sinus frontal étaient en contact avec la dure-mère. Pour un troisième cas combiné à une perforation de la table antérieure de l'os frontal, je ne puis rien dire de précis sur son origine ; il s'agit évidemment d'un traumatisme. J'ai rencontré cette perforation dans le frontal droit ; à côté de la ligne médiane et immédiatement au dessus de l'arc supraciliaire, la paroi antérieure du sinus frontal présente une légère dépression arrondie, à peu près du volume d'une pièce de cinquante centimes ; elle est amincie en ce point, et on y trouve une perforation à bords dentelés qui conduit dans le sinus.

On constate dans quelques cas rares, sur la paroi antérieure du sinus, dans la région des arcades sourcillières, des lacunes de forme spéciale, que l'on doit considérer comme un arrêt de développement. De ce point part un sillon qui s'élève très haut ; ce sillon est interrompu en quelques endroits et communique avec les sinus frontaux. Je n'ai observé jusqu'ici qu'un seul cas de ce genre. L'explication de cette anomalie présente des difficultés ; C. v. Helly (1) pense qu'elle est due au développement de cette moitié du frontal aux dépens de deux fragments qui primitivement se rejoignaient au niveau du sillon.

La présence des lacunes dans la paroi antérieure du sinus mérite d'attirer l'attention, à cause du développement des pneumatocèles.

Les grandes lacunes des parois des sinus doivent, comme Verheyn (2), Vesale (3) et Schneider (4) le font remarquer, empêcher la respiration, parce que l'air introduit s'échappe par les lacunes anormales. Verheyn dit dans son Anatomie : il faut prendre garde dans la trépanation du frontal à ne pas ouvrir ses sinus, car la perforation ne guérit plus ; la preuve en est fournie par une histoire qu'un pharmacien de Löwen raconta ; ce pharmacien était porteur depuis de nombreuses années d'une perforation du sinus frontal qu'il fermait au moyen d'un emplâtre. S'il enlevait l'emplâtre, il respirait difficilement, parce que l'air introduit pendant l'inspiration s'échappait en partie par le sinus perforé.

Les tumeurs osseuses du sinus frontal que j'ai eu l'occasion d'observer, formaient, les unes de véritables tumeurs, les autres des hyperostoses diffuses. Les tumeurs ne dépassaient pas le volume d'une noisette ; elles partaient de la paroi antérieure ou de la paroi inférieure du sinus et avaient une structure moins

(1) *Ueber die Pneumatocele syncipitalis.* v. Langenbeck. Arch. Bd. 41.
(2) *L. c.*
(3) *L. c.* Portal. *Hist. de l'Anat. et de la Chir.,* t. VI.
(4) *L. c.*

compacte que la substance osseuse normale. Mais, pour ce qui est de l'examen microscopique, elles présentaient tous les caractères des tumeurs osseuses vraies.

On trouve rarement des *kystes dans la muqueuse du sinus frontal*, et moi-même je n'en ai observé que quelques cas; ils étaient à peu près gros comme des lentilles et renfermaient une substance épaisse blanche et poisseuse. La guérison rapide des processus pathologiques et le petit nombre des glandes suffiraient à expliquer la rareté des kystes muqueux dans les sinus frontaux.

CHAPITRE XXIII.

Sinus sphénoïdal.

(Pl. XXXIII, fig. 6-10.)

Le sinus sphénoïdal représente une cavité du corps du sphénoïde divisée en deux parties par une cloison médiane; chacune d'elles possède sur sa paroi antérieure un orifice, *ostium sphénoïdale*, qui la met en communication avec les fosses nasales. La cloison sphénoïdale fait saillie hors des sinus et constitue une arête qui repose sur les faces antérieure et inférieure du corps du sphénoïde, et qu'on appelle bec du sphénoïde; ce bec a son importance comme point d'appui du vomer.

Nous distinguons sur le corps du sphénoïde six faces qui, toutes, sont en relation avec le sinus sphénoïdal. La paroi supérieure et les parois latérales font saillie dans la fosse cranienne moyenne et la divisent en deux parties égales; les parois antérieure et inférieure sont tournées vers les fosses nasales et contribuent à former le toit du nez.

La *paroi supérieure* est relativement longue; on distingue sur sa face cérébrale :

a, les parties radiculaires de la petite aile du sphénoïde;

b, le plan sphénoïdal avec le trou optique dans chaque angle latéral;

c, la selle turcique.

Sur cette face reposent aussi :

a, une partie du lobe frontal avec le lobe olfactif;

b, le chiasma des nerfs optiques et, dans les angles latéraux, de chaque côté, l'artère ophtalmique recouverte par les premiers segments du nerf optique ;

c, dans l'excavation, l'hypophyse du cerveau.

Si la paroi supérieure du sinus est mince, la selle forme un bourrelet saillant dans le sinus sphénoïdal ; de même, les canaux optiques, lorsque le sinus s'étend dans la racine inférieure de la petite aile du sphénoïde (Pl. **XXXIII**, fig. 6).

La *paroi inférieure (plancher)* du sphénoïde, ne présente rien de bien remarquable ; lorsqu'elle est mince et que le sinus se prolonge vers la grande aile du sphénoïde, elle peut présenter une saillie en forme de crête des deux côtés, au niveau de l'angle où le plancher s'unit avec les parois latérales du canal vidien.

Les *parois latérales* présentent chacune sur leur face célébrale un sillon pour la carotide interne ; le demi-canal s'élève souvent, comme le bourrelet, vers le sinus, lorsque la paroi osseuse est mince, notamment sa partie antérieure recouverte par l'apophyse clinoïde antérieure (Pl. **XXXIII**, fig. 6). En raison du voisinage du sinus caverneux et de la possibilité de la transmission des maladies du sinus sphénoïdal à cet organe, il est important d'étudier la topographie de ce lac veineux. Il est situé sur la face latérale du corps du sphénoïde dans la dure-mère, qui, en ce point, se divise en deux feuillets : un interne, qui recouvre le corps du sphénoïde et qui, par conséquent, joue le rôle de périoste, et un externe, qui saute directement du rocher à l'apophyse clinoïde antérieure. La face latérale de ce repli de la dure-mère limite la fosse cranienne moyenne, sa paroi médiane (sur laquelle repose le nerf de la cinquième paire et le nerf oculomoteur), ainsi que le sinus lui-même. Dans l'espace dure-mérien, on trouve la carotide interne et le nerf moteur oculaire externe, qui est accolé à la face externe de l'artère.

La *paroi postérieure* du sinus sphénoïdal est orientée frontalement et se trouve, suivant l'étendue du sinus, tantôt plus en avant tantôt plus en arrière.

La *paroi antérieure* du sinus sphénoïdal est mince, orientée frontalement ; elle est caractérisée par la présence de l'ostium sphénoïdal.

Sur les côtés, au point où la face antérieure du sphénoïde et l'extrémité postérieure de l'ethmoïde se rejoignent, il se forme un sillon à direction verticale, le *recessus sphéno-ethmoïdal* (Pl. **XI**, fig. 3 e), dont nous avons déjà parlé. Ce recessus est limité, en haut, par le toit des fosses nasales et s'ouvre, en bas, dans les choanes; parfois, cependant, lorsque l'insertion postérieure du cornet ethmoïdal inférieur se prolonge très loin en arrière, il s'arrête à son niveau. Ce sillon conduit de l'angle situé entre l'ethmoïde et le sphénoïde vers les choanes, les matières sécrétées et contient l'orifice du sinus sphénoïdal. Lorsqu'il existe plus de trois cornets ethmoïdaux, cela ne change rien à la forme du recessus sphéno-ethmoïdal, ni à ses rapports avec l'orifice du sinus sphénoïdal. L'ostium sphénoïdal s'ouvre donc dans un sillon spécial et non dans le méat supérieur, comme beaucoup l'admettent; ce n'est que lorsque les cornets ethmoïdaux sont fortement aplatis en arrière et que l'ostium sphénoïdal est très grand, que le liquide qui vient du sinus peut arroser la face médiane de l'ethmoïde.

Et maintenant, pour ce qui concerne l'ostium sphénoïdal lui-même, les crânes macérés sont peu favorables à son étude, et il n'est guère facile de donner, d'après ces pièces, une description exacte de sa forme, car le revêtement muqueux de la face antérieure du sphénoïde exerce une influence essentielle sur la forme et les dimensions de l'orifice. Le trou de la paroi osseuse du sinus sphénoïdal est plus grand que celui de la muqueuse, parce que la muqueuse vient se placer comme un clapet ou comme un diaphragme au-devant de l'orifice de communication de l'os, et ainsi le rétrécit. Lorsque la muqueuse ne s'avance que peu ou d'un seul côté vers le centre de la lacune osseuse, elle ne modifie alors qu'à un faible degré ses dimensions; mais elle peut être aussi petite qu'une tête d'épingle ou même encore plus petite, lorsque la muqueuse fait saillie vers le centre sur toute la périphérie du trou sphénoïdal osseux. Le trou sphénoïdal peut être parfois réduit à un étroit orifice, indépendamment de la muqueuse, lorsque la cellule postérieure du labyrinthe ethmoïdal refoule en arrière la paroie antérieure du sinus sphénoïdal, à la façon d'une vessie, et qu'elle rétrécit l'ostium sphénoïdal.

Chez les nouveau-nés et chez les jeunes sujets, l'entrée de l'ébauche du sinus sphénoïdal se trouve rétrécie par un repli semilunaire de la muqueuse, qui s'élève de bas en haut.

La dimension de l'orifice sphénoïdal a une importance pratique, car suivant qu'elle sera plus ou moins grande, les exsudats qui se forment dans le sinus sphénoïdal pourront s'écouler plus ou moins facilement. De même la topographie de la perforation, par rapport au sinus, a aussi son importance. Examiné par les fosses nasales, l'orifice est situé le plus souvent juste au dessous du toit des fosses nasales ou à quelques millimètres plus bas, rarement au milieu, de la paroi du sphénoïde. Dans le premier cas, l'ostium sphénoïdal n'occupe pas le point le plus élevé du sinus sphénoïdal, car le toit de ce sinus se trouve situé plus haut que celui des fosses nasales. Pour cette raison aussi (dans la région médiane), le plancher de la fosse cranienne antérieure est situé un peu plus haut que celui de la fosse cranienne moyenne.

Le tableau suivant renferme des chiffres sur la distance de l'orifice du sphénoïde au plancher et au toit du sinus sphénoïdal; à ce propos, je ferai observer que l'on a pris pour point de départ des mensurations, non pas le centre de l'ostium, mais son bord inférieur.

HAUTEUR du sinus sphénoïdal.	DISTANCE DE L'OSTIUM SPHÉNOIDAL	
	AU PLANCHER du sinus sphénoïdal.	AU TOIT
13 millim.	9 millim.	4 millim.
18 »	8 »	10 »
20 »	9 »	— »
22 »	16 »	6 »
24 »	15 »	9 »
24 »	16 »	8 »
25 »	8 »	17* »
25 »	14 »	11 »
25 »	14 »	11 »
27 »	19 »	8 »

Il ressort de ces chiffres que l'orifice se trouve le plus souvent situé au dessus de la partie moyenne de la paroi antérieure.

Enfin, je dirai encore que sur le cadavre, mais surtout sur les préparations macérées, la paroi antérieure du sphénoïde, avec ses orifices, est accessible à la vue. On voit dans la partie postéro-supérieure des fosses nasales la portion médiane de cette paroi et l'ostium sphénoïdal.

Aussi la perforation du sinus par la paroi antérieure est facile à pratiquer. J'ai fait à plusieurs reprises, sur le cadavre, la perfo-

(*) Septum sphénoïdal asymétrique et retourné dans le sens frontal; sinus sphénoïdal gauche plus bas que le droit; la partie supérieure du sinus gauche est logée dans le sinus sphénoïdal droit.

*ration du sinus sphénoïdal par les fosses nasales et toujours avec
succès, en poussant le trocart le long du septum dans la projection
du cornet moyen assez loin en arrière pour atteindre la paroi antérieure du sphénoïde que je perforais alors.*

Cette observation de J. HYRTL (1) : « Le sinus sphénoïdal échappe
à toute intervention manuelle et instrumentale », n'a donc aucune
valeur.

La *forme*, et surtout les dimensions du sinus sphénoïdal sont
sujettes à de nombreuses variations; nous observons, en effet,
tantôt un manque, tantôt un excès de développement. Parfois le
corps du sphénoïde, en raison de l'absence de résorption, est peu
creusé et les parois du sinus sont épaisses ; le sinus sphénoïdal est
alors séparé de la cavité cranienne par d'épaisses lamelles osseuses. Ce fait anatomique a une importance pratique, parce qu'il
rend très difficile la propagation des maladies du sinus aux organes
de la cavité cranienne. De même que le rétrécissement, l'absence
du sinus sphénoïdal est aussi un phénomène fréquent ; la littérature, en effet, contient de nombreux exemples de cette variété
dans laquelle le corps du sphénoïde possède les caractères d'un
corps vertébral. Depuis VESALE et COLUMBUS, jusqu'à ces derniers
temps, beaucoup d'anatomistes ont signalé ce fait. Lorsque cette
cavité fait défaut, on trouve sur la paroi antérieure du corps du
sphénoïde, à la place de l'ostium sphénoïdal, une fossette qui
représente le premier stade de la formation du sinus ; cette fossette
loge un prolongement en forme de bouteille. Par contre, le sinus
sphénoïdal atteint souvent des dimensions excessives ; ses parois
présentent alors une grande minceur, le sinus dépasse même les
limites du corps du sphénoïde et envoie des prolongements dans
la partie basilaire de l'os occipital (VIRCHOW), dans les grandes et
petites ailes du sphénoïde, dans les apophyses aliformes (MAYER)
et dans le bec du sphénoïde.

On a observé plus fréquemment dans ce sinus que dans les autres
espaces pneumatiques l'existence de cloisons (MORGAGNI, PALFYN,
van DÖVEREN) et de saillies en forme de stalactites.

Les relations variables qui existent entre les cellules ethmoïdales
postérieures et la paroi antérieure du sphénoïde ne sont pas sans
intérêt. Pour les comprendre, il est nécessaire de faire une étude
complète de cette paroi. On doit distinguer sur la face antérieure

_____

(1) *Topograph. Anat.* Bd. I. Wien, 1860.

du corps du sphénoïde deux parties : une *petite, médiane* (partie nasale) et une *grande, latérale* (partie ethmoïdale). La première est plane, on y trouve l'ostium sphénoïdal; la seconde forme une *niche (recessus sphénoïdal)*, limitée en haut et en dehors par les petites ailes du sphénoïde, en arrière par la face antérieure du sphénoïde. Cette niche est immédiatement contiguë à la paroi postérieure du labyrinthe ethmoïdal et limite par conséquent la plus postérieure des cellules ethmoïdales. Ces rapports sont les mêmes que ceux que nous avons observés entre le toit de l'orbite et les cellules ethmoïdales supérieures, ou bien pour les cellules de HALLER, entre le plancher de l'orbite et les cellules ethmoïdales inférieures. Comme une partie de la paroi antérieure du sphénoïde se trouve comprise dans le domaine du labyrinthe ethmoïdal, sur des fosses nasales intactes cette paroi est notablement plus petite que sur un sphénoïde isolé et *seule la partie nasale de la paroi antérieure du sphénoïde forme la paroi postérieure du nez.*

La partie ethmoïdale de la paroi antérieure du sinus sphénoïdal, contrairement à ce qui se passe pour la partie nasale, varie notablement. Il arrive, par exemple, que le recessus sphénoïdal manque complètement; alors la cellule ethmoïdale postérieure passe directement dans le sinus sphénoïdal. Dans les cas ordinaires, on tombe en ouvrant les cellules ethmoïdales postérieures, sur le recessus qui forme une cloison entre la cellule et le sinus sphénoïdal. Au contraire, lorsque l'anomalie dont nous avons parlé existe, on va directement des cellules ethmoïdales postérieures dans le sinus. Fréquemment à cette anomalie s'en combine une autre, caractérisée par ce fait que le sinus sphénoïdal est divisé par une cloison horizontale en un étage supérieur et en un étage inférieur. L'étage supérieur se continue avec les cellules ethmoïdales postérieures; l'inférieur s'ouvre au niveau de l'ostium sphénoïdal dans les fosses nasales. Le premier s'étend d'ordinaire aux deux moitiés du corps du sphénoïde; le même fait ne se produit pour le second que lorsque le septum sphénoïdal fait défaut.

Par suite de la disposition anormale des cavités développées dans le sphénoïde, le canal optique ne se trouve plus dans la projection du sinus sphénoïdal, mais dans celle des cellules ethmoïdales postérieures.

On peut vraisemblablement expliquer ces cas de la façon suivante : la muqueuse du nez envoie deux prolongements vers le

corps du sphénoïde, l'un typique, dans la région de l'ostium sphénoïdal, l'autre atypique, qui prolonge les cellules ethmoïdales
postérieures.

Je signalerai une anomalie qui consiste en ce que un bourgeon
de forme vésiculeuse, parti du labyrinthe ethmoïdal, au niveau du
recessus sphénoïdal, prolifère dans l'intérieur du sinus sphénoïdal,
parce que cette disposition rappelle des formations analogues des
sinus frontaux et maxillaires.

Pour ce qui concerne le *septum sphénoïdal*, je ferai observer
qu'il est parfois asymétrique; il est tellement dévié, que tel sinus
peut avoir quatre à cinq fois le volume de tel autre. Dans ces cas,
le bec du sphénoïde présente lui aussi une excavation, et sa cavité
est comprise dans le plus grand des deux sinus.

La description que nous venons de donner, pourrait faire supposer que le sinus sphénoïdal constitue une cavité limitée de tous
côtés par les parois du corps du sphénoïde; l'examen de jeunes
sphénoïdes (parfois aussi des sphénoïdes adultes) nous apprend
cependant que le plancher ainsi que les parties médianes et inférieures de la paroi antérieure du sinus sphénoïdal, sont formées
d'ossicules propres que l'on appelle les *cornets sphénoïdaux*.

CORNETS SPHÉNOÏDAUX (CONCHAE OU CORNUA SPHENOIDALIA, OSSICULA BERTINI).

Je suivrai principalement dans ma description les données de
C. TOLDT (1), qui a fait une étude très complète de ces osselets; les
résultats de mes propres études concordent avec les siens.

Les cornets sphénoïdaux de l'adulte ont l'aspect « de plaquettes
osseuses triangulaires, recourbées en avant; ils présentent en
arrière une pointe aiguë et envoient en avant un prolongement
aplati, plus ou moins effilé, orienté sagittalement. Les deux osselets sont disposés, l'un par rapport à l'autre, de telle manière
qu'ils limitent entre eux un angle très aigu ouvert en arrière. Au
sommet de cet angle, formé par les apophyses antérieures, les deux
cornets s'unissent en avant du bec et s'arrêtent au bord postérieur
de la lame perpendiculaire de l'ethmoïde. Les bords internes des

(1) *Osteologische Mittheilungen.* « *Lotos* », Jahrb. f. Naturwissenschaften.
Nouvelle série, t. III-IV.

cornets entourent le bec des deux côtés, tandis que les pointes postérieures viennent se placer du côté interne, au voisinage des racines des ailes descendantes. Les bords latéraux des cornets s'adaptent aux bords du corps du sphénoïde qui, à cette époque, débordent un peu en avant. Ils forment ainsi une sorte d'opercule qui, de chaque côté, recouvre le sinus sphénoïdal en bas et en avant ».

Pour se rendre compte de l'influence que le développement et la forme des cornets sphénoïdaux exerce sur le développement des sinus maxillaires, on doit étudier les osselets dans les divers stades de leur évolution : « Le corps du sphénoïde du nouveau-né présente, vu de devant et d'en bas, dans sa région moyenne, une forte saillie cunéiforme, ayant plus ou moins la forme d'un bourrelet, qui appartient en grande partie au sphénoïde antérieur, mais qui s'étend également sur la face inférieure du sphénoïde postérieur. Cette saillie (on pourrait lui donner le nom de *bec primaire du sphénoïde*) présente, au niveau de l'union entre le corps antérieur et le corps postérieur du sphénoïde, une dépression en forme d'entonnoir, qui parfois s'allonge pour former en quelque sorte une fente transversale. Le « bec primaire » repose, par son bord inférieur libre, sur les ailes du vomer ; sur ses parois latérales viennent s'appliquer les cornets sphénoïdaux. Jusqu'à la quatrième année, la forme du corps du sphénoïde, vu par devant, a un aspect nettement cunéiforme ; vers la sixième année, la face antérieure du corps du sphénoïde est presque plane, les bords latéraux seuls font une légère saillie en avant ; dans quelques cas, on observe de chaque côté, sur cette face antérieure, une fossette peu profonde. Le bec primaire entre maintenant un peu en régression ; il est devenu plus petit, par suite de la poussée d'exostoses des deux côtés de sa base ; il est aussi plus grêle, par suite de la résorption qui se fait sur ses faces latérales. Les faces latérales présentent d'ordinaire chacune une dépression superficielle en forme de fossette. Dans le cours de la septième année, les fossettes que nous venons de signaler s'accentuent plus nettement sur les faces latérales du bec et sur la face antérieure du corps et se creusent de plus en plus pendant la huitième année. En même temps qu'elles, apparaissent sur le corps du sphénoïde, les premières traces des espaces pneumatiques. Les sinus sphénoïdaux existent, certes, depuis longtemps et sont déjà arrivés à un notable degré de développement, mais jusqu'à ce moment, ils n'ont aucune relation avec le sphénoïde, mais bien avec l'ethmoïde.

— 369 —

Comme Dursy (1) l'a reconnu le premier, on doit chercher les premières ébauches des sinus sphénoïdaux dans les extrémités postérieures, terminées en cul-de-sac, du labyrinthe ethmoïdal cartilagineux primitif. Placées des deux côtés du corps cartilagineux du sphénoïde, elles sont d'abord formées par un prolongement de la muqueuse de la région olfactive et sont entourées par une lame cartilagineuse enroulée — extrémité postérieure du cartilage nasal postérieur. Dans les derniers mois de la vie embryonnaire, des osselets particuliers, provenant de points d'ossification indépendants — *cornets sphénoïdaux* — contractent des relations intimes avec le sinus.

L'ossification des cornets sphénoïdaux commence au cinquième mois de la vie embryonnaire et, d'après les données de Toldt, avec la participation du cartilage. « Au moment de l'accouchement, chaque cornet sphénoïdal se compose d'une lamelle osseuse courte, triangulaire, disposée sagittalement; sur son extrémité postérieure épaissie, s'élève une petite nacelle hémisphérique dont l'orifice est tourné en avant. *Cette nacelle enveloppe immédiatement le sinus sphénoïdal; cependant sa paroi supérieure n'a pas encore atteint son complet développement.* La lamelle s'accole par sa paroi médiane plane au bec primaire du corps du sphénoïde; elle est en contact, par son bord inférieur le plus long, avec le bord supérieur du vomer. Pendant la première année de l'existence, les phénomènes d'accroissement qui se produisent dans les cornets sphénoïdaux, se limitent essentiellement à une simple augmentation de volume. Il ne me reste plus qu'à faire remarquer que, pendant ce temps, le processus d'ossification s'étend aussi à la paroi supérieure du sinus. Par suite de ce fait, à partir de ce moment, pendant un certain temps, *chaque sinus sphénoïdal se trouve entouré de tous côtés par une capsule cartilagineuse complète qui appartient entièrement aux cornets sphénoïdaux.* Cette capsule ne possède sur sa paroi antérieure qu'un orifice arrondi, le trou sphénoïdal des auteurs. Pendant la seconde et la troisième année de l'existence, le développement des cornets sphénoïdaux fait des progrès notables. En même temps, le plancher des sinus osseux se développe de plus en plus. La partie aplatie du cornet, tournée du côté du bec primaire, s'accroît non seulement dans le sens vertical, mais aussi dans le sens sagittal et se prolonge en avant en une pointe mousse, et en

(1) *L. c.*

24

arrière, en une pointe aiguë. La pointe postérieure est située en
dedans du canal vidien, dans le sillon qui se trouve entre la face
inférieure du corps et la racine de l'aile descendante. Les deux
cornets du sphénoïde dépassent, par leur extrémité antérieure, le
bec primaire et peuvent se rencontrer sur la ligne médiane. Les
deux sinus eux-mêmes atteignent à peu près la grosseur d'un pois,
mais ils sont fortement aplatis des deux côtés ».

Les processus de résorption qui commencent d'ordinaire à
apparaître pendant la quatrième année sur les cornets sphénoïdaux, présentent un intérêt particulier. *La paroi postérieure* du
cornet sphénoïdal constituant une capsule, est « très amincie par
suite de la résorption de la substance osseuse qui se produit en un
point bien limité. Elle présente bientôt une petite lacune qui va
toujours en s'agrandissant jusque dans la sixième et la septième
année. Un processus analogue se développe d'ordinaire en même
temps, ou un peu plus tard, sur la paroi *médiane* de la capsule. En
face de ces points, la paroi antérieure du corps du sphénoïde,
c'est-à-dire le bec primaire, forme la paroi osseuse du sinus. Ce
sont en effet les mêmes points, comme nous l'avons indiqué plus
haut, qui présentent au début des dépressions superficielles en forme
de fossettes. La résorption s'accentue toujours de plus en plus et
atteint, en effet, également, la paroi latérale, jusqu'à ce que, entre
la huitième et la dixième année, les parois postérieure et médiane
de la capsule osseuse aient entièrement disparu, ainsi que la paroi
latérale, en tant qu'elle est formée par le cornet sphénoïdal.
A partir de ce moment où il ne persiste plus des cornets sphénoïdaux primitifs que leur paroi antérieure et inférieure, ces organes
ne présentent plus que la disposition et la forme qui correspond
aux descriptions ordinaires des auteurs.

La fusion osseuse des cornets avec le corps du sphénoïde représente un pas de plus dans la formation des sinus sphénoïdaux.
Le moment où se produit cette fusion est très variable; elle se fait
environ entre la neuvième et la douzième année. Enfin, comme on
le sait déjà, l'augmentation de volume du sinus se produit par la
résorption progressive de la substance osseuse, au niveau de sa
paroi postérieure, c'est-à-dire sur le corps du sphénoïde; le bec
primaire est ainsi conservé comme base de la cloison médiane ».

Les processus de développement du sinus sphénoïdal sont sujets
à des modifications diverses. Une des plus essentielles consiste,
d'après Toldt, en ce que les cornets sphénoïdaux sont déjà soudés,

dans le cours de la deuxième année, avec le corps du sphénoïde. Dans ces cas, la résorption ne se produit pas, et il en résulte un arrêt de développement des cornets et un rétrécissement de la cavité des sinus sphénoïdaux. Ces sinus n'occupent alors que le tiers inférieur de la face antérieure du sphénoïde, et lorsque les cellules ethmoïdales postérieures empiètent sur le corps du sphénoïde, il se produit alors cette forme de sinus sphénoïdal qui a été décrite plus haut.

Parfois se développent sur la face ventrale des cornets sphénoïdaux ou plus latéralement, dans le sillon situé entre ceux-ci et les apophyses alaires du sphénoïde, de petits osselets, qu'en raison de leur position j'ai appelé (1) *ossicula subsphenoidalia*.

Bien que ce soient les *cornets sphénoïdaux* qui donnent lieu à la formation du sinus sphénoïdal, et bien qu'ils se soudent intimément avec le sphénoïde, ils représentent cependant des *parties constituantes de l'ethmoïde*. Nous en trouvons une première preuve dans le fait qu'ils se soudent ultérieurement à l'ethmoïde et une seconde, plus convaincante, dans l'anatomie comparée.

D'après les recherches de C. Toldt, la fusion des cornets sphénoïdaux avec l'ethmoïde, commence vers la quatrième année environ, tandis que la synostose avec le sphénoïde se produit de la neuvième à la douzième année. Par conséquent, les cornets du sphénoïde constituent des parties typiques de l'ethmoïde. Toldt considère, pour cette raison, les sinus sphénoïdaux comme les cellules ethmoïdales les plus postérieures, opinion que je ne puis partager, surtout parce que les capsules cartilagineuses situées des deux côtés du bec, représentent les extrémités postérieures rétrécies de la capsule du nez.

DÉHISCENCES DE LA PAROI DU SPHÉNOÏDE.

J'ai eu quelquefois l'occasion d'observer des déhiscences d'origine physiologique dans les parois du corps du sphénoïde ; ce sont de petites lacunes établies dans les parois latérales et conduisant dans la fosse cranienne moyenne qui méritent d'attirer l'attention, parce qu'ils mettent le revêtement du sinus en contact avec la dure-mère.

(1) *L. c.*

ANATOMIE COMPARÉE DU CORPS DU SPHÉNOIDE ET DES CORNETS SPHÉNOÏDAUX.

Le corps du sphénoïde de l'homme et des mammifères se compose de deux segments, le *sphénoïde antérieur* et le *sphénoïde postérieur*, séparés l'un de l'autre par une suture cartilagineuse (la synchondrose intersphénoïdale). Chez l'homme cette synchondrose entre déjà en régression avant l'accouchement; il persiste chez les animaux.

Le sphénoïde antérieur présente chez les quadrupèdes, sur sa face frontale, une simple *niche* limitée par ses bords latéraux fortement développés *(ailes ethmoïdales)* et par le débordement des bords supérieurs *(alæ minimæ)*. Il peut présenter aussi une vaste cavité, lorsque la niche s'élargit par suite de la résorption qui se produit en arrière. Chez quelques animaux, le sinus empiète même sur le sphénoïde postérieur. *Ni la niche ni le sinus, contrairement à ce qui existe chez l'homme, ne possèdent une paroi antérieure ; c'est pour cela qu'on ne trouve pas non plus d'ostium sphénoïdal.*

L'échidné, les marsupiaux, les édentés, les artiodactyles, à l'exception du cochon, les rongeurs, les insectivores et les chiroptères ont un sinus sphénoïdal *en forme de niche*. Parmi les ongulés les perissodactyles et l'hyrax capensis possèdent des *sinus sphénoïdaux* profonds.

Chez les animaux qui ont cinq bourrelets olfactifs, dans la série médiane, un segment du cinquième (le plus postérieur) bourrelet olfactif est logé dans la niche (Pl. **XXXIII**, fig. 5). Chez ceux qui en possèdent plus de cinq, on en trouve plusieurs également.

Les sinus sphénoïdaux ont donc souvent pour fonction de loger les bourrelets olfactifs.

Les bourrelets olfactifs postérieurs ou plutôt les plus postérieurs ne remplissent cependant pas complètement les cavités du corps du sphénoïde, ce qui est important, en raison de la circulation de l'air dans la région de l'ethmoïde.

Chez les animaux *anosmatiques* ou bien les sinus sphénoïdaux disparaissent, comme par exemple chez les singes inférieurs, ou ils persistent sous forme d'espaces vides, comme chez les Primates supérieurs. Le sinus sphénoïdal manque aussi chez l'Ornithorhynque et le Dauphin.

Le sinus des microsmatiques, devenu vide, possède, contrairement aux sinus sphénoïdaux des quadrupèdes, une paroi antérieure avec un ostium sphénoïdal (Pl. XXXIII, fig. 6 et 8 *B*).

Les sinus sphénoïdaux de l'orang présentent une disposition intéressante. Je n'ai eu jusqu'ici l'occasion que d'étudier trois crânes d'orang, dont deux présentaient les dispositions suivantes : sinus sphénoïdaux très vastes, les grandes et petites ailes du sphénoïde ainsi que les apophyses pterygoïdes, comme nous l'apprend C. B. Brühl (1), ne sont pas solides comme chez l'homme, mais au contraire elles sont creuses en partie. Ces cavités constituent des prolongements du sinus sphénoïdal. (De plus, les espaces pneumatiques des grandes ailes communiquent fréquemment avec les cavités cellulaires de l'écaille du temporal. R. Owen, d'après Brühl, a trouvé fréquemment, sur le crâne du Chimpanzé et du Gorille, les grandes et petites ailes du sphénoïde creuses). La paroi antérieure des sinus sphénoïdaux présente une partie nasale et une partie ethmoïdale ; la première renferme l'ostium sphénoïdal, la seconde offre une perforation plus grande qu'un haricot qui conduit dans le sinus maxillaire par l'intermédiaire de l'espace qui s'est substitué aux cellules ethmoïdales (Pl. XXX, fig. 4).

Sur le troisième crâne d'Orang qui, à en juger par la dentition, devait appartenir à un animal plus vieux que les deux autres, on ne trouve pas la disposition que nous venons de décrire. Le corps du sphénoïde est entièremeut massif ; il ne présente donc aucune des particularités des deux premiers cas.

J'ai encore trouvé une communication entre le sinus sphénoïdal et le sinus maxillaire, chez le *Mycetes seniculus*, mais cependant *d'un seul côté*. Voici l'observation : Corps du sphénoïde creux dans sa partie antérieure, mais absence d'ostia sphénoïdaux et de septum sphénoïdal. Du côté gauche, on trouve en avant et en bas, dans le sinus sphénoïdal, un orifice gros comme une petite lentille qui conduit dans le sinus maxillaire (angle postéro-supérieur). En outre, le sinus sphénoïdal se continue aussi vers les fosses nasales et mine encore la plaque des cornets de l'ethmoïde (Pl. XXX, fig. 5).

L'absence d'ostium sphénoïdal prouve que la cavité du sphénoïde ainsi que celle de l'ethmoïde ont été formées par le sinus maxillaire. Il serait à désirer que l'on pût étudier de jeunes sujets de

(1) *Zur Kenntniss des Oranghopfes, etc.* Wien, 1856.

mycètes afin de tirer au clair cette disposition spéciale de la région ethmoïdale.

Chez *l'homme* le corps du sphénoïde possède également les alae ethmoïdales et les alae minimae, mais ces dernières y sont tout à fait rudimentaires, ce qui correspond bien à l'ébauche que montre d'une façon générale la partie antérieure du corps du sphénoïde. Le sinus sphénoïdal se comporte, comme nous l'avons déjà dit, d'une façon assez variable. Il est petit, atrophié ou manque complètement ; dans les cas extrêmes il est très spacieux et présente des prolongements qui, comme chez l'orang, vont jusque dans les ailes du sphénoïde et dans les apophyses aliformes. On trouve même assez souvent un indice de la communication entre les sinus sphénoïdaux et maxillaires, en ce sens qu'il se forme un prolongement (Pl. XXXIII, fig. 6 *c*) plus ou moins profond, dirigé en avant dans l'angle latéral et antérieur du sinus sphénoïdal, et qui correspond exactement au point où chez l'orang et le mycète se trouve l'orifice de communication mentionné. Le sinus maxillaire se porte au devant de cette formation, de telle sorte que dans tous les cas où la cavité de l'apophyse orbitaire de l'os palatin semble comprise dans le sinus maxillaire, cette dernière cavité envoie des prolongements vers l'ethmoïde et le sphénoïde. Comme de plus la cellule ethmoïdale postérieure s'ouvre assez souvent dans le sinus sphénoïdal, la voie par laquelle chez l'homme la communication des espaces pneumatiques peut aussi se faire, se trouve indiquée.

———

Et maintenant, comment pouvons-nous expliquer les différences importantes que nous avons observées sur la paroi antérieure du corps du sphénoïde et notamment ce fait que les quadrupèdes ne possèdent pas de sinus sphénoïdal, limité en avant et en bas par des parois propres ? En même temps que nous répondrons à cette question, nous répondrons aussi à cette autre : les animaux possèdent-ils des cornets sphénoïdaux ? Nous avons vu que chez les quadrupèdes des bourrelets olfactifs se trouvent logés dans les sinus sphénoïdaux, ce qui explique suffisamment que la paroi antérieure du sinus fasse défaut. On trouve de plus un segment osseux homologue des cornets sphénoïdaux, mais il ne constitue point un os autonome ; il fait, au contraire, partie intégrante de l'ethmoïde et du vomer. On voit, en effet, ventralement par rapport aux deux ou trois bourrelets olfactifs postérieurs et symétriquement des deux côtés du vomer, une plaque osseuse triangulaire, la *lame terminale* (Pl. XXXIII, fig. 7 *ss*). Cette plaque osseuse recouvre en arrière ces bourrelets olfactifs et s'unit par l'intermédiaire de son bord postérieur au bord antéro-inférieur de la niche du sphénoïde. En avant, elle s'unit avec la lamelle de soutien de quelques bourrelets olfactifs et limite avec eux une fente (Pl. XXXIII, fig. 7 *o*). La lame terminale montre qu'elle appartient à l'ethmoïde, parce que sur sa face dorsale, dès sa naissance s'insèrent les plis de soutien de quelques bourrelets olfactifs.

Le puissant développement et la position horizontale de la lame terminale divisent, contrairement à ce qui se passe chez l'homme, les fosses nasales des quadrupèdes en trois cavités : l'antérieure qui renferme le cornet inférieur, la postérieure, espace cylindrique situé entre le plancher du nez et la plaque terminale (canal nasopharyngien Dursy) qui conduit dans la gorge et un supérieur, situé au dessus du précédent, qui loge les bourrelets olfactifs.

Lorsque l'ethmoïde se réduit, et qu'il se retire de la niche sphénoïdale, les relations des bourrelets olfactifs avec la lame terminale disparaissent. *Cette lame, ainsi qu'une partie de la plaque de soutien persistent cependant* et ces deux organes, *sous forme de cornets sphénoïdaux*, limitent en avant et en bas, le sinus sphénoïdal. La fente située entre la lame et la plaque de soutien devient l'ostium sphénoïdal. (Pl. XXXIII, fig. 7 entre *r* et *s* et 8 *o sph.*).

On ne trouve d'études d'anatomie comparée au sujet des cornets sphénoïdaux que dans les travaux de J. Cleland (1) et E. Dursy (2). D'après Dursy, chez les mammifères supérieurs, le toit du canal naso-pharyngien n'est pas représenté comme chez l'homme, uniquement par le sphénoïde, mais aussi par une mince plaque osseuse qui sépare la région ethmoïdale (regio olfactoria) du canal nasopharyngien. Ainsi, les fosses nasales des mammifères, contrairement à celles de l'homme, offrent dans leur moitié postérieure un double plancher : le supérieur porte la région olfactive, l'inférieur, le prolongement de la région respiratoire. Cette plaque osseuse mince qui s'étend en avant dans le sens transversal à peu près irrégulière, triangulaire, est échancrée en forme de demi-lune sur son bord antérieur et est suspendue par son bord interne au

---

(1) *On the relations of the Vomer etc.* Philos. Transact. 1862.
(2) *L. c.*

bord supérieur du vomer. Sur le crâne de l'homme on aurait la même disposition, si on rabattait les cornets sphénoïdaux qui de la paroi sphénoïdale inférieure se tournent vers l'antérieure et si on les faisait contribuer au prolongement du plancher du sinus sphénoïdal. Il résulte de cette comparaison que la plaque osseuse triangulaire, décrite plus haut et qui représente le plancher de la région olfactive des mammifères, est en réalité le cornet sphénoïdal de l'homme.

L'étude de l'anatomie comparée nous apprend donc que des parties de l'ethmoïde se séparent de cet os et s'unissent au sphénoïde pour fermer ses sinus.

CHAPITRE XXIV

Pathologie des sinus sphénoïdaux.

(Pl. XXII, fig. 4, et Pl. XXXIII, fig. 9.)

INFLAMMATION DE LA MUQUEUSE.

On peut observer très fréquemment des maladies inflammatoires de la muqueuse dans le sinus sphénoïdal, et cela avec les mêmes formes que nous avons remarquées dans les sinus maxillaires et frontaux. L'injection et l'état ecchymotique de la muqueuse, son gonflement énorme et son infiltration séreuse dans les processus catarrhaux des muqueuses, sa réplétion par un liquide muco-purulent, nettement purulent ou purulent et hémorragique, se répète aussi pour le sinus sphénoïdal. Le sinus sphénoïdal ressemble plutôt au sinus maxillaire qu'au sinus frontal, en ce que la sécrétion et l'exsudat, accumulés dans le sinus, y sont retenus plus facilement, en raison de la position des orifices sphénoïdaux situés très haut au dessus du plancher du sinus.

Ces liquides persistent parfois dans la cavité, lorsque déjà les muqueuses de toutes les autres cavités pneumatiques, malades en même temps, ont recouvré leur aspect normal; les exsudats se décomposent et donnent lieu à une odeur désagréable. Une partie des exsudats accumulés pourra s'écouler lorsqu'on inclinera fortement la tête en avant, mais le reste y séjournera toujours. Dans le cas, où de graves symptômes du côté du sinus sphénoïdal nécessiteraient son ouverture, il serait alors indiqué de perforer la paroi antérieure du sinus sphénoïdal, de la façon que j'ai indiquée plus haut.

Je n'ai pas eu jusqu'à ce jour l'occasion d'observer des distensions du sinus sphénoïdal consécutives à l'empyème ou à des accumulations de mucus.

Puisque j'ai terminé, dans ce chapitre, l'étude des processus inflammatoires des grandes cavités accessoires des fosses nasales, je vais encore dire un mot des formes de suppuration combinées.

Le revêtement de l'antre d'Highmore est très souvent atteint dans la majorité des affections des fosses nasales. Parfois, une seule des cavités pneumatiques, par exemple un sinus maxillaire ou un sinus sphénoïdal (souvent même les deux) sont malades, et, pour le plus grand nombre de ces cas, j'admets que le processus, parti de la muqueuse nasale, a disparu sur cette dernière. La muqueuse d'un sinus peut aussi être malade à la suite de processus osseux, mais ceci est plus rare. Quant aux maladies de la muqueuse, qui accompagnent la fermeture des orifices de communication, par suite du gonflement de la muqueuse au niveau de l'hiatus ou de l'ostium maxillaire, je dois dire qu'on ne saurait affirmer avec certitude jusqu'à quel point la fermeture des orifices a joué un rôle dans la pathogénie de ces cas.

KYSTES DE LA MUQUEUSE DU SINUS SPHÉNOÏDAL

On ne rencontre pas souvent de kystes muqueux du sinus sphénoïdal; je n'ai eu l'occasion d'en observer que quelques cas.

TUMEURS MUQUEUSES DU SINUS SPHÉNOÏDAL.

Je n'ai observé jusqu'ici qu'une seule fois une tumeur muqueuse du sinus sphénoïdal. On trouvait dans ce cas, en même temps qu'un polype dans le méat moyen, un épaississement de la muqueuse près du foramen sphénoïdal ayant la forme d'une tumeur grosse comme une lentille, lobée, saillante dans le sinus sphénoïdal (Pl. XXII, fig. 4).

TUMEURS OSSEUSES DU SINUS SPHÉNOÏDAL.

Je possède deux préparations de néoformations osseuses de cette cavité. Une de ces préparations montre la saillie en forme de stalac-

tite que l'on rencontre fréquemment dans cette cavité ; elles sont
volumineuses et épaissies à leur extrémité libre. La seconde préparation (Pl. XXXIII, fig. 9) est empruntée à un crâne d'homme
très hyperostosé. La paroi de la cavité présente une épaisseur de
6-7 millimètres ; elle est couverte de bourrelets et la cavité elle-
même est rétrécie consécutivement. Dans chaque cas, cette hyperostose ne doit pas nécessairement être considérée comme étant
sous la dépendance d'une hyperostose généralisée du crâne. J'ai
étudié, en effet, d'autres crânes hyperostosés, sans y retrouver
l'épaississement de la paroi du sphénoïde. Les parois du sinus
frontal étaient dans notre cas épaissies et parsemées par places de
saillies en forme de bourrelets. Virchow (1) a décrit et représenté
un cas de ce genre. Dans une troisième préparation, on voit une
mince couche d'ostéophytes, en dehors, sur le corps du sphénoïde
et, en dedans, sur la paroi du sinus. L'aspect ressemble à celui que
présentent les néoformations osseuses décrites sous le nom d'ostéophytes puerpéraux.

CHAPITRE XXV.

Des espaces pneumatiques de l'ethmoïde.

(Pl. VI, fig. 2; Pl. XXXIII, fig. 10; Pl. XXXIV.)

Après ce que nous avons dit dans plusieurs des précédents chapitres, au sujet des cellules ethmoïdales, il ne me reste pas grand
chose à ajouter. Nous avons vu qu'en réalité les cellules ethmoïdales ne sont autre chose que les extrémités latérales dilatées des
fentes ethmoïdales. et que leur nombre et leur volume varient
suivant la disposition des lamelles originelles des cornets ethmoïdaux. Elles ne jouent aucun rôle dans l'olfaction. Leur persistance,
ainsi que je l'ai déjà dit ailleurs (2), est vraisemblablement indépendante de la respiration, et doit plutôt être rapportée à l'élargissement du cerveau antérieur, qui ne permet aux parties squelettiques intraorbitaires de se rapprocher, que lorsque l'organe
olfactif s'atrophie.

(1) *Untersuch. ü. d. Entwickl. d. Schädelgrundes.* Berlin, 1867.
(2) *Ueber die morpholog. Bedeutung des Siebbeinlabyrinthes.* Wiener Med.
Wochenschr, 1887.

Parmi les communications anormales des cellules, on a observé l'union avec le sinus sphénoïdal et la communication avec l'étage supérieur d'un sinus maxillaire divisé en deux parties.

Chacune des parties de l'ethmoïde est destinée à jouer un rôle très important dans l'architecture des espaces pneumatiques. Parmi elles nous distinguons : les cellules ethmoïdales antérieures qui se sont développées dans les sinus frontaux (parmi ces cellules, une seconde, postérieure, est logée parfois dans un espace aérifère de la partie orbitaire de l'os frontal), puis l'apophyse unciforme et la bulle ethmoïdale. J'ai déjà donné un assez grand nombre de détails anatomiques sur l'apophyse unciforme en faisant l'étude de la paroi externe du nez.

J'ai dit, à propos de la bulle ethmoïdale, que son développement était très variable, et que ses relations avec l'hiatus semilunaris et le cornet moyen sont importantes à connaître. La bulle constitue un cornet appartenant à la partie inférieure de l'ethmoïde; elle fait saillie, du côté interne, vers les fosses nasales, par sa surface convexe, et, latéralement, elle est fermée par la lame papyracée de l'ethmoïde (Pl. XXXI et XXXII, fig. 2), ou bien elle n'arrive pas jusque là, lorsque par exemple, une cellule ethmoïdale s'est glissée entre elle et la lame papyracée (Pl. IV, fig. 11). La bulle ethmoïdale renferme d'ordinaire une cavité qui s'ouvre dans le méat moyen par l'intermédiaire d'une fente (ostium de la bulle). Cette cavité atteint parfois une très notable capacité (Pl. IX, fig. 4). Dans un cas, elle avait une longueur de 22 millimètres, et une largeur de 13 millimètres. Très souvent, cette cavité est plus petite (Pl. IX, fig. 2), et il peut arriver aussi qu'elle manque complètement, alors que la bulle ethmoïdale rudimentaire n'est représentée que par une lame osseuse courbée. Sur la Pl. IX, fig. 1, on voit en B une bulle ainsi constituée. Lorsque la bulle fait une forte saillie dans les fosses nasales, elle comprime le cornet moyen contre le septum, le repousse du côté opposé et y produit une dépression en forme de fossette. On doit remarquer, de plus, qu'en étudiant les fosses nasales par les choanes, on arrive quelquefois à voir la bulle ethmoïdale.

Lorsque l'orifice de la bulle est allongé, il se transforme en une fente semilunaire, et, dans ce cas, on trouve sur la paroi nasale externe deux fissures semilunaires, dont l'inférieure seule conduit dans l'infundibulum (Pl. IX, fig. 2). J'ai vu aussi la fente de la bulle s'élargir en avant et en haut, et constituer une profonde dépression qui conduisait dans une cellule ethmoïdale enchâssée, dans le sinus du toit orbitaire.

Lorsque les cellules ethmoïdales sont de grandeur moyenne, les parois orbitaires interne font alors une saillie du côté de l'orbite.

On peut observer une certaine compensation entre le sinus maxillaire et les cellules ethmoïdales. Lorsque les cellules ethmoïdales ne descendent pas très bas, comme dans la préparation que j'ai fait dessiner Pl. XXVI, fig. 2, le sinus maxillaire se trouve proportionnellement augmenté de volume. On voit très bien, dans le dessin, que du côté du large sinus, les cellules ethmoïdales sont beaucoup moins développées que de l'autre côté.

J'ai observé, en fait de *formations anormales* de l'ethmoïde : *a, la séparation d'une partie du labyrinthe ethmoïdal de l'os qui lui a donné naissance, et b, la déhiscence spontanée de la lame papyracée*, avec ouverture des cellules ethmoïdales vers l'orbite.

Dans le cas où existait la *division du labyrinthe* ethmoïdal, il s'agissait de la cellule ethmoïdale la plus postérieure, qui s'était complètement détachée des autres parties volumineuses du labyrinthe ethmoïdal.

La déhiscence spontanée de la lame papyracée de l'ethmoïde, que HYRTL (1) a déjà observée, ne se rencontre certainement pas très souvent, car je n'ai trouvé dans notre grande collection de crânes que quatorze cas de ce genre, parmi lesquels deux n'ont pas de valeur au point de vue statistique, parce qu'ils ont été choisis et conservés justement en raison de la conformation anormale de l'ethmoïde.

Comme il n'existe pas de description complète de ces déhiscences, je vais décrire rapidement ces quelques cas, et représenter les plus typiques par des figures.

1. *Crâne d'un Abyssinien*. A gauche, la lame papyracée présente, dans sa partie supérieure, à peu près à 6 millimètres en arrière de l'os lacrymal, un orifice à bords arrondis, de forme elliptique et à peu près grand comme une lentille.

2. On trouve une perforation semblable, à peu près de 4 millimètres en arrière de l'os lacrymal et juste au dessous du foramen ethmoidale antérieur, dans la lame papyracée droite d'un *crâne autrichien*.

(1) *Vergangenheit und Gegenwart des Museums f. menschliche Anatomie.* Wien, 1869.

3. *Crâne d'un Egyptien.* La lacune a une forme irrégulière, à peu près grosse comme un haricot, et se trouve dans la moitié supérieure de la lame papyracée gauche; le bord de la lacune est arrondi.

4. *Crâne d'un Autrichien.* La partie supérieure de la lame papyracée gauche présente une large perforation à bords arrondis, longue de 16 millimètres, et qui présente, en son point le plus large, 4 millimètres.

5. *Crâne d'un Malais.* La moitié supérieure de la lame papyracée gauche montre une déhiscence semilunaire à bords renflés, longue de 22 millimètres et présentant dans sa partie la plus large, 6 millimètres.

6. *Crâne d'un Autrichien.* A gauche, la plaque papyracée *présente une dépression,* longue de 20 millimètres et large de 13, *qui ressemble à une dépression produite par le doigt.* La région anormale possède deux perforations, dont l'une, la plus grande, a une forme irrégulière.

7. *Crâne d'un Autrichien.* La perforation de la plaque papyracée à bords arrondis est longue de 17 millimètres, large de 10 millimètres; elle se trouve à droite et s'ouvre dans une cellule ethmoïdale extrêmement vaste.

8. *Crâne d'un Autrichien* (Pl. XXXIV, fig. 2). On trouve une large perforation (') sur le plancher de l'orbite gauche; une plus petite (a) dans la lame papyracée du même côté, qui, de plus, conduit aussi dans le sinus frontal. La lame papyracée est, en outre, déprimée vers la fosse nasale.

9. *Crâne d'un Autrichien.* Immédiatement en arrière de l'os lacrymal, commence, à gauche, une perforation elliptique, longue de 12 millimètres sur 7 millimètres de large, qui occupe la partie supérieure de la lame papyracée, ainsi qu'une portion de la partie orbitaire de l'os frontal, et par l'intermédiaire de laquelle, non seulement les cellules ethmoïdales, mais encore les sinus frontaux se trouvent en communication avec l'orbite. Outre cette grande perforation, on en trouve encore trois autres sur le maxillaire supérieur, deux sur le plancher de l'orbite et une sur la tubérosité du maxillaire (Pl. XXXIV, fig. 3).

10. *Crâne d'un Autrichien* (Pl. XXXIV, fig. 1). La plaque papyracée de l'ethmoïde est, à droite, repoussée vers les fosses nasales et présente une lacune qui a 16 millimètres de longueur sur 9 millimètres de largeur. Son bord est retroussé vers les cellules ethmoï-

dales. Dans le toit de l'orbite, on trouve une seconde déhiscence *(b)* qui a ouvert le sinus frontal.

11. *Crâne d'un Autrichien.* A gauche, la zone supérieure de la plaque papyracée présente trois perforations situées les unes derrière les autres, entourées de bords épais et atteignant les dimensions d'une petite lentille.

12. *Crâne d'un Chinois.* La lame papyracée est, à gauche, profondément déprimée vers les fosses nasales et présente six perforations à bords épais.

13. *Crâne d'un Serbe.* A droite, l'ethmoïde présente, en arrière de l'os lacrymal, dans la partie supérieure de la lame papyracée une fosse ovalaire, longue de 1 centimètre, avec trois perforations à bords épais.

14. *Crâne d'un autrichien.* La lame papyracée est déprimée, à droite, en arrière et en haut, et présente trois grandes perforations à bords épais.

A ces quatorze cas, j'en ajouterai un quinzième avec lacunes étendues de l'ethmoïde. Il a trait à la préparation qui présentait un développement défectueux congénital du cornet ethmoïdal inférieur. (Voir au Ch. VI, le paragraphe qui a trait aux considérations comparées des cornets, Pl. VI, fig. 4.) La plus grande partie de la lame papyracée manque (Pl. XXXIV, fig. 4 *a*). La paroi interne de l'orbite se prolonge vers l'ethmoïde en une fossette profonde, dans laquelle se trouve un bouchon graisseux. Les cellules ethmoïdales sont extrêmement rudimentaires dans les régions du cornet ethmoïdal inférieur de la bulle et de l'apophyse unciforme.

Il résulte de ces observations :

a) que l'anomalie se produit surtout dans la moitié gauche du corps (9 cas sur 14) ;

b) que les bords de la perforation sont toujours arrondis ;

c) que dans quatre cas, la plaque papyracée est en outre déprimée vers les fosses nasales ;

d) que dans deux cas, on trouvait encore des trous dans le plancher de l'orbite ;

e) que les cellules ethmoïdales sont toujours ouvertes et parfois aussi les espaces pneumatiques du frontal.

Les conclusions *b)* et *c)*, ainsi que les trois cas que j'ai eu l'occasion de disséquer, prouvent de la façon la plus nette qu'il ne s'agit pas d'une perforation artificielle, ni d'une déhiscence produite par atrophie sénile, mais bien d'un arrêt de développement.

de la plaque papyracée. Dans un cas étudié à l'état frais, les deux lames papyracées étaient perforées ; l'ethmoïde présentait dans ses parties normales une largeur de 29 millimètres, dans la partie perforée, une largeur de 12 millimètres seulement. La muqueuse de l'ethmoïde assurait la fermeture des espaces pneumatiques du côté de l'orbite, et la profondeur à laquelle se trouvait la membrane, montrait qu'au niveau de la grande déhiscence, il existait une défectuosité considérable des cellules ethmoïdales. Par la déhiscence, on pénétrait dans une cavité qui s'ouvrait directement dans la bulle ethmoïdale. La cavité était remplie d'un bouchon graisseux volumineux et fermée du côté de la bulle par la muqueuse ethmoïdale. Dans ce cas, une mince membrane séparait seulement les cellules ethmoïdales de l'orbite, circonstance qui, dans certaines conditions, pouvait favoriser le développement d'un emphysème de l'orbite. Dans le cas 15, le plancher de la dépression était en partie osseux et partie membraneux.

M. le Dr Bergmeister, à qui je demandai si on connaissait des cas d'emphysème de l'orbite, développés sans fracture des espaces pneumatiques, fut assez bon pour me donner une note d'où il résulte que l'emphysème orbitaire a été observé dans des conditions anatomiques qui semblaient normales, et on doit penser que dans ces cas les déhiscences de l'ethmoïde avaient permis à l'air de pénétrer dans le tissu cellulaire de l'orbite. La note que nous venons de signaler se trouve dans le tome VI du *Manuel des maladies des yeux* publié par von Graefe et Saemisch ; elle est empruntée au chapitre « Maladies de l'orbite », par R. Berlin. Il y est dit, p. 649 : « L'étiologie de l'emphysème orbitaire est essentiellement la même que celle de l'emphysème des paupières. L'air est chassé par une expiration très violente d'une cavité voisine dans les orbites, et il est nécessaire pour cela qu'il existe auparavant une communication entre les deux. Ordinairement, cette communication est la conséquence d'un traumatisme violent qui a produit une fissure par voie directe ou indirecte de la paroi de l'orbite, le plus souvent de la paroi interne ; alors il se produit en même temps une solution de continuité du périorbite ainsi que de la muqueuse qui revêt les os de l'autre côté. On comprend facilement comment dans ce cas, l'air peut facilement pénétrer dans le tissu cellulaire de l'orbite, même lorsqu'il s'est écoulé un certain nombre d'années ; nous pouvons supposer l'existence d'une affection osseuse préalable qui a atteint l'os nasal ou l'os ethmoïdal. *Je comprends moins facilement comment un emphysème des paupières ou de l'orbite peut se produire sans qu'il y ait eu de chocs violents; les autres conditions anatomiques restant normales* ». (FOUCHER, *Gaz. des Hôpitaux*, 48. NEWCOMBE. *A peculiar case of emphysema of the eyelids*, Lancet II, p. 184. MACKENSIE FR. *prat.* I, *obs.* 185 et 176.) J'ai indiqué que ces cas pouvaient avoir une relation avec des perforations congénitales; j'ajouterai, que la perforation du toit orbitaire et du plancher de l'orbite, ainsi que les perforations que l'on observe quelquefois en même temps que l'absence de l'os lacrymal, entre l'apophyse frontale du maxillaire supérieur et la lame papyracée, doivent compter parmi les causes qui favorisent le développement de l'emphysème orbitaire et la propagation des processus pathologiques des cellules ethmoïdales, des sinus frontaux et maxillaires à l'orbite, et vice-versa.

MUQUEUSE DES CELLULES ETHMOÏDALES.

Cette muqueuse est plus mince que celle des autres espaces pneumatiques, mais elle a la même structure. J'ai fait représenter sur la Pl. XXXIV, fig. 5-7 des coupes microscopiques de la muqueuse ethmoïdale. On voit dans la fig. 5 le passage de la muqueuse ethmoïdale mince à la muqueuse olfactive, beaucoup plus épaisse ; dans les fig. 6 et 7, des régions de cette muqueuse qui renferment des glandes et d'autres qui n'en contiennent pas.

CHAPITRE XXVI.

Vaisseaux des muqueuses des espaces pneumatiques.

Les annexes pneumatiques se comportent, au point de vue de leur système vasculaire, exactement comme la muqueuse nasale; on ne saurait en être surpris, si l'on considère que le revêtement des espaces pneumatiques se développe aux dépens de prolongements de la muqueuse nasale. Le tronc artériel principal des fosses nasales nourrira aussi les formations des espaces pneumatiques, et leurs veines reviendront aux canaux d'évacuation de la muqueuse nasale. On doit cependant considérer que, étant donné leur mode de développement, les espaces pneumatiques de l'ethmoïde ont une autre origine que ceux des os frontal, sphénoïdal et maxillaire supérieur ; on y voit que le système vasculaire du labyrinthe ethmoïdal, malgré ses nombreuses relations avec la muqueuse nasale, le sinus frontal et l'appareil lacrymal, trouve dans les vaisseaux ethmoïdaux une voie collatérale relativement large. Les autres grandes cavités pneumatiques possèdent également des voies vasculaires collatérales, bien qu'elles ne soient pas aussi importantes que celles de l'ethmoïde. Ainsi, le revêtement du sinus maxillaire contient l'artère principale qui part du méat moyen (Pl. XIII, fig. 1 en c), une branche de l'artère nasale postérieure, qui, arrivée dans le sinus maxillaire, se distribue surtout dans la muqueuse qui revêt la paroi interne du sinus. En outre, il possède aussi une série de ramuscules collatéraux, d'ailleurs très grêles, qui partent de l'artère infra-orbitaire et des artères alvéolaires postéro-supérieures. Le sinus frontal reçoit encore en même temps que les troncs artériels qui proviennent de la muqueuse nasale, ceux qui viennent des filets de l'ophtalmique, et la muqueuse des sinus sphénoïdaux possède aussi, indépendamment de ses relations avec les artères de la muqueuse nasale, des filets qui proviennent des artères allant de la dure-mère au corps du sphénoïde. Les cellules ethmoïdales reçoivent le sang par l'intermédiaire des vaisseaux des cornets ethmoïdaux, de l'artère ethmoïdale, et certainement aussi des minces vaisseaux du réseau artériel qui entoure le sac lacrymal. Les rameaux anastomotiques, entre les vaisseaux principaux de la muqueuse des sinus et les voies collatérales, traversent en partie la paroi osseuse de l'espace pneumatique voisin. Cette disposition s'observe encore plus nettement entre les parois osseuses des cavités et leurs muqueuses, lorsque l'on étudie le système veineux dont il sera question tout à l'heure.

Les *artères* qui pénètrent dans le revêtement, se distribuent à la surface de la muqueuse, abandonnent aux couches périostiques du revêtement une série de rameaux qui forment en ce point un réseau grêle à direction rectiligne et à larges mailles. Dans ce réseau vasculaire, on voit, par places, des vaisseaux tordus en tire-bouchon ou enroulés, et qui ont pris leur forme spéciale, parce que, après la séparation de la muqueuse de la paroi osseuse, les tubes que cette dernière renferme, se trouvent rompus ou arrachés. Les vaisseaux des nerfs dentaires sont aussi en relation avec les vaisseaux périostiques du revêtement des sinus, dans les points où ces nerfs sont libres, sur la paroi interne du sinus maxillaire, où ils s'accolent au périoste. Le revêtement du sinus possède au contraire un réseau capillaire spécial pour ces fins nerfs dentaires qui circulent dans la couche périostique elle-même. Les artères qui irriguent la surface (couche muqueuse) du revêtement des sinus, après avoir déjà formé un réseau capillaire pour les tubes glandulaires, se distribuent dans la couche superficielle, en formant un second réseau capillaire en nappe qui, moins serré que celui de la muqueuse des fosses nasales, et aplati comme celui de la mince muqueuse olfactive, ne présente pas nettement le caractère des anses vasculaires.

Les parties veineuses des capillaires se rendent dans des vaisseaux plus gros et, ces derniers, dans un feutrage serré et profond de grosses veines qui se dirigent vers les orifices de communication des sinus, envoyant surtout leur sang dans les veines nasales situées près de ces orifices. Les vaisseaux du réseau profond cheminent par groupes, les uns à côté des autres, dans les points où ils sont situés près de l'orifice des sinus. Au niveau des orifices, là où se fait la transition entre la muqueuse nasale amincie et le revêtement des cavités pneumatiques, on observe aussi sur les veines une espèce de formation de transition; en effet, les tubes veineux, accolés les uns aux autres, et à direction rectiligne, disparaissent dans un plexus assez semblable à celui que renferme la muqueuse nasale. On reconnaît déjà que le plexus veineux est serré, dans le voisinage de l'ostium, à ce qu'on peut aisément l'injecter par la piqûre, contrairement à ce que l'on observe partout ailleurs sur le revêtement du sinus.

Les grands espaces pneumatiques ne sont cependant pas seuls à présenter cette disposition; le revêtement des cellules ethmoïdales possèdent également un réseau serré, formé de veines relativement puissantes. Bien que, comme nous l'avons fait remarquer au commencement, le courant principal du sang veineux soit dirigé vers les fosses nasales, les autres vaisseaux d'évacuations, très nombreux, sont aussi dignes d'être mentionnés. Tout d'abord, je signalerai les veines osseuses qui s'inosculent dans le réseau veineux des couches périostiques du revêtement des sinus, et qui sont en relation, ainsi que les injections nous le prouvent, par l'intermédiaire du système vasculaire des os, avec les vaisseaux du périoste externe (au niveau de la paroi du sinus maxillaire, et sur la lame antérieure du sinus frontal), ainsi qu'avec ceux de la dure-mère (au niveau de la face cérébrale du corps du sphénoïde, et sur la lame postérieure des sinus frontaux). Les veines des cellules ethmoïdales ont une disposition analogue ; elles présentent des voies collatérales qui s'unissent en avant avec les veines des sinus frontaux, et par des rameaux qui perforent l'os lacrymal, avec les réseaux de l'appareil lacrymal, ainsi qu'avec la veine angulaire.

Nous devons encore signaler, pour le sinus maxillaire, les importantes anastomoses des vaisseaux de la muqueuse avec ceux des dents.

La comparaison avec la muqueuse du nez nous montre que le revêtement des espaces pneumatiques qui renferme deux réseaux capillaires étendus, est presque aussi riche en vaisseaux que la muqueuse nasale, si l'on tient compte de leur délicatesse (nous devons faire abstraction des régions du nez, où le réseau veineux se transforme en corps érectile). De plus, le réseau veineux de la muqueuse nasale, à l'exception des régions où la muqueuse revêt les faces latérales des cornets, présente des fentes cubiques plus étroites, et des vaisseaux plus volumineux que ceux de la muqueuse des sinus.

Le faible développement du système vasculaire dans la muqueuse des sinus est dû à la quantité relativement minime des glandes, qui détermine une réduction correspondante des capillaires. Le système vasculaire des espaces pneumatiques est cependant assez riche pour que sa sécrétion préserve leur muqueuse de la dessication, et peut-être, ainsi que les organes des fosses nasales, a-t-il pour fonction de réchauffer l'air qui les traverse.

Résumé.

1. Les espaces pneumatiques, outre leurs nombreux petits vaisseaux collatéraux, tirent le sang qui les nourrit de l'artère sphéno-palatine, comme la muqueuse des fosses nasales.

2. Les vaisseaux collatéraux traversent en grande partie la paroi osseuse des espaces pneumatiques. Les artères du revêtement des sinus fournissent, comme celles de la muqueuse du nez, trois systèmes de capillaires : un périostique, un superficiel et un destiné aux glandes. Ce dernier, en raison de la réduction des glandes, est plus pauvre que celui de la muqueuse nasale.

3. Les capillaires se rendent dans des vaisseaux plus gros, et ceux-ci dans un réseau serré, composé de larges veines qui se diri-

gent vers les orifices des sinus et qui, de là, ramènent le courant sanguin veineux vers la fosse nasale.

4. Les vésicules périostiques traversant la paroi osseuse s'anastomosent avec les veines du périoste externe et avec celle de la dure-mère, au niveau du corps du sphénoïde, en partie aussi dans les sinus frontaux.

CHAPITRE XXVII

Pathologie des cellules ethmoïdales.

Les processus inflammatoires de la muqueuse des fosses nasales se propagent parfois au revêtement des cellules ethmoïdales avec les deux formes qui ont été déjà décrites pour les autres cavités accessoires. Pour cette raison, il est inutile d'étudier de nouveau les diverses formes d'inflammations ; j'examinerai avec soin les théories que WOAKES et surtout L. GRÜNWALD (1), dans ces derniers temps, ont soutenues au sujet de l'ethmoïdite et de l'empyème des cellules ethmoïdales. Ils ont, tous deux, émis des opinions que je ne saurais passer sous silence.

Parmi les affirmations baroques de GRÜNWALD, je citerai les suivantes ; il dit à peu près :

On ne peut poser le diagnostic d'affection isolée des fosses nasales avant d'avoir éliminé tout état morbide du moindre espace pneumatique qui s'ouvre dans ces fosses nasales.

Il n'est guère possible de nier l'existence d'un catarrhe diffus purulent de toute la muqueuse nasale ; mais des recherches systématiques montrent qu'un foyer limité est la cause la plus fréquente de la suppuration.

Dans aucun cas, on n'a donné jusqu'ici la preuve, même vraisemblable, d'une atrophie essentielle du nez.

Les polypes, dans la plupart des cas, sont presque pathognomoniques pour l'empyème et la carie des cavités accessoires.

Dans presque tous les cas d'empyème chronique, la paroi interne est très notablement modifiée, recouverte de granulations et très

(1) *Die Lehre von den Naseneiterungen*. München et Leipzig, 1893.

souvent cariée. Sur 24 sinus maxillaires, 3 seulement avaient été lisses.

L'empyème des cellules ethmoïdales ne se produit à peu près jamais sans carie.

Les polypes du nez, ainsi que l'admet Woakes, n'existent jamais sans nécrose de l'ethmoïde. Ce serait aller trop loin que de rapporter tous les polypes à des affections de l'ethmoïde, car les empyèmes des autres cavités accessoires ont également pour conséquence le développement d'excroissances polypeuses.

Si l'on s'engage dans cette voie, le temps n'est pas éloigné où l'on admettra que la muqueuse du nez, bien qu'elle soit très exposée, ne puisse être atteinte primitivement. L'ozène, les polypes et la rhinite purulente seraient déterminés presque exclusivement par les maladies des os et des cavités accessoires; même d'après Grünwald, les polypes, dans le plus grand nombre des cas, sont presque pathognomoniques de l'empyème et de la carie des cavités accessoires.

Pour fortifier de telles théories, l'auteur n'aurait pas dû négliger de nous en apporter la preuve anatomique. Il ne l'a cependant pas fait; la valeur de ses affirmations est donc très contestable. Cette assertion, que dans l'empyème des cellules ethmoïdales il se produit *toujours* de la carie, est très discutable. Grünwald semble considérer comme cariées toutes les parties osseuses qui, lorsqu'on les sonde, ne donnent pas la sensation d'un os lisse; d'après lui, dans tous les cas d'empyème chronique, la paroi interne des cavités en question est notablement modifiée, recouverte de granulations et très souvent cariée. Sur 24 cas d'empyème du sinus maxillaire, Grünwald dit avoir trouvé dix-sept fois la carie, tandis que je n'ai jamais observé, dans aucun de mes cas, la carie, comme conséquence de l'empyème. La paroi interne des sinus était, il est vrai, rugueuse dans la plupart des cas, non pour les raisons invoquées par Grünwald, mais, au contraire, par suite de la présence d'ostéophytes dus à la périostite.

Pour ce qui concerne cette opinion bizarre que les polypes sont produits par la forme nécrotique de l'ethmoïdite, je dois faire observer que si l'on ne peut rejeter cette manière de voir d'une façon absolue, je n'ai jamais observé la carie ou la nécrose de l'ethmoïde en même temps que les polypes, à l'exception des cas dans lesquels la syphilis ou la tuberculose constituaient la véritable cause. Il ressort, en outre, de ce fait, que les polypes se développent plus rarement dans les cellules ethmoïdales, et que les polypes se forment pour des raisons autres que celles admises par Woakes et Grünwald.

Enfin, pour terminer, nous avons vu que les polypes proprement dits ont leur siège sur l'ethmoïde, et, dans ce cas, on doit attribuer leur développement à une ethmoïdite superficielle. On considère d'ordinaire encore le revêtement muqueux des parties superficielles de l'ethmoïde (des cornets, de l'apophyse unciforme et de la bulle ethmoïdale) comme muqueuse nasale, et on rapporte par conséquent la formation des polypes à une rhinite. On doit considérer comme ethmoïdite (profonde), dans le sens strict du mot, l'inflammation de la muqueuse qui revêt les cellules ethmoïdales, et qui, par suite des dispositions anatomiques, se localise en deux régions nettement distinctes l'une de l'autre; ce sont les cellules ethmoïdales latérales et médianes : les premières s'ouvrent dans les prolongements du méat moyen, d'une part dans l'infundibulum, de l'autre dans le canal situé entre la bulle ethmoïdale et le cornet ethmoïdal inférieur; les autres s'ouvrent dans les méats interturbinaux qui communiquent avec le méat commun du nez, par l'intermédiaire des fentes ethmoïdales. On devrait, par conséquent, tenir compte de la localisation du processus et distinguer une ethmoïdite antérieure et une ethmoïdite postérieure.

TUMEURS DE L'ETHMOÏDE.

Les faits les plus importants, se rapportant aux *tumeurs de l'ethmoïde*, ont été déjà signalés à propos de l'anatomie des polypes du nez; on y a vu que les *polypes* des fosses nasales naissent le plus souvent sur l'ethmoïde, exceptionnellement, dans les cellules ethmoïdales. Je n'ai pas observé jusqu'ici de tumeur de l'ethmoïde dans d'autres conditions.

On observe des *kystes muqueux* dans les cellules ethmoïdales, mais ils y sont cependant plus rares que dans les autres espaces pneumatiques; la pauvreté de la muqueuse en glandes est la cause de cette rareté. Les kystes par rétention des cellules ethmoïdales peuvent, d'après les études que j'ai faites jusqu'ici, atteindre le volume d'un haricot.

Parmi les fractures de l'ethmoïde, celles de la lame papyracée sont les plus fréquentes. Les fractures du labyrinthe sont beaucoup plus rares, et d'ordinaire se combinent avec celles de la cloison et du toit osseux du nez. Dans un cas analogue que j'ai observé, où il s'agissait d'une fracture par éclatement, la fissure passait par l'os nasal gauche et par l'apophyse frontale du maxillaire supérieur en dehors, traversait vers le haut l'os lacrymal, la lame papyracée et le labyrinthe ; elle avait encore ouvert le sinus frontal.

CHAPITRE XXVIII.

Supplément.

EXPOSÉ DE QUELQUES AUTOPSIES AU SUJET DES MALADIES DES ESPACES PNEUMATIQUES.

1. *Catarrhe subaigu* — La muqueuse des fosses nasales et de toutes les cavités accessoires est injectée. La muqueuse de ces cavités (sinus maxillaire frontal et sphénoïdal) présente aussi des ecchymoses. Dans un des antres d'Highmore, la muqueuse est légèrement gonflée, gélatineuse, parsemée de nombreuses petites saillies flasques, jaunâtres et œdémateuses. Vaisseaux dentaires injectés.

2. *Inflammation purulente.* — La muqueuse est colorée en rouge clair, injectée et ecchymosée à son extrémité antérieure, le cornet ethmoïdal inférieur est recouvert d'un pus épais, grumeleux, fétide. La muqueuse des antres d'Highmore est ecchymosée.

3. *Catarrhe.* — La muqueuse des fosses nasales est pâle, ainsi que celle des sinus frontaux et maxillaires. Dans les fosses nasales, ainsi que dans tous les espaces pneumatiques, on trouve un mucus abondant et transparent, particulièrement dans les sinus sphénoïdaux dont la muqueuse est injectée.

4. *Inflammation purulente.* — La muqueuse nasale est gonflée, recouverte d'un mucus purulent. La muqueuse des antres d'Highmore est injectée ; on y trouve du pus, dans l'un d'eux il est fluide,

dans l'autre et dans les sinus sphénoïdaux il est visqueux et filant. On trouve aussi du pus dans quelques cellules de l'ethmoïde. Le sinus frontal est intact.

5. *Catarrhe chronique.* — La muqueuse des fosses nasales est colorée en rouge clair, injectée, recouverte en certains points de mucus, en d'autres de pus. La muqueuse qui revêt le sinus maxillaire est gonflée, semblable à de la gelée et parsemée de quelques hystes. La muqueuse des sinus sphénoïdaux est gonflée de la même façon, il ne lui manque que les kystes. La muqueuse des sinus frontaux est très ecchymosée. Les ecchymoses sont punctiformes à gauche, et à droite, elles sont groupées en îlots. La couche périostique qui revêt intérieurement les antres d'Highmore, renferme de nombreuses plaques osseuses grandes et petites.

6. *Inflammation purulente.* — La muqueuse nasale est rouge; sur le plancher des fosses nasales s'est accumulé un peu de pus épais. La muqueuse des antres d'Highmore est un peu gonflée, recouverte de pus, et elle présente un kyste. La muqueuse du sinus maxillaire droit est très gonflée, transparente comme du verre et la cavité elle-même est remplie de pus.

7. *Inflammation purulente.* — Muqueuse nasale faiblement gonflée, recouverte de muco-pus. Muqueuse de l'antre d'Highmore injectée. Dans ces cavités, ainsi que dans les sinus sphénoïdaux et dans quelques cellules ethmoïdales, on trouve du pus, tandis que le sinus frontal a un aspect normal.

8. *Catarrhe chronique.* — Les antres d'Highmore sont très rétrécis par suite de l'excavation de la paroi externe du méat moyen; les fosses nasales sont larges. Les extrémités antérieures des cornets moyens sont hypertrophiées. La muqueuse du méat moyen présente une hypertrophie diffuse. L'hiatus semilunaris est fermé par le gonflement de la muqueuse et par un polype qui se trouve sur sa lèvre inférieure. On trouve de plus une grande quantité de mucus dans toute l'étendue des fosses nasales. La muqueuse du sinus maxillaire est énormément gonflée; sur la paroi médiane gauche, elle s'est transformée en une épaisse tumeur largement implantée. Les os maxillaires sont fermés par suite du gonflement de la muqueuse, mais ils ne sont pas soudés.

9. *Catarrhe chronique.* — Dans les fosses nasales, on trouve une masse grumeleuse mélangée à du pus. La muqueuse est fortement hypertrophiée sur les lèvres de l'hiatus semilunaris, et à droite, elle a donné naissance à deux polypes qui ferment l'hiatus. La

muqueuse de l'antre d'Highmore droit est un peu gonflée, ses vaisseaux sont injectés; la muqueuse de l'antre gauche est de même faiblement tuméfiée, mais elle a une vascularisation très riche, surtout au niveau de l'orifice de communication. Dans le sinus droit on trouve un liquide coloré en jaune.

10. *Catarrhe chronique.* — La muqueuse nasale est pâle, celle des sinus maxillaires et sphénoïdaux est gonflée et parsemée de kystes. Des deux côtés on trouve un ostium maxillaire accessoire.

11. *Catarrhe chronique.* — La muqueuse nasale est pâle. Les extrémités postérieures des cornets inférieurs sont hypertrophiées, molles et tailladées. Les orifices sphénoïdaux sont étroits. La muqueuse de ces sinus est gonflée, gorgée de sang et recouverte de muco-pus. La muqueuse de l'un des antres d'Highmore renferme de nombreuses taches de pigment.

12. *Catarrhe chronique.* — Les méats sont très étroits à droite. La muqueuse est hypertrophiée et mamelonnée sur l'extrémité postérieure du cornet. Après l'ablation du cornet ethmoïdal inférieur, on voit l'hiatus semilunaris et deux gros polypes qui, descendant jusqu'au cornet inférieur, ferment l'hiatus semilunaris. L'un d'eux s'implante sur la lèvre supérieure, l'autre sur la lèvre inférieure de l'hiatus. En avant de l'hiatus, le méat moyen présente un petit recessus dont le revêtement porte une tumeur molle, à peu près du volume d'un haricot. Cette tumeur s'implante comme une verrue. Du même côté, la muqueuse du sinus maxillaire est épaisse, gonflée, gélatiniforme et recouverte de pus par places.

13. *Catarrhe chronique.* — Dans les fosses nasales, mucus visqueux sanguinolent. L'extrémité postérieure des cornets inférieurs a subi la dégénérescence polypoïde. La bulle ethmoïdale est grosse, et fait une forte saillie dans le méat moyen. La muqueuse des lèvres de l'hiatus semilunaris est gonflée. Celle du maxillaire droit est épaissie, d'aspect gélatiniforme, et renferme de la sérosité. La muqueuse du sinus maxillaire gauche rempli de liquide hémorrhagique est, au contraire, normale.

14. *Catarrhe chronique.* — La narine droite est comblée par deux polypes qui partent de l'infundibulum. Du même côté, on trouve dans le méat moyen un ostium maxillaire accessoire, au voisinage duquel la muqueuse est gonflée et infiltrée de pus. A gauche, l'entrée de l'infundibulum est obstruée par de petits polypes nés sur les lèvres de l'hiatus semilunaris, et par le gonflement de la muqueuse en ce point; l'antre d'Highmore gauche, qui renferme

de nombreux kystes, a pris un aspect gélatineux. La muqueuse des sinus frontaux est gonflée de la même manière.

15. *Catarrhe, forme subaigüe.* — Dans tous les espaces pneumatiques, les sinus frontaux exceptés, il y a une accumulation de mucus. La muqueuse des sinus sphénoïdaux est injectée.

16. *Catarrhe chronique.* — L'extrémité postérieure des cornets inférieurs est transformée en une tumeur molle, sillonnée, facilement mobile, à peu près de la grosseur d'une noisette. La bulle ethmoïdale fait une forte saillie dans le méat moyen, et en raison de cette circonstance, l'entrée de l'infundibulum se trouve obstruée. La muqueuse du sinus maxillaire est gonflée, étroitement accolée à la paroi osseuse; celle du sinus sphénoïdal est recouverte de sang.

17. *Catarrhe chronique.* — Sur la lèvre inférieure de l'hiatus s'implante un petit polype. La muqueuse du sinus maxillaire du même côté est fortement gonflée; elle est parsemée de kystes plus ou moins gros, et renferme un contenu muqueux et épais.

18. *Catarrhe chronique.* — La muqueuse des lèvres de l'hiatus semilunaris est fortement gonflée du côté droit; la muqueuse du sinus maxillaire droit est gonflée de la même façon et recouverte d'un mucus sanguinolent. La muqueuse du sinus sphénoïdal se trouve dans le même état.

19. *Catarrhe chronique combiné à l'atrophie des cornets.* — Cornets atrophiés, réduits à de petites crêtes flexibles. Muqueuse nasale mince, atrophiée en quelques points, par exemple sur les lèvres de l'infundibulum, un peu hypertrophiée et parsemée d'orifices glandulaires élargis. La muqueuse de l'antre d'Highmore droit a un aspect normal; celle de l'antre gauche est un peu gonflée et parsemée de kystes.

20. *Rhinite atrophique.* — Cornets et muqueuse atrophiés; dans les fosses nasales, une masse fétide, jaune verdâtre et épaisse.

21. *Catarrhe chronique.* — La muqueuse des fosses nasales est si fortement enflée que, dans la fente olfactive, les surfaces muqueuses des cornets et celles de la cloison sont en contact.

22. *Rhinite atrophique.* — Les cornets moyens sont atrophiés. La muqueuse des deux antres d'Highmore est gonflée et recouverte de pus.

23. *Catarrhe chronique des sinus maxillaires.* — La muqueuse des antres d'Highmore est moyennement gonflée et parsemée de kystes gros comme des noisettes.

24. *Catarrhe chronique des sinus maxillaires.* — L'infundibulum est obstrué par le gonflement de la muqueuse sur les lèvres de l'hiatus semilunaris très étroit, et la muqueuse du sinus maxillaire est fortement épaissie.

25. *Catarrhe chronique des sinus maxillaires.* — La muqueuse d'un des sinus maxillaires est fortement gonflée, gélatiniforme. Tous les autres espaces pneumatiques sont normaux.

26. *Catarrhe chronique des sinus maxillaires.* — La cloison cartilagineuse est perforée, déviée; sa convexité tournée vers la gauche; le cornet ethmoïdal inférieur droit hypertrophié s'appuie sur la concavité de la cloison. Dans l'antre d'Highmore droit, il y a du muco-pus.

27. *Catarrhe chronique des sinus maxillaires.* — La muqueuse de l'antre d'Highmore gauche est un peu gonflée et pigmentée sur une large surface.

28. *Catarrhe chronique.* — Les extrémités postérieures des cornets moyens sont hypertrophiées; la muqueuse nasale est pâle; les trous sphénoïdaux étroits. La muqueuse du sinus sphénoïdal est gonflée, gorgée de sang. Dans les cavités elles-mêmes, il y a du muco-pus et la tonsille pharyngienne renferme quelques gros kystes.

29. *Catarrhe chronique.* — Les extrémités postérieures des cornets inférieurs et des cornets ethmoïdaux sont hypertrophiées, particulièrement celle des premiers, et la muqueuse du sinus sphénoïdal, fortement gonflée, a l'aspect gélatiniforme.

30. *Catarrhe chronique avec atrophie des cornets.* — Les os des cornets sont réduits par l'atrophie; la muqueuse pend sur le bord libre du cornet inférieur comme un polype mince et flasque, remplissant le méat inférieur. Dans le sinus sphénoïdal droit, un amas de mucus fétide.

31. *Catarrhe chronique.* — Les extrémités postérieures des cornets sont tellement hypertrophiées que, dans cette région, elles remplissent complètement le méat inférieur. Les bords inférieurs des cornets ethmoïdaux sont également hypertrophiés et présentent des sillons. La muqueuse du sinus sphénoïdal est ecchymosée et renferme du sérum sanguinolent.

32. *Diphtérie des espaces pneumatiques.* -- La narine droite est remplie par un coagulum sanguin. La tonsille pharyngienne est énormément gonflée; elle descend jusqu'au voile du palais, obstrue la trompe et partiellement aussi les choanes. Toutes les parties du

nez sont recouvertes par une épaisse membrane diphtéritique, sous laquelle la muqueuse est rouge ou ecchymosée. La muqueuse des antres d'Highmore et gonflée et ecchymosée au voisinage des orifices maxillaires. Les autres espaces pneumatiques, ainsi que les organes auditifs, ne présentent pas de modifications notables.

33. *Dissection des espaces pneumatiques dans un cas d'erysipèle de la face et de la nuque.* — Muqueuse nasale gonflée, rouge carmin et ecchymosée. *Dans quelques cellules du labyrinthe ethmoïdal, on trouve une accumulation de pus épais.* L'antre d'Highmore droit est étroit et rempli de pus ; sa muqueuse est gonflée, injectée et ecchymosée. Dans l'antre d'Highmore gauche, la muqueuse est moins gonflée, mais injectée et ecchymosée, et l'on y trouve un kyste. La muqueuse du sinus frontal droit est simplement ecchymosée. La gauche contient beaucoup de pus et sa muqueuse est gonflée. La muqueuse des sinus sphénoïdaux est injectée et parsemée d'extravasations sanguines. Dans les deux caisses du tympan et dans les deux apophyses mastoïdes, jusqu'à leur extrémité, on trouve une accumulation de pus épais. La tonsille pharyngienne est gonflée et injectée.

DEUXIÈME PARTIE

CHAPITRE I.

Anatomie de la cloison nasale.

La cloison nasale va des orifices externes jusqu'aux choanes et forme la paroi interne commune des deux fosses nasales. Elle se compose de deux lames, l'une osseuse, l'autre cartilagineuse (Pl. XXXV, fig. 1), et est recouverte de muqueuse sur sa surface libre. La partie postérieure plus grande est osseuse, la partie antérieure plus petite cartilagineuse. C'est à cette dernière structure que le nez extérieur doit sa flexibilité.

La forme de la cloison dépend surtout de l'état des lames osseuse et cartilagineuse, mais le revêtement muqueux exerce aussi une influence.

Pour saisir les différentes formes de la cloison et surtout de sa surface, il est nécessaire de se reporter à l'embryologie. Tant que les portions osseuses ne sont pas formées, la surface de l'apophyse frontale moyenne qui regarde la cavité buccale, envoie d'après W. His (1) deux crêtes arrondies (laminae nasales) qui vont au toit du pharynx, en divergeant faiblement; elles se terminent en diminuant rapidement de hauteur. Ces crêtes constituent la paroi médiane de la fosse nasale et sont au début *séparées* par une *large scissure*. Elles se réunissent ensuite sur la ligne médiane, se soudent et forment la cloison du nez dans les portions qui ne servent pas au développement des lèvres et de l'os incisif. « *La cloison se développe donc... par suite de la réunion médiane de deux ébauches primitivement séparées* » (W. His). Développée de cette manière, elle se transforme avec d'autres parties du crâne

_____

(1) *Anat. menschlicher Embryonen.* Leipzig, 1885.

fœtal en cartilage qui plus tard disparaît, par suite de l'ossification.
Mais le cartilage ne disparaît cependant pas complètement, et il
reste quelques portions du crâne primordial non ossifié dans le
cartilage quadrangulaire de la cloison, ainsi que dans les cartilages triangulaire et alaire. L'ossification de la cloison commence au
deuxième mois fœtal. D'après A. Rambaud et Ch. Renault (1), à
cette époque apparaît, de chaque côté de la partie inférieure de la
cloison, une petite lamelle osseuse, premier vestige du vomer.
Ces deux lamelles se soudent au troisième mois et constituent une
attelle osseuse (attelle du vomer). Le vomer, à partir de ce moment,
est composé de deux lames osseuses qui se retournent en se regardant au niveau de leur bord postéro-inférieur, déterminant entre
elles une rainure profonde (sulcus vomeris). Dans cette rainure se
trouve la partie basale du cartilage quadrangulaire désignée sous
le nom de cartilage du vomer (fig. 1).

A ce moment, la cloison est composée d'une petite partie inférieure osseuse (vomer) et d'une partie supérieure cartilagineuse,
plus volumineuse, qui va jusqu'à l'os sphénoïde. Cette dernière
portion deviendra la lame perpendiculaire de l'ethmoïde ainsi que le
cartilage quadrangulaire. Le territoire de la portion cartilagineuse
subit plus tard une diminution notable, par suite de l'apparition de
la lame perpendiculaire et des modifications du vomer. La lame
perpendiculaire se développe de haut en bas, se rapproche de plus
en plus du vomer, et plus elle s'en rapproche, plus le cartilage
s'amincit. Lorsque enfin la réunion osseuse entre le vomer et la
lame perpendiculaire est établie, on ne voit plus qu'une traînée
cartilagineuse dans le sillon du vomer. Cette traînée est en avant
en rapport avec le cartilage quadrangulaire, nettement limité à ce
moment. Par suite de l'accroissement du vomer, la rainure se
ferme plus tard, de sorte que la traînée cartilagineuse semble être
logée dans un canal osseux. Ce canal s'abouche, ainsi que le dit
J. Henle (2), au niveau de la rainure, entre les deux ailes du
vomer, et il présente habituellement sur un côté une fente longitudinale ; parfois on trouve sur les deux côtés des déhiscences de la
paroi du canal.

La traînée cartilagineuse incluse persiste souvent très avant
dans la vieillesse et détermine par son ossification un épaississe-

(1) *Origine et développement des os*. Paris, 1864.
(2) *Knochenlehre*. Braunschweig, 1855.

ment en forme de crête, dirigé obliquement en haut et en arrière sur le vomer.

La présence de tissu cartilagineux entre le vomer et la lame perpendiculaire était déjà connu de J. HENLE (1) et PH. SAPPEY (2), A. KÖLLIKER (3) mentionne également un cas semblable. Les deux derniers auteurs cités ne semblent pas avoir sur ce sujet une expérience suffisante, car on ne trouve pas signalé par eux que la persistance du cartilage du vomer est un fait presque constant.

Au niveau du point de réunion entre le vomer et le cartilage quadrangulaire, on observe les données suivantes : Le cartilage du vomer diminue, les deux lames osseuses se rapprochent et se soudent en grande partie, de telle sorte qu'il ne reste plus de la rainure que quelques vestiges qui peuvent aussi disparaître. Il est utile de dire à ce sujet que le bord désigné varie et conserve parfois la forme juvénile à l'état adulte : une statistique faite à ce point de vue montre que dans quelques cas le sillon du vomer est déjà aussi rudimentaire vers l'âge de deux à trois ans, qu'à l'état définitif.

Dans la 3e année, sur 20 cas, on voyait :

17 fois la forme juvénile,
3 » » définitive.

Entre la 3e et la 4e année, sur 32 cas :

22 fois la forme juvénile,
10 » » définitive.

Entre la 4e et 5e année, sur 13 cas :

10 fois la forme juvénile,
3 » » définitive.

Entre la 5e et 6e année, sur 21 cas :

14 fois la forme juvénile,
7 » » définitive.

Dans la 7e année, sur 7 cas :

6 fois la forme juvénile,
1 » » définitive.

(1) *L. c.*
(2) *Traité d'anatomie descriptive*, t. I. Paris, 1867.
(3) *Ueber die Jacobsohnschen Organe des Menschen.* Leipzig, 1877.

Dans la 8ᵉ année, sur 4 cas :

> 3 fois la forme juvénile,
> 1 » » définitive.

Dans la 9ᵉ année, sur 3 cas :

> 1 fois la forme juvénile,
> 2 » » définitive.

Dans la 10ᵉ année, sur 9 cas :

> 6 fois la forme juvénile,
> 3 » » définitive.

Entre la 11ᵉ et 12ᵉ année, sur 3 cas :

> Tous les 3 de forme définitive.

Entre la 12ᵉ et 14ᵉ année, sur 6 cas :

> 3 fois la forme juvénile,
> 3 » » définitive.

Entre la 16ᵉ et 19ᵉ année, sur 8 cas :

> 1 fois la forme juvénile,
> 7 » » définitive.

1. *Dentition.* — Forme juvénile, dans 74,2 %,
> » définitive, » 25,8 %.

2. *Dentition.* — Sur des crânes moins nombreux, il est vrai :
> Forme juvénile, dans 43,8 %,
> » définitive, » 56,2 %.

Chez les adultes, on trouve sur 100 cas, 62 fois la rainure ou son vestige; dans 38 % pas de trace de rainure. Chez les enfants entre 2 et 14 ans (122 crânes), on constate dans 14,7 % une absence de rainure.

A *l'état adulte*, le *vomer* forme une lame quadrangulaire dont le bord supérieur s'unit au corps du sphénoïde et le bord inférieur à la crête nasale. Le bord antérieur s'articule en partie avec la lame perpendiculaire de l'os ethmoïde, en partie avec le cartilage quadrangulaire. Le bord postérieur libre constitue une cloison entre les deux choanes.

Sur l'os intermaxillaire, le bord antérieur du vomer ne s'articule pas directement avec l'épine nasale antérieure, mais au moyen d'un osselet court et petit, qui peut être envisagé comme la répétition de la crête nasale, sur la face nasale de l'os intermaxillaire,

et qu'on appelle crête incisive. Il en résulte une courte rainure
(*sulcus prævomeris*) au bord postérieur de laquelle s'adapte le
vomer, de telle sorte que la rainure du vomer, grâce à ces petites
crêtes osseuses, s'allonge en avant jusqu'à l'épine nasale antérieure. Le développement de cette demi-crête incisive montre qu'au
bout du deuxième mois de la vie intra-utérine, il s'élève sur la
face nasale de chaque os intermaxillaire, une lamelle osseuse verticale qui limite une rainure latéralement. De chaque côté, une des
deux plaques du vomer s'articule avec le bord postérieur de cet
osselet, ou bien l'extrémité antérieure du vomer s'insinue dans la
rainure. RAMBAUD et RENAULT, qui ont découvert cet os, l'appellent os sous-vomérien. Cet os, d'après les données de ces auteurs,
n'est pas encore, dans la première année, uni au maxillaire supérieur, et il persiste, à l'état d'osselet indépendant, jusqu'à l'âge de
15 à 18 ans. Pour ce qui est de la forme définitive de cet osselet, je
ferai remarquer qu'il se modifie de la même manière que la partie
sillonnée du bord supérieur du vomer. Le sillon peut faire défaut,
et, dans ce cas, les deux demi-crêtes incisives sont soudées et forment une courte saillie osseuse.

Lame perpendiculaire de l'os ethmoïde.

A l'état de complet développement, la lame perpendiculaire
forme une lame osseuse quadrangulaire irrégulière, plus courte,
mais plus large (plus haute) que le vomer. Des quatre bords, le
supérieur adhère à la lame eth-
moïdale, l'inférieur s'articule avec
le vomer, le postérieur avec le
sphénoïde, l'antérieur avec le dos
du nez. Ici, la lame perpendiculaire se joint en partie à l'épine
nasale de l'os frontal et en partie à
la crête nasale des bords médians
des os propres du nez. L'ossification de la lame perpendiculaire
commence au sixième mois, au
niveau de l'apophyse crista galli,
et progresse de haut en bas. Déjà

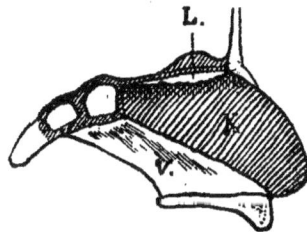

FIG. 1.
Ossification de la lame perpendiculaire
de l'os ethmoïde.

V, vomer, K, cloison cartilagineuse
et L, lame perpendiculaire.

dans la première année, la lame perpendiculaire présente un petit
prolongement en forme de crête de la lame criblée, mais ce n'est

26

que dans la troisième année que la lame atteint le vomer à l'état d'os. Parfois, le processus d'ossification est retardé jusqu'à la cinquième année; alors s'intercale, entre le vomer et la lame perpendiculaire, une traînée cartilagineuse excessivement large. Dans la sixième année, l'articulation entre le vomer et la lame perpendiculaire est le plus souvent déjà définitive. Après la neuvième année, on ne doit guère plus trouver de fente entre eux.

Articulation entre la lame perpendiculaire et le toit du nez.

Chez l'adulte, on voit que l'articulation entre la lame perpendiculaire et le toit du nez n'a pas toujours la même étendue.

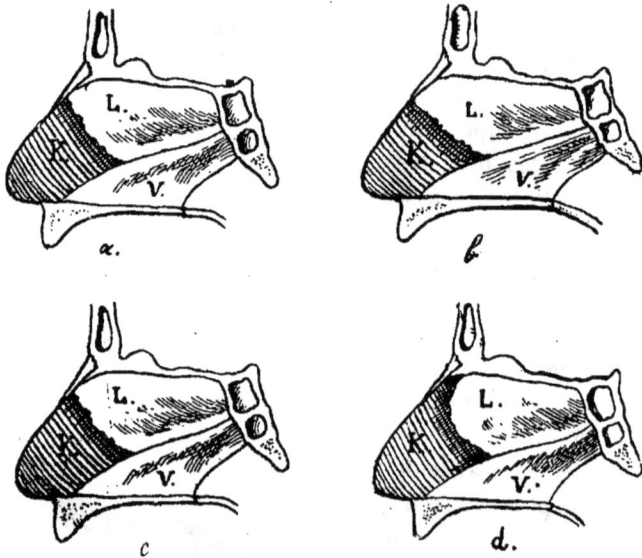

Fig. 2.

Relations entre la cloison nasale et le dos du nez.

L, lame perpendiculaire de l'os ethmoïde; V, vomer; K, cartilage quadrangulaire. — La lame perpendiculaire va, dans la fig. a, jusqu'au dessous de la moitié ; dans la fig. b, jusqu'au bord libre de l'os propre du nez; dans la fig. c, jusqu'à l'épine nasale de l'os frontal et dans la fig. d, elle n'atteint pas du tout le dos du nez.

L'articulation va tantôt jusqu'à la moitié du dos du nez, ou descend encore plus bas. Tantôt elle s'arrête plus haut, et lorsque le bord antérieur de la lame perpendiculaire est très court, il arrive qu'il n'y a même pas de relation avec les os propres du nez. Dans ce cas, la lame perpendiculaire ne s'appuie que sur l'épine nasale supérieure. Une statistique faite à ce sujet a donné les résultats suivants :

Dans 49 % des cas, le bord antérieur de la lame perpendiculaire descend jusqu'au milieu du dos du nez ; dans 38 %, jusqu'à la limite du tiers moyen et inférieur du dos du nez ; dans 10 %, le contact entre la lame perpendiculaire et le dos du nez cesse déjà au niveau de la limite entre le tiers supérieur et moyen de ce dernier ; dans 3 %, enfin, l'articulation des deux parties du squelette fait défaut, et la lame perpendiculaire ne s'appuie que sur l'épine nasale supérieure.

Je mentionne ces détails, parce qu'ils ont leur importance dans l'interprétation des fractures de la cloison.

Une autre variété, assez commune, consiste en ce que la surface du bord qui s'applique au dos du nez, reste cartilagineuse. Dans ces cas, on trouve, entre la lame perpendiculaire et le dos du nez, une incisure où est logée l'apophyse cartilagineuse de la lame quadrangulaire.

La *cloison cartilagineuse* forme une lame quadrangulaire, tellement volumineuse que sa partie antérieure dépasse de beaucoup l'ouverture pyriforme (fig. 1), et qu'elle divise la cavité du nez extérieur en une moitié droite et une gauche. Des quatre bords du cartilage quadrangulaire, le postérieur se continue directement dans la lame perpendiculaire ; l'inférieur est encastré dans le sillon du vomer et, lorsque ce sillon est absent, s'unit directement au vomer. Le cartilage va, ici, jusqu'à l'épine nasale antérieure et s'incurve pour former le bord antérieur (fig. 1) qui, correspondant au bout du nez, se continue avec le bord supérieur en formant un angle obtus. Au dessus de la cloison membraneuse, on peut toucher le bord antérieur du cartilage. Le bord supérieur de la lame quadrangulaire s'applique au dos du nez osseux et forme, plus bas, avec l'insertion du cartilage triangulaire, le dos du nez cartilagineux. Le dos du nez osseux repose donc en partie sur la cloison osseuse et en partie sur la cloison cartilagineuse. La ligne d'articulation, entre le dos du nez osseux et la cloison cartilagineuse, n'est pas de longueur égale dans tous les cas ; le cartilage et la lame perpendiculaire se compensent mutuellement. Lorsque cette dernière descend très bas, le bord seul de l'os propre du nez s'appuie sur la cloison cartilagineuse. Lorsque, par contre, la lame perpendiculaire — pour prendre l'autre cas extrême — se termine au niveau de l'épine nasale supérieure, le dos du nez repose, dans toute sa longueur, sur la cloison cartilagineuse. D'après les chiffres cités plus haut, ce n'est que la moitié supérieure ou les 2/3 supérieurs des os propres du nez qui reposent sur un plan osseux. Le reste repose sur le cartilage. Ce changement d'état provient du mode particulier d'ossification de la cloison. La cloison, primitivement cartilagineuse, en entier, ne s'ossifie pas toujours, en effet, dans toute son étendue. Cependant, l'ossification dépasse souvent la limite normale, et on trouve, dans ce cas, la lame perpendiculaire qui fait saillie dans le nez extérieur, en avant de l'ouverture pyriforme ou bien, dans quelques cas, le vomer se distingue par sa hauteur considérable, et l'angle osseux, destiné au système cartilagineux, est rétréci. L'importance de ce détail anatomique est évidente, si on tient compte de la valeur architectonique de la cloison cartilagineuse, qui sert de pilier au nez cartilagineux, témoins, certains cas d'ulcères perforants. Habituellement, l'ulcère a un siège tel, qu'il possède partout un cadre cartilagineux; il s'ensuit que la cloison est encore capable de soutenir le nez. Par contre, dans les cas où la perforation siège en avant, tout près du dos du nez, la partie antérieure du cadre de l'ulcère est trop faible et le nez s'affaisse. Les dispositions topographiques de la cloison cartilagineuse expliquent, de plus, comment les fractures des os propres du nez entraînent, habituellement aussi, des fractures du septum cartilagineux. (Voir le chapitre suivant.)

Épaisseur de la cloison cartilagineuse.

La lame quadrangulaire cartilagineuse ne possède pas une même épaisseur sur tous les points. Dans le vestibule du nez, elle est plus *mince* que dans la cavité nasale, mais elle a cependant la même épaisseur dans les couches de chaque niveau. Le cartilage est épaissi à 1 centimètre en arrière de l'ouverture pyriforme, entre les extrémités antérieures des cornets moyens, point où il correspond au tubercule de la cloison. Au dessus et au dessous, le cartilage s'effile quelque peu, de telle sorte que la cloison, à ce niveau, a la forme d'un fuseau; de là résulte l'épaississement considérable de la lame perpendiculaire, lorsque l'ossification de la cloison s'étend au-delà du tubercule. Lorsqu'on sectionne la lame perpendiculaire et le vomer, on voit que le cartilage est le plus épais au niveau de la lame perpendiculaire et qu'il s'amincit peu à peu à partir de ce point jusqu'au vomer. La lame cartilagineuse croît aussi en épaisseur, en allant d'avant en arrière.

Le cartilage se comporte d'une façon toute particulière au niveau de son articulation avec le vomer. Le bord cartilagineux est étroit ou large, ou énormément élargi, ou renflé en forme de massue, soit des deux côtés, soit d'un seul. Tantôt il est hypertrophié et forme une plaque de largeur variable sur l'un ou sur les deux côtés, tantôt il est recourbé en forme de crochet. Ces dispositions anatomiques ont, du reste, été déjà étudiées par B. LŒWENBERG (1). Le vomer s'accommode naturellement aux formes du cartilage. On trouve quelquefois une rainure profonde du vomer située sur la ligne médiane, quelquefois elle fait défaut, et le cartilage et l'os s'adaptent au moyen de surfaces planes.

Les lèvres de la rainure du vomer s'écartent, il en résulte que la rainure devient plus large mais moins profonde, ou bien elle manque absolument. Il est des cas où la surface d'articulation n'est pas droite, mais où elle s'incline sur l'un ou l'autre côté, ainsi que l'a judicieusement indiqué B. LŒWENBERG. Dans ces cas, il me semble plus que probable que les altérations cartilagineuses sont primitives et que le bord osseux s'adapte à la forme du bord cartilagineux. Souvent le cartilage dépasse le bord osseux.

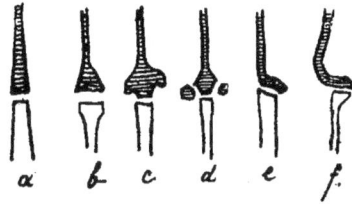

FIG. 3.

État du bord inférieur du cartilage quadrangulaire au niveau de l'articulation avec le vomer.

Le cartilage est ombré sur les figures. *a*, le bord n'est pas épaissi; *b* et *c*, le bord est épaissi et en *c*, se termine par des crêtes latérales; *d*, le bord est épaissi et possède des crêtes latérales formées par les cartilages épais de *Jacobson*; *e* et *f*, le bord cartilagineux est incurvé sur un côté.

Les épaississements uni ou bilatéraux sont importants, parce qu'ils donnent lieu à la production de crêtes sur la cloison.

Immédiatement en arrière de l'épine nasale antérieure, un fragment cartilagineux accessoire, le cartilage de HUSCHKE, s'ajoute au bord de l'articulation du septum. J. HENLE (2) nie l'existence des petits cartilages; il suppose, par contre, que chez les jeunes sujets, il existe des épiphyses cartilagineuses au niveau de la crête incisive; ces crêtes auraient été prises pour des cartilages accessoires.

---

(1) *Anat. Unters. üb. d. Verbieg. d. Nasenscheid.* Zeitschr. *f.* Ohrenh. 1883.

(2) *Eingeweidelehre.*

Il n'en est pas ainsi, et tous ceux qui ont quelque connaissance du sujet adopteront l'opinion de HUSCHKE. Les cartilages de HUSCHKE sont des formations intéressantes, parce qu'ils représentent des rudiments d'un cartilage, qui, chez les animaux, atteint un développement considérable. On trouve presque constamment chez l'Homme à la partie antérieure et supérieure du septum, un canal de la muqueuse qui s'abouche dans la cavité nasale. Ce canal est borgne à son extrémité postérieure et son orifice se trouve situé en avant de l'orifice du canal incisif. Il représente le rudiment de l'organe de JACOBSON, qui se rencontre chez les animaux, et le cartilage de HUSCHKE est un vestige de la capsule cartilagineuse qui entoure l'organe sus-mentionné.

J'ai remarqué plusieurs fois que dans le voisinage de l'ouverture de l'organe de JACOBSON, mais déjà au niveau du cartilage quadrangulaire, on voyait des lamelles cartilagineuses englobées par du tissu lamineux périchondral.

Épaisseur de la cloison osseuse.

Pour ce qui est de la lame perpendiculaire de l'ethmoïde, elle est un peu épaissie sur ses points d'insertion (au niveau de la lame criblée et du dos du nez), ainsi que sur son bord libre. En outre, elle est mince et transparente. Le *vomer* forme dans sa partie *supérieure* une *crête* épaisse, qui commence au niveau de l'épine nasale, et monte obliquement en haut, tout le long de la ligne d'articulation avec les lames quadrangulaire et perpendiculaire, jusque vers le rostrum sphénoïdale ; arrivée en ce point, elle se divise en les deux ailes du vomer. La partie du vomer qui s'applique à la crête palatine est, comme cette dernière, relativement épaisse, tandis que les autres parties du vomer, semblables à la lame perpendiculaire, se distinguent par leur ténuité.

Muqueuse.

Sur la muqueuse de la cloison, on remarque des épaississements en deux points : au niveau du *tubercule* et des *plis du septum*.

Le *tuberculum septi* a un volume très variable. Il se trouve en avant, à l'entrée de la fente olfactive, et correspond presque exactement aux extrémités antérieures des cornets moyens ; il atteint encore, en arrière, le point de transition entre le cartilage et la lame perpendiculaire, il a environ un volume un peu supérieur à celui d'une pièce de cinquante centimes. Parfois il se prolonge en arrière et forme alors une crête renflée, obliquement ascendante. La cause de l'épaississement de la muqueuse au niveau du tuberculum septi, augmentée parfois encore par un épaississement de l'os au même niveau, provient d'une accumulation particulière de glandes (voir Pl. X, fig. 4). Bresgen (1) dit bien que ce sont des vaisseaux qui provoquent le renflement, mais cette assertion est aussi inexacte que quelques autres idées émises par cet auteur sur le système' vasculaire de la muqueuse nasale.

Les *plis de la cloison* apparaissent à la partie postérieure de cette dernière, mais ce ne sont pas des formations constantes de la muqueuse. Ils constituent une série de plis parallèles, de nombre variable, dirigés obliquement ; leurs extrémités postérieures s'étendent jusqu'à proximité des bords des choanes de la cloison. Ces plis représentent une formation physiologique, ainsi qu'il en résulte de ce fait qu'on les rencontre même chez l'embryon. Sur la Pl. XLV, fig. 2, on peut distinguer ces replis hypertrophiés.

Déviation du septum.

La cloison est fréquemment déviée de sa position médiane normale, vers l'un ou l'autre côté. On désigne cet état sous le nom de *déviation du septum*. La déviation peut être *simple* ou *double*, suivant que la cloison forme une lame convexe-concave (scoliose simple) ou une déviation en forme d'*S* (scoliose double). Dans le premier cas, la cavité nasale correspondant à la surface convexe de la cloison est rétrécie ; le côté opposé présente une dilatation compensatrice. Dans la scoliose double, les fosses nasales montrent alternativement un rétrécissement et une dilatation. La région choanale de la cloison n'est pas comprise dans la déviation ; il existe bien des asymétries des choanes, car il n'y a nulle part dans le corps humain de symétrie exacte, mais l'asymétrie des choanes, si jamais elle existe, est si minime, qu'elle n'a aucune importance pratique. C'est dans ce sens qu'il faut comprendre mes remarques antérieures ; jusqu'à ce jour, je n'ai jamais rencontré d'asymétrie des choanes digne d'être mentionnée.

La déviation atteint non seulement la partie osseuse, mais aussi

(1) Med-chirurg. Centralblatt. Wien, 1885 et 1886.

la partie cartilagineuse, et l'opinion de A. Jurasz (1) qui dit avoir trouvé toujours la déviation dans la partie antérieure, cartilagineuse de la cloison et non dans la partie postérieure osseuse, doit reposer sur une observation défectueuse. Dans beaucoup de cas, la déviation de la cloison osseuse doit même être primitive et celle de la cloison cartilagineuse n'est produite que par son adaptation à cette déformation.

Les chiffres suivants donnent une vue d'ensemble sur la fréquence des déviations de la cloison.

Crânes européens.

Sur 370 crânes, la cloison est :
symétrique dans 46,8 % des cas.
déviée » 53,2 % »

Crânes non européens.

Sur 92 crânes, la cloison est :
symétrique dans 73,9 % des cas.
déviée » 26,1 % »

Des recherches plus récentes faites sur 329 crânes non européens, ont donné les résultats suivants :

	Chiffres.	Déviations.	Traces de déviation.
Nègres d'Afrique	54	6	
Africains (Peuplade indéterminée)	5	3	
Malais	163	45	20
Chinois	39	9	11
Asiatiques (Peuplade indéterminée)	10	5	
Australiens	28	10	3
Indiens et anciens Péruviens	30	14	4
	329	92	38

La cloison est donc déviée dans 27,9 % des cas, et si on ajoute ceux où il n'y a qu'une trace de déviation, dans 39,5 %.

On peut, par conséquent, établir une différence notable entre les crânes européens et les crânes étrangers, car, sans aucun doute, les déviations de la cloison sont chez nous plus fréquentes que chez les peuples non européens. J'aurai encore à revenir sur ces faits.

La déviation de la cloison est souvent combinée à des épaississements, sous forme de crêtes au niveau de la cloison osseuse,

(1) *Die Krankheiten d. oberen Luftwege, I. Heft. Heidelberg.* 1891.

épaississements que j'ai désignés sous le nom d'éperon (haken-fortsatz), à cause de leur terminaison en forme de crochet.

THEILE (1) appelle cet éperon, crête (Kamm) du vomer, WELCKER (2) l'appelle *crista lateralis*. Je crois que cette dernière dénomination est la plus caractéristique, mais je crois aussi qu'il sera bon de maintenir le terme d'éperon, parce que la crête a souvent la forme d'un éperon large et que des excroissances semblables se montrent souvent sans formation de crêtes. La crête mentionnée ne se trouve habituellement que sur un côté ; *elle appartient dans tous les cas au vomer et, lorsqu'elle est complètement développée, elle remonte de l'épine nasale vers le rostrum sphenoidale, obliquement, de bas en haut et d'avant en arrière, en suivant le bord épaissi du vomer.* La participation de la lame perpendiculaire à la formation de la crête, se manifeste par une adaptation à l'éperon né dans le voisinage. *La longueur de la crista lateralis varie suivant les sujets.* Cette crête traverse la cloison dans toute *sa longueur*, comme dans l'exemple sus-mentionné, *ou bien elle se trouve limitée à sa moitié antérieure. Dans ce cas, on observe fréquemment aussi, sur la surface opposée de la cloison, une courte crête latérale. L'extrémité antérieure de la crista lateralis fait librement saillie dans le méat inférieur ou touche presque le plancher nasal.*

Lorsqu'on examine la fosse nasale par l'ouverture pyriforme, et qu'il existe des crêtes semblables, on trouve, *immédiatement en arrière de l'épine nasale antérieure, sur l'un ou sur les deux côtés*, une lame de longueur, de largeur et d'épaisseur très variables, qui siège transversalement sur la cloison. Parfois les crêtes forment des saillies plates ; dans d'autres cas, elles sont tellement larges qu'elles rétrécissent considérablement le méat inférieur. On voit (Pl. XXXV, fig. 2) un cas dans lequel la crête latérale fait saillie, comme un cornet, dans la fosse nasale.

La crête de la cloison n'a pas partout la même épaisseur ; une partie de cette crête se divise souvent pour constituer un prolongement en forme de bosse, d'éperon ou de crochet. Ce prolongement siège *tantôt en avant, tantôt en arrière*, et grâce à lui, la crête est partagée en deux moitiés, l'une antérieure, l'autre postérieure (pars anterior, pars posterior cristæ). La face de la cloison opposée à celle qui est pourvue d'une crête latérale, présente, au

(1) Zeitschr. f. rat. Med. Neue Folge. Bd. VI.
(2) *Die Asymmetrie der Nase, etc.* 1882.

niveau de l'éperon, une *rainure* ou *fossette* (voir Pl. XLVI, fig. 1) qui est parallèle à l'axe longitudinale de la crête. Cette rainure ou fossette est sans doute produite par le plissement de la cloison, conséquence de l'accroissement de l'éperon. *Pour cette raison, la cloison sera toujours quelque peu déviée, chaque fois que l'éperon sera développé d'une façon considérable.* Nous sommes ici en face d'une sorte de déviation de la cloison, en relation intime avec le développement d'un éperon. Lorsque les éperons sont petits, la cloison est rectiligne ou légèrement incurvée; lorsqu'ils sont plus gros, la déviation est plus marquée. Les chiffres suivants donnent une vue d'ensemble sur ces relations.

Sur 483 crânes, j'ai trouvé :

Dans 20, 1 % des cas, l'éperon sans déviation.

Dans 15, 3 % des cas, l'éperon combiné avec une déviation assez considérable (nous avons laissé de côté les crêtes latérales sans éperon).

Sur 329 crânes de sujets non européens, la crête latérale se rencontre dans 14,9 % des cas, sur lesquels 4,5 ne présente qu'un vestige.

Parfois la cloison est pourvue d'un éperon qui ne naît pas sur une crête latérale ; dans ce cas, on peut dire qu'une partie circonscrite de la crête s'est seule développée. J'ai trouvé, dans un cas, un gros éperon semblable, situé en arrière et très haut placé, immédiatement à côté de l'os sphénoïde.

Développement de la crête latérale.

La crête latérale se développe sur la base du cartilage du vomer susmentionné et de son *prolongement en forme de strie* qui, suivant l'articulation entre le vomer et la lame perpendiculaire, se dirige en arrière et en haut vers la portion sphénoïdale du vomer. Tant que le vomer possède une rainure profonde, il n'y a pas formation de crête. Cette dernière ne se développe, en effet, que lorsque l'ossification du cartilage du vomer a déjà fait de tels progrès que cette rainure est devenue rudimentaire. Le cartilage, qui, jusqu'à présent, avait partout la même épaisseur, s'étale alors au niveau du point d'articulation avec le vomer (voir plus haut). *De ce fait résulte une impulsion donnée à la formation d'une crête latérale,* d'autant que son prolongement en forme de strie commence aussi à s'épaissir. *Suivant que le cartilage du vomer s'épaissit des deux côtés ou d'un seul, on trouve dans la partie la plus antérieure de la cavité nasale une crête sur l'un ou les deux côtés du septum. Lorsqu'il n'existe qu'une crête, elle s'allonge ordinairement jusqu'à l'extrémité postérieure du vomer. S'il y en a deux, on observe l'allongement en arrière sur un côté seulement, parce que la strie cartilagineuse susmentionnée s'épaissit soit à droite, soit à gauche, mais jamais des deux côtés.* La plus courte des deux crêtes atteint, d'ordinaire, dans ces cas, le territoire de l'angle rentrant placé entre le vomer et la lame perpendiculaire.

L'éperon né sur la crête du septum se développe de la façon suivante : le cartilage du vomer ou la strie cartilagineuse s'épaissit considérablement en un point circonscrit et forme même, dans les cas bien développés, presque un bourrelet cartilagineux. Les os voisins, le vomer et la lame perpendiculaire, s'accroissent aussi et renferment, sur le point désigné, le bourrelet cartilagineux, comme dans une capsule. Cette disposition se maintient, ou bien le bourrelet cartilagineux s'ossifie et se soude avec les lames osseuses qui le recouvrent, pour former un prolongement osseux épais, qui ne laisse plus reconnaître la composition primitive des différentes parties. Des ossifications semblables peuvent exister aussi pour les crêtes cartilagineuses situées dans le prolongement de l'éperon.

La formation bilatérale d'un éperon est rare ; elle se produit ainsi : le cartilage du vomer s'épaissit également sur la face opposée à l'éperon en un point perforé de la lamelle osseuse qui recouvre la strie cartilagineuse ; plus tard, ce cartilage s'ossifie. Il faut remarquer cependant que les éperons de ce genre n'atteignent jamais un gros volume. Exceptionnellement, on observe que la partie antérieure de la crête latérale n'est pas en relation avec un éperon préexistant : sa partie postérieure, d'abord en pente, devient plane et ce n'est que fort en arrière, à la partie postérieure de la crête, qu'on trouve un éperon pointu ou mousse.

Situation de l'éperon.

La direction obliquement ascendante de la crête latérale du septum a pour conséquence une situation d'autant plus haute de l'éperon, que ce dernier est situé plus en arrière. Les éperons antérieurs se trouvent vis-à-vis du cornet inférieur ; les postérieurs, en face du cornet moyen, et les intermédiaires au niveau du méat moyen, où ils sont même souvent en contact avec les deux cornets.

On pourra diagnostiquer, sur le vivant, un éperon situé en arrière, au moyen de la rhinoscopie postérieure.

Conséquences fâcheuses des déviations de la cloison et de la crête latérale.

Je me contenterai de parler des altérations qui se produisent lorsque la cloison déviée, ou sa crête, touche la paroi externe du nez ; je laisserai de côté les rétrécissements que subit en même temps la fente nasale.

La *cloison déviée*, de tous les organes intérieurs du nez, atteint de préférence la moitié antérieure du cornet moyen, surtout dans les cas où cette partie du cornet est augmentée de volume, par suite de sa distension et de sa transformation en une bulle osseuse. Le cornet devient alors, en ce point, mince comme une feuille de papier, flexible et membraneux ; son diamètre longitudinal et vertical est raccourci et l'operculum fait défaut ; son bord antérieur ne forme plus d'angle avec son bord inférieur : les deux se trouvent dans un même plan ; bref, le cornet devient plus petit, et on constate tous les signes de l'atrophie. Les *crêtes* et les *éperons* amènent des conséquences semblables. Lorsque la crête latérale atteint une certaine largeur, il se produit souvent un contact entre la crête et le cornet, et même, dans certains cas, lorsque l'éperon siège dans le méat moyen, un contact avec la paroi latérale. Des saillies plus petites entrent en contact avec les organes internes du nez, lorsque la cloison est déviée. Sur le *cornet inférieur*, une crête qui s'y appliquera produira habituellement une rainure, de longueur et de direction variable (Pl. XXXV, fig. 3). Dans des cas bien développés, on voit, au niveau du cornet, une rainure oblique qui le traverse de bas en haut et d'arrière en avant ; sa muqueuse est amincie et atrophiée. L'atrophie peut atteindre un degré tel que les glandes disparaissent complètement, et que la muqueuse peut présenter l'aspect d'une séreuse (Pl. XXXV, fig. 4).

Lorsque la crête traverse obliquement le *méat moyen*, et que l'éperon a une longueur considérable, la pointe de la saillie vient en contact avec la paroi latérale. Ce contact a lieu surtout au niveau de la fontanelle postérieure et inférieure du nez, et, suivant que la pression exercée est plus ou moins grande, on voit ici apparaître également des atrophies circonscrites, ou même la perforation de la muqueuse. Il ne faut pas confondre ces orifices avec ceux des lacunes accessoires qui naissent spontanément et sans être provoqués par un éperon. Selon que l'éperon touche le cornet par son bord ou par sa face large, il produit sur le cornet moyen des altérations variables. Dans le premier cas, on a une incisure; dans l'autre, la muqueuse s'atrophie de la façon que nous avons indiquée plus haut. Ce mode d'atrophie se produit souvent, et je ne veux pas passer sous silence un fait rare que j'ai observé. Il s'agit d'un cas avec crête latérale très saillante. Cette crête était coiffée, sur un point circonscrit, par un éperon moitié osseux, moitié cartilagineux, situé de telle façon qu'il touchait les cornets inférieur et moyen. Sur le cornet inférieur, on voyait la trace profonde, large et oblique de l'impression. Le cornet moyen était atteint par la crête dans sa *moitié postérieure*. Ici, cette crête était plus courte, étroite, mince et flexible, tandis qu'elle était normale dans sa portion antérieure. La diminution de volume du cornet moyen avait occasionné la mise à nu de l'hiatus semilunaris, qui était visible par l'arrière. La cloison déviée s'appliquait au cornet supérieur, au dessus de la crête, et était soudée avec lui en deux points (voir SYNÉCHIES). A côté des points atrophiés, on voyait aussi, dans ce cas, des parties hypertrophiées aux points seulement où n'avait pas existé de pression de la part du septum, comme elle avait eu lieu au niveau de l'hiatus semilunaris, ainsi que sur les extrémités postérieures des cornets, *de chaque côté*. Ces hypertrophies de la muqueuse sont la conséquence de catarrhes chroniques, et il est très probable que l'irritation exercée par la crête sur la muqueuse des cornets, n'est pas étrangère à la production des hypertrophies mentionnées. Cette hypothèse est justifiée par ce fait que les hypertrophies apparaissent souvent à l'endroit où les muqueuses du septum et des cornets se touchent, sans qu'il existe cependant de pression entre elles.

Les éperons qui siègent à l'extrémité postérieure de la crête ne sont jamais en contact avec les parties de la paroi externe du nez, à cause de la grande distance qui, à cet endroit, existe entre le septum et l'extrémité du cornet.

Indépendamment de l'éperon du genre que nous venons de décrire, on rencontre dans certains cas rares, des exostoses épineuses (exostoses vraies) de la lame perpendiculaire.

On trouve encore un deuxième mode d'épaississement du septum, au niveau du point de jonction, entre la lame perpendiculaire et le cartilage quadrangulaire; cet épaississement n'atteint cependant jamais le volume que nous avons observé sur la crête latérale, et, pour cette raison, il n'offre pas un intérêt réel au point de vue pratique. On voit en ce point une élévation arrondie ou un bourrelet allongé qui suit le bord osseux, et qui a une direction oblique d'arrière en avant, et de bas en haut. On est parfois tenté d'admettre qu'il existe une crête en ce point, parce que le tuberculum du septum s'allonge en forme de crête. Le bord antérieur de la lame perpendiculaire est parfois, il est vrai, épaissi ou incurvé; il en résulte une saillie plus grande du septum, mais il existe toujours cette grande différence que le tuberculum appartient à la muqueuse, tandis que la crête latérale appartient au squelette. Dans les cas où l'éperon est très volumineux et où il soulève, sur une étendue assez considérable, les lamelles osseuses du vomer et de la lame perpendiculaire, sous forme de plis, il arrive que la base osseuse du tuberculum septi forme également une crête peu élevée. Dans beaucoup de cas, on ne trouve dans le squelette de la cloison, rien qui puisse expliquer la formation d'un bourrelet; ce dernier s'explique uniquement par la présence d'un tuberculum septi plus développé.

Le bourrelet que nous venons de décrire était déjà connu de A. Schwegel (1). On voit dans son travail le passage suivant : « Les incurvations de la cloison se rencontrent, d'après mes recherches : α) sur la ligne qui joint la lame perpendiculaire de l'ethmoïde au vomer, β) sur celle qui joint le vomer au septum cartilagineux, γ) sur le point de réunion des fragments du septum cartilagineux. Le plus souvent, cette incurvation se produit à gauche, c'est-à-dire que la convexité se trouve à droite, et la concavité à gauche. »

Hartmann (2) décrit également des saillies en forme de crêtes, entre le cartilage quadrangulaire et la lame perpendiculaire.

A côté des crêtes et bourrelets mentionnés, il existe parfois encore des *crêtes de la muqueuse* (crêtes dues à la pression), crêtes accessoires et étroites. Elles ne peuvent se produire que lorsque la cloison entre en contact avec le cornet ; en effet, lorsqu'un cornet, habituellement le cornet moyen, vient presser contre la cloison, il détermine une empreinte sous forme d'une dépression d'étendue variable, oblongue, dont la limite inférieure fait saillie, comme une crête. Cette saillie est surtout prononcée,

(1) A. Schwegel. *Knochenvarietäten.* Zeitschr. f. rat. Med. III Reihe, V Bd. Leipzig et Heidelberg, 1859.
(2) *Ueber die leisten-und dornförmigen Vorsprünge der Nasenscheidewand.* Anat. Anz. Jena, 1890.

lorsque le cornet inférieur se presse contre le septum. On voit alors deux empreintes entres lesquelles la crête accessoire tranche aussi nettement que la crête qui se trouve entre deux impressions digitales du crâne. Le contact dont nous avons parlé a lieu lorsque la cloison est déviée ou que les cornets ont subi une augmentation de volume par suite d'une distension osseuse ou d'un gonflement pathologique. Pour cette raison, les crêtes osseuses sont situées plus souvent sur la moitié antérieure que sur la moitié postérieure de la cloison. L'extrémité postérieure du cornet inférieur, notamment, ne vient toucher la cloison qu'à la suite des hypertrophies considérables de la muqueuse.

CHAPITRE II

Fractures de la cloison.

Les fractures de la cloison se divisent, suivant la structure du septum, en fractures *osseuses* et *cartilagineuses*. Ces dernières fractures sont plus fréquentes que les premières, ce qui s'explique aisément par la relation architectonique qui existe entre la cloison et le dos du nez. Cette relation est basée, ainsi que je tiens à le faire ressortir, de prime abord, sur ce fait que la partie cartilagineuse de la cloison s'applique au dos du nez sur un trajet plus long que la partie osseuse. Pour pouvoir apporter des preuves à ce que j'avance, il me faudra donner des détails sur la charpente du maxillaire.

ANATOMIE DU NEZ EXTÉRIEUR.

Le nez extérieur est composé, dans sa moitié supérieure, de parties osseuses et, dans sa moitié inférieure, de parties cartilagineuses. Les deux moitiés constituent une saillie en forme de pignon en avant de l'ouverture pyriforme ; la fonction de cette saillie est de régler la direction de la colonne d'air dans les organes respiratoires intérieurs, en la conduisant vers la fente olfactive située plus haut.

La partie osseuse du nez extérieur est composée de six segments osseux : les os propres du nez, les apophyses montantes des os maxillaires, l'apophyse nasale du frontal et la lame perpendiculaire de l'os ethmoïde.

Les *apophyses montantes des os maxillaires* forment les parties latérales du dos du nez, et c'est de leur position, tantôt sagittale, tantôt frontale, que dépend la saillie plus ou moins grande du nez extérieur.

Les *os propres* du nez sont situés sur la face antérieure, aplatie, du dos du nez ; ils couvrent la fente comprise entre les deux apophyses montantes du maxillaire. Chaque os, indépendamment de son volume et des détails de sa configuration, forme un osselet oblong, quadrangulaire, *qui, de haut en bas, augmente en largeur, mais diminue en épaisseur.* Cette particularité a son importance dans l'interprétation des fractures des os propres, ainsi que dans celles de la cloison (Pl. XXXV, fig. 1). L'épaisseur de l'os propre varie dans sa moitié supérieure entre 2 mill. 1/2 et 7 mill. ; dans sa moitié inférieure, entre 1/2 mill. et 1 mill. 1/2.

Des quatre bords de l'os propre du nez, le *supérieur* s'unit à la partie nasale de l'os frontal, l'*externe* à l'apophyse montante du maxillaire, l'*interne* au bord correspondant de l'os opposé. Cette suture s'étend habituellement vers la fosse nasale pour former une crête osseuse étroite (crista nasalis), qui, il est vrai, ne participe que faiblement à la structure de la cloison. Le bord *inférieur* de l'os propre du nez est tranchant et limite l'ouverture pyriforme.

Les os propres du nez et les apophyses montantes du maxillaire s'appliquent, par leurs extrémités supérieures, à la partie nasale de l'os frontal qui fournit un point d'appui important au dos du nez. Cette partie nasale de l'os frontal forme une apophyse courte et épaisse qui a poussé en bas vers le dos du nez, et qui s'est glissée au dessous des portions du dos du nez. Sur des pièces non disséquées, on n'aperçoit qu'un contact linéaire des parties du squelette qui s'unissent en ce point. La dissection seule, montre que les portions du dos du nez s'appliquent sur une large surface au dessus de l'apophyse nasale de l'os frontal qui est épaisse, rugueuse, voûtée transversalement, pointue à son extrémité, renflée à sa base, et qui tranche nettement sur la table externe du frontal. Cette superposition explique pourquoi les os propres du nez et les apophyses montantes du maxillaire sont plus longs sur leur face faciale que sur leur face nasale.

Sur la face du dos du nez qui regarde la cavité nasale, on trouve, au niveau de la ligne médiane, la lame perpendiculaire de l'ethmoïde qui s'applique en partie à l'épine nasale (en haut) et en partie à la crête nasale (en bas). Nous avons déjà dit dans le chapitre précédent, que la lame perpendiculaire de l'ethmoïde ne descendait pas dans tous les cas jusqu'au même point; la statistique nous a fait voir que dans 49 % des cas elle descendait jusqu'à la moitié du dos du nez, dans 38 %, jusqu'au tiers inférieur, et que dans 10 % elle touchait seulement le tiers supérieur. Cette variété a pu être expliquée par les divers modes d'ossification de la cloison primitive. Si cette dernière s'ossifie sur un long trajet, sa portion osseuse descend très bas; dans le cas contraire, elle se retire, et, à sa place, on trouve la portion cartilagineuse de la cloison qui est plus développée. *Habituellement, la partie la plus inférieure du dos du nez repose, fait remarquable, sur le cartilage quadrangulaire.*

Portion cartilagineuse du nez extérieur. De la charpente cartilagineuse du nez extérieur, c'est surtout la portion cartilagineuse du septum qui est importante à connaître, pour l'interprétation des fractures de la cloison; puis viennent la partie osseuse et les cartilages latéraux. La charpente cartilagineuse se compose du pilier de soutien, du *cartilage quadrangulaire* et des lames latérales (cartilages triangulaire et alaire); ce dernier est indépendant. La moitié postérieure du cartilage quadrangulaire se trouve dans l'angle situé entre le vomer et la lame perpendiculaire de l'ethmoïde; elle se réunit en haut, au dos du nez, tandis que la moitié antérieure qui s'avance dans le vestibule du nez siège au milieu, entre les deux ailes du nez.

Les lames latérales du cartilage quadrangulaire (cartilage triangulaire) se réunissent au bord libre des os propres du nez, dont elles forment le prolongement.

Une lame cartilagineuse étroite, à peine épaisse d'un millimètre, et retournée à son extrémité antérieure, en forme de crochet, fonctionne comme squelette de l'aile du nez propre. La *longue* branche *latérale* de cette lame se trouve dans l'aile propre du nez, mais n'atteint pas la limite de la peau de la narine; elle est dans la portion interne presque aussi haute que la narine elle-même; dans la portion latérale, au contraire, elle est plus basse et souvent divisée en plusieurs parties. C'est de cette particularité que provient la grande flexibilité de la moitié latérale des ailes du nez.

La branche *courte* et *interne* du cartilage alaire s'applique au bord inférieur du cartilage quadrangulaire et s'insinue dans le septum cutané auquel il donne une certaine rigidité. L'incurvation des deux branches du crochet cartilagineux forme la base résistante du bout du nez.

Une crête, à direction sagittale, fait saillie dans le vestibule du nez, entre l'aile et le cartilage triangulaire. Au même endroit, la lumière est considérablement rétrécie (Pl. I, fig. 15 a). Cette crête se forme de la façon suivante : 1° le bord inférieur du cartilage triangulaire, qui représente une lame voûtée, est plus rapproché de la ligne médiane que son bord supérieur ; 2° l'aile s'élève au dessus du bord inférieur du cartilage triangulaire.

La résistance et la tension des lames latérales cartilagineuses sont complétées par la disposition de la musculature, comme cela se voit nettement dans les paralysies faciales.

De ces données, suffisamment détaillées pour ce qui concerne notre travail, on peut déduire des indications pratiques que je désirerais exposer avant la description des cas. Il est clair, avant tout, que lorsqu'un traumatisme atteint le nez extérieur, le choc porte plutôt sur la cloison cartilagineuse que sur les parties latérales molles et flexibles ; de plus, dans les cas de fracture des os propres du nez (de la moitié inférieure), surtout lorsqu'elle est combinée à une dépression des parties fracturées, le cartilage quadrangulaire qui, comme nous l'avons vu, soutient le dos du nez osseux, sera facilement fracturé. Par contre, une lésion de la moitié supérieure du dos du nez portera, en premier lieu, sur la lame perpendiculaire, parce qu'elle appartient en propre au territoire de cette portion du nez extérieur.

OBSERVATIONS

1. Déviation légère de la cloison cartilagineuse.

a) Os propres du nez : Les parties inférieures des os propres du nez sont fracturées et incurvées ; fracture guérie.

b) Cloison osseuse : Ni fracture, ni déviation ; à gauche, crête latérale n'occupant que la moitié antérieure de la cloison.

c) Cloison cartilagineuse : Déviation latérale dans toute son étendue, formant une plaque voûtée à convexité droite.

d) Ouverture pyriforme : Plus étroite à droite qu'à gauche ; longueur, 32 millimètres ; largeur, 25 millimètres, dont 8 millimètres appartiennent à l'ouverture pyriforme, rétrécie du côté droit.

e) Fosse nasale : Vestibule nasal rétréci à droite ; la fosse nasale proprement dite est normale.

2. Déviations prononcées de la cloison cartilagineuse.

a) Os propres du nez : Portion marginale inférieure de l'os gauche fracturée et déprimée du côté de l'ouverture pyriforme ; fracture guérie.

b) Cloison osseuse : Disposition presque normale ; crête latérale du côté gauche.

c) Cloison cartilagineuse : Forte déviation du côté gauche ; la convexité touche la paroi latérale du vestibule du nez.

d) Ouverture pyriforme : longueur, 36 millimètres ; la plus grande largeur de la moitié nasale droite a 18 millimètres ; celle de la moitié gauche, 5 millimètres. L'entrée de la cavité gauche est presque obstruée ; sur le point le plus étroit, sa largeur n'est que de 3 millimètres, mais puisque les mensurations ont été faites sur des pièces conservées dans l'alcool, il est probable que la moitié gauche, à l'état frais, était obturée.

3. Déviation en S de la cloison cartilagineuse.

a) Os propres du nez : La portion marginale inférieure de l'os nasal gauche est fracturée et déprimée ; fracture guérie.

b) Cloison osseuse : Déviation avec convexité gauche et crête latérale.

c) Cloison cartilagineuse : Déviation en S ; la convexité touche la paroi latérale gauche.

d) Ouverture pyriforme : Présente, à gauche, sur un point, une fente mince ; à droite, dilatation compensatrice. Longueur, 34 millimètres ; largeur de la moitié droite, 14 millimètres ; la plus grande largeur de la moitié gauche, 9 millimètres ; le rétrécissement de la cavité nasale gauche se trouve immédiatement en arrière de l'ouverture pyriforme.

4. Déviation considérable en S de la cloison cartilagineuse.
(Pl. XXXV, fig. 5.)

a) Os propres du nez : Fracture transversale du bord inférieur en partie déprimée ; fracture guérie.

b) Cloison osseuse : La portion antérieure est légèrement déviée, la postérieure est médiane ; à gauche, crête avec un éperon, qui touche le cornet inférieur; la muqueuse y est atrophiée. Sur le côté opposé de l'éperon existe une rainure profonde,

c) *Cloison cartilagineuse* : Très épaisse (4 millimètres) et fortement déviée; la grande convexité est à gauche et touche la paroi latérale au niveau de l'ouverture pyriforme. *Muqueuse de la cloison, mince du côté de la concavité, et très épaissie du côté de la convexité.*

d) *Ouverture pyriforme* : A gauche, obstruée en grande partie; longueur, 28 millimètres; largeur du côté droit, 11 millimètres. Ce n'est qu'au-dessus du plancher que la fente présente une ouverture de 6 millimètres de large. L'obstruction ne concerne que le vestibule du nez.

5. Luxation du cartilage du septum.

(Pl. XXXV, fig. 6.)

a) *Os propres du nez* : Fracture au niveau de l'extrémité inférieure, guérie avec dépression.

b) *Cloison osseuse* : Normale et médiane.

c) *Cloison cartilagineuse* : Déviée, à convexité droite; le bord inférieur ne s'articule pas avec le vomer; il est luxé à gauche; il se trouve ici, à côté du vomer, sur le plancher nasal.

FRACTURES GUÉRIES DE LA CLOISON CARTILAGINEUSE

6. Fracture de la cloison cartilagineuse combinée à une déviation légère.

a) *Os propres du nez* : Fracture guérie du bord inférieur, avec dépression légère des fragments inférieurs.

b) *Cloison osseuse* : Déviation en S.

c) *Cloison cartilagineuse* : Déviée et formant une plaque convexe-concave, avec voussure du côté droit; la lame est fracturée obliquement à 4 millimètres au-dessous du bord inférieur de l'os nasal. Les fragments sont solidement réunis entre eux par du tissu fibreux, mais le fragment supérieur est un peu plus mobile que le fragment inférieur, qui semble être subluxé à droite, au niveau du bord du vomer.

d) *Ouverture pyriforme* : Longueur, 37 millimètres; largeur, 28 millimètres, dont 6 millimètres pour la moitié droite et 15 millimètres pour la moitié gauche. L'ouverture pyriforme droite, ainsi que la partie de la fosse nasale qui s'y joint immédiatement, sont rétrécis.

7. Cas semblable.

Nez extérieur considérablement déformé et très déprimé à gauche.

a) Os propres du nez : Fosse nasale gauche montrant une fracture transversale guérie, à 1 centimètre au-dessus de l'ouverture pyriforme. L'os propre droit est fracturé sur toute sa longueur. Près de la suture médiane, il existe une crête sagittale qui provient d'une fracture guérie ; les deux fragments sont déprimés : le droit faiblement, le gauche d'une façon tellement considérable, que le dos du nez, semblable à un plan incliné, descend sur la moitié gauche de la face. Cette dépression de l'os nasal gauche a naturellement amené de son côté une dépression du cartilage triangulaire.

b) Septum osseux : Légèrement dévié.

c) Cloison cartilagineuse : Le point fracturé se trouve à 6 millimètres au dessous du dos du nez ; les deux fragments sont dirigés obliquement vers la droite ; il y a eu un glissement des fragments de peu d'importance. Pour cette raison, le raccourcissement (en hauteur) de la cloison cartilagineuse est peu prononcé. Les fragments cartilagineux fracturés sont réunis entre eux par du tissu fibreux dense. Le point de fracture fait une saillie en forme de crête vers la fosse nasale. Le revêtement muqueux de la cloison est aminci sur sa partie convexe et épaissi sur sa partie concave. Il est de plus pourvu d'un tuberculum septi très volumineux.

d) Ouverture pyriforme : La moitié droite de l'ouverture est très peu rétrécie.

8. Fracture de la cloison cartilagineuse dans son milieu, avec déviation considérable du cartilage triangulaire.

a) Os propres du nez : La partie inférieure de l'os nasal droit est fracturée transversalement et soudée. Le fragment inférieur, y compris le cartilage triangulaire correspondant, sont tellement déprimés qu'ils touchent tous deux la cloison, jusqu'à obturation complète de la fente nasale.

b) Cloison osseuse : Non déviée.

c) Cloison cartilagineuse : Montre une fracture guérie et une forte déviation à droite. La fracture se trouve située à peu près au milieu, entre l'épine nasale et le dos du nez, et traverse sagittalement la cloison cartilagineuse dans toute sa longueur. Le glissement des fragments est peu prononcé et se manifeste à la surface de la cloison, sous forme d'une crête. A la dissection, on voit que les extrémités fracturées sont réunies par un cal fibreux.

d) Ouverture pyriforme : Moitié droite considérablement rétrécie, dilatation compensatrice à gauche.

9. Fracture du cartilage quadrangulaire à son extrémité inférieure.
(Pl. XXXV, fig. 7.)

a) Os propres du nez : Sur le bord inférieur, fracture guérie avec dépression.

b) Cloison osseuse : Déviation légère.

c) Cloison cartilagineuse : A 5 millimètres au dessus du vomer, se trouve le trait de fracture guérie, avec son cal ; le fragment inférieur est dévié à gauche ; la cloison cartilagineuse est déviée et en contact avec la paroi externe de la fosse nasale gauche ; ici, il s'est même développé une synéchie entre les deux.

d) Cavité nasale : Rétrécie au niveau de la synéchie.

10. Fracture de la cloison cartilagineuse avec chevauchement considérable des fragments.
(Pl. XXXV, fig. 8.)

a) Os propres du nez : Le dos du nez osseux est déprimé au point où il s'unit au nez cartilagineux. Les os propres eux-mêmes sont divisés par un trait de fracture guérie, en deux fragments presque égaux. Le trait va en décrivant un arc de la ligne médiane en haut et en dehors. De plus, les portions des os propres fracturées ont chevauché en bloc vers la moitié gauche de la face.

b) Cloison osseuse : Située sur la ligne médiane et, ce que je tiens surtout à faire ressortir, sans crête latérale. Ce qui est surprenant, c'est l'absence de déviation dans le chevauchement considérable des fragments de la cloison cartilagineuse. Quelques saillies épineuses qui sont au niveau du tuberculum septi ne doivent pas être considérées comme une inflammation venue par propagation du point fracturé, car on voit également des saillies analogues, sur une cloison normale.

c) Cloison cartilagineuse : Fracturée à 8 millimètres au dessous du dos du nez, dans le diamètre antéro-postérieur et sur toute sa longueur. Les fragments ont chevauché et sont réunis par un cal fibreux ; le trait de fracture proémine en forme de crête, et la cloison est fortement raccourcie. Sur le dessin, on voit nettement comment, par suite du chevauchement, le fragment inférieur remonte jusqu'au toit du nez. La situation du fragment supérieur à gauche et non à droite de l'inférieur, s'explique par le chevauchement à gauche, du dos du nez fracturé. Cette dislocation a provoqué également le déplacement du fragment supérieur dans la direction indiquée. Le revêtement muqueux de la cloison du côté gauche est relâché, par suite du déplacement, et son épaisseur se trouve, par ce fait, considérablement augmentée.

A droite, au point où le fragment inférieur de la cloison et le toit du nez aplati sont en contact, il s'est produit une courte synéchie circonscrite, en forme de cordon, entre les surfaces muqueuses opposées, probablement par suite d'un processus inflammatoire qui se sera manifesté à la suite de la fracture du septum.

d) Ouverture pyriforme : Plus étroite qu'à gauche, parce que le fragment inférieur est dévié à droite.

11. Fracture double de la cloison cartilagineuse, chevauchement considérable du toit du nez fracturé.

(Pl. XXXV, fig. 9.)

a) Os propres du nez : Leur moitié inférieure a été séparée transversalement de la supérieure et est restée réunie par un cal solide. Indépendamment de la fracture transversale, l'os nasal gauche montre encore, à gauche, une fracture longitudinale guérie. Le fragment inférieur chevauche vers la moitié droite de la face ; il est fortement déprimé dans la moitié gauche. Il s'ensuit qu'une partie de la paroi latérale cartilagineuse touche la cloison.

b) Cloison cartilagineuse : Fracture double et déviation prononcée. L'un des traits de fracture se trouve à 4 millimètres au dessous du dos du nez et le deuxième à 4 millimètres plus bas. Entre les deux, on voit un point avec fracture guérie du cartilage. Le fragment supérieur est dirigé obliquement à droite, l'inférieur est coudé, formant un angle droit avec le supérieur ; il est dirigé obliquement vers la gauche, ce qui donne à la partie fracturée la forme d'un zig-zag. Au dessous de la fracture, la cloison est incurvée ; elle est représentée par une lame convexe-concave à convexité gauche. Cette disposition contribue également à rapprocher les deux parois interne et externe du nez. Sur le côté opposé, il existe une excavation en forme de rainure profonde. Le raccourcissement de la cloison cartilagineuse, par suite de la fracture et de l'incurvation, est de 5 millimètres.

. *c) Cloison osseuse :* Normale et médiane, mais munie d'une crête latérale.

d) Ouverture pyriforme : Ainsi que nous l'avons vu, l'ouverture pyriforme est transformée en une fente étroite, parce que la charpente nasale aplatie de ce côté est en contact avec la cloison incurvée. Au point de contact, on trouve entre les surfaces des muqueuses opposées une synéchie membraneuse courte et large. Sur le côté droit, existe également, au point où la saillie de la fracture en zig-zag fait saillie, une synéchie en forme de cordon qui, de la courbure de la cloison, va obliquement à la paroi externe du nez.

12. Fracture de la cloison cartilagineuse avec obstruction de l'ouverture pyriforme.
(Pl. XXXV, fig. 10 et Pl. XXXVI, fig. 7.)

a) Os propres du nez : Le dos du nez osseux montre dans sa moitié supérieure, une fracture transversale intéressant les deux os propres du nez. Sur le fragment inférieur, manque une petite portion enlevée ou détruite par la suppuration.

b) Cloison cartilagineuse : Affaissée, légèrement raccourcie, fracture longitudinale à peu près au milieu entre le dos du nez et l'épine nasale ; fragment supérieur dévié à droite. Le fragment inférieur a une situation normale et s'arqueboute, par sa surface de fracture, au côté gauche du fragment supérieur, dont le bord inférieur a abandonné la rainure du vomer et se trouve luxé à gauche. Ce qui est intéressant, c'est que le cartilage du fragment inférieur se divise en haut en deux languettes, dont l'une représente le cartilage déplacé d'une crête limitée à la portion antérieure de la cloison, et l'autre le fragment inférieur même. Les fragments sont soudés au moyen de tissu cicatriciel dense ; ils sont revêtus de muqueuse. Le tout constitue au niveau de l'ouverture pyriforme une tumeur ovalaire, environ de la grosseur d'une noisette, qui s'étend assez profondément dans la fosse nasale : sa longueur égale 15 millimètres, sa largeur 14 millimètres.

c) Cloison osseuse : Presque médiane, ni incurvée, ni munie d'une crête latérale.

d) Ouverture pyriforme : Courte, étroite, longue de 28 millimètres, large de 22 millimètres. Dans son plan fait saillie la tumeur décrite plus haut, qui s'est formée au niveau de la fracture du cartilage. Cette tumeur remplit toute la partie supérieure de l'ouverture pyriforme, ainsi que la moitié inférieure de la cavité nasale gauche ; en ce dernier point elle touche la paroi latérale. Il s'ensuit que l'air ne peut passer à travers la moitié inférieure de l'ouverture pyriforme droite qui est considérablement rétrécie.

13. Fracture transversale de la cloison cartilagineuse.

(Pl. XXXVI, fig. 1 et 2.)

Dans les cas mentionnés jusqu'à présent, la cloison cartilagineuse a été divisée en deux fragments : l'un supérieur, l'autre inférieur, *par une fracture longitudinale* dirigée d'avant en arrière. Dans les cas actuels, il s'agit d'un trait de *fracture vertical*, qui a divisé la cloison cartilagineuse en deux fragments, l'un antérieur, l'autre postérieur.

a) Os propres du nez : Les os propres sont affaissés dans leur segment inférieur, ainsi que la charpente cartilagineuse du nez extérieur. On trouve nettement la trace de la fracture guérie.

b) Cloison cartilagineuse : Divisée à 11 millimètres en arrière du bout du nez par une déchirure verticale qui donne naissance à deux fragments, l'un antérieur petit, l'autre postérieur plus grand. Ces deux fragments forment un angle droit et sont réunis par des masses fibreuses. Le revêtement muqueux de la convexité est aminci, et celui de sa concavité est fortement épaissi.

c) Cloison osseuse : Presque rectiligne, faiblement déviée en un point limité, en face duquel l'un des cornets moyens est considérablement hypertrophié.

d) Ouverture pyriforme : Normale.

14. Combinaison d'une fracture transversale et longitudinale de la cloison cartilagineuse.

(Pl. XXXVI, fig. 3-6.)

a) Os propres du nez : Fracture guérie de l'extrémité inférieure du dos du nez osseux.

b) Cloison cartilagineuse : Déprimée, raccourcie, asymétrique et déviée à gauche. Les fractures se trouvent :

α Dans sa portion inférieure (fracture double); un point de déchirure immédiatement au dessus du vomer, comme dans le cas représenté dans la Pl. XXXV, fig. 7;

β Au dessus de cette dernière, au point où existe la plus forte voussure, fracture transversale, composée également de plusieurs fragments, formant entre eux un angle.

c) *Septum osseux* : Légèrement dévié à droite, et présentant une ébauche de crête latérale.

d) *Ouverture pyriforme* : Longueur, 36 millimètres; largeur, 23 millimètres. Sa moitié gauche est obstruée, dans la partie supérieure, par la fracture transversale épaissie. Au point de contact entre la fracture et la paroi externe se trouve une adhérence des deux surfaces de la muqueuse.

Je choisirai le cas dont nous venons de parler pour décrire, au point de vue microscopique, l'état de la cloison cartilagineuse fracturée, car il réunit toutes les variétés des fractures cartilagineuses guéries. Le point fracturé de la cloison a été soumis à de nombreuses coupes; je décrirai, d'après ces coupes, le mode de guérison des fractures cartilagineuses. Comme l'image microscopique n'est pas la même en tous les points de la fracture, je décrirai plusieurs coupes.

a) *Cartilage* : Les fragments cartilagineux fracturés (Pl. XXXVI, fig. 4) se touchent en certains points par des extrémités coniques, entre lesquelles se trouve une fente irrégulière, étroite au centre, et élargie fortement vers la périphérie. Cette fente est remplie d'un tissu à fibres fines, qui, au centre, ne se trouve qu'en petite quantité, présentant une structure lâche, tandis qu'à la périphérie, il existe en abondance et se continue directement avec le périchondre (Pl. XXXVI, fig. 5 et 6). Une particularité de ce tissu qui réunit les fragments cartilagineux, consiste en ce qu'il ne se colore que faiblement, à l'encontre de ce qui se passe pour le périchondre. Il est très probable que ce réseau à fibres fines provient de la substance fondamentale du cartilage, et qu'il n'est autre chose que le réseau débarrassé de la chondrine; de cette façon, on peut s'expliquer aisément la forme conique des surfaces de fracture. On trouve, de plus, par places, au milieu des fibres, des îlots de substance fondamentale cartilagineuse, et quelques cellules cartilagineuses. Ces îlots ne présentent pas un aspect normal, car on voit que dans ces points la substance fondamentale commence à devenir fibreuse; les cellules n'ont pas un contour aussi net qu'à l'état normal. Sur d'autres coupes, on voit comment les extrémités coniques sont en quelque sorte séquestrées, par la formation, à une certaine distance, de tissu fibreux dans le cartilage.

Sur d'autres points, les extrémités des fragments de fracture,

qui regardent le périchondre, se terminent en de longues dentelures cartilagineuses, où l'on peut voir les transitions entre la subs·
tance cartilagineuse et le tissu fibreux, de même que la diminution
des cellules cartilagineuses qui prennent les dimensions de simples
cellules de tissu lamineux (Pl. XXXVI, fig. 5). Les cellules cartilagineuses se montrent, du reste, sous toutes les formes possibles :
près du point de fracture, en certains endroits sur le point même,
quelques cellules sont normales, d'autres sont petites, ratatinées,
et il n'existe presque plus de protoplasme autour du noyau. A la
limite, vers le périchondre, les couches cellulaires profondes du
cartilage de la cloison sont fusiformes, tandis que les superficielles
ne se laissent plus distinguer des cellules du périchondre. On peut
dire qu'en général la métamorphose des cellules cartilagineuses commence dans les points où le cartilage est transformé en fibres fines.

b) Périchondre : Sur la face convexe du point de fracture, la
partie fibreuse superficielle de la membrane en question se propage
d'un fragment à l'autre, tandis que la partie profonde, riche en
cellules du périchondre, est interrompue et se continue avec le
tissu à fibres fines du point de déchirure, par une ligne de démarcation distincte.

Sur la face concave, le périchondre, considérablement épaissi,
comble l'angle situé entre les fragments et paraît transformé en
tissu lamineux à fibres denses, pourvu de vaisseaux.

c) Muqueuse : Sur la concavité des points de fracture, la muqueuse est épaissie et considérablement amincie sur leur convexité.
Apparemment, les glandes ont été atrophiées par suite de la pression exercée par la tension du tissu. Sur la face concave, où la
muqueuse n'est pas tendue, on voit que cette dernière est normale.
Les glandes s'étendent, en gros groupes, jusqu'à la couche sous-épithéliale ; les veines sont dilatées et forment des cavités caverneuses.

Les fractures cartilagineuses de la cloison guérissent donc à
cause de l'accroissement du périchondre, puis par l'intervention du
tissu fibreux qui remplace le cartilage. En certains endroits, on
trouve au centre de la fracture un simple contact des fragments.

Fracture de la cloison osseuse.

Les fractures de la cloison osseuse sont plus rares que celles de
la cloison cartilagineuse ; elles sont souvent combinées à celles de
cette dernière. Leur rareté s'explique par les relations topographi-

ques qui existent entre le dos du nez et la cloison. Je rappellerai ce fait anatomique que la cloison osseuse s'applique à la moitié supérieure du dos du nez, et par conséquent, qu'elle n'est que légèrement intéressée par les fractures de la portion inférieure des os propres du nez. Ce n'est que lorsque la fracture siège très haut et qu'il existe une dépression des fragments, que survient une déviation ou une fracture de la lame perpendiculaire. Au point désigné, l'os propre présente un volume considérable, de telle sorte que la lame perpendiculaire ne peut pas être facilement lésée. Il arrive donc que, même dans les fractures étendues de la cloison cartilagineuse, si la partie périphérique seule des os propres du nez est intéressée, la lame perpendiculaire est normale ou peu déviée, et le vomer n'est pas toujours fortement lésé. Pour caractériser les altérations de forme qui se manifestent sur la lame perpendiculaire dans les fractures habituelles des os propres du nez, j'exposerai les exemples suivants :

a) Fracture transversale dans la moitié supérieure des os propres du nez : Sur la face interne des os propres, la lame perpendiculaire descend jusqu'au. niveau du bord libre; fragments de fractures déviés latéralement et *lame perpendiculaire* déviée par suite de la dépression.

b) Portion marginale des os propres du nez fracturée et déprimée : Lame perpendiculaire déviée et fortement épaissie sur son bord antérieur.

c) Fracture transversale guérie du dos du nez osseux : Elle siège à l'union des tiers supérieur et moyen. *Lame perpendiculaire déviée ; solution de continuité entre elle et le dos du nez* (Pl. XXXVI, fig. 5).

d) Fracture transversale du dos du nez avec dépression : Lame perpendiculaire déviée, détachée du dos du nez et fracturée, d'avant en arrière, à quelques millimètres au dessous de la lame criblée.

Le cas suivant est beaucoup plus compliqué :

Fracture du dos du nez et de la partie nasale de l'os frontal avec dépression considérable. Ouverture de la cavité frontale dans les deux orbites. Fracture du labyrinthe ethmoïdal et de l'os maxillaire supérieur droits. Guérison totale. Cloison déviée, mobilité anormale à cause du détachement du dos du nez et de sa déchirure dans toute sa longueur, c'est-à-dire dans le sens sagittal. La fracture a, de plus, donné lieu à un déplacement de l'apophyse crista galli vers la fosse cranienne antérieure.

Résumé.

Si nous récapitulons les cas décrits de déviations et de fractures du nez cartilagineux, nous obtenons les résultats suivants :

a) La fracture de la cloison cartilagineuse est toujours combinée à une fracture ou à une rupture des portions inférieures des os propres du nez. Les portions désignées des os propres du nez sont dans ces cas presque toujours déprimées et parfois aussi déviées latéralement.

b) Les fractures des os propres du nez guérissent au moyen d'un cal osseux.

c) Dans les cas de dislocation latérale considérable des os propres du nez, le nez cartilagineux est également intéressé. Sa paroi latérale, en effet, et notamment le cartilage triangulaire, s'affaisse sur son point d'implantation et se rapproche du septum nasal. Parfois même survient alors un contact entre les portions désignées, surtout lorsqu'il existe une déviation de la cloison.

d) Au point de contact des surfaces opposées de la muqueuse, on voit habituellement des synéchies en forme de cordons ou de surfaces larges qui sont dues certainement à l'inflammation provoquée par le traumatisme.

e) Il peut arriver que les fractures des os propres du nez se terminent sans entraîner de fracture de la cloison cartilagineuse, mais là n'est point la règle ; on voit plutôt, que même des lésions minimes des os propres du nez déterminent des déviations, des luxations ou des fractures de la cloison cartilagineuse.

f) La déviation frappe habituellement en bloc le cartilage quadrangulaire ; la luxation atteint exclusivement le bord vomérien de cette lame, tandis que les fractures peuvent porter sur n'importe quel point de la cloison cartilagineuse.

g) Le degré de développement de la cloison cartilagineuse est très variable. Lorsque la déviation est peu accentuée, la lame cartilagineuse ne dépasse guère la ligne médiane, tandis que dans les déviations considérables, elle touche parfois la paroi externe.

h) La luxation du cartilage de la cloison ne s'observe seule qu'exceptionnellement ; le plus souvent, elle est combinée avec la déviation traumatique et la fracture du septum. Le bord postérieur du cartilage se détache du vomer et se place, sous forme de saillie renflée, à côté de l'épine nasale ou s'avance, comme dans le cas où l'ouverture pyriforme est étroite, jusqu'à la paroi externe, bouchant en partie le méat nasal. Il se forme sur le plancher nasal un nouveau sillon pour le bord cartilagineux libre, à moins que la rainure vomérienne ne soit déviée, élargie et renversée.

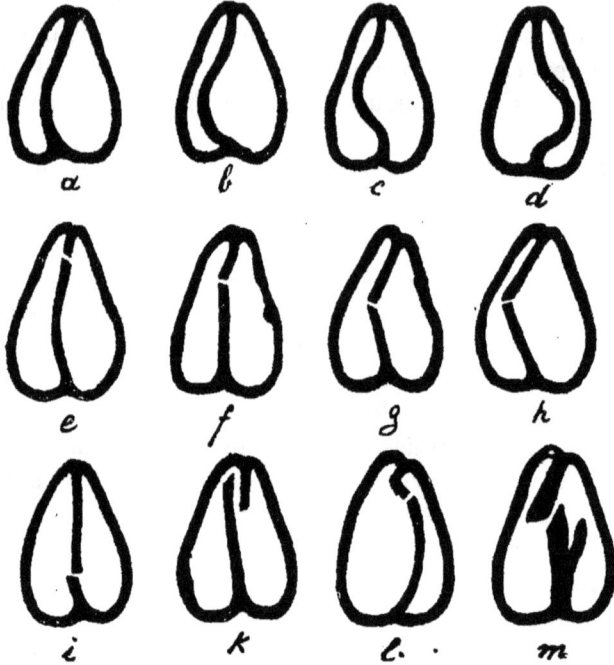

FIG. 4.

Diverses formes de déviation et de fractures de la cloison cartilagineuse.

(a-d) déviations; (e-m) fractures.

i) L'image fournie par les fractures de la cloison varie suivant les cas. Les fractures, nous l'avons dit, peuvent porter sur n'importe quel point de la cloison : le plus souvent cette dernière n'est fracturée qu'en un seul endroit, mais on peut observer aussi des fractures doubles.

k) En général, les fractures du septum se divisent en *fractures longitudinales* et en *fractures transversales*. Dans les premières, le trait de fracture est dirigé obliquement ou sagittalement *d'avant en arrière* et nous avons un fragment *supérieur* et un *inférieur*. Dans les deuxièmes, le trait va de haut en bas et le septum cartilagineux est divisé en un *fragment antérieur* et en un *fragment pos-*

térieur. Les fractures longitudinales sont fréquentes, les transversales sont rares. Parmi les nombreuses fractures cartilagineuses, je n'ai rencontré que deux cas de factures transversales dont l'un combiné avec une fracture longitudinale. Dans la fracture longitudinale, le trait de fracture peut s'étendre en arrière jusqu'au septum osseux ; dans la fracture transversale, du dos du nez, jusqu'au vomer.

l) Souvent les fragments chevauchent et le septum subit un raccourcissement qui correspond au degré de chevauchement. Ce raccourcissement se trouve encore augmenté au moment de la guérison par la formation de cicatrices. Indépendamment du chevauchement, le septum raccourci présente de plus une déviation dont la voussure est toujours du côté du déplacement du dos du nez. Je dois faire remarquer ici que dans les fractures avec déviation du cartilage quadrangulaire, le bord situé au dessus du septum membraneux est dévié latéralement. J'ai représenté (Pl. XXXVI, fig. 7) un cas semblable. Cette anomalie doit toujours faire penser à une fracture du septum.

m) Le trait de fracture du cartilage quadrangulaire est peu ou point apparent lorsque les surfaces de fracture sont en contact. Dans les cas où, au contraire, il y a chevauchement, une crête horizontale ou oblique, limitée par une rainure accentuée, fait saillie sur le septum. Cette crête mérite d'être mentionnée, afin qu'on puisse la distinguer des crêtes physiologiques du septum. Je ne m'occuperai que plus loin de son diagnostic différentiel.

n) La guérison de la fracture se fait à l'aide d'un cal fibreux.

o) La muqueuse n'est pas déchirée dans les fractures de la cloison ; il s'agit donc, dans la plupart des cas, de fractures simples. Les fractures compliquées de la cloison sont rares, mais on voit souvent que la muqueuse, au point fracturé, a une épaisseur anormale ; sur le côté convexe du septum où, par suite du tiraillement, la tension du tissu a été augmentée, la muqueuse est très mince, parfois même atrophiée. Du côté concave, au contraire, où le tissu s'est relâché à cause du raccourcissement de la cloison, la muqueuse est excessivement épaisse. En ce dernier point, elle se tasse en quelque sorte et est huit ou dix fois plus épaisse que la muqueuse du côté opposé. Ce phénomène peut être cité comme un exemple remarquable de l'adaptation du tissu aux modifications des parties voisines. Il montre comment la tension ou le relâchement exercent une influence sur la forme et la structure des tissus.

p) Par suite de l'incurvation de la cloison, qui survient souvent dans le chevauchement des fragments, il se développe, sur le septum cartilagineux, des crêtes qui se distinguent en tous points de la crête latérale. Elles ne présentent pas la forme à contours tranchés des crêtes physiologiques; elles sont courtes, massives et, de plus, situées dans la moitié *supérieure* de la cloison. Ce siège est important à connaître au point de vue du diagnostic différentiel. Les fractures du cartilage quadrangulaire, près du plancher nasal, sont plus rares que les autres fractures de ce cartilage. Puisque la crête latérale *type* se développe sur la ligne de réunion, entre le vomer et le cartilage quadrangulaire, seule la situation plus élevée de la crête traumatique permettra de faire un diagnostic exact. On trouve aussi, dans le voisinage de la fracture, des saillies épineuses, mais leur petitesse les distinguera facilement des éperons.

q) Le côté voûté de la cloison déviée, comme on le sait, fait parfois saillie en forme de tumeur. Il est important de savoir que des saillies semblables peuvent exister aussi dans les fractures avec chevauchement considérable des fragments. Pour le diagnostic différentiel, l'examen de la partie concave de la cloison permet de trancher la question, d'autant que la partie convexe, dans beaucoup de cas, ne peut pas être examinée, à cause de la sténose. *Un enfoncement profond de la cloison, limité par des crêtes et par l'épaississement de la muqueuse relâchée, parle en faveur d'une fracture.* Le diagnostic devient plus difficile lorsque la fracture se trouve au niveau du tuberculum septi, parce que ce dernier varie considérablement d'épaisseur. Ailleurs, la confusion n'est pas possible, car le tuberculum septi a son siège typique en haut, sur la cloison, entre les extrémités antérieures des cornets moyens, et la proéminence est *symétrique.*

r) Lorsque les fragments chevauchent dans une fracture longitudinale, l'ouverture semble raccourcie.

Habituellement, une des ouvertures, rarement les deux, est obstruée par la cloison déviée ou renflée au point de fracture. Cette obstruction n'est pas étendue en profondeur; elle est restreinte à la portion antérieure des fosses nasales.

s) Je n'ai vu de fractures de la cloison osseuse qu'au niveau de la lame perpendiculaire. Elles ne sont primitives que dans les cas où la moitié supérieure du toit du nez osseux a été fracturée. Dans ces cas, la fracture de la lame perpendiculaire est ordinairement peu considérable. La lame se sépare des os propres du nez, se fracture en un point, ou s'épaissit. Les grosses lésions de cette lamelle osseuse n'apparaissent que dans les fractures comminutives étendues du nez extérieur. Dans les fractures de la partie inférieure des os propres du nez, la lésion de la lame perpendiculaire ne se produit que lorsqu'elle descend très bas sur le dos du nez. Dans ces cas, la lésion est habituellement peu importante. La lame perpendiculaire participe, secondairement il est vrai, à la lésion, en ce sens que la partie antérieure est déviée, dans les fractures de la cloison cartilagineuse.

ι) Fractures du vomer. Je ne les ai jamais constatées, ni dans les fractures de la cloison cartilagineuse, ni dans celles de la cloison osseuse.

MÉCANISME DES FRACTURES DE LA CLOISON.

Les observations décrites confirment la justesse du mécanisme que nous avons au début déduit des conditions anatomiques. Nous trouvons dans la plupart des cas de fracture des os propres du nez (moitié inférieure), avec dépression des fragments inférieurs, une fracture de la lame perpendiculaire de l'os ethmoïde. La fracture de la cloison cartilagineuse se produit dans ce cas de telle façon, que les fragments enfoncés par le traumatisme (coups, choc, chute sur la face) transmettent l'ébranlement à la cloison cartilagineuse située au dessous, qui se dévie, se luxe ou se fracture en un point correspondant au traumatisme. Les expériences faites sur le cadavre confirment ce mécanisme. On voit qu'un coup violent porté sur le dos du nez osseux produit une fracture, une déviation ou une luxation telles que nous les avons décrites plus haut. Les fractures de la lame perpendiculaire se produisent plus rarement par propagation des fractures cartilagineuses que par la lésion de la moitié supérieure du dos du nez osseux; comme cette portion ne se fracture pas facilement, à cause de son épaisseur, les fractures de la lame perpendiculaire, elles aussi, sont rares.

Les conséquences des fractures de la cloison décrites plus haut nous obligeront à examiner en détail chaque cas récent; la réparation complète n'étant guère possible qu'à l'état frais. Dans les cas anciens, avec épaississement considérable du septum, ayant occasionné une obstruction des fosses nasales, l'amputation ou l'excision de la tumeur est indiquée.

28

Bibliographie.

Les fractures du septum sont fréquentes. A l'époque où j'ai dirigé mon attention sur ce sujet, il ne s'est guère passé de semaine où je n'aie pas vu de fracture d'une variété ou d'une autre. L'opinion de J. HYRTL (1), qui dit que les fractures du cartilage du nez n'auraient jamais été observées, ne s'explique que par le manque d'examen anatomique des fosses nasales jusqu'alors. Pour ce motif, la littérature est très pauvre, aussi, mentionnerai-je les travaux qui existent. M. KŒPPE (2) qui, en 1867 et en 1869, a traité des fractures du septum cartilagineux, croyait être le premier auteur sur ce sujet. Il a observé que, chez les aliénés, il existait sur le cartilage du nez des tumeurs semblables aux othématomes. Il remarqua, chez une maniaque, en même temps qu'un othématome récent, une fracture du nez cartilagineux au dessous des os propres du nez, et une tumeur livide de la cloison qui remplissait les narines. A l'incision, cette tumeur laissa écouler du sang coagulé, et on vit nettement le cartilage de la cloison *fracturé*. Dans deux de ces cas, la cloison était fracturée sur toute sa longueur, depuis les os propres du nez, jusqu'à l'épine nasale. Dans un troisième cas, elle l'était en long et en large, tandis que la cloison osseuse était intacte. La réunion des fragments osseux était fournie par un tissu fibreux très vasculaire. En outre, KŒPPE a observé un cas d'hémathome du cartilage alaire. Cet auteur arrive à cette conclusion que le rhinhématome est, après l'othématome, le plus fréquent, et qu'il naît à la suite d'un traumatisme.

En même temps que KŒPPE, V. BOCHDALEK (3) a décrit un cas récent de fracture du nez cartilagineux. Il s'agit d'une fracture complète, double, de la partie cartilagineuse de la cloison, avec chevauchement des fragments, et fracture peu prononcée de l'extrémité antérieure de l'os propre droit ; la cloison osseuse était normale. BOCHDALEK fait remarquer qu'il n'existe que peu d'observations sérieuses de fractures de la charpente nasale cartilagineuse, que ces dernières ont été mises en doute et même complètement niées (PÉTREQUIN, MALGAIGNE, HYRTL). Les fractures

(1) *Topographische Anatomie.* Wien, 1860.
(2) *Die Hæmatomate cartil. nasi etc.* Halis, 1869, *u.* LÄHRS Allg. Zeitschr. f Psych., 1867, pag. 537, Analyse.
(3) *Path.-anat.-chir. Beiträge.* Prag. Vierteljahrsschr. 1867.

de la cloison osseuse, au contraire, étaient parfaitement connues.

Le cas de Bochdalek est le suivant: « Un homme, âgé de cinquante-huit ans, en état d'ivresse, était tombé la face en avant sur le pavé d'une rue à pente rapide. Hémorrhagie nasale abondante, mort pendant la nuit. A l'autopsie, on trouva le dos du nez aplati en son point de réunion avec la partie cartilagineuse ; téguments ecchymosés ; la mince extrémité antérieure de l'os propre du nez droit était fracturée ; extravasation sanguine dans la muqueuse nasale au niveau de la fracture. Cette muqueuse était deux fois plus épaisse que normalement, décollée au point de fracture, mais nulle part déchirée. Le *septum cartilagineux* était complètement fracturé à 7 millimètres et demi environ en avant de la lame perpendiculaire, sur un trajet de plus de 26 millimètres. Le trait de fracture allait presque verticalement de haut en bas vers le plancher nasal, se divisait en deux branches qui divergeaient d'abord, puis devenaient parallèles et qui se réunissaient ensuite. Le septum cartilagineux était donc fracturé en trois fragments : un volumineux antérieur, un petit postérieur et un plus petit moyen. Cloison osseuse intacte ».

L'ouvrage de Hamilton (1) contient quelques observations de fractures du nez chez le vivant. Cet auteur dit : « Les fractures de la cloison nasale doivent survenir jusqu'à un certain point dans toutes les fractures des os propres du nez avec affaissement. Mais on les trouve parfois à la suite d'un choc sur le nez, qui n'a pu produire une fracture des os, mais qui a été suffisant pour incurver la portion cartilagineuse du nez vers la cloison. Le partie cartilagineuse de la cloison est celle qui est le plus souvent déviée par les chocs ; la plupart du temps, cette déviation se produit au niveau du point d'articulation avec la cloison osseuse. Pour ce qui est de la fréquence de la fracture, la lame perpendiculaire se rompt surtout à l'endroit où elle se rapproche du vomer ». De ces données, la première seule est exacte; il en est de même de la remarque que la cloison cartilagineuse est frappée le plus souvent par le traumatisme. Le reste est faux, surtout l'affirmation que la fracture se produit principalement au niveau de l'articulation avec le septum osseux, car à cet endroit, en effet, les fractures sont rares. Hamilton commet aussi l'erreur contre laquelle il met en garde le lecteur, en

(1) *Knochenbrüche und Verrenkungen.* Traduit en allemand par le Dr A. Rose, Göttingen, 1877.

confondant les crêtes latérales avec des fractures. L'indication donnée, qu'indépendamment du premier endroit, le siège de prédilection de la fracture du septum se trouve au point d'articulation, entre la lame perpendiculaire et le vomer, est également fausse. D'après ces données, on voit que l'auteur n'a pas fait d'autopsies et qu'il a mal observé. Enfin, les hématones de la cloison décrits par A. Jurasz (1) semblent appartenir aux fractures du septum. Dans tous les cas, il s'est développé, consécutivement à un traumatisme, une tumeur fluctuante, ordinairement symétrique, implantée sur la cloison par une large base et dont les moitiés communiquaient entre elles, grâce à une nécrose de la cloison. Le contenu de cette tumeur était formé de pus mélangé à du sang. Jurasz dit encore de ces tumeurs qu'elles se développent immédiatement après le traumatisme, comme signe d'un forte hémorrhagie sous-périchondrale et d'une dénudation traumatique plus ou moins étendue du périchondre du cartilage du septum. Cette dénudation est symétrique des deux côtés. Le contenu de la tumeur est formé d'abord de sang pur, remplacé progressivement par du pus. Jurasz s'étonne que *la nécrose du cartilage se montre d'aussi bonne heure* et qu'on la trouve dans les cas récents, même quelques heures après le traumatisme, ainsi qu'après l'apparition de l'hématome. Ces cas se rapprochent des observations faites par Koeppe, et il est permis de se demander, à cause de l'analogie, si les solutions de continuité, envisagées par Jurasz comme conséquence de la nécrose, n'étaient pas simplemeut des fractures du septum.

Michel (2) a mentionné un cas de luxation du cartilage quadrangulaire hors de sa rainure.

CHAPITRE III

Étiologie des déviations de la cloison (3).

D'après les opinions émises par les auteurs, les déviations, d'une part, peuvent être produites par les traumatismes et le rachitisme; d'autre part, elles sont d'origine compensatrice ou physio-

(1) *L. c.*
(2) *Die Krankheiten der Nasenhöhle etc.* Berlin, 1876.
(3) Le travail de Rethi : « *Die Verbiegungen der Nasenscheidewand* » (Wien. Klin. Wochenschr. 1890), contient la bibliographie.

logique. A titre de curiosité, je mentionnerai l'opinion de G. J. Schultz(1), qui croit que les déviations du septum sont artificielles et proviennent du dessèchement du crâne macéré. Pour infirmer cette idée, il suffit de dire que des difformités analogues se rencontrent aussi chez le vivant. Ce n'est que la forme traumatique et compensatrice des déviations qui n'a pas encore été discutée. La dernière forme provient du refoulement de la cloison par les parties voisines augmentées de volume, pour une cause quelconque. Par contre, la forme appelée physiologique est discutable et non acceptée par tout le monde.

a) FORME TRAUMATIQUE.

La forme traumatique des déviations du septum a son siège dans la portion cartilagineuse ou osseuse de la cloison et se développe toujours, ainsi que nous l'avons vu, à la suite des fractures du dos du nez osseux. Mais ce n'est qu'une faible partie des déviations du septum osseux qui appartient à cette catégorie. Nous verrons que la plupart des cloisons déviées se montrent sur des charpentes osseuses intactes. Nous avons vu de plus que même dans les fractures de la cloison cartilagineuse avec dislocation considérable des fragments, la déviation de la lame perpendiculaire est peu marquée ou peut même faire complètement défaut. Pour ce qui est de la déviation de la cloison osseuse, je partage l'avis de Schech (2) qui dit qu'on a trop mis en avant le traumatisme comme facteur étiologique des fractures de la cloison.

Les cas où la cloison cartilagineuse est considérablement déviée et vient parfois même toucher la paroi latérale du nez et où la voussure fait saillie en forme de tumeur, sont habituellement d'origine traumatique. Enfin, pour certains cas, il est probable que la situation nettement oblique de la crête incisive a donné lieu à la déviation de la cloison cartilagineuse. J'admets comme possible que dans ces cas un traumatisme, choc ou coup, a joué un rôle pendant l'enfance en ce qui concerne la déviation du nez cartilagineux. Nous avons vu par de nombreux exemples que le traumatisme amène une déviation du septum cartilagineux. Il est clair

---

(1) *Bemerkungen über den Bau des normalen Menschenschädels.* Petersburg, 1852.

(2) *Die Krankheiten der Mundhöhle etc.* 1888.

aussi que cette déviation peut occasionner consécutivement celle de la cloison osseuse. D'un autre côté, il n'est pas besoin d'insister pour prouver que les traumatismes frappent souvent une déviation préexistante.

Si, pour ce qui est de la *déviation*, on a attribué un certain rôle aux influences traumatiques, on ne peut pas les admettre pour la *formation des crêtes*, bien que la chose ait été souvent avancée et récemment encore par JURASZ (1) et RETHI (2), mais pas d'une façon heureuse comme nous allons le voir. En ce qui concerne la crête, l'examen de mes préparations montre que dans les fractures de la cloison cartilagineuse, le septum osseux peut offrir un aspect très variable, sans qu'il existe pour cela des déviations ou des crêtes. Il ne s'agit donc pas d'un fait constant et je vais me permettre de citer quelques exemples :

α) Fracture de la cloison cartilagineuse avec chevauchement des fragments et déviation considérable. *Le septum osseux* est à peine dévié ; *pas de crête latérale.*

β) Charpente nasale intacte ; septum cartilagineux pas dévié du tout ; cloison osseuse très fortement déviée et pourvue d'une crête avec gros éperon.

γ) Déviation de la cloison cartilagineuse à droite, sans fracture ; crête à gauche.

δ) Fracture de la cloison avec déviation à gauche ; crête à gauche.

Je ferai observer de plus, que toutes les formes de crête qu'on trouve sur une charpente nasale intacte se rencontrent aussi dans les fractures de la cloison et qu'il n'existe pas la moindre relation entre le degré de la fracture et le volume des crêtes. Dans les fractures considérables, les crêtes sont souvent moins saillantes que dans les fractures insignifiantes. A propos de ces crêtes, il ne peut être question de fractures ni de cal, et il ne serait pas admissible qu'au point de plus grande tension, les tissus osseux et cartilagineux puissent s'hypertrophier. Lorsqu'il survient une fracture de la cloison, au niveau d'une crête latérale, cette dernière est déplacée et transformée comme on le voit clairement dans le cas 13 du chapitre précédent. La rainure qui se trouve ordinairement sur le côté opposé à la crête subit, elle aussi, une transformation,

(1) *L. c.*
(2) *L. c.*

par suite de la cassure de la cloison due à la fracture ; elle devient plus profonde et les bords marginaux font saillie en forme de crête. Nous avons vu de plus que les courts prolongements des crêtes qui se trouvent placés symétriquement de chaque côté, au voisinage immédiat de l'épine nasale, sont dus à la variété de forme du bord cartilagineux inférieur. Ce bord est tantôt étroit, tantôt très large, et dans ce dernier cas, souvent élargi des deux cotés ; il constitue des plaques qui proéminent en forme de crête vers la fosse nasale.

En présence de tels résultats, il est au moins très probable que la déviation du septum osseux peut se produire indépendamment d'influences traumatiques. Il existe une contradiction difficile à expliquer : de deux cas de traumatisme absolument identiques, l'un peut présenter une cloison rectiligne et lisse, l'autre, une cloison dévié. On ne peut pas expliquer l'absence de déviation dans un cas de fracture de la cloison, et sa présence dans une charpente nasale dont le cartilage et l'os sont intacts. La même chose existe, d'une façon plus nette, pour les *crêtes* de la cloison, que je considère, d'après les preuves apportées, comme des formations physiologiques. RETHI semble avoir confondu les crêtes physiologiques avec des fractures de la cloison ; il parle de formations de cals qui donnent lieu au développement des exostoses et des ecchondroses. Cependant les fractures du septum osseux sont rares et ne se rencontrent pas dans la partie antéro-inférieure où les place RETHI. De plus, la formation de cals est insignifiante dans les fractures du septum.

b) FORME COMPENSATRICE.

Dans un travail de BAUMGARTEN (1), on trouve cette opinion, que la déviation de la cloison est produite par le développement des corps caverneux de la muqueuse nasale. Les corps caverneux s'adosseraient intimement à la cloison qui, cédant à la pression, se dévierait surtout dans sa partie cartilagineuse et moins dans sa partie postérieure osseuse. RETHI a réfuté l'inexactitnde de cette affirmation et dit, avec juste raison : 1° que les corps caverneux ne vont pas jusqu'à la ligne médiane et moins encore jusqu'à la

(1) *Ueber die Ursachen der Verbiegung der Nasenscheidewond.* Deutsche med. Wochenschr. 1886.

cloison déviée vers l'autre côté ; 2° que le point dévié ne correspondait que rarement, et dans les déviations prononcées, presque jamais, à la voussure la plus marquée, ce qui devait se rencontrer, s'il existait, dans les conditions normales, une relation entre les cornets et la déviation de la cloison. J'ajouterai encore que les corps caverneux se développent symétriquement, et que leur développement ne pourrait influer sur la position de la cloison que si, au moins par moments, l'accroissement était plus accentué d'un côté que de l'autre.

Bien qu'on ne trouve pas cette catégorie de déviations compensatrices, il existe quand même un autre mode de cette forme de déviation qui prouve clairement et nettement que l'état des organes intérieurs de la cavité nasale, notamment *l'augmentation de volume unilatérale des cornets de l'ethmoïde*, exerce une influence sur la position de la cloison. Cette forme peut être d'origine physiologique ou pathologique. Ainsi, j'ai vu souvent le cornet moyen distendu et tellement volumineux qu'il déviait la cloison vers le côté opposé (Pl. XXXV, fig. 8). Les cas où le même résultat a été obtenu par le développement pathologique de l'ethmoïde seront mentionnés dans un chapitre ultérieur. Voir aussi (Pl. LIII, fig. 1) et (Pl. LVIII, fig. 3.)

c) FORME RACHITIQUE.

Rethi distingue sur la cloison des cassures vraies (incurvations anguleuses d'origine traumatique) et des expansions vésiculeuses. Les premières ont leur siège sur la partie antérieure et inférieure de la cloison, souvent immédiatement en arrière de l'épine nasale antérieure; les secondes, à peu près au milieu de la cloison; ce sont ces dernières qui seraient d'origine rachitique. Je n'ai pas eu l'occasion d'observer jusqu'à présent une déviation de la cloison, sûrement rachitique.

d) DÉVIATION PHYSIOLOGIQUE.

C'est cette déviation qui est surtout très discutée par les rhinologistes. Indépendamment de ce qui a été dit, je mentionnerai encore les faits suivants : la déviation de la cloison se rencontre, d'une part, sur un crâne complètement intact, tandis que, d'autre part, la cloison cartilagineuse peut être déviée ou fracturée, alors que la cloison osseuse se comporte normalement. Ainsi, je possède une préparation avec fractures multiples des os propres du nez et dépression notable du dos du nez, où le vomer est rectiligne, où il n'y a pas eu de crête latérale et où la lame perpendiculaire est à peine déviée. Des cas semblables parlent nettement en faveur de l'existence d'une forme physiologique, car, logiquement, il faut conclure que, au moins les cas de déviation de la cloison avec charpente nasale intacte et cloison cartilagineuse normale, se sont développés sans traumatisme. Ceux qui acceptent l'existence d'une formation physiologique ont fait intervenir « des processus d'accroissements inégaux ». Il est vrai que pour ces cas, on a confondu la cause et l'effet, et Voltolini (1) n'a pas tort lorsqu'il dit que « dans cette explication on a remplacé une obscurité par une obscurité plus grande », mais on s'est toutefois rapproché de la vérité par cette hypothèse. Chassaignac (2) est un des premiers qui ait émis cette opinion, que dans un accroissement trop rapide dans le sens vertical la cloison tendue entre des points fixes a dû se dévier de l'un ou de l'autre côté. Schech (3) aussi, partage des opinions semblables. Il écrit : « Lorsque la cloison cartilagineuse, intercalée entre la lame perpendiculaire, le vomer et la crête nasale, se développe plus vite et plus fortement, par rapport aux autres os qui constituent le nez, elle est obligée de se porter latéralement, puisqu'elle ne peut se dévier ni en haut ni en bas. Si la partie déviée latéralement pousse encore plus loin, il se forme des épines ou des crêtes épineuses ». Tout cela n'est, à vrai dire, qu'une périphrase, car il s'agit de déterminer la cause de cet accroissement du cartilage. Schaus (4) pense que les accroissements anormaux du squelette de la face jouent un rôle dans les déviations de la cloison, pendant la seconde dentition. Il dit avoir trouvé que du côté de la cavité nasale rétrécie, l'ouverture pyriforme est plus échancrée ; que les orbites, ainsi que la voûte palatine, étroite dans ces cas, sont situées à des hauteurs inégales des deux côtés. L'indication de Schaus est exacte pour quelques cas ; mais, prise en général, elle peut occasionner des erreurs.

On comprend que la seconde dentition favorise l'apparition de difformités de la cloison, si l'on songe, qu'à cette époque, l'accrois-

(1) *Die Krankheiten der Nase etc...* 1888.
(2) Réthi, *L. c.*
(3) *Ueber Schiefstand der Nasenscheidewand.* Arch. f. klin. Chir., 1887.
(4) *L. c.*

sement du maxillaire subit une poussée. Pour cette raison, les difformités de la cloison ne surviennent surtout qu'après la septième
année. Je dois modifier cependant mon opinion antérieure, d'après
laquelle la déviation de la cloison et les crêtes ne se trouveraient
pas avant la septième année. A. Welcker (1) et d'autres auteurs
l'ont observée chez des enfants de quatre à cinq ans, et moi-même
j'ai trouvé récemment, parmi 35 crânes d'enfants de quatre à six
ans, une cloison déviée avec une crête très nette. Mais je crois
que, dans la plupart des cas, mon opinion ancienne est exacte.

Dans *quelques* cas, la crête incisive est inclinée vers une des
cavités nasales, de telle sorte que le développement plus considérable de l'os intermaxillaire d'un côté, poussera la cloison du côté
opposé. Dans ces cas, on voit que c'est la partie seule qui s'adapte
immédiatement à la crête incisive qui se trouve déviée, tandis que
la portion plus grande du septum est verticale et médiane.

J'ai déjà dit que le groupe des déviations physiologiques qui se
rencontrent à la suite des crêtes de la cloison, est dû au développement de ces dernières. Nous avons vu que la cloison présente souvent
une convexité du côté de la crête, et que, sur le côté opposé, on
rencontre habituellement une rainure. Plus l'éperon est gros, plus
la déviation est prononcée, et plus est profonde ladite rainure. Il
semble que la crête attire la cloison de son côté. Cela se voit même
dans les cas où il n'y a qu'une ébauche de crête ; car là aussi, on
peut constater d'ordinaire une légère déviation.

Comment se fait-il que la proportion, chez les peuples prognathes, soit considérablement plus petite (pour la déviation, elle l'est
de 25,4 %, c'est-à-dire de 13,8 % ; pour la formation d'éperons, de
20,5 %) que chez les Européens ? L'hypothèse suivante, que j'expose
sous toutes réserves, pourrait être mise en avant. Chez les peuples
primitifs, l'appareil maxillaire et les dents sont plus puissamment
développés que chez nous ; c'est de ce fait que provient en partie
leur état prognathe. Par contre, chez les Européens, la charpente
maxillaire, avec sa partie dentaire, est rapetissée et raccourcie. Si
on pouvait s'imaginer que le *raccourcissement compensateur* de la
cloison ne va pas *de pair* avec le raccourcissement du maxillaire,
nous aurions une inégalité de développement, et la déviation
de la cloison serait expliquée. Cette inégalité de développement
est peut-être augmentée par cette sorte d'hérédité que mention-

(1) *L. c.*

nent des dentistes sérieux pour expliquer la disproportion qui existe souvent entre le maxillaire et le volume de la dent. Quelques anomalies de position se développeraient de telle façon que l'enfant hériterait du petit maxillaire de la mère et des grosses dents de son père. Une relation analogue pourrait peut-être exister pour la charpente nasale et les organes intérieurs. *Enfin, étant donné la fréquence des difformités décrites, on pourrait croire que la prédisposition se transmet des parents aux enfants.*

CHAPITRE IV.

Rhinite.

Dans ce chapitre, je décrirai d'abord deux cas remarquables de rhinite, et je rapporterai, de plus, une forme qui, jusqu'à présent, n'a pas encore été observée. Il s'agit, dans cette forme, d'un processus au cours duquel il est survenu des hémorrhagies étendues, et où, ultérieurement, la muqueuse a été considérablement décolorée par suite de la décomposition des corpuscules rouges en une masse finement granuleuse et amorphe.

Voici les deux cas de rhinite simple :

Cas 1. — **Rhinite aiguë**.

Fosses nasales : Contiennent une grande quantité de mucus.

Muqueuse : Coloriée en rouge foncé, injectée, extraordinairement gonflée. Le gonflement de la muqueuse du méat inférieur est surtout très marqué, là où le revêtement de la paroi externe est boursouflé, de sorte qu'il forme une tumeur mamelonnée obstruant presque complètement le méat. Cet état a été trouvé dans les deux fosses nasales. Pour l'examen microscopique, j'ai choisi deux points de la muqueuse nasale :

a) la tuméfaction mamelonnée du méat inférieur ;

b) le revêtement muqueux du cornet inférieur au niveau de sa face concave.

a) Tumeur mamelonnée de la muqueuse (Pl. XXXVII, fig. 1). — Déjà, à l'œil nu, on voit sur une préparation colorée au carmin, une coloration rouge intense de la couche sous-épithéliale *(s)*, la distinguant des couches plus profondes de la muqueuse qui sont pâles. La surface de la muqueuse est, en certains points, légèrement mamelonnée; en d'autres points, elle présente de petits prolongements papillaires. *L'épithélium* est *riche* en cellules rondes; de même, la couche sous épithéliale considérablement épaissie. Le stroma de cette couche est visible ou recouvert dans les endroits où l'infiltration cellulaire est abondante, ce qui donne à la muqueuse l'aspect d'un tissu de granulation. Çà et là on voit des amas épais de cellules rondes qui simulent des follicules. En beaucoup d'endroits, on voit la coupe des vaisseaux entourée d'aréoles cellulaires groupées étroitement. Sur quelques points, on trouve des corpuscules rouges, qui présentent une destruction interstitielle aux différents degrés.

Glandes : Les glandes sont également infiltrées de cellules rondes; leurs acini sont en beaucoup de points dilatés, et confluent pour former des kystes lobulés. Entre les glandes, le tissu lamineux contient du pigment granuleux (hématoïdine).

Vaisseaux : Les veines sont considérablement dilatées, jusqu'au niveau de la couche périostique. De même, les capillaires de la couche sous-épithéliale; ils ont tellement augmenté d'épaisseur qu'ils simulent de véritables canaux dans les masses cellulaires.

b) Muqueuse du cornet inférieur (Pl. XXXVII, fig. 2). — Sur cette partie de la muqueuse nasale on voit aussi à l'œil nu que la zone superficielle *(s)* est colorée d'une façon plus intense que la couche profonde. La muqueuse est fortement épaissie, mais non point tant par suite de l'augmentation du tissu que par l'extrême *développement du corps érectile*, dont les lacunes sont dilatées et gorgées de sang depuis la couche sous-épithéliale jusqu'au périoste. Pour le reste, on observe les mêmes altérations qu'on trouve plus haut, à savoir : épaississement de la couche sous-épithéliale, riche infiltration de cellules rondes, dilatation des capillaires. Il y a aussi infiltration cellulaire des glandes; le tissu cellulaire situé entre les glandes et les vaisseaux qui, dans les couches profondes, est habituellement pauvre en cellules, renferme des îlots de cellules rondes. Pour ce qui est de la muqueuse de l'antre d'Highmore, dans ce cas, on la trouvera décrite plus loin (Chap. IV, cas 2). La muqueuse nasale conserve les mêmes caractères histologiques, lorsque les phénomènes inflammatoires ultérieurs ne sont plus aussi aigus.

Cas 2.— **Rhinite** (subaiguë).

Fosse nasale : On y trouve beaucoup de mucus transparent.

Muqueuse nasale : Tuméfiée, lisse et pâle.

Examen microscopique : a) Cornet inférieur : La couche sous-épithéliale n'est pas aussi dilatée que dans le cas précédent ; elle est moins riche en cellules rondes. Ce n'est que par places qu'on trouve des îlots très denses de ces cellules, notamment dans les glandes. L'épithélium présente également une infiltration cellulaire. *b) Muqueuse de la paroi latérale du nez :* L'aspect au microscope ressemble à celui de la muqueuse du cornet inférieur. Sur la paroi latérale du nez on ne voit qu'une dilatation du conduit excréteur des glandes et des acini, en forme de cratère. Quant à l'état de la muqueuse de l'antre d'Highmore dans ce cas, on le trouvera décrit au chapitre VII, cas 3.

Résumé.

Dans ces deux cas, on voit un gonflement considérable de la muqueuse, une infiltration de cellules rondes, notamment dans la couche sous-épithéliale, dans le stroma des glandes, autour des fins vaisseaux et dans l'épithélium. De plus, il existe une dilatation des vaisseaux, une dégénérescence kystique des glandes et une extravasation sanguine.

A la suite de la rhinite, la muqueuse se gonfle ; elle envoie à sa surface une quantité de prolongements verruqueux, papilliformes.

Les cellules rondes qui souvent se trouvent accumulées en grand nombre dans des muqueuses nasales d'aspect normal et minces, doivent provenir d'une rhinite préexistante.

Dans les inflammations de la muqueuse nasale, on trouve, ainsi que nous l'avons vu, des hémorrhagies interstitielles ; ces hémorrhagies sont d'ordinaire de peu d'importance.

Dans une autre forme de rhinite que j'ai souvent eu l'occasion d'observer ces dernières années — peut-être s'agit-il dans ces cas d'une rhinite aiguë avec un tissu peu résistant — *il survient des hémorrhagies intenses dans le stroma de la muqueuse ; cette dernière acquiert plus tard, lorsque le processus est terminé et que le sang extravasé a subi la métamorphose typique, une coloration jaunâtre, jaune brun sale ou brun roux. Cette coloration est très* remarquable; *je la désignerai sous le nom de xanthose de la muqueuse nasale.* Cette coloration apparaît sur la cloison seule ou sur la paroi externe du nez, le cornet et le plancher. Elle est quelquefois homogène; tantôt des portions normales alternent avec des points colorés en brun jaune. Les taches sont plates; ce n'est qu'exceptionnellement qu'on observe des reliefs.

Je vais aborder maintenant la description de quelques-uns des cas.

Cas 1. — **Xanthose de degré moyen sur la cloison.**

On trouve sur la partie antérieure de la cloison cartilagineuse, *immédiatement en arrière du point de transition entre la portion membraneuse de la cloison et la muqueuse, là où habituellement on observe l'ulcère perforant* (je désignerai cette portion sous le nom de *pars anterior septi*) et ordinairement *sur un côté,* en un point arrondi ou ovale, de la dimension d'une pièce de cinquante centimes environ, une muqueuse *considérablement relâchée.* Cette muqueuse est mince, colorée en jaune, parfois fortement injectée, pourvue de fossettes et de lacunes qui la font trancher sur les portions normales. La muqueuse voisine présente aussi des taches jaunes, mais qui ne sont pas aussi développées que sur les points mentionnés. Lorsqu'il y a sécrétion de la fosse nasale, cette sécrétion est plus adhérente sur la portion lâche de la cloison.

Cas 2. — **Xanthose du revêtement de la cloison entière.**

Les portions de la paroi externe du nez offrent une coloration d'aspect normal. La cloison, par contre, est colorée en jaune sur toute son étendue, en partie d'une façon diffuse et aussi par îlots, avec, dans l'intervalle, des portions normales. Sur la pars anterior septi la muqueuse, en un point de la grandeur d'une pièce de cinquante centimes environ, est colorée en blanc, lisse, atrophique, transparente, mince, d'aspect tendineux.

Cas 3. — **Xanthose généralisée de toute la muqueuse nasale.**
(Pl. XXXVII, fig. 3.)

Muqueuse nasale tuméfiée, colorée en jaune. A l'examen microscopique, la muqueuse, comme dans la rhinite ordinaire, est infiltrée de cellules rondes et présente un aspect papillaire à sa surface.

La couche sous-épithéliale et les parties profondes de la muqueuse notamment celles situées entre les glandes, contiennent un pigment granuleux disposé par places en réseau, car il occupe les fentes du tissu.

Cas 4. — Xanthose généralisée de la muqueuse.

Muqueuse nasale mince, intimement accolée aux cornets. Ces derniers sont un peu atrophiés. L'atrophie du cornet moyen se trahit par ce fait que l'apophyse unciforme est mise à nu. La muqueuse nasale, à l'exception de quelques îlots sur le cornet supérieur et sur le plancher, offre une coloration jaune brun. Le revêtement de la cloison, et j'insiste sur ce point, présente un aspect semblable, tandis que la muqueuse des sinus et de la cavité naso-pharyngienne est normale.

Au niveau de l'apophyse uncinée, est implanté un polype épais, en forme de crête de coq, également coloré en jaune.

Sur la cloison cartilagineuse, le point que nous avons désigné plus haut comme typique, est relâché, mou, semblable à du velours ; les orifices glandulaires sont fortement dilatés.

Cas 5. — Atrophie de la muqueuse nasale et des cornets, combinée avec xanthose.

Muqueuse nasale colorée en jaune brun dans toute son étendue ; les cornets sont réduits à des crêtes basses, très raccourcies. Fosse nasale très vaste.

Aspect microscopique : Cornet inférieur (Pl. XXXVII, fig. 4). Au niveau de la muqueuse, on voit une couche assez épaisse d'un tissu encore papillaire par endroits à la surface, très pauvre en cellules. Les glandes et le tissu érectile ont complètement disparu ; quelques fentes rappellent seulement l'ancienne structure caverneuse.

Il ne reste du cornet osseux qu'une substance de peu d'étendue, très mince, tout à fait molle, qu'on peut couper facilement, et qui, sur les bords, présente une quantité considérable de lacunes de résorption (fossettes de Howsnip). Le tissu médullaire qui entoure le vaisseau osseux est fibrillaire, et les couches superficielles de la muqueuse contiennent beaucoup de pigment granuleux.

Cornet moyen : Sur le cornet moyen, l'atrophie n'est pas aussi considérable que sur le cornet inférieur, car on voit encore des lacunes de tissu érectile, en grande quantité. Mais la couche glandulaire du cornet a disparu presque entièrement. Les parties sous-épithéliales de la muqueuse sont traversées par une couche épaisse de pigment granuleux.

Le cornet inférieur est atrophié, strié, sans cellules osseuses, et comme rongé par des lacunes de *Howship*.

Paroi latérale et plancher du nez : Vaisseaux bien conservés; les glandes présentent un aspect des plus variés. Par places, les acini confluent et forment une grande cavité ramifiée, où l'épithélium fait défaut. Sur d'autres points, les contours des amas glandulaires sont déjà très effacés ou n'existent même pas. A la surface de la muqueuse, on voit des prolongements papillaires, une infiltration de cellules rondes, signes d'un processus inflammatoire antérieur. Le pigment granuleux se trouve disposé en couche épaisse et diffuse.

Cloison : Sur la cloison, on voit de grosses masses de pigment granuleux, qui traversent la couche sous-épithéliale dans toute son épaisseur, et qui se trouvent aussi dans le tissu lamineux, entre les acini, et vont, par places, même jusqu'au périoste. La muqueuse présente en même temps une dégénérescence fibreuse; la plupart des glandes manquent; çà et là on n'en rencontre que quelques-unes très atrophiées. Sur la *pars anterior septi*, la muqueuse est notablement amincie, sans traces de glandes. Ces dernières sont plus épargnées au niveau du bord du point atrophié, là où la muqueuse devient plus épaisse. Les *cellules cartilagineuses* sont fortement colorées; en certains endroits, elles sont petites et entourées de substance fibreuse fondamentale. A la périphérie du point atrophié, existent des portions où le cartilage fibreux est complètement dépourvu de cellules. Le *périchondre* est considérablement épaissi, parce que les parties superficielles de la substance fondamentale sont en train de subir une transformation fibreuse. Ces couches renferment encore des rudiments de cellules qui ne prennent plus la coloration.

Antre d'Highmore : L'épithélium manque; stroma de la muqueuse quelque peu épaissi, formé de tissu lamineux onduleux, très pauvre en cellules; glandes atrophiées ou simplement quelques vestiges. Alvéoles défectueuses et pourvues d'un contenu granuleux.

Dans un *second cas*, tout à fait semblable, la fosse nasale était remplie de mucus transparent, la cloison excessivement amincie sur sa *pars anterior*. Muqueuse de l'antre d'Highmore épaissie.

Il est clair que la xanthose a dû être précédée d'une forme inflammatoire, de nature spéciale, car dans les cas ordinaires, on ne rencontre pas un dépôt aussi considérable de pigment granuleux. Il faut donc supposer une certaine *prédisposition* à des hémorrhagies capillaires; peut-être s'agit-il d'une vulnérabilité spéciale du système capillaire.

En seconde ligne, il faut considérer la relation qui existe entre cette *forme d'inflammation* et *l'atrophie des cornets.* Nous avons vu que ces formes de maladies peuvent se trouver combinées. Cette combinaison n'est pas trop rare. Pour éviter tout malentendu, je dois cependant faire remarquer que la plupart des atrophies des cornets se rencontrent sans xanthose. Quant à la relation qui existe entre la xanthose et l'atrophie des cornets; on pourrait supposer que les conditions de nutrition de la muqueuse sont altérées par suite de l'hémorrhagie et de l'atrophie des capillaires, et que l'atrophie du cornet se manifeste sur ce terrain.

Cas 6. — **Atrophie circonscrite de la cloison cartilagineuse.**

Nous avons fait valoir que dans quelques cas de xanthose, la cloison présentait parfois très nettement sur sa *pars anterior* la coloration mentionnée et que, dans le cours ultérieur du processus, se développait sur cette cloison une atrophie partielle. On trouve *sur un côté,* rarement *sur les deux,* un relâchement de la muqueuse, au point mentionné de la cloison. Cette partie est également pourvue de grosses lacunes, qui résultent de la dilatation des orifices glandulaires; elle est injectée et colorée en jaune; de plus, elle est recouverte de masses blanc verdâtre. *A un degré plus avancé, l'aspect velouté de la muqueuse se perd; cette dernière s'amincit, devient plus lisse, et sa surface acquiert un état aréolaire.* Les aréoles du réseau correspondent aux orifices des glandes dilatées. *Plus tard encore, le moulage aréolaire de la surface disparaît; la muqueuse devient lisse, et perd graduellement son caractère de muqueuse. Les taches jaunes disparaissent, et enfin la portion centrale de la partie atrophiée apparaît blanche, mince, transparente et excessivement molle, car le cartilage, lui aussi, s'est atrophié. Tout ce processus s'effectue sans formation d'ulcérations.*

L'aspect microscopique du point atrophié du cartilage est très intéressant (Pl. XXXVII, fig. 5 et 6). Dans les premiers stades du processus, le cartilage reste indemne. Il ne participe aux altérations qu'à l'époque où la muqueuse est déjà devenue très mince. Le cartilage s'amincit, disparaît complètement dans sa portion centrale, sans qu'on puisse même constater de traces de chondrite. Voici ce que j'ai vu dans un cas de ce genre : le cadre cartilagineux du trou s'effile vers son bord intérieur où il s'épanouit, en formant une charpente de tissu lamineux à fibres extrêmement fines, qui contient encore çà et là des *rudiments* de *cellules cartilagineuses*. A la surface, ce feutrage de fibres fines se relie au périchondre, dont il est cependant nettement limité. Le périchondre possède, en effet, des fibres à direction parallèle, et se colore aussi d'une manière *plus intense*. Le feutrage que nous avons décrit, s'étend au loin vers le cartilage normal. Dans les cellules cartilagineuses de cette zone, les noyaux font souvent défaut. Entre elles, on trouve encore par places de petits fragments de substance fondamentale hyaline, intercalés dans le feutrage ; ces fragments se colorent vivement en rouge et peuvent encore entourer des cellules cartilagineuses normales. Puis vient une partie dans laquelle le tissu cartilagineux offre déjà plus nettement une structure typique. La substance fondamentale qui a pris la coloration est hyaline à son centre : les cellules cartilagineuses bien conformées s'y trouvent isolées ou en amas. Mais à la périphérie apparaît de nouveau la transformation de la substance hyaline en tissu lamineux, car une couche épaisse de cartilage, jointe au périchondre, est devenue fibrillaire. Les fibres qui proviennent de la substance fondamentale cartilagineuse se laissent, grâce à leur direction, facilement distinguer de celles du périchondre. Les faisceaux fibrillaires du périchondre ont, en effet, une direction parallèle à la surface du cartilage, tandis que celles du cartilage dirigées perpendiculairement à la surface, sont tendues transversalement entre les deux revêtements du périchondre. En beaucoup de points du cartilage, de larges travées de substance fondamentale s'effilent à leur extrémité superficielle, ou se terminent même en plusieurs pointes qui se confondent avec le feutrage indiqué. C'est justement en ces points qu'on observe le plus nettement la transformation fibrillaire de la substance cartilagineuse fondamentale. La métamorphose fibrillaire diminue de plus en plus sur la partie voisine périphérique du cartilage, et on voit enfin apparaître le cartilage normal, qui ne se distingue que par la faculté qu'a sa substance fondamentale de prendre plus fortement la couleur.

État du cartilage dans la lacune : Au point de la défectuosité

arrondie, le tissu cartilagineux semble complètement faire défaut ;
l'examen microscopique montre cependant qu'il en existe encore
un reste sous forme d'une membrane de tissu lamineux, qui provient directement des parties fibrillaires du cartilage et qui comble
la lacune, à la façon d'un miroir dans son cadre. Cette membrane
possède des fibres à direction sagittale et elle est soudée avec les
deux revêtements du périchondre en une seule plaque, qui, par
place, atteint à peine une épaisseur de 1 millimètre, tandis que le
cadre lui-même a une épaisseur de 2 à 3 millimètres.

Muqueuse : La muqueuse, sur un des côtés de la cloison, est intacte, avec son épithélium, tandis que de l'autre côté, au niveau de
la défectuosité, son épithélium fait défaut, et son stroma est très
grêle.

Glandes : Elles manquent complètement. Il en existe à la périphérie de la défectuosité, mais elles ont perdu leur forme typique,
et ressemblent plutôt à des amas irréguliers d'épithéliums, dans
lesquels il n'existe plus que quelques contours diffus de conduits
excréteurs. Sur le *côté* à muqueuse normale, la surface est lisse,
l'épithélium est intact et régulièrement disposé.

Les capillaires vasculaires sont très dilatés ; la couche sous-épithéliale de la muqueuse est très amincie, dépourvue de glandes,
pauvre en cellules rondes, et elle se confond avec la plaque de tissu
lamineux, qui s'est substituée au cartilage. Sur le côté *aminci* du
cartilage, on ne trouve des restes d'épithélium qu'à la périphérie
des points atrophiés. La couche sous-épithéliale est mince, atrophiée et présente une infiltration hémorrhagique. L'autre stroma de
la muqueuse est dépourvu de glandes ou présente çà et là quelques
follicules kystiques. Par places, la couche sous-épithéliale fait défaut
dans toute son épaisseur et la plaque de tissu lamineux, décrite
plus haut, est mise à nu.

L'examen du cartilage sur les portions du point atrophié, où le
processus atrophiant n'est pas aussi avancé que chez les sujets qui
ont servi à la description, présente un grand intérêt. J'ai choisi un
endroit où la partie marginale du cartilage est encore assez
épaisse. En allant vers le centre du point atrophié, on voit d'abord
une zone large, très mince, dont la substance fondamentale se
colore fortement et qui s'épanouit vers les faces latérales. Cette
mince plaque cartilagineuse s'effile encore vers le centre et s'épanouit également en un tissu fibrillaire, qui contient encore quelques
îlots colorés composés de substance fondamentale. Puis vient une

zone déjà tout à fait fibrillaire. On constate de plus, vers le centre, une partie où, sur un court trajet, on ne voit plus de fibres cartilagineuses, mais seulement du tissu fibrillaire. Jusqu'au point où s'étend le tissu fibrillaire du cartilage, le périchondre est nettement limité. Il est encore à remarquer que les vaisseaux cartilagineux restent conservés dans le feutrage fibrillaire. On les voit prendre une direction transversale, conformément à la direction des fibres.

L'atrophie de la partie antérieure de la cloison traverse donc les étapes suivantes :

a) Epanouissement et pouvoir de se colorer plus facilement, de la substance fondamentale.

b) La chondrine disparaît et le cartilage devient tout à fait fibreux.

c) Le feutrage s'épaissit et forme une plaque de tissu lamineux.

On pourrait prendre l'état décrit pour le résultat d'une chondrite antérieure. Mais lorsqu'on lit la description que Hajek (1) donne des caractères de la périchondrite et de la chondrite dans l'ulcère perforant de la cloison, il faut abandonner cette pensée. Hajek dit en effet : le périchondre se transforme dans l'inflammation de la muqueuse, en un infiltrat cellulaire épais, et cette périchondrite a pour conséquence le manque de nutrition et la nécrose du cartilage. Les cellules perdent la faculté qu'elles ont de se colorer ; il se forme des dépressions à la surface, remplies de bactéries : il s'ensuit que le cartilage qui est détruit par ces bactéries devient plus mince. A la limite du cartilage nécrosé et du cartilage vivant, survient une inflammation réactionnelle ; les cellules cartilagineuses augmentent, la substance intermédiaire diminue et finalement il se développe, à la limite du cartilage nécrosé, un infiltrat cellulaire épais. Ce dernier est en relation intime avec le périchondre. Le périchondre est frappé le premier par le processus inflammatoire; car déjà avant le développement de la ligne de démarcation inflammatoire dans le cartilage, le périchondre infiltré par les cellules, envoie des prolongements vers le cartilage ; il s'y joint à une prolifération dans les cavités cartilagineuses. La périchondrite n'engendre pas toujours la nécrose du cartilage. Elle peut directement s'étendre jusqu'à lui et le faire disparaître dans un infiltrat inflam-

(1) *Das perforirende Geschwür der Nasenscheidewand.* Virch. Arch. Bd. 120. Berlin, 1890.

matoire. Il se produit une augmentation du contenu cellulaire des cavités du cartilage qui augmentent de volume aux dépens de la substance cellulaire intermédiaire. Enfin, les cavités du cartilage remplies de cellules se touchent, la limite disparaît et l'infiltrat cellulaire forme une couche continue. La nécrose se développe de telle façon qu'il survient alors une pseudo-membrane qui se décompose en molécules.

Nous ne voyons rien de tout cela dans nos cas. Je crois plutôt que l'atrophie cartilagineuse est consécutive à un défaut de nutrition. La muqueuse, par suite de l'hémorrhagie et de l'élimination de nombreux capillaires, qui accompagne l'inflammation ou qui en résulte, est mal nourrie et le cartilage en souffre.

Le fait que la partie antérieure de la cloison est plus exposée aux traumatismes, que les parties postérieures qui sont protégées, explique pourquoi, dans cette partie antérieure, la xanthose est plus fréquente et plus prononcée que sur les autres portions. La mauvaise habitude qu'ont certaines personnes de se fourrer les doigts dans le nez, ainsi que la débilité de la muqueuse, doivent aussi jouer un grand rôle. Par suite de l'irritation et de la lésion de la muqueuse de la cloison en ce point, il se produit des processus inflammatoires lents, insidieux qui augmentent par suite de l'impureté de l'air inspiré.

A. FOULERTON (1) dit que la perforation de la cloison chez les ouvriers qui travaillent avec du ciment, provient des tentatives qu'ils font pour essayer d'enlever la poussière avec les doigts. Ils lèsent ainsi leur muqueuse.

Nous avons vu la relation qui existe entre l'inflammation, la xanthose et l'atrophie de la cloison ; occupons-nous maintenant de la connexité qui existe entre ces deux processus et l'épistaxis habituelle.

CHAPITRE V

Hémorrhagies nasales habituelles.

L'hémorrhagie nasale survient à la suite de diverses affections et du traumatisme des fosses nasales. L'étiologie de ces formes d'hémorrhagies est claire et ne demande aucune autre explication.

(1) *A perforation of the septum nasi, occuring in cement workers*. Lancet, 1889.

Jusqu'à ces derniers temps, on avait peu étudié les hémorrhagies spontanées (habituelles), à l'explication desquelles R. Voltolini (1), Kieselbach (2), Hartmann (3), Chiari (4), M. Schäffer (5), Hajek (6) en particulier, ont consacré des travaux très importants.

Voltolini observa qu'au point de la cloison où se produit l'ulcère rond, on remarquait dans les hémorrhagies habituelles du nez, limitées à un côté, un point d'où venait le sang, et qui ressemblait à une petite varice. Dans les cas de Kieselbach, la cloison cartilagineuse était, sans exception, la source de l'hémorrhagie. La statistique de Chiari signale également, comme source, le même point. Chiari a observé que parmi 81 cas d'hémorrhagie nasale, 70 provenaient de la cloison cartilagineuse ; dans 17 cas, on trouvait sur la partie antérieure de la cloison, des veines ectasiées ou de petits nodules bleuâtres, semblables à des varices ; quatre fois ces petits nodules étaient gros comme des têtes d'épingle ; dans les autres cas, au contraire, on ne trouvait que des excoriations aux points indiqués.

Les auteurs s'accordent assez sur le siège de prédilection des hémorrhagies : qui est la partie antérieure du septum. L'extrême minceur du revêtement muqueux en ce point, la forte adhérence de cette muqueuse à la cloison favorisent les hémorrhagies ; la forte adhérence à la muqueuse doit, en effet, empêcher les vaisseaux de se rétracter, lorsqu'ils ont été érodés même superficiellement, et les réseaux veineux ont, de plus, des canaux d'écoulement plus défavorables que les veines des cornets.

Voltolini ainsi que Hajek signalent l'extrême richesse en vaisseaux de la cloison cartilagineuse, ce qui doit encore prédisposer la muqueuse aux hémorrhagies. Je ne puis confirmer cette manière de voir, pas plus que celle de Hartmann, qui explique pourquoi les hémorrhagies se produisent plus facilement sur le septum que sur les autres points du nez, parce que sur le septum, les vaisseaux des points qui saignent viennent directement des os ; il en résulte que leur lumière reste béante. La muqueuse de la cloison n'est pas

(1) *Die Krankheiten der Nase.* Breslau, 1888.

(2) *Ueber spontane Nasenblutung.* Berlin, Klin. Worhensch, 1884.

(3) *Erfahrungen a. d. Gebiete der Hals-und Nasenkrankheiten.* Leipzig et Wien, 1887.

(4) *Rhinol. Mittheil.* Monatssch. f. Ohrenheilk. 1886.

(5) *L. c.*

(6) *Ueber Nasenblutung,* etc. Zeitschrift f. Ohrenheilk. Bd. 10.

plus riche en vaisseaux que celle des cornets, ni plus mince que la muqueuse de la paroi externe du nez, ni plus fortement tendue. De même, les conditions d'écoulement du sang ne sont pas plus défavorables sur la cloison que sur les cornets, et on ne peut constater nullement une distribution des vaisseaux, telle que HARTMANN l'a décrite. La véritable cause des hémorrhagies de la cloison semble résider, en ce fait déjà signalé, que la partie antérieure de la cloison est bien plus exposée aux blessures que les parties profondes ; par exemple, lorsqu'on a la mauvaise habitude de s'introduire les doigts dans le nez. La blessure de la muqueuse de la cloison détermine les écoulements de sang vers l'extérieur et des hémorrhagies intra-muqueuses ; au point où se produisent les hémorrhagies, se développent ultérieurement la xanthose et l'atrophie de la partie antérieure de la cloison.

D'après ce que nous venons de dire, le premier devoir du médecin, dans les hémorrhagies spontanées du nez, sera d'étudier avec soin la partie cartilagineuse de la cloison.

CHAPITRE VI.

Ulcère rond de la cloison.

Nous avons appris dans le chapitre précédent la relation qui existe entre les hémorrhagies nasales spontanées et la xanthose de la cloison. Examinons maintenant les rapports de la xanthose avec l'ulcère perforant. L'ulcération elle-même présente une forme arrondie, et siège normalement dans les parties antérieures de la cloison cartilagineuse. Ce n'est que d'une façon exceptionnelle, qu'elle possède un volume suffisant pour atteindre la cloison cutanée en avant, ou la lame perpendiculaire en arrière ; VOLTOLINI dit, avec juste raison, que jamais elle ne s'étend jusqu'aux parties osseuses de la cloison. Généralement, il persiste autour de l'ulcération, un cadre cartilagineux assez large pour fournir au nez cartilagineux un point d'appui suffisant. Quant à l'étiologie, je pense, avec HAJEK et VOLTOLINI, que, ni la syphilis, ni la tuberculose, ni le lupus ne sont la cause du processus appelé ulcère perforant de la cloison ; mais je crois qu'il faut admettre une certaine prédisposition pathologique. Il existe les différences suivantes entre cet ulcère et la syphilis ou la tuberculose de la cloison : 1° dans la syphilis et la tuberculose, on trouve aussi des indications du processus sur la paroi externe; 2° la syphilis atteint de préférence les os, tandis que l'ulcère atteint exclusivement le cartilage, et cela en un point bien déterminé.

La grandeur de l'ulcère varie habituellement de celle d'une lentille à celle d'une pièce de cinquante centimes environ. Le processus commence toujours par une perte de substance sur l'un des deux revêtements muqueux de la cloison. Les bords de l'ulcère sont effilés et peuvent être détachés du cartilage; puis, vient une perte de substance du cartilage à bords également effilés, tandis que du côté opposé, la muqueuse n'est pas encore percée, mais est déjà très mince. L'ulcération atteint enfin également ce côté; il se forme une perforation, et l'ulcère perforant est complètement développé.

L'ulcère perforant de la cloison peut se développer chez des personnes saines, et indépendamment de toute affection constitutionnelle. D'après Voltolini, qui, le premier, a pénétré l'étiologie encore assez obscure de l'ulcère de la cloison, il s'agirait dans ce cas d'un *ulcère hémorrhagique* qui se développe en ce point du septum où se produisent les hémorrhagies par éclatement des vaisseaux.

Hajek, qui a étudié l'ulcère perforant avec grand soin, partage la manière de voir de Voltolini. Cet auteur distingue six stades dans l'ulcère perforant :

1° la coloration gris blanc de la couche superficielle de la muqueuse, ou ulcération superficielle après son élimination;

2° apparition sur la muqueuse de l'ulcération limitée par un bord effilé, recouvert des restes d'une couche nécrosée;

3° mise à nu du cartilage;

4° perforation du cartilage;

5° perforation complète de la cloison ;

6° perforation complète avec bords cicatriciels de l'ulcère.

Au début, la muqueuse est transformée, au niveau d'un point arrondi du septum cartilagineux, en un tissu de couleur gris sale ressemblant à une toile d'araignée. Cette pseudo-membrane se compose d'épithélium nécrosé et des couches superficielles nécrosées de la muqueuse. Hajek affirme y avoir souvent observé un pigment vert jaune, qui peut également constituer une couche diffuse. Ce fait prouve qu'avant la nécrose de la muqueuse, il s'est produit une hémorrhagie. D'après Hajek, la cause du processus est une nécrose de coagulation. Dans les couches les plus superficielles de la membrane, commence à se former une pseudo-membrane variable. La nécrose s'étend peu à peu de la surface vers la profondeur, et elle ne dépasse pas la couche épithéliale, ou bien, au contraire, une grande partie de la muqueuse est atteinte de nécrose. Mais il n'en résulte pas pour cela une épaisseur notable de la muqueuse, parce que, avec les progrès de la nécrose vers la profondeur, ses couches les plus superficielles s'éliminent. Hajek a fait remarquer, à juste titre, que la formation de la pseudo-membrane précède une lésion de la muqueuse, car ce n'est que par suite de cette lésion que les bactéries qui produisent la nécrose peuvent s'introduire dans la muqueuse. Dans deux de ses cas, Hajek a pu démontrer que la première lésion avait été une hémorrhagie de la muqueuse. L'ulcère perforant est donc, d'après les observations anatomiques et cliniques, une nécrose progressive des régions antérieures de la muqueuse de la cloison et du cartilage quadrangulaire, débutant vraisemblablement par une hémorrhagie de la muqueuse, et évoluant chroniquement. La nécrose, sans produire de notables transformations dans la muqueuse environnante, amène la perforation de la cloison (il est rare qu'elle guérisse avant); la guérison se produit spontanément après la perforation (Hajek).

La xanthose de la cloison me paraît être maintenant une cause prédisposante essentielle au développement de l'ulcère perforant, puisque par le relâchement du stroma de la muqueuse et l'élargissement des orifices glandulaires, l'intérieur de la muqueuse s'ouvre en quelque sorte, et sert de porte d'entrée à l'infection. Il est plus que vraisemblable que l'ulcère est toujours précédé par un processus de xanthose au niveau de la cloison cartilagineuse. Les hémorrhagies qu'on voit précéder l'ulcère, dans quelques cas, le prouvent aisément. Lorsque l'infection se produit, l'ulcère se développe; sa marche lente peut s'expliquer par les troubles qui surviennent dans la nutrition, par suite des hémorrhagies et de l'atrophie des capillaires. Lorsque l'infection du point affaibli cesse, l'atrophie partielle de la cloison peut se produire.

Nous aurons donc à considérer pour l'atrophie de la cloison comme pour l'ulcère, les stades suivants :

a) Blessure, irritation mécanique de longue durée (peut-être l'action du grattage du revêtement de la muqueuse de la cloison cartilagineuse).

b) Hémorrhagies dans le tissu de la muqueuse, xanthose.

c) Destruction des capillaires et par suite, nutrition défectueuse.

d) Atrophie partielle ou ulcère perforant, suivant qu'il se produit ou non une infection ultérieure.

CHAPITRE VII.

Affections inflammatoires de la muqueuse des sinus maxillaires.

Les maladies inflammatoires du sinus maxillaire ont surtout leur siège dans le revêtement membraneux de cette cavité, et en raison de la structure spéciale de cette muqueuse, elles ont, à certains points de vue, une marche différente de celle des affections inflammatoires de la muqueuse nasale. Nous pourrions surtout faire remarquer au sujet de la muqueuse des narines, dont la muqueuse des sinus maxillaires est un prolongement, que sa structure est moins dense, en raison du petit nombre des glandes. On distingue sur la muqueuse du sinus maxillaire un épithélium stratifié à cils vibratiles, qui se prolonge très loin dans les canaux excréteurs. On peut distinguer dans le stroma de la muqueuse deux ou trois couches : *a* une couche sous-épithéliale, *b* une couche périostale, *c* une couche glandulaire. On remarque dans la couche sous-épithéliale beaucoup de fines fibrilles. On y observe en nombre variable des anses capillaires et des cellules rondes. Aux points où manquent les lobules glandulaires, la couche sous-épithéliale passe sans transition à la couche de tissu conjonctif située plus profondément et dans laquelle sont logés de gros vaisseaux. Cette couche se continue elle-même directement avec le périoste, dont la structure est dense et qui est très riche en cellules fusiformes. Dans les points où l'on trouve des amas de glandes, on peut distinguer une couche moyenne (couche glandulaire), avec de gros vaisseaux et des nerfs. La partie périostique de la muqueuse est peu épaisse dans la région de ces glandes qui s'étendent notablement en profondeur.

A. Weichselbaum (1) désigne notre couche glandulaire sous le nom de couche sous-muqueuse ; elle n'a pas cependant la structure peu dense que présentent les couches du même nom dans les autres muqueuses. Cet auteur voudrait limiter uniquement la muqueuse proprement dite à notre portion sous-épithéliale. Cette division ne repose sur aucune base, car les couches passent insensiblement les unes aux autres et la division n'a plus aucune valeur pour les parties de la muqueuse dépourvues de glandes.

La structure de la muqueuse des sinus maxillaires des nouveaunés est intéressante à connaître. Comme je l'ai déjà dit, elle est chez eux beaucoup plus *épaisse* que chez les adultes, les deux faces épithéliales sont accolées, de telle sorte qu'il n'existe qu'une cavité virtuelle. Aux points où s'ouvrent les conduits des glandes, la fente se ramifie, la surface de la muqueuse est recouverte d'un épithélium vibratile, et à partir de ce point jusqu'au périoste, elle est formée de tissu conjonctif aréolé à fibres fines, traversé par des cellules fusiformes dont la partie superficielle renferme des anses capillaires, tandis que les gros vaisseaux se trouvent dans les couches profondes.

Les couches périostiques sont limitées avec une surprenante netteté et sont très riches en cellules fusiformes. Cette couche donne une impression de maturité plus grande que la muqueuse proprement dite, ce qui pourrait bien dépendre de la relation qui existe entre la membrane et le développement du maxillaire (résorption du côté interne du sinus maxillaire).

Si l'on compare la structure de la muqueuse du sinus maxillaire à celle des autres muqueuses, on constate qu'elle se rapproche beaucoup plus de la conjonctive et de la muqueuse de la caisse du tympan (y compris celle de la trompe osseuse) que des autres muqueuses. Cette analogie existerait aussi au point de vue des affections inflammatoires, et comme l'inflammation de la muqueuse de la caisse du tympan a été très complètement étudiée au point de vue clinique, ainsi qu'au point de vue anatomique, je préfère, pour orienter les idées, donner d'abord la description remarquable que A. Politzer (2) en a faite :

Politzer dit :

« Les maladies de l'oreille moyenne ont leur origine et leur

(1) *Die phlegmonöse Entzündung der Nebenhöhlen der Nase.* Med. Jahrb. Wien, 1881.

(2) *Lehrb. d. Ohrenheilk.* Bd. I. Stuttgard, 1878.

siège dans son revêtement membraneux... Les troubles anatomo-pathologiques sont produits par des processus inflammatoires siégeant sur le revêtement de l'oreille moyenne. De même que ce revêtement doit être considéré comme un prolongement de la muqueuse de la gorge, de même les processus inflammatoires... montrent, en général, le caractère des inflammations des muqueuses des autres organes, avec cette différence que, dans l'oreille moyenne, ils déterminent beaucoup plus fréquemment que dans les autres organes, l'épaississement des tissus. Nous trouvons, par conséquent, dans les inflammations du revêtement de l'oreille moyenne, l'hyperémie et l'infiltration séreuse qui se produisent également sur d'autres muqueuses enflammées.

» On observe le relâchement et *le gonflement excessif par suite de l'infiltration et de l'exsudation* et, de plus, l'écoulement d'exsudats libres à la surface de la muqueuse malade, sous forme d'une sécrétion séro-muqueuse ou purulente et, enfin, l'organisation de néoformations conjonctives, qui sont des produits pathologiques secondaires..... Ces processus peuvent être aigus, subaigus ou chroniques et se terminer par la guérison complète.

» Lorsque l'on a cherché à classer les diverses formes sous lesquelles les processus inflammatoires apparaissaient dans l'oreille moyenne, on s'est servi, comme base de classification, tantôt des causes étiologiques, tantôt du complexus symptomatique clinique, tantôt des modifications anatomo-pathologiques. Mais aucune des classifications, fondée sur les bases que nous venons d'indiquer, n'est soutenable, parce que souvent, même lorsque les altérations anatomiques sont les mêmes, le tableau clinique varie et, de plus, on observe parfois des transitions entre les diverses formes d'inflammations.

» L'une de ces formes, que je désigne sous le nom d'inflammation sécrétrice, susceptible d'entrer en régression, est caractérisée par la production d'une sécrétion séreuse ou muqueuse dans la caisse, tandis que dans la seconde forme d'inflammation de l'oreille moyenne, dite *scléreuse*, il se produit le plus souvent des adhérences anormales entre les osselets de l'ouïe et les parois de la caisse du tympan, par suite de néoformations circonscrites de tissu conjonctif........

» Les éléments conjonctifs du revêtement de l'oreille moyenne sont altérés de diverses manières. Dans les inflammations *aiguës*, l'exsudat pénètre dans le tissu conjonctif, dont les fibrilles sont écartées sous forme de réseau. L'exsudat interstitiel a, dans ce cas, ou bien l'aspect d'un liquide clair, tenant en suspens quelques éléments cellulaires et des globules rouges sanguins, qui se trouvent accumulés en plus grand nombre dans le voisinage des vaisseaux (infiltration et ramollissement séreux), ou bien on trouve toute la couche de tissu conjonctif remplie de nombreuses cellules lymphoïdes et de globules rouges et d'un exsudat finement granuleux, tenant en suspension, par places, de nombreux corpuscules de graisse........

» Les processus inflammatoires du revêtement de l'oreille moyenne déterminent souvent la néoformation d'éléments de tissu conjonctif, l'hypertrophie et la condensation du tissu conjonctif préexistant. Par suite de l'accroissement de la masse......, la muqueuse autrefois mince et facile à mobiliser, se gonfle fortement ou bien devient rigide et dure, par suite de la rétraction du tissu conjonctif de nouvelle formation, et fait intimement corps avec son substratum osseux. La prolifération des éléments du tissu conjonctif dans le revêtement des oreilles malades, peut se produire dans toutes les formes d'inflammation de l'oreille moyenne, mais elle est la plus marquée dans les inflammations perforatives purulentes de cet organe. Le revêtement est malade, soit dans toute l'oreille moyenne, soit seulement en des points circonscrits ; il est épaissi et gonflé plusieurs fois plus que normalement, et alors la caisse du tympan se trouve remplie, parfois en partie, mais dans quelques cas rares, entièrement, par le revêtement hypertrophié........

» L'hypertrophie inflammatoire du tissu conjonctif du revêtement de l'oreille moyenne détermine encore assez fréquemment le développement de néoformations pédiculées, qui s'étendent dans l'oreille sous forme de granulations et de polypes, et qui souvent passent dans le conduit auditif externe à travers une perforation du tympan. L'étude microscopique du revêtement de l'oreille moyenne montre, outre des modifications des vaisseaux sanguins et lymphatiques déjà décrites, *une augmentation excessive des cellules rondes*, telle qu'on l'observe fréquemment dans le tissu de granulations ou dans celui de quelques polypes. Ces cellules sont groupées en forme d'îlots dans le stratum fibrillaire du tissu conjonctif (WENDT), ou bien le tissu intravasculaire tout entier est formé de cellules rondes, étroitement pressées les unes contre les autres. Dans quelques cas, j'ai constaté la prolifération des cellules rondes, surtout dans les couches superficielles de la muqueuse, tandis que, dans les couches profondes, le tissu fasciculé prédominait; la surface de la muqueuse était lisse, dépourvue par places d'épithélium, ou bien elle était recouverte d'une couche d'épithélium plusieurs fois stratifié, ou bien elle avait, par suite de la présence de nombreuses saillies villeuses ou en forme de champignon, saillies constituées par ces mêmes cellules rondes, un aspect papillaire finement granuleux (hypertrophie polypoïde de WENDT). On observe le *développement excessif* de cellules rondes, surtout dans l'hypertrophie, et le gonflement de la muqueuse malade, au cours des inflammations purulentes chroniques de l'oreille moyenne, tant que dure le *processus suppuratif*. Dans les cas toutefois où après la disparition du pus, l'hypertrophie et l'épaississement de la muqueuse entrent en régression, les cellules rondes deviennent moins nombreuses et la couche de tissu conjonctif semble être hypertrophiée et épaissie en partie, soit par suite de l'accroissement du tissu conjonctif, soit par suite de la transformation de ces cellules rondes en tissu fasciculé. Cette couche présente, en outre, par places, des vaisseaux dilatés ou rétrécis, des canaux lymphatiques et des espaces kystiques élargis; elle est parfois colorée, en des points circonscrits, par du pigment de couleur brun foncé, granuleux, étalé ou en bloc.

» Les processus inflammatoires du revêtement de l'oreille moyenne déterminent la sécrétion d'exsudats libres dans la cavité de l'oreille moyenne.....

» Les exsudats peuvent être constitués :

1° par un liquide fluide, *séreux*, de couleur jaune, qui ne renferme qu'un petit nombre de corpuscules de pus et de cellules épithéliales éliminées ;

2° par une masse muqueuse épaisse, colloïde, sirupeuse, visqueuse et filante, qui renferme des corpuscules de pus ou des cellules de la muqueuse... en nombre plus grand que l'exsudat séreux ;

3° par un liquide purulent qui, au point de vue morphologique, se compose surtout de globules de pus ;

4° par un exsudat muco-purulent ;

5° par un exsudat fibrino-hémorrhagique, très rarement par un exsudat croupal.....

» Les deux premières formes d'exsudats, la forme séreuse colloïde et l'écoulement muqueux, se produisent surtout dans les inflammations de l'oreille moyenne, accompagnées de sécrétion et sans manifestations de réaction inflammatoire..... Les exsudats purulents et muco-purulents s'observent surtout dans l'inflammation aiguë.....»

Ailleurs, POLITZER s'exprime de la façon suivante à propos de la classification des inflammations de l'oreille moyenne : « On a essayé, dans ces derniers temps, de ramener les diverses inflammations de la muqueuse de l'oreille moyenne à un seul et unique processus. Mais cette manière de voir est contredite aussi bien par les données anatomiques que par l'observation clinique; car, si une forme d'inflammation peut passer aux autres formes et traverser les divers stades de l'évolution, l'observation clinique établit pourtant, d'une façon péremptoire, que certaines formes inflammatoires de l'oreille moyenne, depuis leur début et pendant tout le cours de leur développement, gardent cette particularité qui leur donne un caractère clinique typique..... Un vaste groupe désigné sous le nom de catarrhe de l'oreille moyenne, dans le sens strict du mot, se caractérise par la production d'une sécrétion séreuse ou bien visqueuse, colloïde, muqueuse. Cette forme est susceptible de régression, ou bien il se produit une prolifération du tissu conjonctif de la muqueuse. Dans un autre groupe, la forme inflammatoire se développe, accompagnée de phénomènes réactionnels aigus plus ou moins violents, mais avec un écoulement rapide d'un exsudat purulent ou muco-purulent ».

OBSERVATIONS.

a. FORME SECRÉTANTE.

Cette forme se produit à la suite des rhinites vulgaires, et l'exsudat s'amasse dans la cavité et dans le stroma de la muqueuse, qui gonfle, par suite du développement de ce processus. L'exsudat *libre* est séreux, muqueux ou muco-purulent; l'exsudat *interstitiel* est séreux. L'infiltration de la muqueuse est souvent si considérable, qu'elle s'épaissit et forme des saillies semblables à des tumeurs (Pl. XXXVIII, fig. 2) qui, dans quelques cas, remplissent complètement la cavité. Les gonflements en forme de tumeurs sont mous, colorés en jaune, hydropiques, et laissent écouler, lorsqu'on les perce ou qu'on les comprime, un liquide blanchâtre ou jaunâtre. Placée dans l'alcool, la muqueuse gonflée perd immédiatement ses caractères; elle prend une couleur blanc grisâtre, devient dure, cassante, et cette transformation est due évidemment à la coagulation de l'albumine que renferme l'exsudat.

Une autre conséquence de ce processus inflammatoire consiste
dans l'apparition de kystes, dont le volume varie de celui d'un
grain de mil à celui d'une noisette (Pl. XXXIX, fig. 1), qui viennent
faire saillie sous forme de proéminence aplatie ou arrondie à la
surface de la muqueuse, et renferment un contenu séreux, blanchâtre ou jaunâtre. On les trouve parfois en grand nombre, déjà
même aux premiers stades de l'inflammation. En outre, on trouve
fréquemment des ecchymoses punctiformes qui peuvent atteindre
le volume d'une lentille; elles sont disséminées sur une étendue
plus ou moins grande de ce tractus de la muqueuse.

J'ai choisi les cas suivants pour en faire la description microscopique :

Cas 1. — **Enfant de trois ans.**

(Pl. XXXVIII, fig. 1.)

Rhinite avec inflammation consécutive de la muqueuse de
l'antre d'Highmore. Cette muqueuse est légèrement gonflée (4 ou
5 fois plus épaisse que normalement), elle semble être infiltrée.
Les mailles du réseau sont écartées les unes des autres. On remarque un stroma formé par de minces travées conjonctives, avec de
très grandes lacunes correspondant aux fentes conjonctives énormément dilatées du stroma de la muqueuse. Dans les fentes, on
trouve un exsudat qui, sur la préparation, constitue une masse
trouble, finement granuleuse. Les travées qui forment le réseau,
surtout celles qui renferment les vaisseaux sanguins les plus volumineux, sont recouvertes de cellules rondes assez nombreuses. La
couche sous-épithéliale est élargie par places; elle est aussi infiltrée de cellules. Au contraire, sur les parties où l'infiltration
séreuse s'élève presque jusqu'à l'épithélium superficiel, cette couche est extrêmement mince, ou bien elle est en général modifiée
de la même façon que les couches profondes de la muqueuse,
pauvres en cellules rondes. Les *glandes* sont repoussées vers les
couches profondes nettement limitées et parsemées de cellules
rondes. *Vaisseaux* dilatés et remplis de sang dans toutes les couches de la muqueuse. Par places, les travées du tissu conjonctif
sont brisées et les espaces élargis confluent, pour former de grands
espaces creux. Surface de la muqueuse légèrement *rugueuse.*
Épithélium saisi au moment de la sécrétion; la partie engorgée,
très vaste, et la couche entière sont comme ponctuées par les
cellules rondes immigrées.

Cas 2. — **Adulte.**

Ce cas a trait à celui qui a été décrit plus haut, au chapitre IV, comme cas de *Rhinite aiguë*. Il s'accompagnait d'un gonflement considérable de la muqueuse nasale. Je ferai remarquer ici que jamais la muqueuse nasale enflammée ne se gonfle autant que la muqueuse du sinus maxillaire, ce qui est évidemment dû à sa texture plus dense.

Le sinus maxillaire, dans ce cas, renferme peu de mucus, sa *muqueuse* est moyennement gonflée, colorée en jaune, infiltrée de sérum et ecchymosée par places. *L'ostium maxillaire* est rétréci, par suite du gonflement de la muqueuse et réduit à un orifice de la grosseur d'une tête d'épingle. L'épithélium superficiel est très épais et abondamment pourvu de cellules rondes que l'on rencontre également en grande quantité dans le mucus adhérent à la paroi.

Les points où la muqueuse n'est pas encore notablement épaissie, et où elle a un aspect plus normal, présentent une muqueuse à surface lisse, une couche sous-épithéliale épaissie, fortement infiltrée de cellules, ainsi que les travées de tissu conjonctif des couches profondes de la muqueuse, qui portent des vaisseaux. A côté de ces points, on en trouve d'autres où la muqueuse est trois ou quatre fois plus épaisse qu'à l'état normal. La surface de la muqueuse a perdu son aspect poli et possède des prolongements plus ou moins longs, digitiformes, villeux et verruqueux, qui ne sont autre chose que les prolongements de la couche sous-épithéliale ; elle contient également des couches épaisses de cellules rondes (Pl. XXXVIII, fig. 3). La couche sous-épithéliale s'est fortement élargie, ses capillaires se sont dilatés, et dans les lacunes du stroma on trouve accumulée une masse granuleuse, d'un vert jaunâtre, composée de globules sanguins extravasés. Les parties profondes de la muqueuse, fortement infiltrées de sérum, ne renferment qu'une faible quantité de cellules rondes ; ces dernières sont disposées çà et là en amas allongés, qui ressemblent vaguement à des follicules.

Cas 3. — **Catarrhe subaigu de la muqueuse nasale qui s'est propagé à l'antre d'Highmore.**

Fosses nasales : Muqueuse nasale pâle, gonflée, abondamment couverte d'un mucus visqueux, transparent. (Voir au chapitre *Rhinite*, cas 2, la description détaillée de cette observation.)

30

Sinus maxillaire droit : Renferme un mucus épais, purulent. La muqueuse est gonflée, d'aspect gélatineux, et ecchymosée. Le sinus maxillaire *gauche* est vide, la muqueuse, en quelques points seulement est gonflée et forme de petites tumeurs arrondies.

La *muqueuse* du sinus maxillaire droit est modérément épaissie, la couche sous-épithéliale renferme de nombreux corpuscules rouges extravasés qui, en quelques points, pénètrent jusque dans le périoste ; la surface de la muqueuse est parsemée de saillies papillaires qui, elles-mêmes, sont recouvertes de petits prolongements de même forme. Le stroma des papilles est formé par un prolongement de tissu sous-épithélial qui, comme les autres parties du stroma de la muqueuse, est infiltré de sérosité et parsemé par places de cellules rondes. En quelques points, les fentes du tissu conjonctif commencent à se dilater, sous forme de vastes lacunes à contenu finement granuleux.

Glandes : Leurs acini sont élargis.

Épithélium superficiel infiltré de cellules ; à sa face libre adhèrent des grumeaux épais de mucus renfermant des cellules. La muqueuse de l'*antre maxillaire gauche* ne présente pas d'ecchymoses. Dans les points les moins gonflés, la surface est rugueuse, parsemée de cellules rondes, et la trame est peu dilatée, par suite de l'infiltration séreuse. On trouve déjà quelques grands espaces sur les parties épaisses de la muqueuse. L'accumulation des cellules rondes, qui ne se produit surtout que sur les portions épaissies en forme de tumeurs, est ici, il est vrai, en plus grande quantité, mais on ne la trouve qu'au dessus de la couche périostique.

Cas 4. — **Forte inflammation du revêtement du sinus maxillaire.**

On observe sur la muqueuse du sinus maxillaire plusieurs tumeurs remplies de liquide qui ont jusqu'aux dimensions d'une noisette et qui présentent la structure suivante :

L'épithélium superficiel est normal en certains points ; en d'autres, il est tellement infiltré de cellules rondes, que son caractère épithélial n'est plus reconnaissable.

Les grosses saillies de la muqueuse, en forme de tumeur, sont uniquement formées par les fentes très dilatées du tissu conjonctif, qui renferment une masse finement ponctuée. La couche sous-épithéliale a subi également la même transformation, l'infiltration s'y élève jusqu'à l'épithélium superficiel. Dans les points, où la couche sous-épithéliale de la muqueuse n'est pas infiltrée, nous la voyons semblable aux cordons de tissu conjonctif pourvu de cellules rondes entre les lacunes ; la partie sous-épithéliale est séparée des parties profondes, infiltrées, de la muqueuse, par une lamelle conjonctive (Pl. XXXVIII, fig. 2).

Je dois faire remarquer que çà et là, en raison de la notable tension des tissus, la charpente conjonctive est rompue ; un certain nombre de lacunes se réunissent alors pour former de grandes cavités qui, en certains points, vont des couches superficielles aux couches périostiques.

Cas 5. — Inflammation guérie de la muqueuse du sinus maxillaire.

La muqueuse a recouvré son épaisseur dans presque toute son étendue, sa surface est cependant recouverte de papilles (Pl. XXXVIII, fig. 3) ; le stroma est formé de tissu conjonctif onduleux. De grandes lacunes renfermant un contenu finement ponctué ont encore persisté dans certains points du stroma. Dans les portions épaissies de la muqueuse, on voit déjà à la loupe que la muqueuse est parsemée de saillies aplaties dont le stroma semble être distendu, ou bien on trouve une longue fente parallèle à la couche sous-épithéliale, divisée en compartiments secondaires, par des ponts de tissu conjonctif. A un grossissement plus fort, on voit que le contenu de la fente est formé d'une masse finement ponctuée, dans laquelle font saillie des lambeaux du stroma conjonctif. Cela n'empêchera pas plus tard la résorption du contenu de la fente, ni l'affaissement du stroma.

Cas 6. — Inflammation guérie du sinus maxillaire.

Les *fosses nasales* renferment beaucoup de mucus transparent. La muqueuse du sinus maxillaire est transformée dans toute son épaisseur, en un tissu conjonctif onduleux, dense, et la couche périostique possède une structure fibreuse. Le stroma s'est affaissé et on ne trouve que par places quelques-unes de ses mailles, encore un peu dilatées.

Cas 7. — Inflammation guérie des sinus maxillaires.

Sinus maxillaires : Il s'agit de sinus maxillaires qui présentent un gros polype kystique développé sur la paroi externe.

La muqueuse a 8-10 fois son épaisseur normale ; sa surface est papillomateuse, le stroma est en grande partie compacte, formé de tissu conjonctif, solidement soudé à la paroi osseuse épaissie et inégale. On ne trouve la dilatation des mailles du tissu conjonctif que dans les couches sous-épithéliales. Les cellules rondes forment une mince bordure à la couche sous-épithéliale et à l'épithélium superficiel. Les glandes ont presque entièrement disparu.

Cas 8. — **Transformation de la muqueuse du sinus en gros kystes.**

Beaucoup de mucus transparent dans les fosses nasales ; muqueuse nasale gonflée comme dans le catarrhe chronique. Les extrémités postérieures des cornets inférieurs sont développées sous forme de papillomes. Polype sur l'apophyse unciforme. Sinus maxillaire rempli par une tumeur à peu près du volume d'une noix, qui repose sur la face interne du sinus. Sa paroi est très mince, et lorsqu'on la perfore, on voit couler une grande quantité de liquide jaune. La paroi interne de ce grand kyste est lisse. La muqueuse du sinus maxillaire est çà et là épaissie, colorée en jaune, d'aspect gélatineux et présente en divers points des kystes par rétention.

Nous avons ainsi affaire, dans les cas que nous avons décrits, à une inflammation de la muqueuse du sinus maxillaire, dans laquelle il s'est produit, outre l'hypérémie, des ecchymoses, des infiltrations de cellules rondes, de l'infiltration séreuse, du relâchement, un gonflement excessif et une infiltration de la muqueuse par exsudation et ensuite par épanchement d'un exsudat séreux, muqueux, plus rarement purulent, à la surface de la muqueuse malade. On observe comme produits secondaires de cette forme inflammatoire des néoformations conjonctives, une prolifération de papilles à la surface, l'apparition de kystes, et enfin de pigment, sous forme d'une masse finement granuleuse, qui souvent est déjà visible à l'œil nu, et constitue des taches d'un brun sombre. Il me paraît également vraisemblable que le processus entier détermine dans quelques cas l'atrophie totale de la muqueuse.

Cette forme d'inflammation, je dois encore le répéter, *est extrêmement fréquente*, de telle sorte que tous ceux qui voudront étudier le processus anatomique n'auront aucune difficulté à rassembler en très peu de temps les matériaux nécessaires. Tout investigateur pourra aussi se convaincre bientôt que cette affection se développe à la suite d'une rhinite.

J'ai décrit cette forme inflammatoire de la muqueuse du sinus maxillaire, au moins pour ce qui concerne l'aspect macroscopique, en 1879 (1). WEICHSELBAUM, qui a fait en 1881 une description détaillée des altérations microscopiques de ce processus, ne semble pas avoir eu connaissance de mon travail. Il considère la forme inflammatoire comme une inflammation phlegmoneuse, et en fait une description qui, dans l'ensemble et dans le détail, concorde avec mes observations. Je dois en conclure que tous les deux nous avons observé le même processus. Il existe cependant entre nos manières de voir une différence qui consiste en ce queWEICHSELBAUNN fait précéder l'exsudation d'une infiltration cellulaire intense.

FORME PURULENTE.

La forme purulente de l'inflammation n'est pas aussi fréquente que celle que nous venons de décrire; elle se développe, comme nous le montrerons avec plus de détails, dans le chapitre de l'empyème du sinus maxillaire, après une rhinite, ainsi qu'après les affections de la mâchoire et des dents, enfin à la suite de traumatismes. J'ai rassemblé beaucoup de cas de ce genre, et la statistique qui suit renferme la description d'une série de préparations qui, de plus, ont été étudiées au microscope.

Cas 1. — **Rhinite avec inflammation légère de l'antre d'Highmore et hémorrhagies étendues.**

La *muqueuse nasale* est très rouge et très injectée. Celle du sinus maxillaire du côté *droit* a une épaisseur normale, mais elle est abondamment pourvue d'un pigment brun foncé. A *gauche*, la muqueuse du sinus maxillaire a quatre fois son épaisseur normale, elle est infiltrée d'un nombre assez considérable de cellules rondes et de sérosité. La surface est hérissée de papilles et les vaisseaux sont dilatés jusqu'au niveau de leurs capillaires. On remarque des hémorrhagies récentes, qui, non seulement occupent une grande partie de la muqueuse, mais qui descendent aussi jusque dans la profondeur de la couche périostique. Dents et mâchoires normales.

(1) Medicin. Jahrbücher.

Cas 2. — Les *fosses nasales* sont atteintes de catarrhe chronique; dans les antres d'Highmore existe une grande quantité de pus épais.

La muqueuse du sinus maxillaire *droit* est fortement gonflée; elle forme des bourrelets, elle est relâchée et présente des papilles à sa surface, ainsi que de nombreux orifices et de petits kystes (voir Pl. XXXVIII, fig. 6, et Pl. XLVI, fig. 5).

On voit au microscope que la partie la plus superficielle de la muqueuse est infiltrée de cellules, que le système vasculaire est fortement élargi, que les glandes sont en voie de destruction et se sont dilatées par places, ainsi que leurs canaux excréteurs, de façon à former des kystes. Aux points où la muqueuse du sinus maxillaire présente une grande épaisseur, la surface est papillaire, la couche sous-épithéliale est notablement élargie et fortement infiltrée de cellules rondes; les couches profondes de la muqueuse sont pauvres en cellules. Les vaisseaux sont fortement dilatés, surtout dans les couches sous-épithéliales.

Glandes : elles sont en partie infiltrées de cellules, en partie transformées en débris cellulaires.

Muqueuse nasale gonflée : elle présentait un grand nombre de cellules rondes, de même que les glandes qui sont en voie de destruction.

Tonsille pharyngienne très volumineuse.

Maxillaire gauche : Apophyse alvéolaire atrophiée, sans aucune trace d'inflammation.

Antre d'Highmore vide; muqueuse notablement épaissie, rigide, opaque dans les couches profondes, blanche, intimement soudée à la paroi osseuse; cette paroi elle-même est épaissie et rugueuse.

Au microscope, la surface de la muqueuse présente des papilles très développées, la couche sous-épithéliale est fortement infiltrée de cellules rondes. Dans les couches profondes de la muqueuse, le stroma est relâché, les mailles sont élargies et renferment un contenu finement granuleux. Forte infiltration de cellules rondes autour des vaisseaux et des glandes. On trouve par places ces dernières dilatées en forme de kystes.

Dents : Le plus grand nombre manque. On trouve, à droite, la canine et la racine de l'incisive latérale; à gauche, la seconde prémolaire, la première molaire et la racine de la canine.

Cas 3. Fosses nasales renfermant beaucoup de mucus. *Muqueuse nasale* injectée; le cornet moyen porte des hypertrophies polypoïdes. La muqueuse de l'antre d'Highmore des deux côtés a 5 et 6 fois son épaisseur normale; sa couleur est jaunâtre et sa surface est recouverte de grumeaux de pus.

Epithélium superficiel très épais fixé pendant la sécrétion et renfermant des cellules rondes. La muqueuse est aussi infiltrée de cellules; *a)* dans la couche sous-épithéliale, elles sont si abondantes, que le stroma en paraît couvert; *b)* dans les glandes qui, d'ailleurs, sont normales; enfin, *c)* dans les parties profondes de la muqueuse, par foyers autour des vaisseaux, tandis que le tissu lœdématié, conséquemment relâché, n'est infiltré que d'une façon moyenne par les cellules rondes. Maxillaire dépourvu de dents. Hiatus semilunaris normal.

Cas 4. — **Catarrhe purulent des fosses nasales avec empyème des cavités accessoires.**

Muqueuse nasale rouge, recouverte de pus : dans les deux *sinus maxillaires* beaucoup de pus accumulé; muqueuse très peu gonflée et ecchymosée, ce qui donne la preuve qu'il s'agit d'un processus *récent* : *épithélium superficiel* transformé en gros amas de cellules rondes adhérent à la face libre de la muqueuse.

Stroma de la muqueuse infiltré de cellules rondes dans toute son épaisseur et par places miné par le sang, de la surface jusqu'aux couches périostiques.

Glandes devenues méconnaissables par suite de l'infiltration des cellules rondes et de leur destruction.

Maxillaire : Atrophie sénile complète.

Cas 5. — **Empyème du sinus maxillaire droit.**
(Représenté Pl. LVI, fig. 1.)

Ostium maxillaire gauche et *infundibulum* soudés; fosses nasales renfermant beaucoup de mucus; *muqueuse du nez* pâle, *muqueuse* du sinus *maxillaire* droit, moyennement épaissie. L'épithélium est tombé, peut-être par suite de la putréfaction. La surface de la muqueuse présente en des points épaissis des prolongements villeux ou semblables à des champignons; dans les régions amincies, au contraire, elle est lisse. Le stroma de la muqueuse est si fortement infiltré de cellules rondes, que l'on en aperçoit à peine la trame. La couche périostique se comporte de la même manière, mais l'infiltration n'est pas aussi considérable.

De plus, on trouve en beaucoup de points, des masses formées de fines granulations provenant de la matière colorante du sang.

On observe la même structure sur les parties épaisses, et l'infiltration des cellules rondes s'étend jusque dans les prolongements papillaires. Les glandes sont en partie détruites et ont subi, en partie, la dégénérescence kystique; les couches profondes de la muqueuse renferment un pigment jaunâtre.

L'apophyse alvéolaire est complètement atrophiée. Toutes les dents manquent.

Cas 6. — **Empyème d'origine dentaire.**

Chute de l'épithélium superficiel jusqu'aux cellules de remplacement; surface de la muqueuse, papillaire. Couche sous-épithéliale énormément épaissie et infiltrée de cellules rondes, ainsi que les saillies papillaires. Capillaires énormément dilatés. Dans les couches profondes de la muqueuse, l'infiltration des cellules rondes est moindre. Aux points où les cellules rondes sont tombées, on voit nettement de quelle manière les lacunes de la trame s'élargissent.

Les *glandes* se sont transformées par places en de gros kystes.

Cas 7. — **Empyème d'origine dentaire.**

La muqueuse se comporte exactement de la même manière que celle du cas précédent. Les papilles sont, aussi, bien développées. La seule différence consiste en ce que la muqueuse, dans toute son étendue, est passée à l'état xanthotique, comme la muqueuse nasale. Ce cas est aussi instructif, parce qu'il nous apprend qu'elle influence fâcheuse l'infiltration des cellules rondes exerce sur les glandes qu'elles détruisent. Cette infiltration semble précéder, en général, la destruction des glandes. Nous voyons, de plus, comment la *dégénérescence des glandes* contribue à *l'allongement* des excroissances papillaires. Les acini dilatés des glandes confluent par leurs canaux excréteurs dilatés, pour former de profondes incisures, de telle sorte que les lumières des glandes ne sont plus fermées vers la surface de la muqueuse; mais elles forment de profondes dépressions entre lesquelles font saillie les prolongements allongés de la muqueuse.

Résumé.

Si nous résumons les détails les plus essentiels, nous voyons que l'inflammation de la muqueuse de l'antre se produit sous deux formes : l'inflammation séreuse et l'inflammation purulente. Dans la *première*, l'infiltration des cellules rondes n'occupe que le second plan. En première ligne, on constate l'énorme gonflement qui succède à l'infiltration séreuse des fentes conjonctives.

Dans la forme *purulente*, on est surpris du fort accroissement des cellules rondes, tandis que l'infiltration séreuse n'est que peu accentuée. L'infiltration des cellules rondes s'observe dans l'épithélium superficiel, puis dans le stroma de la muqueuse, mais surtout dans les parties sous-épithéliales et dans les saillies papillaires. L'infiltration des cellules rondes peut être assez considérable pour couvrir complètement le stroma et pour donner lieu en certains points à des formations d'apparence folliculaire. Les glandes sont aussi fortement infiltrées par les cellules rondes et perdent leur structure par suite de l'action de ces éléments.

Les couches profondes de la muqueuse sont pauvres en cellules et fortement infiltrées de sérosité, les vaisseaux sont dilatés jusqu'aux capillaires. Il se développe des kystes comme dans la forme d'infiltration séreuse ; ces kystes sont constitués par des acini glandulaires confluents et dilatés, ou bien par ces acini et leurs canaux excréteurs dilatés. Leur revêtement est formé d'épithélium cylindrique.

Le fait que dans une des formes, l'infiltration des cellules rondes, devient considérable, doit également résulter de ce que, d'emblée, l'altération des vaisseaux est beaucoup plus considérable que dans l'inflammation séreuse.

Le liquide exsudé dans le sinus maxillaire est muco-purulent, ou bien entièrement purulent.

Je dois enfin dire encore que l'on observe des formes de transition entre les deux processus, auquel cas il peut bien exister des transitions entre la forme sécrétante et la forme purulente.

La muqueuse des fosses nasales présente de l'infiltration cellulaire dans les deux formes.

Pour ce qui concerne la terminaison et la régression des processus inflammatoires dans l'antre d'Highmore, j'ai observé jusqu'ici les faits suivants : Dans l'inflammation séreuse il peut se produire une complète « restitutio ad integrum » comme on l'a observé dans tous les cas où la muqueuse a une épaisseur normale et ne témoigne plus de l'affection inflammatoire préexistante, que par les kystes qui ne sont pas entrés en régression antérieurement. Si l'infiltration s'est résorbée, la muqueuse présente un aspect normal, ou bien elle est dégénérée par suite du développement du tissu conjonctif. Après la guérison du processus, on trouve encore des kystes, comme nous venons de le dire, des excroissances papillaires et une grande quantité de cellules rondes, en nombre plus considérable que normalement.

Les preuves certaines d'un processus inflammatoire antérieur sont : a, les kystes ramollis provenant de grosses tumeurs hydropiques ; b, des cordons membraneux représentant les tumeurs hydropiques atrophiées qui se sont soudées à la paroi opposée ; c, le pigment et enfin d, les polypes et les hypertrophies dont on trouvera la description dans les chapitres suivants.

Dans la forme *purulente*, on observe les mêmes phénomènes, mais la muqueuse est plus épaisse, il y a plus de cellules rondes, qui, par places, se rassemblent et constituent des formations semblables à des follicules. Il arrive enfin que la muqueuse se transforme en un tissu conjonctif dense, ondulé, dans lequel il n'y a plus qu'un petit nombre de cellules ; on pourrait dire qu'il s'agit alors d'une dégénérescence fibreuse de la muqueuse.

Le processus peut, dans les deux formes d'inflammation, se propager aussi à la couche périostique et à l'os. Il se forme des écailles osseuses périostiques qui sont libres ou soudées à la paroi osseuse. Cette paroi elle-même est rugueuse, dépolie, et couverte de bourrelets plats ou de saillies en forme d'aiguillon. Le revêtement s'unit très intimement à la paroi osseuse. Dans les cas normaux et dans les inflammations légères, lorsque la muqueuse seule est épaissie, on peut très facilement la détacher de l'os. On n'y réussit pas lorsque le périoste a été lui aussi le siège d'une violente inflammation, pas plus que lorsque les os ont été primitivement affectés. La soudure peut être si prononcée que l'on ne détache la muqueuse, des os, que par petits lambeaux. Lorsqu'une muqueuse d'épaisseur normale est entièrement soudée avec la paroi osseuse, on peut considérer ce fait comme la preuve certaine d'un ancien processus inflammatoire profond, guéri.

CHAPITRE VIII

Polypes du nez.

Pour ce qui concerne les tumeurs des fosses nasales, je n'ai pas grand chose à dire, en dehors des hypertrophies de la muqueuse en forme de tumeurs. A l'exception d'un petit ostéome du plancher du nez, je n'ai observé que des tumeurs de ce genre. Si M. Schäffer (1) dit à ce propos : « Les tumeurs osseuses et cartilagineuses, enchondromes, ostéomes, hyperostoses se présentent plus fréquemment qu'on ne le croirait d'après les observations de Zuckerkandl ; j'ai, en effet, détruit avec le galvano-cautère beaucoup d'exostoses de la cloison, que l'on pouvait considérer comme ayant été produites par une action mécanique », il ne s'agit pas, dans ce cas, de véritables tumeurs, mais de crêtes et d'éperons polymorphes de la cloison, que l'on a classés par erreur dans le groupe des tumeurs du nez.

Le plus grand nombre des *polypes* que j'ai eu l'occasion d'observer n'a rien présenté de particulier. Je ne signalerai que quelques formes dans lesquelles la base de la tumeur s'élevait jusqu'au toit du nez (dos du nez, lame criblée), puis des excroissances polypoïdes sur le plancher du nez, de gros polypes kystiques et quelques autres formes de tumeurs. Je décrirai ces variétés de polypes, qui ne sont pas signalées au chapitre XIV de la 1re partie, et, pour terminer, j'étudierai la structure des tumeurs du nez, car il est nécessaire d'éclaircir quelques-unes des opinions soutenues dans ces dernières années, sur la structure et le développement de ces tumeurs.

I. POLYPES ET HYPERTROPHIES DE LA MUQUEUSE QUI S'ÉLÈVENT JUSQU'AU TOIT DU NEZ.

Je possède deux cas de ce genre (Pl. XXXIX, fig. 3 et 4) que je vais décrire :

Cas 1 (fig. 3). — La muqueuse qui revêt la face convexe du *cornet*

---

(1) Deutsche. med. Wochenschr, 1882, n° 23.

inférieur est hypertrophiée ; sa surface est mamelonnée et verruqueuse. L'hypertrophie est plus marquée au milieu du cornet et
sur son extrémité postérieure ; pourtant, on trouve en ce dernier
point quelques verrues plus petites et plus aplaties que sur le milieu
de la face convexe du cornet.

La muqueuse des *cornets moyen et supérieur* est normale et lisse ;
celle du *plancher du nez*, au contraire, est inégale et rugueuse.

On trouve une grosse tumeur hypertrophique sur la paroi
externe du nez, juste en avant du cornet moyen ; elle appartient à
cette portion de la muqueuse qui revêt l'apophyse frontale du
maxillaire supérieur. Le méat moyen ne présente aucune trace
d'hypertrophie, et on voit même la limite nette de la tumeur dans
ce méat. La muqueuse, en cet endroit, qui atteint à peu près la
dimension d'une pièce de cinquante centimes, est légèrement saillante et lisse ; elle est, au contraire, lobulée au point où elle
s'implante dans le méat moyen.

La tumeur s'élève en haut jusqu'à l'agger nasi, en bas jusqu'au
cornet inférieur ; seule la partie supérieure de la tumeur forme un
épaississement sphéroïdal de la muqueuse qui revêt la paroi latérale, tandis que son tiers inférieur pend dans les fosses nasales,
sous forme d'une tumeur libre (polypes).

J'ai rapporté ce cas, parce qu'il a trait à une hypertrophie qui a
commencé à se développer vers le dos du nez. Cette préparation est
également intéressante parce qu'on y voit un polype formé aux
dépens d'une hypertrophie polypoïde.

Cas 2 (fig. 4). — La tumeur atteint le dos du nez.

Le cornet moyen est situé très haut et recouvre en partie le cornet inférieur (voir Pl. XLVIII, fig. 3, 4 et 5). Sur la fontanelle
postérieure, on trouve deux trous maxillaires accessoires, séparés
l'un de l'autre par un pont étroit de muqueuse. La muqueuse du
cornet inférieur présente une surface presque lisse ; à son extrémité
postérieure, on voit une grosse tumeur polypoïde à surface lisse
qui dépasse de beaucoup l'os du cornet.

Au niveau de l'extrémité postérieure du cornet *moyen*, la
muqueuse se prolonge et s'épaissit en une hypertrophie polypoïde
trilobée. La partie de la muqueuse située en avant de la tumeur
est rugueuse.

Dans la partie antérieure de la fente olfactive, un polype en forme de crête de coq, gélatineux et lisse, pend presque jusqu'au niveau du cornet inférieur, et s'implante par une large base sur le cornet supérieur (partie antérieure). La tumeur ne s'arrête pas là, au contraire, la muqueuse nasale, à partir du point d'insertion jusqu'aux os du nez, jusqu'à l'épine nasale supérieure et la lame criblée, est profondément hypertrophiée, gonflée ; sa surface pré_ sente des crêtes verticales. Le polype se continue donc immédiatement avec l'hypertrophie.

Après l'ablation de la grosse tumeur, le bourrelet hypertrophique, situé en haut, et qui faisait suite au pédicule du polype, aurait sûrement persisté.

Dans le voisinage de la tumeur, la muqueuse olfactive est un peu épaissie. Celle qui revêt *l'apophyse unciforme* s'est transformée dans sa moitié antérieure en une grosse crête.

Sinus maxillaire : Les lacunes des tissus de la muqueuse sont élargies comme dans l'inflammation séreuse.

Dans un *troisième cas,* on trouve, en avant du cornet moyen, un polype largement implanté dont la base est située au niveau du dos du nez. Nous donnerons plus de détails sur ce cas dans le chapitre des synéchies.

II. POLYPES PROVENANT DES AUTRES CAVITÉS ET SAILLANTS DANS LE NEZ OU SITUÉS A LA LIMITE DES DEUX CAVITÉS.

Il existe une variété de polypes dont le pédicule s'insère sur le revêtement d'une cavité accessoire et pénètre dans les fosses nasales par un orifice naturel. Ce cas présente un certain intérêt au point de vue pratique, parce que le pédicule de ces tumeurs n'est pas facile à découvrir. Un cas que nous décrirons plus loin montre qu'il existe, par contre, des tumeurs qui se développent dans le nez et font saillie dans l'une des cavités accessoires. J'ai déjà parlé et fait représenter un cas appartenant au premier groupe qui s'était développé dans l'antre d'Highmore, et qui pénétrait dans les fosses nasales à travers un grand trou maxillaire accessoire de la fontanelle postérieure du nez. C'est maintenant le moment de parler des tumeurs qui partent des cavités du sphénoïde et de l'ethmoïde.

I. — **Polype développé dans une cellule ethmoïdale chez un individu âgé avec atrophie complète de l'apophyse alvéolaire.**

(Pl. XXXIX, fig. 5.)

Cornet inférieur : Revêtement de la muqueuse épaissi, surface lisse.

Cornet moyen : Ne présente rien d'anormal. De la région antérieure du méat moyen pendent deux longs polypes gélatineux, mobiles, dont l'un, le plus long (postérieur), atteint le plancher du nez. Après l'ablation du cornet moyen, le point d'origine des polypes apparaît de la manière suivante : les deux polypes partent d'un large pédicule commun, ils ne représentent par conséquent que des lobules d'une seule et même tumeur, le pédicule s'élève, recouvrant la région de l'hiatus semi-lunaris et s'insère en avant à l'apophyse unciforme, plus loin, en arrière, au *labyrinthe ethmoïdal.* Le point d'insertion sur le labyrinthe a une forme extrêmement bizarre. *La partie antérieure des cellules ethmoïdales est en effet dans ce cas incomplètement développée. La bulle ethmoïdale manque complètement* et ainsi la paroi orbitaire du sinus maxillaire et la lame papyracée de l'ethmoïde sont situées directement en face de l'apophyse unciforme ; quelques petites dépressions, en forme de niche, représentent le labyrinthe, sur la lame papyracée. Le sinus maxillaire est assez libre ; il est accessible à la vue, car la bulle ethmoïdale manque.

Le pédicule des polypes adhère solidement au revêtement des niches et à la lame papyracée de l'ethmoïde.

On trouve un petit polype gélatineux fixé sur la moitié postérieure de l'apophyse unciforme et recouvert par de gros polypes. *Cette apophyse elle-même est assez fortement retournée vers le méat moyen.*

Dans l'opération du gros polype, on put, en raison du faible développement de l'ethmoïde, arriver jusqu'à la lame papyracée et jusqu'au plancher de l'orbite. Dans un cas semblable, on pourrait facilement léser les parois de l'orbite.

II. — **Polypes sur le recessus sphéno-ethmoïdal et dans le sinus sphénoïdal. Syphilis (?).**

(Pl. XL, fig. 1.)

La muqueuse nasale est lisse dans sa plus grande partie, ce n'est que sur le bord libre du cornet moyen que l'on trouve un bourrelet hypertrophique du revêtement muqueux.

Sur le cornet inférieur, la muqueuse est un peu atrophiée. En avant de cet organe, on trouve sur la paroi externe du nez, s'élevant vers le cornet moyen, une région de la muqueuse épaissie et fortement gonflée. Plus en avant de ce point, au contraire, et juste en face de l'apophyse frontale, la muqueuse est remplacée par une cicatrice rayonnante, d'aspect tendineux (voir la figure), dont une branche se dirige vers l'extrémité antérieure du cornet inférieur.

Le revêtement du cornet moyen présente immédiatement au dessus de la région moyenne, une petite ulcération qui atteint l'os du cornet; on trouve au fond, des fragments d'os nécrosés et tout autour, un épaississement de l'os du cornet.

Le cornet supérieur présente les deux proéminences considérées comme typiques (Voir Synéchies et Pl. XLIX, fig. 4). Le revêtement du cornet est mince et délicat.

Dans le recessus sphéno-ethmoïdal, on trouve un polype à pédicule grêle, long de plus de 2 centimètres, en forme de massue à son extrémité libre, adhérant intimement au bord du trou sphénoïdal et descendant jusqu'au cornet inférieur.

Dans le sinus sphénoïdal, se trouve également un polype; il est petit et a la forme d'une pyramide. Sa base est située sur la paroi latérale du sinus, tandis que sa pointe, tout à fait semblable au pédicule du polype que nous avons décrit en premier lieu, est intimément soudée au trou sphénoïdal. Les deux polypes se confondent même l'un avec l'autre, de telle façon que l'on pourrait dire qu'il n'existe *qu'une* tumeur naissant de la paroi latérale du sinus et soudée au trou sphénoïdal. Il n'est pas facile de dire si le polype, primitivement développé dans le sinus, n'a fait saillie que plus tard dans les fosses nasales, et si la soudure avec le trou sphénoïdal s'est produite en même temps, ou bien s'il y avait, au début, deux polypes : l'un, né dans le recessus sphéno-ethmoïdal (sur le trou sphénoïdal); l'autre, sur la paroi latérale du sinus, et si ces deux polypes ne se sont soudés que secondairement, au niveau du cadre de cet orifice de communication. Je me prononcerai plutôt pour cette dernière interprétation, parce qu'une partie du polype à long pédicule, part nettement des bords latéraux du trou sphénoïdal.

On aurait pu voir la tumeur facilement par la rhinoscopie postérieure et l'enlever par les choanes.

Tonsille pharyngienne : Fortement hypertrophiée.

Sinus frontal : Muqueuse délicate.

Antre d'Highmore : La muqueuse est légèrement épaissie et adhère intimement à la paroi osseuse.

La cicatrice et l'ulcération pourraient provenir d'une syphilis.

POLYPES SUR LES ORIFICES ACCESSOIRES DU SINUS MAXILLAIRE.

Ces tumeurs ne sont par très fréquentes ; je n'en ai observé jusqu'ici que deux cas, dont voici la description :

Cas 1. — Polype sur l'orifice accessoire typique de la fontanelle postérieure.

(Pl. XL, fig. 2.)

Les muqueuses du nez et du pharynx sont hypertrophiées. L'extrémité postérieure du cornet inférieur présente un papillome. Après l'ablation du cornet moyen, on voit dans la région de l'hiatus semilunaris plusieurs polypes, et on est surpris de l'énorme développement de cette fente. Un polype gélatineux multilobulé s'insère sur l'apophyse unciforme. Ce polype s'élève en avant jusqu'au sinus frontal et se continue, au niveau de l'extrémité postérieure de l'apophyse unciforme, sur le revêtement muqueux du méat moyen. Le polype a, par conséquent, un pédicule très large. Son bord libre fournit, en plusieurs points, des prolongements pédiculés, grêles, qui donnent à la tumeur un aspect lobulé. Au-dessous de la tumeur, le revêtement du méat moyen jusqu'au cornet inférieur est inégal, rugueux, hypertrophié.

Un second polype gélatineux est implanté dans l'infundibulum énormément élargi. Il est assez long et s'étend, d'une part, vers le haut jusqu'à l'ostium ethmoïdal et vers le bas jusqu'à l'orifice de communication normal du sinus maxillaire.

Dans la région de la fontanelle postérieure, on trouve trois courts polypes à larges pédicules, qui entourent le trou maxillaire accessoire comme une couronne.

Sinus maxillaire : La muqueuse est gonflée et soudée intimement à la paroi sous-jacente du maxillaire, sur la surface de laquelle on trouve, par places, des ostéophytes. Ostium maxillaire largement ouvert. Sur le plancher du sinus, on observe un épaississement osseux en forme de bourrelet, qui recouvre la racine de la première molaire cariée (voir aussi le chapitre de l'empyème).

Cas 2. — **Polype sur un ostium maxillaire accessoire de la fontanelle inférieure.**
(Pl. XL, fig. 3.)

Muqueuse nasale légèrement épaissie, gonflée dans les méats moyen et supérieur.

Un papillome est implanté sur l'extrémité postérieure du cornet inférieur, la muqueuse du cornet moyen présente également une hypertrophie polypoïde, au niveau de son extrémité postérieure.

Après l'ablation du cornet moyen, on aperçoit quelques polypes gélatineux de l'hiatus semilunaris qui sont minces, et qui ont la forme de crètes de coq. Polype reposant sur l'apophyse unciforme par un très long pédicule, mais le polype lui-même est court ; il se continue en arrière avec le revêtement du méat moyen, et il s'étend en avant jusqu'au sinus frontal. Polype à base aussi étendue, sur la bulle ethmoïdale, fortement ratatiné par l'alcool. Mais le fait le plus intéressant chez ce sujet, consistait en la présence de polypes sur un point tout à fait inaccoutumé. On trouve, en effet, parfois, dans la fontanelle inférieure, un trou maxillaire accessoire, et sur le bord de ce trou s'inséraient dans notre cas des polypes, qui, à la vérité, n'atteignaient pas un gros volume. Un petit polype gélatineux s'implantait sur le bord postérieur de l'orifice, recouvert en partie par le polype de l'apophyse unciforme et faisait saillie dans le méat moyen. Un second petit polype s'insérait sur le bord antérieur de l'orifice anormal, mais il était situé un peu plus près du sinus maxillaire et faisait saillie vers cette cavité ; il pourrait ainsi, à bon droit, être classé parmi les tumeurs du sinus maxillaire.

Le polype dirigé vers les *fosses nasales* est formé par un stroma de fibres extrêmement fines, parsemé de nombreuses cellules rondes, riches en glandes et en vaisseaux et, par places, infiltré de sérosité. L'épithélium est tombé, la surface est couverte de papilles.

Le polype dirigé vers le *sinus maxillaire* n'a pas exactement la même structure que celui des fosses nasales. Le stroma est lâche et formé de fibres fines, parsemé de beaucoup de capillaires élargis et *sans glandes*. L'infiltration des cellules rondes est assez prononcée. La surface est recouverte de papilles.

Tonsille pharyngienne hypertrophiée : L'ostium pharyngien de la trompe est fermé par suite du gonflement de la muqueuse qui l'entoure.

31

La formation de kystes dans les polypes est d'observation courante. La dégénérescence kystique complète de ces tumeurs est déjà rare. Je puis signaler deux cas de ce genre dont la description va suivre :

Dans le *cas* 1 (Pl. XL, fig. 4), on trouve deux polypes kystiques, à côté l'un de l'autre, dans la narine droite : l'un, s'insère sur l'apophyse unciforme ; le second, sur le bord libre du cornet ethmoïdal supérieur. La muqueuse nasale est épaissie en beaucoup d'endroits et présente un aspect verruqueux. Les extrémités postérieures des cornets sont gonflées, et celle du cornet inférieur porte un petit papillome.

Après l'ablation du cornet moyen, contrairement à ce qui se passe d'ordinaire, on ne voit pas la fente semilunaire, car elle est recouverte par une grosse tumeur dont la base occupe toute la largeur de la bulle ethmoïdale. La tumeur a une consistance gélatineuse et présente à sa surface un grand nombre de saillies arrondies, gibbeuses, qui laissent s'écouler, lorsqu'on les pique, un liquide clair.

En écartant un polype situé sur un orifice antérieur de l'ethmoïde, on voit le bord osseux qui se prolonge en une apophyse saillante. Si on enlève le polype de la bulle, l'hiatus semilunaire apparaît sous forme d'une fente linéaire. *En effet, la bulle, comme le bord de l'orifice ethmoïdal, se prolonge grâce à la présence de la tumeur et descend très bas.* Au niveau de l'apophyse unciforme, la muqueuse s'hypertrophie en une crête basse.

Un second polype a son siège sur le bord libre du cornet supérieur. Il est plus petit que le précédent (voir la figure) et présente également sur sa face médiane des kystes qui font à sa surface des saillies arrondies. Un polype accessoire secondaire plus petit, en forme de coin, naît sur la face latérale du précédent ; il s'accolle étroitement au cornet moyen, et au niveau du point de contact, la muqueuse du cornet est également pourvue de kystes. Il est clair que les orifices glandulaires ont été fermés par la compression que subissent les deux muqueuses pressées l'une contre l'autre, et qu'ainsi s'est produite la rétention de la sécrétion.

On trouve aussi des kystes dispersés dans le revêtement des cellules ethmoïdales, et quelques-unes de ces cellules ont atteint le volume d'une fève.

Sinus maxillaires : Très petits ; leur plancher est élevé et situé à 2 centimètres au-dessus de l'apophyse alvéolaire. La muqueuse du sinus est fortement épaissie, de structure fibreuse et étroitement soudée à la paroi osseuse, épaisse et rugueuse à la surface. On pourrait rapporter les altérations de l'antre d'Highmore à une inflammation qui aurait débuté dans les fosses nasales ; le processus a été favorisé et augmenté par l'occlusion du sinus maxillaire, par les polypes et par les obstacles à la ventilation qui en sont résultés,

Côté gauche : Cette moitié se comporte comme celle du côté opposé ; la muqueuse est hypertrophiée, sa surface est verruqueuse, l'extrémité postérieure du cornet inférieur est transformée en un papillome. L'extrémité postérieure du cornet moyen est, elle aussi, fortement hypertrophiée, mais elle est raccourcie, amincie et atrophiée au niveau de l'opercule. De sa face médiane pendent deux petits polypes minces, d'aspect gélatineux et pédiculés. En arrière de ces polypes, on observe sur la muqueuse un gros kyste par rétention. Un kyste semblable se trouve dans le méat supérieur et provient de l'appareil glandulaire de la muqueuse qui revêt ce méat.

La fente ethmoïdale inférieure est très large, le méat supérieur extrêmement vaste, profond et si excavé latéralement, qu'il atteint la lame papyracée qui, par suite, remplit d'une façon anormale les fonctions de paroi latérale de ce méat. Les cas de ce genre sont. importants au point de vue pratique, parce que les fosses nasales et orbitaires ne sont séparées l'une de l'autre que par une mince cloison.

Un petit polype gélatineux, en forme de crête de coq, s'implante sur chacun des organes suivants : *la bulle ethmoïdale, l'apophyse unciforme* et le bord antérieur du *cornet moyen.*

Cellules ethmoïdales. — La muqueuse de ces cellules est parsemée de kystes qui, en un point, se pressent les uns contre les autres, formant une grappe du volume d'une fève.

Sinus maxillaire comme à droite.

Cas 2. — **Gros polype kystique soudé à la paroi externe du nez.**

(Pl. XLI, fig. 1.)

Du côté droit, la tumeur kystique est suspendue à un pédicule court et épais ; elle est plus grosse que dans le cas 1, et présente une longueur de 3 centimètres, une largeur de 2 centimètres. Cette tumeur commence en avant, au niveau de l'agger nasi, remplit presque complètement le méat moyen ; à sa surface comme dans sa profondeur, elle est parsemée de nombreux kystes, dont le volume varie de celui d'un grain de chanvre à celui d'une lentille, et qui sont étroitement pressés les uns contre les autres. Les cloisons qui séparent les kystes sont, les unes minces, les autres épaisses et formées de tissu conjonctif onduleux, présentant une infiltration marquée de cellules rondes, même très abondante en certains points. Çà et là, les cloisons sont rompues, et plusieurs kystes se réunissent pour former de grandes cavités.

Sur la face libre de la tumeur, la paroi des kystes est très mince, par places, entièrement transparente et formée de tissu conjonctif pauvre en cellules. Le revêtement épithélial des kystes est bien conservé. Leur contenu constitue une masse en partie finement granuleuse, en partie formée de gros blocs. Le pédicule de la tumeur est principalement constitué par un stroma de tissu conjonctif avec des cellules rondes, dans lequel on trouve des acini en voie de dégénérescence kystique, à côté de glandes bien conservées. *Une large plaque osseuse, correspondant au prolongement de l'apophyse unciforme,* se trouve au centre du pédicule ; elle est d'une grande mollesse.

La partie latérale de la tumeur kystique n'est pas *libre ;* elle est, au contraire, *complètement soudée avec la paroi externe du nez* et le dos du *cornet inférieur,* particularité que je n'ai observée jusqu'ici que dans ce cas. Pour cette raison, on ne peut rien voir de l'hiatus semilunaris, de l'infundibulum, ni des deux orifices des sinus frontal et maxillaire qui se trouvent complètement dans la région de la soudure.

On ne peut détacher la tumeur kystique qu'avec la muqueuse de la paroi externe du nez. A l'examen *microscopique,* la tumeur présente sur sa face latérale une paroi épaisse, dans laquelle les glandes semblent avoir également subi la dégénérescence kystique. Une tumeur de ce genre ne peut être enlevée avec l'anse.

Sinus maxillaire. — La muqueuse du sinus maxillaire est épaissie d'une façon exceptionnelle, dense, de couleur blanchâtre, et intimement soudée à la paroi osseuse. L'ostium maxillaire, au contraire, examiné du côté du sinus, est entièrement libre, ce qui semble plaider en faveur de l'hypothèse que le processus pathologique est parti des fosses nasales. La couche sous-épithéliale de la muqueuse du sinus maxillaire est infiltrée de cellules rondes, et présente des glandes en voie de dégénérescence kystique et une apophyse alvéolaire atrophiée.

Côté gauche. — Muqueuse nasale gonflée; l'extrémité postérieure du cornet inférieur s'est hypertrophiée en une grosse tumeur lisse mobile. Un petit polype mince, semblable à une crête de coq, est suspendu au bord de l'apophyse unciforme.

Revêtement de la bulle ethmoïdale épaissi, rugueux; la *région hypertrophiée est soudée à l'apophyse unciforme* située en face, de telle sorte que les deux tiers de l'hiatus semilunaris sont fermés, et que, seule, une petite lacune ovalaire conduit dans l'infundibulum. Cette synéchie n'avait aucune influence sur la ventilation des sinus frontaux et maxillaires, car l'ostium frontal étant situé au dessus de l'hiatus, l'air pouvait arriver à l'ostium maxillaire par l'incisure semilunaire raccourcie, et, de plus, un ostium maxillaire accessoire se trouvait dans la fontanelle postérieure.

Muqueuse du sinus maxillaire fortement épaissie, adhérant intimément à la paroi osseuse, et de même structure que celle du côté opposé.

Polypes du méat moyen fermant complètement l'hiatus semilunaris.

(Pl. XLI, fig. 2.)

On trouve, du côté gauche, les tumeurs muqueuses suivantes :

a) Une hypertrophie hémisphérique sur la paroi externe du nez, correspondant à l'apophyse montante du maxillaire supérieur.

b) Un polype à pédicule étroit, long de plus de 1 centim. 1/2, qui part de l'agger nasi et descend jusqu'au cornet inférieur.

c) Un polype en forme de crête de coq, extrêmement mince, fixé à la bulle ethmoïdale, fortement épaissi en arrière; un autre polype semblable s'unit au premier sur l'apophyse unciforme ; ces deux polypes recouvrent l'hiatus semilunaris étroit.

d) Une tumeur kystique dans le méat supérieur.

La muqueuse est hypertrophiée au niveau du bord du cornet inférieur ; le sinus maxillaire renferme du pus, sa muqueuse est épaissie et relâchée. L'apophyse alvéolaire est complètement atrophiée.

Du côté droit, on trouve quelques petits polypes dans la région de l'hiatus semilunaris.

Polypes dans le méat moyen, dans la fente ethmoïdale inférieure et au niveau de l'ostium sphénoïdal.

(Pl. XLI, fig. 3.)

Deux gros polypes gélatineux sont logés dans le méat moyen ; l'un d'eux naît sur le bord antérieur et la partie interne du cornet moyen, l'autre sur la bulle ethmoïdale. Un troisième polype très petit (recouvert par les deux autres) s'est développé sur l'apophyse unciforme. Cette apophyse elle-même a été repoussée vers la bulle par l'interposition des gros polypes postérieurs. Hiatus semilunaire étroit.

Un très petit polype est logé dans la fente ethmoïdale moyenne ; on en trouve un autre dans le recessus sphéno-ethmoïdal, à l'orifice du sinus sphénoïdal.

Petits polypes dans l'infundibulum et à son niveau.

Un petit polype en forme de crête de coq s'insère sur l'apophyse unciforme. Deux petits polypes de même structure et de même forme s'insèrent à la bulle ethmoïdale. On trouve enfin un gros polype logé dans l'infundibulum, qui naît juste au niveau des bords de l'ostium frontal.

Polype sur le cornet supérieur devenu vésiculeux.

(Pl. XLVIII, fig. 5.)

Le revêtement muqueux des cornets inférieurs et moyens est hypertrophié et s'est développé à leur extrémité postérieure en forme de tumeurs polypeuses. La tumeur du cornet moyen s'étend jusqu'à l'orifice pharyngien de la trompe, sa surface est lisse, celle du cornet inférieur, au contraire, est légèrement rugueuse. Les bords de l'opercule du cornet moyen sont entourés par un polype d'aspect charnu et sur la face médiane de cette formation, s'implante un polype qui remonte dans la fente olfactive.

L'ethmoïde a trois cornets, l'un, le supérieur, devenu vésiculeux, fait saillie comme une tumeur vers la fente olfactive et descend sur le cornet supérieur, le deuxième recouvrant la fente olfactive. Un court polype logé dans la fente olfactive naît du revêtement muqueux de cette vésicule osseuse et occupe la plus grande partie de sa surface.

Polypes et hypertrophies polypoïdes entre les extrémités postérieures des cornets. Tubercule interturbinal.

(Pl. XLI, fig. 4, 5 et 6.)

J'ai fait représenter sur la Pl. XX, fig. 3, plusieurs petites tumeurs muqueuses siégeant entre les extrémités postérieures des cornets inférieur et moyen, sur la paroi externe du nez. Lorsqu'on examine ces tumeurs, on voit que la muqueuse des extrémités postérieures des cornets est hypertrophiée et il n'est pas rare que les régions hypertrophiées deviennent confluentes. En ces points de la paroi externe du nez, on observe très nettement, surtout chez les nouveau-nés et chez les enfants plus âgés, des *saillies en formes de crêtes,* qui se trouvent aussi sur les extrémités postérieures des cornets, ainsi que sur la face nasale du voile du palais ; leur direction est sagittale. Dans certains cas exceptionnels, les bourrelets situés sur la paroi externe du nez, entre les extrémités postérieures des cornets, confluent, pour former une forte saillie de la muqueuse, à laquelle je donnerai le nom de *tubercule interturbinal.* J'ai admis autrefois que ce tubercule était uniquement le produit d'une hypertrophie de la muqueuse; comme il m'est arrivé de le rencontrer déjà chez un *embryon de cinq mois* (Pl. XLI, fig. 6), je ne doute plus de sa nature physiologique. J'ai fait représenter sur la même planche, dans les figures 4 et 5, des saillies semblables provenant des fosses nasales de l'adulte. L'examen microscopique montre (fig. 4) un stroma conjonctif à fines travées, dans lequel s'intercalent, par places, de nombreux amas de glandes qui s'élèvent jusqu'à la surface et une étroite zone de cellules rondes dans la couche sous-épithéliale. Dans d'autres cas, au contraire (fig. 5), la partie sous-épithéliale du bourrelet de la muqueuse est épaissie. On pourrait en conclure que dans le premier cas nous avons affaire à un tubercule interturbinal normal, dans le second à un tubercule grossi consécutivement au catarrhe.

Lorsque les crêtes de la muqueuse que nous avons signalées à plusieurs reprises ne confluent pas pour former un gros tubercule, elles peuvent néanmoins contribuer à former des tumeurs au niveau des extremités postérieures du méat moyen, qui se distinguent par leur forme lobulée.

Structure des polypes du nez.

J'ai étudié la structure des polypes du nez sur 16 polypes pris sur des cadavres et sur 29 autres opérés sur le vivant. Ces divers cas ont fourni le tableau suivant :

Cas 1. Large polype (1) *sur l'apophyse unciforme*, mais long seulement de 3 millimètres ; surface papillaire, épithélium élevé, fixé au moment de la secrétion. Stroma délicat, aréolé ; le tissu conjonctif renferme de nombreux vaisseaux, et ses fibres se dirigent surtout parallèlement au grand axe de la tumeur. Des glandes (ayant subi en partie la dégénérescence kystique) se trouvent à la base et dans la région moyenne du polype. La moitié inférieure de ce polype ne présente pas de glandes (Pl. XLII, fig. 1).

Cas 2. Petit polype sur l'apophyse unciforme. La surface du polype est couverte de fines papilles. *Le stroma est mince, réticulé et en partie œdémateux, de même aspect que la muqueuse du sinus maxillaire dans l'inflammation séreuse. L'exsudat est aussi le même.* De plus, la surface du petit polype présente un grand nombre de cellules rondes. Les glandes sont en grand nombre ; en certains points, on les trouve jusque dans les prolongements papillaires. Les glandes de la base ont une structure normale ; celles qui sont sur le corps du polype sont en grande partie développées sous forme de kystes.

Cas 3. Gros polype inséré sur la bulle ethmoïdale. Le stroma de ce polype se fait remarquer par sa richesse en vaisseaux. Ces vaisseaux sont dans leur ensemble fortement dilatés, et les veines véritablement transformées en *tissu caverneux* dans le tiers supérieur de la tumeur ; on observe en outre une infiltration de cellules rondes et un gonflement œdémateux du stroma, comme dans le cas 2. Il n'existe de glandes que dans le tiers supérieur de la tumeur ; ces glandes sont en partie en voie de destruction.

Cas 4. Polype charnu épais de l'agger nasi. La surface du polype présente de très petits épaississements verruqueux. Le stroma est riche en vaisseaux et possède, dans toute son épaisseur, des glandes qui ont par place un aspect kystique. On observe, en outre, une pigmentation sanguine qui se prolonge jusque dans les couches profondes de la tumeur.

Cas 5. Polype de grosseur moyenne sur l'apophyse unciforme. La tumeur se fait remarquer par sa grande richesse en glandes ; ces dernières n'occupent cependant que les trois quarts de la longueur de la tumeur ; le quart inférieur ne présente pas de glandes.

(1) Les cas 1 à 16 ont été pris sur des cadavres.

Cas 6. *Polype naissant sur l'apophyse unciforme.* Ce polype n'a pas plus de 2 millimètres de longueur ; on trouve sur toute l'étendue de la petite tumeur des glandes qui, par places, sont déjà transformées en kystes.

Cas 7. *Polype sur la bulle ethmoïdale.* Surface de la tumeur papillaire, stroma infiltré de cellules rondes, surtout dans les couches superficielles et œdémateux en certains points, comme dans les cas 2 et 3. Les glandes ne s'y trouvent pas en grande quantité ; elles s'étendent pourtant, en quelques points, jusqu'au bord libre de la tumeur.

Un second polype à pédicules étroits, part de la face médiane du cornet moyen, ses fibres sont très lâches ; le tissu conjonctif, dont les travées ont une direction parallèle au grand axe de la tumeur, est riche en vaisseaux et pauvre en cellules. Les glandes ne descendent que jusqu'au milieu de la tumeur et ne s'y trouvent qu'en petit nombre. En quelques parties, le polype est purement fibreux.

Cas 8. *Polype sur l'apophyse unciforme.* Le polype est court, épais et abondamment pourvu de glandes, dont une certaine partie a subi la transformation kystique.

Cas 9. *Polype sur l'apophyse unciforme.* Ce polype est fortement papillaire, accompagné de petits polypes secondaires ; riche en vaisseaux, il renferme des cellules rondes, surtout dans ses couches supérieures. On ne trouve de glandes en grand nombre que dans la moitié supérieure de la tumeur ; la moitié inférieure n'en présente que çà et là ; elle est, d'ailleurs, surtout formée de tissu conjonctif aréolaire.

Cas 10. *Petit polype sur l'apophyse unciforme, sur la bulle ethmoïdale et sur l'ostium frontal.* Les deux premiers renferment des glandes, tandis que le dernier n'en présente pas, ce qui provient vraisemblablement de ce qu'en ce point, la muqueuse était pauvre en glandes, ou même en était totalement dépourvue.

Le *petit polype* inséré sur l'apophyse unciforme a déterminé sur cette apophyse la formation d'une *excroissance* qui se cache dans le *pédicule du polype.*

Cas 11. *Polype de grosseur moyenne sur l'apophyse unciforme.* Surface de la tumeur papillaire ; stroma traversé par un grand nombre de vaisseaux dilatés, abondamment infiltré de cellules rondes et renfermant du pigment hématogène. Glandes nombreuses, mais le tiers inférieur du polype est dépourvu de glandes en certains points.

Cas 12. *Polype sur la bulle ethmoïdale.* Polype assez gros, épais charnu; vaisseaux énormément dilatés, nettement caverneux à la racine de la tumeur. Le stroma est œdémateux comme dans les cas 2, 3 et 7, et parsemé de nombreuses glandes transformées en kystes.

Cas 13. *Polype sur l'apophyse unciforme,* long de 2 centimètres. Moitié supérieure du polype riche en glandes kystiques; la moitié inférieure est presque complètement dépourvue de glandes.

Cas 14. *Petit polype sur la face interne du cornet moyen.* Ce polype présente des glandes dans toute son étendue.

Cas 15. *Long polype sur l'apophyse unciforme et sur la bulle ethmoïdale.* Les glandes s'étendent, dans les deux cas, jusqu'au milieu.

Cas 16. *Polype gélatineux, épais, long de 1 centim. 1/2, formé de tissu conjonctif aréolaire.* Les aréoles sont fortement élargies et renferment, comme la muqueuse du sinus maxillaire dans l'inflammation séreuse, un contenu finement granuleux; dans les deux cas, la disposition du stroma est, du reste, tout à fait semblable; *forte infiltration de cellules rondes,* qui, en certains points, aussi bien à la surface que dans la profondeur, sont accumulées et donnent lieu à des formations semblables à des follicules. *Vaisseaux,* nombreux et fortement dilatés. On trouve des glandes dans le pédicule du polype, puis entre le tiers moyen et supérieur de la tumeur. Quant au reste du polype, il est dépourvu de glandes. Au centre de la tumeur, les travées du réseau sont brisées, et les espaces confluent pour former une grande cavité renfermant un exsudat séreux.

Polypes du nez enlevés sur le vivant.

Cas 17. *Polype gélatineux,* long de 8 millimètres. Le stroma de de la tumeur est constitué comme dans le cas 16, mais les mailles, élargies par l'exsudat séreux, s'élèvent en quelques points jusqu'à l'épithélium (Pl. XLII, fig. 2). Il n'y a pas de *glandes.* L'infiltration des cellules rondes est inégale, considérable en certains points.

Epithélium superficiel formé de cellules caliciformes.

Cas 18. *Polype muqueux,* long de plus de 1 centimètre et presque aussi épais. Le stroma, comme dans les deux cas précédents, renferme un exsudat dans ses mailles dilatées; infiltration moyenne de cellules rondes ; des masses épaisses de cellules rondes entourent les petits vaisseaux comme d'une auréole. On trouve, par places, des *glandes*, qui ont subi la dégénérescence kystique.

La *disposition de l'épithélium* dans ce cas est tout à fait spéciale : il ne possède en aucun point son épaisseur normale et semble, sur une partie de sa surface, présenter 10 à 15 fois son épaisseur normale ; sur une autre partie de la surface, on compte plus de 40 couches cellulaires superposées. Dans les points qui ont un aspect normal, l'épithélium se compose, comme dans le cas représenté Pl. XLIII, fig. 4, de cellules caliciformes remplies de gros corpuscules muqueux. Dans les points épaissis, l'épithélium est plissé en plusieurs points, invaginé en forme de tuyau et la surface des invaginations est complètement recouverte de cellules caliciformes (Pl. XLIII, fig. 1). J'insiste sur ce point que le tissu muqueux ne participe pas à ces invaginations épithéliales. Dans les points où l'épithélium superficiel a été coupé obliquement, on observe au microscope une disposition en réseau des masses cellulaires. Les lacunes de cette formation ne sont autre chose que les lumières des replis épithéliaux ; sur leurs bords, le corps muqueux des cellules caliciformes a été coupé transversalement ou obliquement. Ces formations n'étaient pas très claires pour moi, et je remercie M. le Professeur v. EBNER de l'explication qu'il a bien voulu m'en donner. En beaucoup de points, principalement dans ceux où l'épaisseur de l'épithélium superficiel s'est considérablement accrue, les cellules caliciformes ont disparu et sont remplacées par des cellules pavimenteuses. Les couches cellulaires profondes sont séparées par un plan horizontal du stroma de la muqueuse (Pl. XLII, fig. 5), ou bien elles prolifèrent à l'intérieur du stroma, dont la surface présente alors des papilles (Pl. XLIII, fig. 2 et 3).

Les couches superficielles des cellules pavimenteuses ne se distinguent pas des couches profondes où elles sont fortement aplaties (voir Pl. XLIII, fig. 3) ; les noyaux ont leur grand axe orienté parallèlement à la surface de la muqueuse ; l'aspect que l'on a devant les yeux rappelle celui de l'épithélium de la muqueuse buccale. Dans ces points où l'on trouve des couches cellulaires aplaties, l'épithélium forme une couche mince ; j'y ai pourtant encore compté çà et là 7 à 8 plans cellulaires.

Cas 19. *Polype kystique, gélatineux*, long de 1 centimètre et presque aussi épais. Sa moitié périphérique est formée de kystes.

Les parois de ces kystes ainsi que le stroma intermédiaire sont lâches, infiltrées de sérosité et renferment un grand nombre de cellules rondes. Cellules caliciformes dans l'épithélium superficiel.

Cas 20. Petit polype gélatineux. Le stroma renferme de grandes lacunes et un exsudat séreux. Infiltration de cellules rondes, plus considérable dans les parties superficielles de la tumeur. *Glandes* en petite quantité et présentant la dégénérescence kystique. *L'épithélium superficiel est transformé, par places, en épithélium pavimenteux.* Le tissu de la muqueuse se comporte vis-à-vis de l'épithélium superficiel de la façon suivante : tous les deux sont nettement séparés par une ligne droite, ou bien la limite n'est plus très nette, ni rectiligne, parce que l'épithélium a proliféré dans le stroma. Enfin, la surface de la muqueuse présente en certains points, comme la muqueuse buccale, *un relief dû à des papilles,* entre lesquelles on trouve de profonds sillons remplis d'épithélium pavimenteux.

Cas 21. Petit polype gélatineux. Stroma fortement infiltré de sérosité; glandes en petit nombre, à la base. Infiltration moyenne de cellules rondes.

Cas 22. Idem.

Cas 23. Idem, mais l'épithélium diffère et ressemble à celui du cas 18. Il est en certains points très haut et plusieurs fois plissé.

Cas 24-28. Idem, stroma comme dans l'inflammation séreuse de l'antre d'Highmore; glandes en grand nombre, et en beaucoup d'endroits, kystiques; infiltration de cellules rondes. Dans un de ces cas, l'épithélium superficiel est extrêmement épaissi, par places, et se comporte exactement comme dans le cas 18.

Cas 29-31. Idem, mais les glandes se trouvent en plus petit nombre; elles sont réduites à des acini isolés ou ne se rencontrent qu'à la base du polype. Infiltration de cellules rondes assez forte; dans un cas, elles sont disposées comme des îlots, autour des petits vaisseaux.

Cas 32-34. Idem, mais pas de glandes; infiltration de cellules rondes. Cellules caliciformes extrêmement longues (Pl. XLIII, fig. 4).

Cas 35-36. Stroma plus ou moins œdémateux, beaucoup de glandes. Infiltration de cellules rondes. Dans un cas, néoformation glandulaire vraisemblable.

Cas 37-38. Stroma œdémateux; peu de glandes, infiltration de cellules rondes.

Cas 39-40. *Stroma* normal, beaucoup de glandes, infiltration de cellules rondes.

Cas 41. *Stroma* normal, peu de glandes, infiltration de cellules rondes.

Cas 42-43. *Stroma* normal, pas de glandes.

Cas 44-45. *Stroma* œdémateux, pas de glandes; infiltration de cellules rondes. Dans un cas, infiltration de cellules rondes ressemblant à un follicule; épithélium à plusieurs couches, analogue à celui du cas 18.

Résumé.

Stroma : D'après Hopmann (1) le tissu propre du polype est formé par une trame de tissu conjonctif aréolaire, dans laquelle des *néoformations glandulaires* sont d'une extrême rareté, et les parties glandulaires jouent un rôle secondaire. Des grosses travées de tissu conjonctif, partent d'autres fibres de plus en plus petites, qui se résolvent enfin en un réticulum très fin, dans les mailles duquel on trouve des cellules rondes en plus ou moins grand nombre et de la sérosité albumineuse; tantôt ce sont les cellules qui dominent, tantôt c'est le sérum. « On doit admettre que la présence du sérum est en relation avec des processus de stase dans les capillaires, soit par suite du faible développement des vaisseaux afférents, soit en raison d'autres obstacles sur le trajet du sang veineux... La sérosité des polypes gélatineux du nez fraîchement recueillie, durcit par la cuisson, comme l'albumine ». Mes observations personnelles concordent avec celles de Hopmann. Je ferai seulement remarquer que la structure aréolée du tissu n'est bien indiquée que sur les polypes infiltrés de sérum (Pl. XLII, fig. 1 et 2), et que l'on rencontre cette même espèce de polypes sans infiltration séreuse. Dans ce cas, la structure aréolée disparaît également (Pl. XLII, fig. 3). A la périphérie de la tumeur, l'élargissement des fentes du tissu n'est pas d'ordinaire aussi marqué qu'au centre, où on rencontre fréquemment des fentes excessivement vastes. Il arrive aussi que la couche sous-épithéliale subit la même transformation dans toute son épaisseur : alors le réseau de lacunes s'étend jusqu'à l'épithélium superficiel. Lorsque la tension est trop forte, les travées se

(1) *Ueber Nasenpolypen*, Monatsschr. f. Ohrenheilk. 1885. et l'article *Was ist man berechtigt, Nasenpolyp zu nennen ?* Ibid. 1887.

brisent en divers endroits et plusieurs mailles confluent en de grandes cavités.

Le contenu des lacunes dilatées est formé par un liquide qui renferme de l'albumine ; dans les préparations faites en vue de l'examen microscopique, il forme une masse finement granuleuse. L'albumine contenue dans l'infiltration, fait que les polypes gélatineux, plongés dans l'alcool, changent immédiatement de couleur et de consistance. Sur les 29 polypes de la série précédente, j'ai trouvé l'infiltration séreuse dans 23 cas. Si O. Chiari (1) a rencontré du tissu conjonctif dense dans la région du pédicule, phénomène qui n'a été observé que sur les polypes opérés, on ne doit pas expliquer ce fait par l'existence d'une structure spéciale mais par l'étranglement de la base, déterminé par l'anse, pendant l'opération. L'infiltration séreuse joue un grand rôle dans les polypes qui naissent sur l'apophyse unciforme, la bulle ethmoïdale et les saillies anguleuses des cornets de l'ethmoïde, ainsi que sur les méats supérieurs, tandis qu'elle ne se produit pas pour les polypes implantés sur le bord épaissi du cornet moyen et sur l'agger nasi. Ce phénomène dépend évidemment des conditions anatomiques de la région sur laquelle le polype s'est développé. Sur le bord du cornet moyen, la muqueuse est compacte, caverneuse, riche en glandes; sa structure est beaucoup plus dense que celle de la muqueuse, délicate et pauvre en glandes, des crêtes saillantes. Pour cette raison, l'infiltration séreuse des fentes du tissu se produira beaucoup plus facilement. Hopmann (2) et aussi Chiari (3) admettent maintenant que la réplétion des aréoles élargies des tissus par du sérum, est due à une stase non inflammatoire. Je ne suis pas de cet avis. Si nous recherchons un fait analogue à ce phénomène, nous le trouvons sur la muqueuse du sinus dans la forme secrétoire de l'inflammation. La disposition du stroma et la composition de l'exsudat présentent une analogie frappante, et on ne peut méconnaître que les deux processus ne soient identiques. Il s'agit, dans les deux cas, d'une inflammation chronique avec exsudat interstitiel et forte dilatation du réseau fibrillaire. Les polypes sont, par conséquent, des produits inflammatoires, des hypertrophies inflammatoires de la muqueuse. Dans le grossissement des polypes gélatineux, outre

(1) *Erfahrung. a. d. Gebiete d. Hals- und Nasenkrankh.* Leipzig et Wien, 1887.

(2) *L. c.*

(3) *L. c.*

l'accroissement du tissu et la dilatation des vaisseaux, l'accumulation interstitielle de l'exsudat joue aussi un grand rôle, et je suis d'accord avec Hopmann, lorsqu'il dit que l'on peut vider les polypes muqueux en exprimant leur contenu séreux, à tel point qu'il ne reste plus qu'un lambeau de muqueuse informe.

Infiltration de cellules rondes : Non seulement l'exsudat interstitiel, mais encore l'infiltration de la tumeur par des cellules rondes (Pl. XLII, fig. 1 et 2), plaident en faveur du caractère inflammatoire des polypes ; les cellules rondes se rencontrent, en effet, dans la plupart des cas, en grand nombre dans les couches sous-épithéliales, dans les travées fibrillaires, autour des vaisseaux et des glandes et aussi en liberté dans l'exsudat. Quelques auteurs pensent que le dépôt de cellules rondes ne se fait que secondairement et qu'il est plus exact de supposer que l'irritation déterminée par le frottement continuel d'un polype sur les parois latérales des fosses nasales, augmente l'inflammation ; mais il n'y a aucune raison d'admettre que l'infiltration des cellules rondes soit le produit d'une inflammation secondaire ; on trouve parfois déjà ces cellules dans de tout petits polypes.

Glandes : Il existe très souvent des glandes dans les polypes gélatineux. Sur 44 cas, elles ne manquaient que 10 fois, et il est extrêmement rare qu'elles soient de nouvelle formation. D'ordinaire, il s'agit de glandes de la muqueuse hypertrophiée, qui se sont écartées les unes des autres par suite du développement interstitiel des tissus ; le fait que, au niveau de la base, dans la région où les polypes se continuent dans le tissu de la muqueuse normale, les glandes forment des conglomérats plus denses, plaide en faveur de cette opinion. Si l'on ne trouve pas de glandes dans certaines coupes (Pl. XLII, fig. 1), il sera nécessaire de couper le polype tout entier, car il m'est arrivé dans trois cas, où les polypes semblaient dépourvus de glandes, d'en trouver sur d'autres coupes.

La distribution de ces glandes n'est pas la même dans tous les cas ; elles sont réparties à la base, à la moitié supérieure, au tiers supérieur de la tumeur, etc., ou bien elles se distribuent également sur toute la surface de section. Pour cette raison, l'examen des polypes enlevés sur le vivant ne présente aucune certitude, au point de vue de la distribution des glandes, car il reste toujours un fragment du polype dans les fosses nasales, et on ne peut savoir si ce fragment renferme des glandes ou non. Le fait que les polypes gélatineux, dans un certain nombre de cas, sont dépourvus de glandes, dépend évidemment de la place où naissent ces tumeurs.

La formation de kystes, au niveau des glandes des polypes, est d'observation très fréquente (Pl. XLII, fig. 1 et 3), et ces kystes se montrent même déjà sur des polypes de très petit volume. Parfois les glandes dégénèrent en grosses masses et donnent naissance à de véritables tumeurs kystiques (Pl. XLII, fig. 4). Je dois donc contredire HOPMANN pour ce qui concerne la façon dont se comportent ces glandes. D'après cet auteur, elles ne joueraient qu'un rôle secondaire dans les polypes gélatineux ; elles sont, au contraire, si nombreuses dans quelques cas, que l'on pourrait, à bon droit, distinguer les polypes gélatineux pourvus de glandes de ceux qui en sont dépourvus.

L'épithélium superficiel présente un aspect qui varie, non pas avec les divers polypes, mais avec les différentes régions d'un seul et même polype. Les épithélium vibratiles se comportent d'ordinaire d'une manière assez normale ; on n'y constate qu'un abondant dépôt de cellules rondes. Souvent les cellules caliciformes sont considérablement allongées et leurs parties libres peuvent se fusionner pour donner naissance à un gros corps muqueux aplati.

Le remplacement des cellules cylindriques par un épithélium pavimenteux à plusieurs couches, qui s'enfonce parfois dans le stroma, sous forme de prolongements, et qui lui donne un aspect papillaire, est plus intéressant. Il se produit ici une formation typique comme pour le développement des tumeurs désignées sous le nom de *papillomes durs*. La transformation de la couche épithéliale propre de la muqueuse du nez, en épithélium pavimenteux, a été signalée dans la rhinite atrophique (ozène) par SCHUCHARDT (1), et SEIFERT (2) a établi qu'elle était caractéristique de ce processus pathologique. La métaplasie épithéliale a été souvent observée sur les papillomes ; récemment, M. KAHN (3) et CHIARI (4) l'ont constatée dans deux cas de polypes. Ces auteurs ont trouvé un épithélium pavimenteux dans lequel pénétraient quelques minces papilles. Th. BILLROTH (5), le premier, a observé la transformation

(1) *Ueber das Wesen der Ozaena.* Volkmann'sche Samml. klin Vorträge. N° 340.
(2) Archiv. f. Chirurg. 1889.
(3) Wien Klin Wochenschr. 1890, N° 49.
(4) *L. c.*
(5) *Metamorphose des Epithel der freigelegten Nasenschleimhaut.* Deutsche Klinik herausg. v. A. GÖSCHEN, Berlin, 1855.

de l'épithélium vibratile de la muqueuse nasale en épithélium pavimenteux. Il trouva chez un jeune homme dont la lèvre supérieure et la cloison avaient été détruites par un noma, que la face libre de la muqueuse du septum et des deux cornets inférieurs ne présentait plus le même aspect velouté que la muqueuse normale. Au contraire, sa surface était lisse et brillante comme celle de la muqueuse buccale. Un fragment détaché de la surface de la muqueuse présentait, au microscope, en partie un épithélium pavimenteux, en partie un épithélium dit de transition, entièrement dépourvu de cils vibratiles. Les cellules n'étaient pourtant pas aussi volumineuses que celles de l'épithélium pavimenteux de la muqueuse buccale ; elles avaient, au contraire, à peu près la moitié du diamètre de ces cellules. Sur la partie postérieure de la cloison et du cornet inférieur, on trouvait les épithéliums cylindriques ciliés ordinaires.

Pigment: J'ai observé la formation de pigment dans deux cas; il s'agissait d'une pigmentation hématogène assez intense qui rappelait le processus xanthotique de la muqueuse nasale.

Forme des polypes: La forme des polypes dépend de l'état de leur point d'origine et de la largeur des méats dans lesquels ils se développent. Comme les polypes gélatineux se forment très souvent sur les crêtes de l'ethmoïde, ils possèdent souvent une longue base linéaire. Dans leur développement ultérieur, ils s'accommodent à la forme de la fente nasale (fente olfactive, méat moyen). Les tumeurs sont aplaties par suite de la compression, lorsque la région est étroite. Quand les polypes arrivent, dans le cours de leur développement, dans des parties plus vastes de la fente respiratoire, ils peuvent aussi se développer plus aisément en épaisseur.

Je suis d'accord avec W. Moldenhauer (1), lorsqu'il dit que le développement des polypes d'un certain volume est en rapport avec les dimensions des espaces qu'ils occupent, mais je ne puis le suivre, lorsqu'il dit que les petits polypes ont surtout une forme arrondie, et qu'ils ne prennent des formes allongées, pyriformes, ovales ou aplaties que dans le cours de leur développement. Les plus petits polypes, très grêles, sont déjà aplatis; ils ont la forme de crêtes de coq, et j'ai déjà représenté des aspects semblables dans la première partie de l'ouvrage.

(1) *Die Krankheiten der Nasenhöhle etc.* Leipzig, 1886.

32

Influence des polypes sur les portions squelettiques du nez.

Les polypes déterminent, à leur base ou dans leur voisinage, des altérations qui, le plus souvent, passent inaperçues. A ces altérations appartiennent :

a, l'allongement des os sur lesquels s'implantent les polypes ;

b, l'élargissement, le rétrécissement de l'hiatus semilunaris ;

c, l'élargissement des orifices ethmoïdaux ;

d, la soudure de la tumeur avec la paroi du nez, comme on a pu l'observer dans un cas de polype kystique.

Lorsqu'un polype s'insère sur une saillie osseuse anguleuse de la paroi du nez, sur l'apophyse unciforme, sur le bord du cornet moyen ou sur de grosses saillies, telles que la bulle ethmoïdale, on voit qu'avec le temps cet angle osseux pousse dans la direction de la tumeur, et s'allonge notablement, jusqu'à 1 centim. 1/2. On trouve alors un fragment osseux logé dans la racine du polype, et, d'ordinaire, cet os n'est plus normal. Le tissu osseux qui le constitue est, en effet, mou, flexible et si facile à couper que la décalcification de l'objet pour l'examen microscopique est devenue inutile. La substance fondamentale du fragment osseux est fibrillaire ou finement granulée. Les cellules osseuses sont disséminées en petit nombre ou manquent entièrement.

Lorsqu'un gros polype se développe sur l'apophyse unciforme et que cette apophyse croît de la façon que nous avons indiquée, ce processus détermine presque toujours *l'élargissement de l'hiatus semilunaris* et la mise à jour de l'infundibulum (voir Pl. VII, fig. 30, et Pl. XLI, fig. 7). Lorsqu'au contraire le polype siège sur la bulle ethmoïdale, l'hiatus devient alors plus étroit, car la bulle s'allonge vers le bas. Quand le polype naît sur l'opercule du cornet moyen, on voit cette partie du cornet se prolonger en une longue pointe, comme dans la préparation figurée Pl. LVI, fig. 5. Lorsqu'un polype s'insère sur le bord inférieur de l'ostium ethmoïdal, cet orifice s'élargit de la même manière que l'hiatus semilunaris, dans les mêmes conditions. Lorsque des polypes naissent sur les saillies vésiculeuses de l'ethmoïde, les fentes ethmoïdales sont fermées, dans le cas où les saillies se sont formées au voisinage des fentes.

HYPERTROPHIES VERRUQUEUSES ET POLYPOIDES DE LA MUQUEUSE·
DU NEZ. PAPILLOMES.

Ces sortes d'hypertrophie et de tumeurs peuvent se former sur
n'importe quel point de la membrane de Schneider, à l'exception
de la muqueuse olfactive. On rencontre très fréquemment des
hypertrophies polypoïdes sur les bords du cornet moyen, sur la
paroi latérale du méat moyen, mais plus fréquemment encore sur
l'extrémité postérieure du cornet inférieur, que l'on peut considérer comme le siège de prédilection de ces tumeurs. Je me suis
déjà exprimé de la même manière dans la première partie de cet
ouvrage, et c'est évidemment par suite d'un malentendu que
VOLTOLINI (1) prétend que j'ai considéré l'hypertrophie polypoïde du
cornet inférieur comme une rareté. Je n'ai dit cela qu'à propos du
cornet moyen; les *grosses* tumeurs polypeuses que l'on trouve sur
son extrémité postérieure sont (au moins si l'on en juge par les
observations anatomiques) beaucoup plus rares que sur le cornet
inférieur. Je considère comme premier stade de l'hypertrophie
polypoïde à surface papillaire, l'hypertrophie verruqueuse de la
muqueuse nasale qui se produit souvent à la suite des rhinites.
Mais cela ressort déjà de cette circonstance que l'on observe
tous les degrés possibles, et que la transition entre la forme
d'hypertrophie polypoïde verruqueuse simple et la forme papillaire
ou papillome est si graduelle qu'il est absolument impossible
d'établir des limites nettes et de dire où s'arrête l'hypertrophie et
où commence le papillome. La structure est également la même
dans les deux cas, de telle sorte que l'on n'a aucune raison pour
établir une classification spéciale.

Je commence donc la série des observations de ce genre par un
cas d'hypertrophie verruqueuse de la muqueuse nasale.

Cas 1. **Hypertrophie verruqueuse de la muqueuse nasale.**
(Pl. XLIII, fig 5).

Le revêtement du cornet inférieur est épaissi dans toute son
étendue et sa surface est verruqueuse. L'hypertrophie se continue
également avec la paroi nasale externe, et se prolonge jusqu'au

(1) *L. c.*

dos du nez. A l'examen microscopique, on voit que les glandes n'ont pas pris part à l'hypertrophie. Celle-ci porte exclusivement sur le tissu conjonctif et surtout sur la couche sous-épithéliale de la muqueuse très fortement épaissie, et qui s'est développée en forme de nombreux prolongements (Pl. XLIII, fig. 6). Le tissu hypertrophié est formé de fibres fines, riche en vaisseaux, abondamment infiltré çà et là de cellules rondes, et dépourvu de glandes, si l'on excepte les conduits excréteurs des glandes qui ont subi la dégénérescence kystique, et auxquels s'unissent en certains points quelques follicules glandulaires également dilatés. Fait intéressant : au milieu des saillies, on trouve des espaces lisses où la muqueuse n'est que peu modifiée

Muqueuse du sinus maxillaire. — La muqueuse du sinus maxillaire est un peu épaissie; elle est devenue fibreuse. En un point, se sont formées des écailles osseuses périostiques.

Cas 2. Hypertrophie papillaire formée de fines papilles de la muqueuse du nez, combinée avec la formation de polypes.

Muqueuse du cornet inférieur parsemée de rides peu profondes et transformée, à l'extrémité postérieure des cornets, en un petit papillome. Muqueuse du méat moyen épaissie et présentant de nombreuses saillies lobulées.

On trouve la même disposition sur la surface externe du cornet moyen et sur la bulle ethmoïdale, jusqu'au sinus frontal. De l'apophyse unciforme pend un court polype gélatineux, qui, en arrière, se prolonge directement dans la muqueuse hypertrophiée du méat moyen.

Cas 3. Grosse hypertrophie polypoïde lisse, à l'extrémité postérieure du cornet inférieur.

Il n'existe sur cette tumeur aucune trace de prolongements villeux et papillaires. Le stroma du tissu conjonctif est épaissi avec relâchement et léger œdème, notamment de la couche sous-épithéliale. Les glandes n'ont pas pris part à l'accroissement des tissus. Les vaisseaux, ainsi que le tissu érectile, sont très dilatés. Dans un second cas de ce genre, présentant les mêmes dispositions, la couche sous-épithéliale renfermait une grande quantité de cellules rondes, et l'épithélium superficiel de nombreuses cellules caliciformes.

Cas 4. **Papillome sur l'extrémité postérieure du cornet inférieur.**

La surface de la tumeur représente de longs prolongements digitiformes et fungiformes.

La couche sous-épithéliale de la muqueuse est extrêmement épaissie et infiltrée de cellules rondes. Par places, cette infiltration est si forte, qu'elle recouvre le stroma. Dans les couches profondes de la muqueuse, on ne trouve pas de dépôt cellulaire; à la surface, la partie sous-épithéliale de la muqueuse a formé les prolongements indiqués. Beaucoup sont implantés par un pédicule très grêle et ramifiés. Il est clair, d'après leur origine, que les saillies papillaires présentent la même structure que leur point d'origine; la couche muqueuse sous-épithéliale. On y trouve un stroma à fines fibrilles renfermant des cellules rondes, mais jamais de glandes.

Glandes : Les amas cellulaires ne sont pas nombreux et se cachent le plus souvent dans les travées du tissu érectile. La couche sous-épithéliale épaissie est presque dépourvue de glandes; çà et là seulement, on rencontre quelques acini en relation, avec un canal excréteur.

Vaisseaux : Les vaisseaux sont énormément dilatés; la couche sous-épithéliale semble, pour cette raison, criblée sur les coupes transversales, et chacune de ces coupes de vaisseaux est entourée d'une auréole de cellules rondes, tassées. Le tissu caverneux est fortement dilaté, ainsi que les veines superficielles qui s'y rendent, ce qui fait qu'en certains points, le tissu caverneux se prolonge jusqu'au pédicule des saillies villeuses.

J'ai en tout étudié au microscope 20 de ces papillomes, parmi lesquels 10 avaient été opérés sur le vivant; tous présentaient une grande ressemblance de structure. L'épithélium superficiel était composé de cellules cylindriques et de cellules caliciformes. Dans aucun cas, je n'ai trouvé le développement épithélial caractéristique des papillomes durs; c'étaient toujours des papillomes mous, avec hypertrophie dominante du stroma et, spécialement, de la couche muqueuse sous-épithéliale. L'infiltration des cellules rondes existe d'ordinaire; parfois elle est extrêmement intense et s'étend jusqu'aux formations folliculaires. On trouvait aussi des glandes en plus ou moins grand nombre, mais ce n'étaient que les glandes propres de la muqueuse, et non pas des glandes de nouvelle formation.

Cas 5. — **Hypertrophie des deux extrémités du cornet inférieur.**
(Pl. XLIII, fig. 7.)

On observe une hypertrophie polypoïde sur les extrémités postérieures des cornets, où elle est finement verruqueuse, et sur les
extrémités antérieures, où elle est lisse, tandis qu'entre les deux,
la muqueuse des cornets est simplement hypertrophiée.

La tumeur postérieure repose sur le voile du palais, tandis que
l'extrémité antérieure fait saillie dans le vestibule.

Cas 6. — **Dégénérescence papillaire sur les deux cornets
inférieurs.**
(Pl. XLIV, fig. 2.)

Je commence par la description de la moitié droite, où les altérations ne sont pas aussi accentuées que celles que nous avons
observées du côté opposé. *A droite :* la muqueuse du nez est épaissie, surtout sur le cornet inférieur et le bord du cornet moyen. La
muqueuse du premier est parsemée, sur sa face concave et son
bord libre, d'une grande quantité de prolongements, les uns
villeux, les autres lobulés, qui, en avant, font saillie jusque dans
le vestibule du nez, et qui, sur l'extrémité postérieure du cornet,
forment une tumeur longue de plus de 1 centimètre ; ils se trouvent
sur le bord du cornet en si grand nombre, que le méat inférieur en
est presque comblé. Parmi les lobules isolés de la muqueuse, les
uns sont distribués à des distances régulières, les autres sont
groupés. En certains points, plusieurs naissent d'une seule et même
base.

L'extrémité antérieure du cornet inférieur s'est aussi développée
en une grosse tumeur multilobulée, qui est surtout descendue vers
le plancher du nez. Au point d'insertion, la tumeur muqueuse, que
nous venons de décrire, est limitée par une prolifération verruqueuse.

La région postérieure du septum présente, de chaque côté, des
hypertrophies en forme de crêtes, semblables à celles qui sont
représentées dans la Pl. XLV, fig. 2.

Sinus maxillaire : Sa muqueuse est un peu épaissie et présente
des kystes discrets, dont la grosseur varie de celle d'un grain de
millet à celle d'une lentille.

Sinus sphénoïdal : Muqueuse délicate, présentant deux kystes
gros comme des haricots.

Muqueuse du pharynx hypertrophiée.

Moitié gauche : De ce côté, les rapports sont un peu compliqués par suite de la présence d'une crête de la cloison.

Muqueuse du nez hypertrophiée, comme celle du pharynx.

Cornet moyen : Ce cornet est massif, parce que la muqueuse est très épaissie sur le bord de ce cornet. Son extrémité postérieure fait saillie sous forme d'une tumeur lenticulaire produite par un kyste développé en ce point.

Bulle ethmoïdale très grosse, fortement saillante dans le méat moyen et entourée par un polype en forme de crête de coq.

Hiatus semilunaris réduit à une fente étroite, par suite des grandes dimensions de la bulle.

Cornet inférieur : La muqueuse de ce cornet n'est hypertrophiée et papillaire que sur le bord ; sur la face convexe du cornet, au contraire, elle est tout à fait lisse et présente un large sillon qui fait suite au long diamètre du cornet et dont la muqueuse de revêtement est atrophiée (Pl. XXXV, fig. 4). Ce sillon représente la trace de l'impression produite par une large crête latérale de la cloison. La partie marginale hypertrophiée de la cloison montre l'aspect suivant : La muqueuse est épaissie en ce point ; on y trouve deux papillomes, distants l'un de l'autre, et chacun d'eux est formé par une certaine quantité de prolongements de la muqueuse ; les uns, lobulés ; les autres, en forme de franges. Ces deux tumeurs sont distantes de 10 millimètres, et la muqueuse, entre les papillomes, est représentée par une crête volumineuse. La tumeur postérieure est la plus développée et repose sur une large base, tandis que l'antérieure naît d'une base étroite et se subdivise en un lobe médian et en un lobe latéral plus gros. Cette dernière est plus lobulée.

On doit évidemment attribuer à la pression, que la large crête latérale de la cloison exerce sur cet organe, l'absence d'hypertrophie polypoïde sur la face convexe du cornet inférieur. Le cornet et la crête se touchaient par de larges surfaces revêtues d'une muqueuse atrophiée. On peut vraisemblablement expliquer par des troubles circulatoires consécutifs à la pression, la localisation des hypertrophies polypoïdes au bord du cornet, et leur absence sur les extrémités des cornets qui cependant étaient aussi libres de toute pression.

Si on rapproche le cas que nous venons de décrire de celui qui a été représenté Pl. XXII, fig. 5, on aura une idée nette des papillomes du cornet inférieur et des transitions qui relient entre elles les diverses formes.

Antre d'Highmore : Muqueuse très épaissie.

Cas 7. — **Hypertrophie polypoïde sur l'extrémité postérieure du cornet moyen.**

La muqueuse de l'extrémité postérieure du cornet inférieur forme un papillome.

La muqueuse s'est développée sur l'extrémité postérieure du cornet moyen, sous forme d'une tumeur longue de 1 centimètre 5, à surface lisse, qui se prolonge en arrière, jusqu'au voisinage de l'ostium pharyngien. Sa structure est la même que celle des hypertrophies des extrémités postérieures du cornet inférieur.

Cas 8. — **Hypertrophie polypoïde du bord du cornet moyen.**

Je comprends dans cette hypertrophie les deux formes qui s'y trouvent. Sa surface est, en effet, lisse ou couverte de papilles : les unes grosses, les autres fines comme les papillomes vrais ; le stroma de tissu conjonctif, surtout dans sa couche sous-épithéliale, est fortement épaissi, plus ou moins infiltré de cellules rondes, parfois si épaisses que la muqueuse a presque pris le caractère d'un tissu de granulations.

Glandes : On trouve des glandes en grand nombre et beaucoup présentent la dégénérescence kystique.

Vaisseaux : Ils sont fortement dilatés. Les hypertrophies polypoïdes du cornet moyen se prolongent fréquemment en forme de grosses tumeurs ressemblant à des polypes.

Cas 9. — **Hypertrophie sur la paroi externe du méat moyen.**

On trouve, au-dessous de l'hiatus semilunaris, une saillie hémisphérique dont la structure est la même que dans le cas précédent.

Cas 10. — **Tumeur hypertrophique du méat moyen implantée sur l'agger nasi et au-dessous.**

Tumeur s'implantant librement sur l'agger nasi, dont la surface s'est développée, par places, en longues papilles. Le stroma conjonctif de l'hypertrophie est fortement épaissi, surtout dans sa couche sous-épithéliale. Infiltration de cellules rondes en certains points très dense, lacunes du stroma élargies et renfermant un exsudat. Les glandes descendent jusqu'au tiers inférieur de la tumeur; formation de nombreux kystes. *En certains points, on voit de longs papillomes se développer par suite de la dégénérescence kystique des conduits excréteurs et de leur confluence avec les follicules glandulaires transformés en kystes. Il s'établit, de cette façon, sur la muqueuse, de profondes incisures, et l'épithélium des acini glandulaires profondément situés arrive jusqu'à la surface.*

Résumé.

Les hypertrophies polypoïdes siègent le plus ordinairement sur le cornet inférieur, surtout au niveau de l'extrémité postérieure de cet organe; elles forment des tumeurs lisses, légèrement ridées, finement papillaires ou bien recouvertes d'épaisses verrues ou de longues villosités. D'ordinaire, ainsi que je l'ai déjà dit, le revêtement ne se prolonge en tumeur qu'au niveau des extrémités postérieures des cornets; mais il arrive aussi que l'hypertrophie se manifeste surtout sur le bord libre du cornet, en avant, ou bien qu'elle englobe de plus en plus la muqueuse de la face convexe du cornet, jusqu'à ce qu'enfin cette muqueuse subisse la dégénérescence que nous avons indiquée dans toute son étendue.

Parfois, outre la tumeur des extrémités postérieures, la muqueuse est également transformée en tumeur au niveau de l'extrémité antérieure des cornets. Ces cas ne sont pourtant pas très fréquents. Dans les cas où les deux extrémités des cornets se transforment de la manière indiquée, la partie de la muqueuse des cornets, située entre les deux tumeurs, n'est jamais normale; elle est hypertrophiée, de telle sorte qu'il existe, en réalité, une hypertrophie générale avec prolongement en forme de tumeur, au niveau des extrémités antérieure et postérieure. J'insiste sur ce point, parce qu'il semble s'être répandu l'opinion qu'il peut exister des hypertrophies isolées des extrémités antérieures des cornets. Si le fait se produit, il s'agit certainement d'une anomalie rare. Je n'ai pas eu jusqu'ici l'occasion de l'observer.

Les hypertrophies polypoïdes du bord postérieur du cornet moyen se comportent tout à fait de la même manière que les tumeurs analogues du cornet inférieur. Les hypertrophies qui se développent sur la paroi latérale et sur le bord du cornet moyen, sont le plus souvent lisses; leur surface est cependant quelquefois recouverte de fines papilles, mais, d'après mes observations, ce n'est que d'une façon exceptionnelle qu'il s'y produit des papillomes vrais.

Si l'on groupe les observations microscopiques, on constate que l'élément principal des *hypertrophies verruqueuses* est constitué par un tissu conjonctif à fines fibrilles, qui provient surtout de l'épaississement des couches superficielles de la muqueuse. On trouve, d'ordinaire, une infiltration de cellules rondes. Les glandes ne jouent dans ce processus qu'un rôle d'autant plus faible que les néoformations glandulaires sont plus rares, car il s'agit, dans la plupart des cas, de glandes qui existaient avant l'atrophie. Les glandes de la paroi externe des fosses nasales se transforment souvent en kystes.

Papillome et hypertrophie polypoïde.
(Pl. XLIV, fig. 3 et 4.)

Ces formes sont surtout dues à une hypertrophie du tissu conjonctif sous-épithélial. Les glandes et l'infiltration des cellules rondes se comportent comme dans l'hypertrophie simple. La dilatation des vaisseaux est parfois énorme, le tissu caverneux se dilate beaucoup, et tandis que les choses se passent de même pour les veines superficielles et pour les capillaires, le tissu caverneux semble s'être fortement porté vers la surface. Ces tumeurs, riches en vaisseaux, se développent fréquemment sur les parties de la muqueuse qui renferment du tissu érectile, de préférence sur les extrémités postérieures des cornets inférieurs. Schäffer (1) a observé des tumeurs semblables, auxquelles il donne le nom de télangiectasiques ; elles sont quelquefois même bilatérales, et siègent sur les extrémités antérieures des cornets ; pourtant il ne s'agit là, évidemment, que d'ectasies du tissu caverneux.

Le papillome ne se distingue de l'hypertrophie polypoïde lisse que par les encoches profondes de sa surface ; les deux formes ont, d'ailleurs, la même structure. L'épithélium superficiel, le stroma, les glandes et les vaisseaux se comportent tout à fait de la même

(1) *L. c.*

manière, dans les deux cas. Le réseau de tissu conjonctif contribue, d'ordinaire, activement au développement des saillies papillaires, c'est-à-dire que la couche sous-épithéliale se développe en longs prolongements. J'ai vu également que la dégénérescence glandulaire de la muqueuse hypertrophiée, favorisait considérablement la formation de profondes incisures interpapillaires. Le processus est le suivant : les canaux excréteurs principaux des glandes s'élargissent en même temps que les acini qui s'y relient ; ils s'unissent entre eux et avec les canaux excréteurs, pour former de profondes dépressions qui deviennent ensuite les incisures situées entre les papilles. Dans aucun de ces cas, l'épithélium n'a participé à la formation de papilles. Tous ces cas étaient riches en tissu conjonctif, mais pauvres en épithélium. D'après la nomenclature que HOPMANN a proposée pour les polypes du nez, il s'agissait de *papillomes mous*.

On rencontre également dans les fosses nasales des papillomes appelés *durs*, riches en épithélium et pauvres en tissu conjonctif. Ils semblent pourtant être plus rares. Sur 15 papillomes, HOPMANN n'a trouvé qu'*un seul* papillome dur. Dans ces derniers temps, M. KAHN (1) a opéré un papillome dur du cornet moyen et l'a étudié au microscope. D'après le résultat obtenu, il est clair que le plus grand nombre des papillomes du cornet inférieur ne se distinguent des hypertrophies lisses polypoïdes de l'extrémité inférieure du cornet inférieur, que par la nature de leur surface. La structure est la même ; nous n'avons donc aucune raison pour en faire un groupe spécial. Au sujet du développement des papillomes, je ne suis pas du tout de l'avis de HOPMANN, qui considère le papillome comme une tumeur plus autonome. Cet auteur attribue un rôle important à l'épithélium du revêtement externe, qui détermine l'aspect papillaire, par suite de la formation de bourgeons et d'invaginations, qu'il envoie dans la couche sous-jacente. On n'a pas besoin d'admettre une production de structure papillaire, car la surface de la muqueuse du cornet inférieur possède aussi de petites crêtes et de petites verrues qui sont surtout bien développées à l'extrémité postérieure des cornets.

Les hypertrophies polypoïdes, au niveau du bord du cornet moyen et dans le méat moyen, forment des tumeurs lisses ou recouvertes de fines verrues. Je n'ai observé, jusqu'ici, qu'une seule fois en ce

(1) *L. c.*

point, sur le bord du cornet moyen, la formation des papilles
(Pl. XLIV, fig. 3 et 5). Par contre, on trouve souvent des formes
de transition. Les tumeurs polypoïdes du cornet moyen se distinguent par leur richesse en glandes et la fréquence de la dégénérescence kystique des acini. Le stroma hypertrophié, lui-même, ne
se distingue pas de celui qu'on observe dans l'hypertrophie du
cornet inférieur.

La *forme* des hypertrophies polypoïdes et des *papillomes*, dépend
de *l'espace* dans lequel ils se développent. Les tumeurs de l'extrémité postérieure du cornet inférieur, par exemple, étant donné que
leur muqueuse se développe dans toute leur périphérie, reposent
d'emblée sur une large base, et comme l'étendue du méat inférieur, dans sa partie postérieure, permet le développement dans
toutes les directions, ces tumeurs se présentent sous forme de
corps sphériques ou cylindriques. Si la fente nasale était aussi
étroite que l'espace situé au dessus, elles auraient certainement
une forme différente.

Les hypertrophies à large base de la paroi externe du nez (surtout
dans le méat moyen), ont une surface interne convexe, dont la
forme ne se modifie que lorsqu'elles viennent en contact avec les
cornets ou avec le septum. Fréquemment, par suite des progrès de
leur développement, elles forment des tumeurs longues et pendantes.

TUMEURS DE LA CLOISON.

Les tumeurs de la cloison se font remarquer par leur étendue en
nappe ; de plus, elles se développent surtout sur la moitié postérieure de la cloison nasale, tandis que la moitié antérieure n'est
que rarement le siège des tumeurs muqueuses. Les tumeurs se
limitent au revêtement de la fente respiratoire, et se prolongent,
d'ordinaire, si loin vers les choanes, que l'on peut facilement les
diagnostiquer sur le vivant, par le pharynx. Le plus grand nombre
des tumeurs qui se développent sur le septum se rangent dans le
groupe des hypertrophies polypoïdes; les formes de transition sont
représentées par les hypertrophies aplaties, semblables à des
verrues ou à des crêtes.

Cas 1. — **Hypertrophie diffuse, verruqueuse, sur la partie
postérieure de la muqueuse de la cloison.**
(Pl. XLV, fig. 1.)

La muqueuse de la cloison est hypertrophiée dans toute son

étendue; mais on ne trouve de saillies verruqueuses et ridées que (des deux côtés) sur la partie postérieure, jusqu'au bord des choanes.

Cas 2. — Hypertrophies en forme de crêtes sur la partie postérieure du septum.

(Pl. XLV, fig. 2.)

Le revêtement muqueux de la cloison porte de chaque côté une série de crêtes hautes de 4 à 5 millimètres.

Cas 3. — Tumeur bosselée sur la région choanale de la cloison.

(Pl. XLV, fig. 3.)

Cas semblable à celui qui est représenté Pl. XXII, fig. 3. Dans les fosses nasales, grande quantité de mucus transparent. Muqueuse des narines tuméfiée, présentant un catarrhe chronique, surtout au niveau des extrémités postérieures des cornets. Lorsqu'on fait l'examen par les choanes, apparaît de chaque côté, sur le septum, près de son bord postérieur, une tumeur ovale, allongée, papillaire à sa surface, nettement limitée en arrière. On voit de profil que ces tumeurs s'aplatissent progressivement en avant, et, qu'enfin, elles se continuent sans limite tranchée avec la muqueuse du septum qui semble plus normale, mais qui est toutefois encore hypertrophiée.

Observations microscopiques: *Surface* inégale, avec des échancrures. *Epithélium* exfolié. *Couche sous-épithéliale* fortement épaissie et infiltrée de cellules rondes. *Acini des glandes* confluents et présentant la dégénérescence kystique; leur épithélium est granuleux et en voie de destruction. On observe de plus, ici, comme dans les papillomes et dans quelques polypes, cette particularité que la lobulation de la surface de la tumeur est plus marquée par suite de la confluence des conduits excréteurs des glandes dilatées avec les follicules glandulaires kystiques. Dans les parties *profondes* de la muqueuse, le stroma est également épaissi, mais moins par suite de l'hyperplasie que par l'*ectasie des veines qui se sont développées, formant un véritable tissu caverneux; l'ectasie s'est propagée à partir de ces veines, en suivant les petits vaisseaux, jusque dans les capillaires de la couche sous-épithéliale* (Pl. XLVII, fig. 1). *Partie périostique* de la muqueuse dans la région de la tumeur, épaissie et pauvre en cellules.

Cas 4. — **Même observation, mais plus accentuée.**
(Pl. XLVI, fig, 4 et 5.)

En faisant l'examen par les choanes, on dirait que, des deux
côtés, s'implantent sur la cloison (près des bords des choanes) des
tumeurs ovales, nettement limitées, à grand axe vertical. Ces tumeurs ne sont pas de même grosseur et ne sont limitées nettement
qu'en arrière, au niveau du bord choanal, tandis qu'elles s'aplatissent en avant et se confondent progressivement avec les parties
plus normales de la muqueuse de la cloison. D'un côté, tout le tiers
postérieur de la muqueuse de la cloison est modifié de la manière
indiquée, et l'épaississement ne porte que sur une épaisseur de 4 à
5 millimètres.

La surface des tumeurs est en partie lisse, en partie bosselée.
Observations microscopiques ; surface papillaire. Epithélium
exfolié. La couche sous-épithéliale de la muqueuse est énormément
épaissie ; il en est de même pour les parties profondes du stroma,
qui, contrairement à ce que l'on observe dans le cas 1, sont formées
par du tissu conjonctif à grosses fibres, onduleux, pauvre en cellules.
Les glandes n'ont pas pris part à l'hypertrophie ; beaucoup, au contraire, sont en voie de destruction. On trouve des *vaisseaux* en
grand nombre, surtout des veines, qui ne présentent pourtant
aucune trace de dilatation.

*La forme d'hypertrophie polypoïde de la cloison nasale, que nous
venons de décrire, peut être considérée comme typique,* car je l'ai
également observée dans quelques autres cas, avec cette seule différence qu'elle était moins développée.

Cas 5. — **Tumeur grosse comme une noisette, sur le septum.**
(Pl. XLVI, fig. 4.)

Muqueuse du nez hypertrophiée. Papillomes sur les extrémités
postérieures des cornets inférieurs. *Septum* dévié à droite et pourvu
d'une large crête latérale, qui a produit une impression sur l'extrémité antérieure du cornet inférieur. Le cornet moyen est atrophié,
raccourci, aminci, et ne recouvre plus le méat moyen. Cette atrophie s'est produite à la suite de la pression exercée par le septum
dévié. La muqueuse du méat moyen est hypertrophiée.

Du côté *gauche* de la cloison du nez, on trouve, au niveau de
l'éperon formé par la crête, une dépression en forme de fossette,

dont le bord supérieur s'est épaissi, en un point, pour former une tumeur grosse comme une petite noisette fortement proéminente.

Cas 6. — **Hypertrophie polypoïde sur l'une des faces de la cloison.**
(Pl. XLVI, fig. 2, 3 et 4.)

Muqueuse nasale gonflée. La muqueuse qui revêt le *cornet inférieur* est épaissie, surtout du côté gauche. Les extrémités postérieures des cornets se sont transformées en de grosses tumeurs polypoïdes lisses. Du côté droit, la tumeur se limite à la moitié postérieure du cornet; du côté gauche, elle s'étend jusqu'à son extrémité antérieure ; elle présente, par places, des papilles, sur le bord du cornet (Pl. XLVI, fig. 4) et s'accole à la cloison, remplissant la fente nasale.

Les parties *postérieures* du cornet moyen sont épaissies et pressées contre la cloison (Pl. XLVI, fig. 3).

Au niveau du point où le cornet inférieur gauche est en contact avec la cloison, la muqueuse de cet organe est fortement épaissie. Cette hypertrophie s'aplatit en avant, et se confond peu à peu avec la muqueuse de la moitié antérieure du septum, plus mince, mais également hypertrophiée.

Du coté *droit*, dans sa région antérieure, au niveau du point où elle est en contact avec le cornet inférieur et avec un gros polype de l'apophyse unciforme, la muqueuse de la cloison est hypertrophiée.

Cas 7. — **Hypertrophie polypoïde unilatérale dans la région postérieure de la cloison.**
(Pl. XLVI, fig. 5.)

Muqueuse nasale hypertrophiée. Un polype pend à l'apophyse unciforme du côté droit. La muqueuse du sinus maxillaire présente de petites saillies papillaires, sur lesquelles on voit les orifices glandulaires élargis. La muqueuse du septum de la narine gauche, dans la région respiratoire, est fortement épaissie et tuméfiée à sa surface.

Cas 8. — **Hypertrophie au niveau de la région antérieure du septum.**

On observe dans ce cas une hypertrophie à large base développée en polype sur la paroi externe du nez. Au point corres-

pondant au septum, la muqueuse présente une élévation en forme
de plate-bande. La muqueuse du nez est totalement hypertrophiée.

Cas 9. — **Deux tumeurs plates et arrondies sur la cloison.**

Muqueuse nasale hypertrophiée; épaisses hypertrophies, en
forme de bourrelets, sur le bord du cornet moyen (surtout en
avant). Papillome sur les extrémités antérieures et postérieures du
cornet inférieur; hypertrophie polypoïde sur la paroi externe du
nez, dans la région de l'agger nasi; polypes sur l'apophyse unciforme et sur la bulle ethmoïdale.

On trouve sur la cloison deux tumeurs arrondies et aplaties,
situées l'une derrière l'autre, insérées en face de la moitié antérieure du cornet moyen, sur lequel elles ont imprimé leur marque.

Résumé.

Les tumeurs de la muqueuse de la cloison ont exactement la
même structure que les hypertrophies polypoïdes et les papillomes
du cornet inférieur. Nous rencontrons, ici encore, l'augmentation
d'épaisseur du tissu conjonctif, qui peut être, même, considérablement infiltré de cellules rondes; de plus, l'énorme dilatation des
vaisseaux, surtout des veines, qui se sont réellement transformées
en tissu caverneux, tandis que les glandes n'ont pris au développement de la tumeur qu'une part sans importance.

Dans les cas 8 et 9, le contact de la paroi externe avec les
tumeurs paraît avoir exercé une influence sur leur développement.

ÉTIOLOGIE DES POLYPES ET DES HYPERTROPHIES POLYPOÏDES.

Si l'on résume les données que nous avons apportées sur la
structure des polypes et des hypertrophies polypoïdes (y compris
les papillomes), on constate entre ces formations une certaine
ressemblance, qui consiste en ce que le développement du stroma
de la muqueuse, et, en première ligne, celui de la couche sous-
épithéliale, occupe le premier plan; seul le papillome dur de la
muqueuse nasale fait exception.

Le nombre des glandes logées dans les tumeurs, dépend du point
d'origine de ces tumeurs. Ces dernières sont riches en glandes,
lorsqu'elles se développent sur un point de la muqueuse riche

Cornet moyen : Sur ce cornet, l'atrophie de la muqueuse n'est pas aussi prononcée que sur le cornet inférieur. Le corps glandulaire est à peine indiqué. Les couches sous-épithéliales de la muqueuse sont traversées par des masses épaisses de pigment granuleux. Sur la *paroi latérale* et sur le *plancher*, les glandes ont un aspect variable. Par places, leurs acini confluent et forment de vastes cavités dépourvues d'épithélium ; en d'autres points, les contours des paquets glandulaires sont déjà très diffus, mais il existe encore des rudiments de cellules qui peuvent même faire complètement défaut.

On constate, en certains endroits, des excroissances papillaires, une infiltration de cellules rondes, signe d'un processus inflammatoire ancien.

Cloison : La muqueuse est fibreuse et contient une grande quantité de pigment hématique ; les glandes manquent presque complètement, à peine en existe-t-il quelques-unes, en fort mauvais état.

Antre d'Highmore : L'épithélium de la surface fait défaut ; muqueuse un peu épaissie, formée de tissu lamineux ondulé, très pauvre en cellules.

Glandes : Elles ont disparu, ou on ne les trouve qu'à un état très rudimentaire. Les alvéoles sont défectueuses et contiennent des granulations.

Nous avons par conséquent affaire, dans l'atrophie essentielle, à un processus inflammatoire qui, d'habitude, entraîne la destruction de la muqueuse nasale et de l'os du cornet, parfois aussi celle de la muqueuse de l'antre. L'infiltration des cellules rondes, qui peut être même rencontrée, par places, dans l'atrophie prononcée, montre qu'il s'agit d'une forme quelconque de rhinite. On connaît, par conséquent, l'état initial et terminal du processus ; mais, pour compléter le tableau, il manque les formes de transition entre l'infiltration cellulaire et le début de l'atrophie. Les données ultérieures auront pour but de compléter ce tableau.

RELATION ENTRE L'ATROPHIE ET L'HYPERTROPHIE.

Parmi les phénomènes anatomiques qu'on rencontre à côté de l'atrophie, il faut mentionner les hypertrophies de la muqueuse nasale dans toutes leurs formes. Dans la première partie de cet

34

ouvrage, j'ai pu, parmi 39 cas d'hypertrophie polypoïde, en signaler 9 où il existait, en même temps, une atrophie du cornet. J'ai dit alors, résumant mes opinions, que l'ozène simple commence par un catarrhe hypertrophiant, bientôt suivi d'atrophie de la muqueuse (y compris les points hypertrophiés) et des os du cornet. Mon opinion concordait avec des observations cliniques qui font précéder le catarrhe supuratif et atrophiant d'un catarrhe hypertrophiant. Le travail de BERLINER contient aussi cette remarque que, pour la plupart des cas, le catarrhe hypertrophiant chronique de la muqueuse nasale doit être considéré comme un état précurseur de l'ozène.

Ph. SCHECH (1) se prononce dans le même sens. Il dit : « Ainsi que l'inflammation chronique de la muqueuse pharyngienne, celle de la muqueuse des fosses nasales peut aboutir à l'atrophie (Rhinitis chronica atrophicans). On ne sait pas encore si l'atrophie est toujours le stade terminal, ou si elle atteint d'emblée la muqueuse saine. Des observations anatomiques et cliniques nombreuses montrent qu'un stade hypertrophique de la muqueuse précède l'atrophie. La coïncidence d'hypertrophies circonscrites, à côté d'atrophies diffuses, observées par GOTTSTEIN et par moi, parlent en faveur de cette hypothèse. L'hypertrophie de la muqueuse n'est nullement surprenante, au contraire ; des catarrhes avec légers relâchements diffus de la muqueuse, notamment lorsqu'il existe aussi des vices de constitution, donnent lieu, le plus souvent, à l'ozène simple. Personne n'a soutenu qu'une rhinite, s'accompagnant d'hypertrophie considérable de la muqueuse, ou même d'hypertrophie polypoïde, aboutisse à l'atrophie ». Je ne partage pas cette opinion, et je renvoie, à ce sujet, aux observations. On peut voir combien peu sérieuses sont les observations cliniques sur l'ozène, lorsqu'on lit, par exemple, les remarques de R. VOLTOLINI (2), qui a certainement une grande expérience. Cet auteur dit : « Je ne me rappelle pas avoir vu de proliférations polypoïdes dans l'ozène, peut-être cependant une ou deux fois, sur un très grand nombre de cas ; il est tout naturel que le tissu érectile du nez puisse gonfler au début de l'affection, comme cela arrive dans chaque état inflammatoire, mais on n'a pas besoin, pour cela, d'admettre un stade spécial d'hypertrophie. »

(1) L. c.
(2) Krankheiten der Nase etc. Breslau, 1888.

Je vais maintenant décrire une série de cas qui, au moins, donneront la preuve que les négations de quelques auteurs sont encore un peu précoces.

Cas 1. Cornet moyen bas, mince, anormalement flexible. *Cornet inférieur :* Atrophie sur sa moitié antérieure seulement. Muqueuse du plancher et paroi externe du méat moyen hypertrophiées, pourvues de nombreuses proéminences verruqueuses.

Cas 2. Cornet inférieur ainsi que l'operculum du cornet moyen atrophiés, bas et aplatis. Cornets ethmoïdaux normaux. Extrémité postérieure des cornets *épaissie, avec dégénérescence polypeuse.* Polype gélatineux de la paroi externe du méat moyen, descendant de l'apophyse unciforme jusqu'au cornet inférieur; prolifération polypoïde sur le bord antérieur du cornet moyen.

Cas 3. Atrophie du cornet avec formation de tumeurs dans le méat moyen. Région respiratoire très vaste. *Cornet inférieur* atrophié formant une crête mince. Muqueuse mince, lisse, sans orifices glandulaires. *Cornet moyen* également atrophié dans sa moitié antérieure; il est mou, bas, mince, flexible et épaissi sur son bord; il est aussi ridé et pourvu de petits lobules libres de la muqueuse. Muqueuse du cornet moyen hypertrophiée, relâchée; orifices glandulaires dilatés. Au niveau de l'apophyse unciforme, on trouve une tumeur muqueuse, à peu près du volume d'une noisette, à large implantation, qui descend jusqu'au cornet inférieur. Surface de la tumeur verruqueuse et pourvue de nombreux orifices glandulaires dilatés. *Muqueuse du sinus maxillaire* mince et pourvue sur un côté de deux polypes aplatis.

Cas 4 (Pl. XLVIII, fig. 1). Ce cas est très intéressant, parce qu'il montre nettement la coexistence de l'atrophie et de l'hypertrophie. Je commencerai par le côté *droit.*

Cornet inférieur : Os du cornet normal en avant, atrophié en arrière. Muqueuse de la moitié antérieure du cornet amincie, mais verruqueuse. Moitié postérieure du cornet considérablement amincie, muqueuse partout verruqueuse; extrémité postérieure du cornet gonflée en forme de bouton, avec dégénérescence papillaire.

Cornet moyen : Volumineux, distendu en forme de vésicule. Paroi du cornet épaissie, portant sur toute sa longueur des excroissances verruqueuses. Le point verruqueux du cornet inférieur est dans ces cas nettement en voie d'atrophie.

Muqueuse de l'antre d'Highmore : Légèrement épaissie.

Côté gauche : Cornet inférieur représenté par une crête courte et étroite, de telle sorte que le méat inférieur est libre dans toute son étendue ; il n'y a plus traces d'extrémité postérieure du cornet. La muqueuse du méat inférieur est épaissie, renflée ; les orifices glandulaires sont dilatés.

Cornet moyen : Distendu en forme de vésicule, atrophié au niveau de l'operculum, encore hypertrophié sur son bord inférieur. L'extrémité postérieure est épaissie, bosselée, verruqueuse et en même temps sur le point de s'atrophier. On voit nettement qu'à cet endroit devait exister autrefois une prolifération polypoïde. La muqueuse du méat moyen est hypertrophiée.

Cas 5. Atrophie essentielle, avec tumeur pédiculée sur le cornet inférieur (Pl. XLVIII, fig. 2). — Les cornets sont atrophiés, notamment le cornet moyen, dont l'amincissement a déjà atteint un tel degré que l'hiatus semilunaris est découvert. Le revêtement muqueux de l'apophyse unciforme est épaissi et hypertrophié.

Muqueuse du cornet inférieur étroitement accolée aux tissus sous-jacents. Au milieu de son bord libre, naît une tumeur dense, mobile, de la grosseur d'un haricot, implantée sur un pédicule étroit, d'une largeur de 3 millimètres environ. Sa surface est lisse. A l'état frais, la tumeur était fortement hypertrophiée.

Dans la fosse nasale voisine, on ne voit qu'une atrophie des cornets ; il n'existe ni hypertrophies ni tumeurs.

En haut, dans la fente olfactive, se trouve une synéchie circonscrite entre la cloison et la muqueuse du cornet supérieur.

La tumeur pédiculée du cornet inférieur offre la structure suivante : à la loupe, on voit, par places, à sa surface des élevures ; sur une coupe, on aperçoit déjà, à l'œil nu, un grand nombre de lacunes qui, à un grossissement plus fort, se révèlent comme étant des lumières de veines. Ces veines, venues du tissu érectile du cornet, sont entrées dans la tumeur par le pédicule. Dans sa plus grande partie, la tumeur est composée d'un feutrage de tissu lamineux à fines fibres, qui contient du pigment hématique.

Les lumières des veines indiquent que la tumeur a pris naissance dans la muqueuse du cornet. Il est probable qu'il s'agit dans ce cas d'une hypertrophie atrophiée de la muqueuse, qui s'est peut-être maintenue, parce qu'en cet endroit, l'épaississement du cornet a été considérable.

Cas 6. Cornet inférieur : paraît normal ; *cornet moyen :* la partie de l'opercule est notablement rétrécie, mince, molle, flexible ; l'hiatus est mis à nu. Au niveau de l'apophyse unciforme et dans son voisinage, se trouve une tumeur conique, à large base, faisant saillie au loin, dans la fosse nasale.

Cas 7. Ce cas sera décrit en détail plus loin (cas 2 du chapitre suivant). *A droite*, la muqueuse est hypertrophiée, le cornet inférieur atrophié. Mais sur son extrémité postérieure elle est recouverte de saillies verruqueuses et d'un papillome. *A gauche*, cette muqueuse, ainsi que le revêtement du cornet inférieur, sont hypertrophiés.

Dans aucun des cas cités, il n'existait d'empyème du sinus maxillaire. On ne pouvait trouver aucun indice du début du processus par l'antre. Quelques-uns des cas où les hypertrophies avaient apparu loin du cornet moyen, montrent nettement l'indépendance qui existe entre ce processus et l'état de l'antre. Tout, au contraire, indique qu'il s'agit d'hypertrophies développées à la suite d'une rhinite primitive.

Je ne puis dire si les hypertrophies volumineuses peuvent disparaître complètement, mais il paraît être certain que le processus atrophiant influe sur elles. Tout le monde, en tenant compte de ma description, saura ce qu'il faut penser de l'opinion de Voltolini, qui admettait que toutes les fois qu'on croyait avoir affaire à des hypertrophies de la muqueuse précédant l'atrophie, on confondait les hypertrophies avec des turgescences du tissu érectile.

Jusqu'à présent, je n'ai pas pu réunir de preuves pour démontrer qu'une rhinite pouvait d'emblée prendre un caractère atrophiant.

Dans le chapitre XVI, je traiterai en détail de la relation qui existe entre l'atrophie des cornets et l'empyème.

CHAPITRE X

Synéchies.

Des 21 cas de synéchies que j'ai eu l'occasion d'observer dans ces dernières années, 3 étaient d'origine traumatique, 17 d'origine inflammatoire (non traumatiques) dont 6 syphilitiques : *un seul cas* était dû à la soudure *congénitale* de l'ethmoïde à la cloison.

La synéchie se trouve dans un cas entre le cornet inférieur et le plancher ; dans un autre, entre le cornet inférieur et la cloison ; dans tous les autres cas, enfin, on voyait une soudure large entre les cornets ethmoïdaux et la cloison. Pour comprendre les synéchies en nappes, il est nécessaire de rappeler en détails l'anatomie des cornets ethmoïdaux. Nous voyons que ces cornets sont sujets à des variations multiples.

Le cornet ethmoïdal inférieur forme une lame osseuse convexe concave, légèrement enroulée, dont la concavité (sinus) est située latéralement et la convexité vers la ligne médiane. Dans le sinus du cornet on trouve assez fréquemment la bulle ethmoïdale.

Le cornet moyen peut être transformé en une grosse vésicule osseuse (Pl. IV, fig. 9) qui occupe la moitié antérieure de la fente nasale.

Enfin, il existe très souvent sur la paroi nasale du labyrinthe ethmoïdal des protubérances hémisphériques plus ou moins nettement limitées, *creuses* et à parois minces (Pl. XLVIII, fig. 5). Ces protubérances sont en communication avec les cellules ethmoïdales voisines et les méats. De telles protubérances hémisphériques ne se développent pas sur des points quelconques ; elles sont habituellement situées dans des portions spéciales de la face nasale de l'ethmoïde :

a) sur l'agger nasi ;

b) en avant, sur la plaque large d'où partent les deux cornets ethmoïdaux ;

c) sur le cornet nasal supérieur.

Le volume des saillies indiquées est variable. Je désignerai la saillie de l'agger nasi sous le nom de *tuberculum naso-turbinale ;* celle du cornet moyen, sous celui de *tuberculum ethmoidale* antérieur ; celle du cornet supérieur, sous celui de *tuberculum ethmoidale* postérieur. Le tuberculum du cornet moyen se trouve au pourtour de l'extrémité antérieure de la fissure ethmoïdale inférieure et sa cavité constitue une partie du sinus du cornet. Le tubercule postérieur siège sur le cornet supérieur, juste au dessus de la fissure ethmoïdale supérieure ; il occupe souvent tout le cornet, et sa lumière communique par un orifice ethmoïdal propre avec la fissure ethmoïdale inférieure. Le tuberculum naso-turbinale n'offre pas un intérêt pratique, car, d'habitude, il est petit et trop éloigné de la cloison pour pouvoir être soudé à cette dernière, mais les deux autres saillies ethmoïdales, qui se trouvent même généralement réunies sur le même sujet, sont volumineuses ; elles se rapprochent de la cloison et sont assez souvent d'emblée en contact avec elle. En examinant l'ethmoïde de l'embryon et de l'enfant, on remarque nettement que les protubérances décrites représentent des formations typiques. Sur la surface des cornets de l'ethmoïde de l'embryon qui, normalement, est pourvu de trois cornets, on trouve trois saillies en forme de bouton (Pl. XLVIII, fig. 6) : la première, sur l'operculum ; la deuxième, sur l'extrémité antérieure du cornet moyen ; la troisième, sur l'extrémité antérieure du cornet supérieur. Ces bourrelets représentent l'ébauche des cavités de l'ethmoïde. La cavité située au niveau de l'operculum du *cornet moyen* se confond plus tard avec le sinus du cornet, ainsi qu'avec une cellule ethmoïdale, et la fissure ethmoïdale inférieure contient un orifice ethmoïdal pour chacune des lumières des deux autres bourrelets. Le tuberculum anticum possède, en outre, ainsi que le sinus du cornet moyen, une communication avec le méat moyen. Les tubercules embryonnaires ne se transforment pas toujours en une grosse vésicule ; ils s'aplatissent souvent plus tard, ou même disparaissent complètement.

Les tubercules des cornets ont une certaine importance, parce qu'ils rétrécissent la fente olfactive. Un gonflement insignifiant de la muqueuse peut alors, lorsqu'ils existent, amener une obstruction de la fente olfactive. Lorsque les tubercules ont un volume considérable, cette fente, ainsi que nous l'avons déjà dit, est obstruée. On comprendra facilement que les synéchies en nappes aient leur siège de prédilection au niveau des tubercules des cornets. Pour cette raison, le cornet inférieur, l'opercule du cornet moyen et les extrémités postérieures des cornets, ainsi que le tuberculum naso-turbinale, ne se prêtent pas à la formation des synéchies, tandis que, comme va le démontrer la description des quelques cas suivants, on observe souvent des soudures des tubercules antérieur et postérieur avec la cloison.

Cas 1. Synéchie congénitale (Pl. XLIX, fig. 1). — *Fosse nasale gauche* normale. *A droite,* la face médiane des deux cornets ethmoïdaux est soudée avec la cloison dans presque toute son étendue ; fissure olfactive obstruée. En avant, seulement, sur un point circonscrit où la soudure ne s'est pas effectuée, se trouve une fente courte et étroite qui s'ouvre dans la fente nasale commune. La synéchie provient exclusivement d'une soudure des faces de la muqueuse située vis-à-vis.

Ethmoïde. Sur les deux côtés, le droit notamment, les cellules ethmoïdales antérieures sont développées d'une façon défectueuse. La bulle *ethmoïdale droite*, au contraire, se distingue par son *développement considérable*. Elle est effilée, en forme de cône, s'accole à la paroi latérale du cornet moyen, et les faces de la muqueuse qui se touchent sont soudées. Il est probable que la bulle volumineuse a pressé le cornet moyen contre la cloison, et a aussi donné naissance à la formation de la synéchie.

Sinus sphénoïdal. Le sinus sphénoïdal est bien développé à gauche, mais non à droite; de ce côté, il forme une niche du volume d'un haricot environ, qui communique avec le rudiment persistant de la fente olfactive. Le corps du sphénoïde, conséquemment, a des parois très épaisses et spongieuses, tandis qu'à gauche, où le sinus sphénoïdal s'est agrandi, par compensation, plus que normalement, la paroi est mince.

Si l'on examine de plus près le corps du sphénoïde, on voit que sa cavité est composée de deux étages, dont l'inférieur seul appartient au sinus sphénoïdal; le supérieur représente une partie du labyrinthe ethmoïdal gauche (cellules ethmoïdales postérieures). Cette dernière partie s'est creusée dans le corps du sphénoïde jusqu'au dessous de la selle turcique, et est allée vers le côté droit, dépassant la ligne médiane. Ce complexus de cellules ne communique pas avec le sinus sphénoïdal vrai.

Il s'agit donc, dans ce cas, d'une synéchie congénitale; l'état rudimentaire du sinus sphénoïdal droit parle en faveur de cette assertion, car sa coïncidence avec la synéchie ne doit probablement pas être accidentelle.

Sinus frontal et sinus maxillaire : Normaux.

Cas 2. Synéchie du cornet inférieur avec le plancher nasal (Pl. XLIX, fig. 2). — Dans ce cas, on trouve des deux côtés des altérations remarquables. Il existe aussi des polypes du nez qui, à droite, vont jusqu'à la lame criblée.

Fosse nasale droite. Muqueuse nasale hypertrophiée dans sa totalité; *cornet inférieur* un peu raccourci, aminci, aplati, par conséquent atrophié. Dans la moitié antérieure, le revêtement muqueux est lisse ; dans la moitié postérieure, il est pourvu de saillies verruqueuses. Sur l'extrémité postérieure, la muqueuse surplombe l'os du cornet, sous forme d'un long polype framboisé mobile.

Cornet moyen : Sa moitié antérieure est amincie, flexible et atrophiée, par suite de la présence d'un polype qui, en cet endroit, est sorti du méat moyen et qui a comprimé le cornet. La moitié postérieure du cornet, par contre, est épaissie. Sur le bord libre du cornet, pend un polype, mince, gélatineux, implanté par une large base. Le *cornet supérieur* est distendu en deux endroits et forme des vésicules osseuses hémisphériques, qui se sont atrophiées par suite de la pression exercée par la cloison. Sur ces distensions de l'ethmoïde, la muqueuse du cornet est soudée avec le revête-ment de la cloison.

La muqueuse, qui tapisse les *cellules ethmoïdales*, est épaissie et pourvue, par places, de *prolongements polypoïdes en forme de crêtes* qui font saillies dans les cavités cellulaires. Çà et là, elle est pourvue de kystes du volume d'un grain de millet à celui d'une lentille. On ne peut dire jusqu'à quel point l'affection de la muqueuse du labyrinthe a engendré l'ectasie des cellules osseuses types; tou-jours est-il que cette influence est possible.

Sur la paroi nasale externe, juste en avant du cornet moyen, se trouve un petit polype mince, gélatineux, implanté par une large base, qui va en avant jusqu'au dos du nez et qui, par sa partie pos-térieure, s'étend sur le cornet moyen lui-même. La muqueuse du cornet est gonflée en arrière du point d'implantation du polype et forme plusieurs (3) petits polypes gélatineux aplatis. Le revête-ment de la muqueuse de la paroi nasale externe, depuis le polype jusqu'à la lame criblée, est également bosselé et hypertrophié ; il en est de même de la muqueuse de la cloison en face du polype. Cette dernière hypertrophie a dû se produire par suite du contact de la cloison avec le polype.

L'apophyse unciforme est occupée par un polype en forme de crête de coq, qui a comprimé le cornet moyen (extrémité anté-rieure) et qui, dans sa moitié postérieure, fait saillie dans la char-pente du nez externe. La surface de cette tumeur est, en plusieurs endroits, pourvue de kystes. *Sur la bulle ethmoïdale* est également implanté un polype kystique qui a environ le volume d'un haricot. Entre les deux tumeurs, s'insinue dans l'hiatus semilunaris une saillie de la muqueuse (hypertrophie polypeuse), qui provient du revêtement muqueux de la paroi latérale du cornet moyen. Cette saillie a le volume d'un haricot et contient des kystes turgescents. Au point de contact des tumeurs, ces kystes représentent des kystes par rétention, développés à la suite de la compression mu-tuelle intime des deux surfaces de la muqueuse.

Sinus. Les muqueuses des cavités accessoires sont, ainsi que leurs couches osseuses sous-jacentes, auxquelles elles adhèrent, épaissies, et par places, recouvertes de kystes, ce qui prouve que l'inflammation de ces membranes a gagné les couches profondes périostiques.

Apophyse alvéolaire du maxillaire supérieur. Elle présente une atrophie sénile.

Fosse nasale gauche : Muqueuse nasale hypertrophiée. Cornet inférieur. La muqueuse, au niveau de l'extrémité antérieure du cornet, est épaissie et forme une tumeur lisse qui fait saillie dans la charpente du nez extérieur. La face convexe de la moitié postérieure du cornet est épaissie jusqu'à son extrémité postérieure; elle constitue une saillie très proéminente, verruqueuse, qui se détache nettement des parties voisines recouvertes de papilles basses. *Le bord libre du cornet, sur une longueur d'environ 1 centimètre est soudée (synéchie) avec le revêtement muqueux du plancher nasal.* On peut expliquer de diverses manières le fait que sur le cornet qui présente des hypertrophies papillaires, quelques points sont plus saillants que d'autres. Le plus simple est d'admettre que quelques-unes des parties ont plus proliféré que d'autres, mais il est aussi admissible que la muqueuse du cornet a primitivement été épaissie dans toute son étendue et qu'elle a subi, plus tard, un aplatissement partiel, grâce à l'apparition d'un processus atrophiant. D'après cette hypothèse, on ne peut pas dire que, si le malade avait vécu plus longtemps, la crête oblongue verruqueuse ne se serait pas aplatie. A l'extrémité postérieure du cornet pend une hypertrophie libre, recouverte à sa surface de nombreux prolongements verruqueux.

Cornet moyen : Sur son bord antérieur, on voit une hypertrophie polypeuse, du volume d'un haricot, qui a également envahi l'agger nasi. Au dessus d'elle, la muqueuse de la paroi externe et du cornet est tuméfiée; elle atteint la lame criblée.

Cornet supérieur : Sur son bord libre se trouve un petit et court polype gélatineux, implanté par une large base, qui a la forme d'une crête de coq.

Hiatus semilunaris : Du bord de l'apophyse unciforme pend un polype kystique assez épais à base allongée.

Sinus : Les muqueuses et les parois osseuses se comportent comme celles du côté opposé.

Apophyse alvéolaire : Elle présente une atrophie sénile.

La synéchie qui existe entre le bord libre du cornet inférieur et le plancher nasal s'est sans doute développée par suite d'une inflammation chronique, qui a également amené l'hypertrophie de la muqueuse. Dans ces cas, on voit assez souvent comment la muqueuse lisse ou villeuse du cornet inférieur se prolonge de façon à s'appliquer largement sur le plancher nasal. C'est ainsi qu'une synéchie peut se produire.

Cas 3. Synéchie entre le cornet inférieur et la cloison (Pl. XLIX, fig. 3). — Muqueuse atrophiée. Entre la face convexe du cornet inférieur de la cloison se trouve un pont court, épais, transversal.

Cas 4. Soudure entre le cornet moyen et la cloison. — La courte synéchie (3 millimètres de long) transversale a 5 millimètres de large, et est située entre la cloison et l'extrémité antérieure du cornet moyendroit. *Fosse nasale* très vaste. *Cornets nasaux* atro-phiés, notamment le cornet moyen, qui a tellement diminué en hauteur que l'infundibulum se trouve à découvert. La synéchie, dans ces cas, a pu facilement se produire, par suite de la déviation à droite de la cloison, et de la présence d'un éperon.

Cas 5, 6 et 7. Synéchie d'origine traumatique. — Ces cas ont été décrits en détails dans le chapitre II de la deuxième partie, et représentés Pl. XXXV, fig. 8, 9 et 10. Dans les trois cas, il s'agit de synéchies résultant de fractures de la cloison cartilagineuse. Dans le premier cas, la synéchie était située entre la cloison et la paroi nasale externe ; dans les deux autres, entre la cloison et le toit du nez.

Les cas de synéchies qui vont suivre ont leur siège dans la fente olfactive et toujours au même endroit.

Cas 8. Synéchie entre le tubercule postérieur et la cloison. — Cette synéchie a 1 centimètre de long sur 1 centimètre de large. La soudure des deux surfaces de la muqueuse s'étend jusqu'à la lame criblée.

Cas 9. Idem.

Cas 10 (Pl. XLIX, fig. 4). *Idem.* — Muqueuse des cornets hypertrophiée. Sur les extrémités postérieures des cornets, la muqueuse se prolonge en forme de tumeurs polypeuses lisses. Les extrémités postérieures du cornet moyen touchent la trompe.

Cas 11. Idem. — Muqueuse nasale hypertrophiée, notamment à l'extrémité postérieure du cornet inférieur, qui présente une tumeur papillaire. La surface convexe du cornet montre, en outre, une empreinte dirigée de bas en haut et d'avant en arrière, provo-quée par une large crête de la cloison. Cette crête était aussi en contact avec l'extrémité antérieure du cornet moyen, dont elle a entraîné l'atrophie. La *synéchie* a 7 millimètres de long, et s'étend en haut, jusqu'à la lame criblée.

Cas 12. *Idem.* — Muqueuse du cornet inférieur hypertrophiée. Petit polype sur l'apophyse unciforme et sur la bulle ethmoïdale. La synéchie a 1 centimètre de long et se dirige en haut, jusqu'à la lame criblée.

Cas 13. *Idem.* — Polype au niveau de l'apophyse unciforme. Reste de la muqueuse normal. Synéchie plus petite que dans le cas précédent.

Cas 14. *Idem.* — Cornet inférieur atrophié, réduit à une crête courte et mince; cornet moyen, par contre anormalement volumineux; son revêtement muqueux porte sur son bord libre une hypertrophie polypeuse. La muqueuse nasale présente dans toute son étendue du pigment hématique, soit diffus, soit sous forme de taches. Synéchie longue de 2 centimètres, allant en haut jusquà la lame criblée. A l'angle postérieur de la synéchie se trouve un kyste de la muqueuse.

Cas 15. *Synéchie au niveau du tuberculum anticum.*— Muqueuse atrophiée, à l'exception du revêtement de l'apophyse unciforme, où siège un polype glandulaire épais et charnu. La synéchie se trouve immédiatement en arrière de l'agger nasi et n'a que 3 millimètres de long, 2 millimètres de haut. Le tuberculum est petit, la cloison est déviée.

Cas 16. *Synéchie sur les deux bourrelets des cornets.* — Muqueuse nasale hypertrophiée. Papillome sur les extrémités postérieures des cornets inférieur et moyen. Tubercule antérieur et postérieur très développés. Synéchie de 1 cent. 1/2 de long, qui va en haut, tout près de la lame criblée.

Cas 17. *Syphilis.* -- Synéchie entre la cloison et le cornet supérieur dans la fente olfactive.

Cas 18. *Syphilis.* — Synéchie entre la cloison et le cornet moyen, correspondant au point où, d'habitude, se trouve le tubercule antérieur.

Cas 19. *Syphilis.* — Synéchie entre la cloison et le cornet nasal moyen, au niveau de l'agger nasi.

Cas 20. *Syphilis.* — Synéchie entre les deux cornets ethmoïdaux et la cloison. La soudure est tellement étendue, qu'à l'exception d'un petit point sur les extrémités postérieures des cornets, la fente olfactive est complètement obstruée.

Cas 21. *Syphilis.* — Synéchie en forme de corde, entre le bord du cornet moyen et la cloison. Une deuxième synéchie se rencontre plus haut, entre la cloison et l'emplacement du tubercule postérieur.

Cas 22. *Syphilis.* — Synéchie large, en forme de corde, dans le vestibule du nez, entre la cloison et la paroi nasale externe, juste au niveau du cornet inférieur.

Les cas relatifs à la syphilis sont décrits en détails dans le chapitre qui traite de la syphilis des fosses nasales.

Examen microscopique. La soudure désignée sous le nom de synéchie typique, n'est pas complète dans tous les cas. Il arrive que des fentes et des soudures se montrent alternativement (voir Pl. XLIX, fig. 5 et 6). On voit dans la largeur, des ponts de tissu à développement variable, qui vont d'une surface de la muqueuse à l'autre. La couche muqueuse sous-épithéliale a perdu sa structure à fibres fines, et du tissu lamineux ondulé va jusqu'à l'ancienne surface de la membrane, surtout visible sur les points de la préparation où il existe encore des restes de la fente olfactive. *Glandes* absentes.

Si nous résumons les faits les plus saillants des descriptions que nous venons de donner, nous trouvons que la plupart des synéchies (15 sur 22) occupent la fente olfactive. Ce fait s'explique par l'étroitesse de la fissure ethmoïdale. Les surfaces de la muqueuse des cornets ethmoïdaux et de la cloison sont ici tout près l'une de l'autre, et s'accolent par suite du gonflement, notamment lorsque les tubercules font saillie dans la fente.

Les gonflements inflammatoires de la membrane de Schneider sont des causes occasionnelles des soudures. C'est pour cela que nous observons aussi souvent, à côté de synéchies typiques, l'hypertrophie de la muqueuse, les polypes, la syphilis ou les traumatismes.

Pour compléter cette étude, je renvoie encore au cas 2 du paragraphe des *Polypes kystiques*, qui prouve que les tumeurs aussi peuvent donner lieu à des soudures avec les portions de la paroi nasale externe.

CHAPITRE XI.

Syphilis.

Les processus syphilitiques des fosses nasales, en temps que lésions anatomiques, n'ont jamais été traitées systématiquement. Les recherches détaillées de Schuster et Sänger (1) ont bien fait avancer la connaissance de cette affection, mais, même dans leur travail, il n'y a pas d'étude d'ensemble. D'après les résultats que Sänger a obtenus dans sa première série d'observations, on voit :

1° Une infiltration syphilitique simple de la muqueuse non hypertrophiée, à différents degrés ;

2° Une infiltration syphilitique simple de la muqueuse hypertrophiée et hypertrophiante ;

3° Une infiltration syphilitique plus avancée, qui sert de transition entre cette dernière forme et le syphilome vrai ;

4° Le syphilome de la muqueuse, en temps que néoplasme syphilitique, constituant une tumeur intramuqueuse, avec disparition complète de la structure ancienne de la muqueuse ;

5° Une nécrose osseuse exfoliante consécutive à un processus purulent ;

6° Une ostéite raréfiante et plastique.

Pour ce qui est des relations entre l'affection de la muqueuse et l'os, Sänger n'admet pas que l'affection de l'os et du cartilage soit toujours consécutive à celle de la muqueuse. Il croit, au contraire, que le degré d'infiltration de la muqueuse nasale est toujours conforme à son intensité et à son pouvoir de prolifération et que, par conséquent, les os ne peuvent jamais être menacés par l'infection de la muqueuse. Cet auteur démontre que les os des fosses nasales peuvent être atteints indépendamment de la muqueuse, ce qui ne veut pas dire qu'il n'existe pas une affection osseuse secondaire, due à l'ulcération progressive de la muqueuse ; mais l'ulcération n'est pas la cause unique. Sänger émet à ce sujet les idées suivantes :

(1) *Beitr. z. Path. u. Ther d. Nasensyphilis.* Viertelj. f. Dermat. u. Syph. 1877 et 1878.

1° L'infiltration de la muqueuse et la lésion du périoste apparaissent simultanément et indépendamment l'une de l'autre ;

2° L'infiltration de la muqueuse et la lésion du périoste apparaissent l'une après l'autre et sont indépendantes entre elles ;

3° L'ulcération de la muqueuse (sa transformation en un syphilome) se propage au périoste et à l'os, avant que ce dernier soit affecté séparément. Ces derniers s'enflamment secondairement ou s'exfolient en totalité ;

4° L'inflammation du périoste avec ostéite et carie consécutive est primitive, et l'infiltration de la muqueuse sous toutes ses formes est secondaire.

Il existe aussi des combinaisons de ces quatre catégories. Dans un second travail, SANGER (1) signale la combinaison de la syphilis avec une rhinite chronique antérieure et la confusion possible entre le syphilome et une tumeur polypoïde ancienne non spécifique.

Contrairement à SANGER, STÖRK (2) rapporte la dénudation de l'os dans la syphilis, non à une ostéite ni à une périostite, mais à une disparition de la muqueuse consécutive à l'ulcération.

SANGER donne le tableau suivant de l'aspect que revêt au microscope la muqueuse nasale syphilitique. La muqueuse contient des cellules rondes en quantité considérable, qui vont en haut à l'épithélium superficiel et qui, par places, s'insinuent aussi entre les épithéliums. L'infiltration entoure les vaisseaux, traverse ses tuniques, de sorte que leurs lumières ne sont bordées que de cellules rondes ; mais les tuniques interne et externe peuvent être épaissies jusqu'à obstruction complète des lumières. L'infiltration des cellules rondes s'insinue aussi entre les acini des glandes et étouffe même les cellules glandulaires.

La tunique adventice des petits vaisseaux, les conduits excréteurs des glandes, ainsi que les couches situées immédiatement au dessous de l'épithélium sont le plus fortement atteintes par l'infiltration. La prolifération syphilitique devient le syphilome vrai et alors, dans ces cas, les glandes et l'épithélium manquent complètement.

Passant maintenant à mes propres recherches, je dirai tout d'abord que ma description n'a pour but que de fournir une série

(1) *Path. anatom. Studien über Nasensyphilis.* Ibid. 1878.
(2) *Handb. d. allg. spec. Chir.* Bd. III. Abth., 1.

d'images anatomiques telle qu'on n'en a pas encore données, je crois, avec autant de clarté. L'avantage de mes recherches consiste aussi en ce que je puis exactement signaler le point d'où proviennent les portions de la muqueuse qui ont servi à l'examen microscopique.

Cas 1. — Syphilis avec hypertrophie de la muqueuse nasale.

(Pl. L, fig. 1.)

Nez extérieur enfoncé de la façon spéciale à la syphilis, peu saillant au dessus du dos du nez plat et de la lèvre supérieure. *Apophyse alvéolaire* atrophiée, très défectueuse au niveau des incisives et des canines : la fosse nasale est donc largement en communication avec la cavité buccale. *Cloison* absente, à l'exception d'un fragment étroit, au niveau des choanes, et d'un autre situé en face du cornet supérieur. Ce dernier ne contient pas d'os. *Ailes du nez renflées* et considérablement épaissies, faisant saillie, sous forme d'une tumeur bombée, vers la fosse nasale. Cette tumeur est composée principalement d'un bloc de graisse intercalé entre les couches de l'aile du nez. *Muqueuse nasale* hypertrophiée en totalité. *Cornet inférieur* atrophié des deux côtés, à son extrémité inférieure, notamment sur le côté droit, où on ne voit aucune saillie du cornet. *Cornet moyen* atrophié dans sa moitié antérieure, épaissi et hypertrophié dans sa partie postérieure. L'*hiatus semilunaris* est mis à découvert par suite de l'atrophie du cornet moyen : les bords (apophyse unciforme et bulle ethmoïdale) sont pourvus de proliférations polypeuses épaisses, qui obstruent la fente. A gauche, il existe une libre communication entre la fosse nasale et l'antre, car la fontanelle postérieure possède un orifice maxillaire accessoire. *Muqueuse de l'antre* épaissie, fortement renflée et pourvue de prolongements muqueux et lobulés, et intimement soudée à la paroi osseuse. *Muqueuse des autres cavités accessoires* normale. Dans le sinus frontal seul, le revêtement de quelques crêtes saillantes est épaissi.

Nous trouvons donc dans ces cas des points hypertrophiés et atrophiés les uns à côté des autres. L'atrophie des cornets ne doit guère être la conséquence d'une nécrose osseuse, car nulle part on ne voit de tissu cicatriciel. Il semble plutôt que l'atrophie est apparue comme dans la rhinite atrophiante.

Examen microscopique. Muqueuse nasale : épithélium de surface

tombé. *Surface de la muqueuse* bosselée. *Couche sous-épithéliale*
épaissie. Les mailles du tissu sont dilatées et, ainsi que les glandes,
fortement infiltrées de cellules rondes. *Vaisseaux* très dilatés,
notamment les points caverneux. Leurs parois contiennent des
cellules rondes. Les préparations d'*hypertrophies polypeuses*
donnent des images semblables. Leurs glandes montrent seulement une dégénérescence kystique. *Muqueuse du sinus maxillaire*
épaissie, renflée, intimement soudée aux couches osseuses sous-
jacentes. La couche sous-épithéliale est augmentée d'épaisseur ;
elle semble, par suite de l'intercalation considérable de cellules
rondes, transformée en un véritable tissu de granulation. La surface de la muqueuse est papillaire et ressemble absolument à celle
des papillomes du nez. Les prolongements papilliformes sont longs
et les cellules rondes du stroma du tissu se prolongent dans ce
dernier. Les couches profondes de la muqueuse sont également
épaissies, et contiennent, quoique moins abondamment, des
cellules rondes. *Glandes* kystiques par places; *vaisseaux* très dilatés.
La muqueuse de l'antre ressemble dans ces cas complètement à
celle qui est atteinte d'inflammation suppurative ordinaire.

Cas 2. — Syphilis avec perforation du cornet.
(Pl. L, fig. 2.)

Nez extérieur enfoncé à la façon habituelle ; dos du nez aplati.
Entre le nez et l'ouverture pyriforme existe une rainure circulaire
profonde. *Cloison défectueuse :* il ne reste que la partie la plus
postérieure, située au dessous du sphénoïde, qui, de plus, est
divisé par un gros trou en deux crêtes étroites. La crête postérieure située sur les choanes se compose exclusivement de
muqueuse. La portion de la cloison qui se trouve dans la projection du cornet supérieur et des extrémités postérieures des cornets
moyens est conservée et soudée au cornet moyen. Sur le bord de
la cloison défectueuse, ainsi que dans la portion supérieure de la
fente nasale, il y avait une masse grumeleuse. *Muqueuse nasale*
hypertrophiée, tuméfiée, notamment sur le plancher du nez. Sur la
paroi externe du méat inférieur gauche et sur un point circonscrit,
la muqueuse est remplacée par une cicatrice rayonnante.

Cornet inférieur : Son revêtement est épaissi des deux côtés,
notamment sur son extrémité postérieure. Chaque cornet est, de
plus, perforé ; la perforation siège dans la moitié antérieure du
cornet, et, à droite, elle a 1 centimètre de long ; à gauche, il y a

deux lacunes à côté l'une de l'autre. Les bords des orifices possèdent des téguments.

Cornet moyen : Raccourci en avant, notablement aminci ; sa muqueuse est hypertrophiée à droite, et recouverte par de nombreux orifices glandulaires dilatés ; à gauche, elle est lisse, mince et atrophiée.

Hiatus semilunaris : Libre à gauche ; à droite encore couvert et pourvu d'une prolifération polypeuse sur la bulle.

Sinus maxillaire : A droite, il contient une grosse tumeur osseuse (voir cas 12 du Chapitre XVI, et Pl. LV, fig. 2). Muqueuse épaissie et recouverte de petits kystes. Sinus maxillaire gauche comblé par une tumeur implantée, à l'aide d'une large base, sur la paroi nasale externe et sur le plancher. Cette tumeur contient un kyste environ du volume d'une noisette. La coupole de la tumeur kystique, qui apparemment est un produit inflammatoire, est soudée au bord de l'orifice maxillaire.

Apophyse alvéolaire : Présente une atrophie sénile ; la calotte cranienne est épaissie.

Cas 3. — **Syphilis avec atrophie du cornet**.

Nez extérieur : Enfoncé d'une façon typique.

Os propre du nez : Raccourcis et épaissis.

Muqueuse nasale : Mince et atrophiée.

Cornet inférieur : Raccourci et aminci. Une cicatrice blanche, tendineuse, va de son extrémité antérieure vers la proéminence du nez affaissé.

Cornet moyen : Tellement rapetissé, que l'hiatus semilunaris est mis à découvert. Muqueuse grêle. Correspondant à l'agger nasi, la muqueuse du cornet est soudée à celle de la cloison. La synéchie contient un petit kyste par rétention, du volume d'une petite lentille.

Muqueuse des sinus : Présente un aspect normal. A l'exception du point cicatriciel du revêtement du méat inférieur, la muqueuse nasale n'offre nulle part des signes d'un processus ulcéreux ancien.

Examen microscopique : Cet examen donne des images analogues à celles qu'on rencontre dans les atrophies essentielles considérables. Partout on est frappé par la dégénérescence fibreuse de la muqueuse.

Cas 4. — **Syphilis avec défectuosité presque complète des organes internes des fosses nasales.**

(Pl. L, fig. 3.)

Nez extérieur : Profondément enfoncé dans la fosse nasale.

Cloison : Défectueuse, à l'exception d'une portion étroite, au niveau des choanes.

Côté droit : Cornets inférieur et moyen absents. Les autres cornets ethmoïdaux existent encore sous forme de crêtes étroites. La crête, qui, dans le dessin, est figurée en blanc, au dessous de la fissure ethmoïdale inférieure, représente la bulle ethmoïdale.

Hiatus semilunaris : Il fait défaut par suite d'une soudure. Le revêtement de la cavité nasale très spacieuse est, en quelques endroits, épaissi, renflé, gorgé de sucs, mou, friable. En d'autres endroits, il est mince, tendineux, d'aspect cicatriciel. Les fragments osseux de la charpente, qui siègent au-dessous des parties renflées, sont rugueux et disjoints.

Muqueuse des sinus : Elle est épaissie; l'apophyse alvéolaire est en grande partie atrophiée.

Côté gauche : Cornet inférieur réduit à une crête courte, tendineuse, qui se termine des deux côtés en une cicatrice rayonnante. Muqueuse du méat inférieur fortement épaissie, inégale, bosselée, très molle.

Région de l'hiatus : Complètement mise à découvert par suite de l'atrophie du cornet moyen; muqueuse mince et lisse, à l'exception des deux points cicatriciels; il n'existe nulle part de traces d'ulcération.

Sinus maxillaire : En communication normale avec la cavité nasale. La muqueuse est mince et recouverte de nombreux petits kystes.

Sinus sphénoïdal : Sa paroi est épaissie, bosselée et intimement soudée au revêtement mince de la muqueuse.

Examen microscopique : Un fragment de la portion tuméfiée et bosselée et un autre des portions cicatricielles de la muqueuse nasale ont été choisis pour l'examen. J'ai examiné aussi un fragment de muqueuse de l'antre droit. Les portions épaisses, molles, tuméfiées, de la muqueuse nasale, sont composées partout de tissu de granulation. Les points cicatriciels sont constitués par du tissu fibreux; les mailles du stroma sont dilatées et surtout dans la couche sous-épithéliale, fortement infiltrée de cellules rondes, de telle sorte qu'on n'aperçoit le stroma que sur les points où les cellules sont tombées pendant la préparation.

Muqueuse de l'antre : Elle a vingt fois à peu près son épaisseur normale; les lacunes du stroma sont dilatées; les cordons fibreux déchirés en plusieurs endroits; les cellules rondes ne se trouvent plus qu'à la périphérie des petites veines. Dans les couches profondes, la trame est plus épaisse et on voit, par places, du pigment hématique.

Cas 5. — Syphilis avec atrophie des cornets et synéchie.

Nez extérieur : Enfoncé à la façon habituelle; les parties alaires font saillie dans la fosse nasale sous forme de tumeurs. Os propres du nez raccourcis et épaissis. *Cloison* défecteuse dans sa portion antéro-inférieure.

Muqueuse nasale atrophiée et présentant, par places, un tissu cicatriciel typique.

Cornet inférieur : Des deux côtés court et étroit; os du cornet épais et résistant. Les extrémités antérieure et postérieure du cornet sont transformées en tissu cicatriciel rayonné et dense, qui se prolonge vers le plancher du nez et en avant vers les saillies en forme de tumeurs des ailes du nez.

Cornet moyen : Fortement atrophié des deux côtés; c'est pour cela que l'hiatus semilunaris n'est plus couvert. Synéchie en avant, entre la face convexe du canal et de la cloison. La cloison osseuse est épaissie au point qui correspond à la synéchie de la muqueuse. La *muqueuse des sinus* est mince et grêle.

Cas 6. — Syphilis avec atrophie des cornets inférieurs.

Dos du nez légèrement enfoncé; cela s'explique apparemment par la lacune qui siège seulement au niveau du cartilage de la cloison, semblable à l'ulcère perforant : son cadre antérieur forme encore un solide appui au dos du nez. Une défectuosité plus grande se remarque sur la partie choanale de la cloison. Il manque, en cet endroit, une zone de 2 à 3 centimètres. Nous avons donc, en avant, une forte perforation; en arrière, une grande défectuosité; tandis que la portion moyenne de la cloison est restée intacte.

Muqueuse nasale : En partie épaissie, bosselée et très friable, notamment sur le plancher du nez où existent des infiltrations du volume d'un haricot; la muqueuse est en partie mince et cicatricielle.

Cornet inférieur : Il manque complètement à gauche; à droite, il forme une crête cicatricielle, étroite, longue, lisse et luisante, pourvue à ses extrémités de prolongements irradiés.

Cornet moyen : Bien plus étroit, mais non raccourci; son aspect est normal, sauf son extrémité postérieure qui porte un petit papillome.

Muqueuse du sinus maxillaire : Mince, dense, solidement soudée à la paroi inégale du maxillaire; elle est couverte, par places, de saillies épineuses.

Examen microscopique : Les infiltrations épaisses, lâches du plancher sont formées de tissu de granulation; les parties cicatricielles sont constituées par du tissu lamineux épais.

Cas 7. — **Syphilis avec atrophie des cornets, et soudure double entre l'ethmoïde et la cloison.**

(Pl. L, fig. 4.)

Nez extérieur : Enfoncé. Dos du nez *osseux* raccourci et épaissi.

Cloison : Sa moitié antérieure manque complètement; un liseré étroit cartilagineux, qui a persisté sur le dos du nez, présente une dégénérescence cicatricielle; il est retracté et a dû contribuer à l'enfoncement du nez.

Muqueuse nasale : Présente par places un aspect normal; sur certains points, elle est épaissie, et sur d'autres, enfin, elle est remplacée par du tissu cicatriciel. On ne peut rien dire sur l'état de *la muqueuse de la fente olfactive, car la muqueuse de la cloison est largement soudée à la face nasale du labyrinthe ethmoïdal, excepté les extrémités postérieures des cornets.*

A gauche : Le cornet inférieur manque complètement. Au niveau de son point d'insertion, on trouve plusieurs saillies de la muqueuse dirigées sagittalement par séries. L'orifice du canal est mis à nu et circonscrit par des bords épaissis et renflés. Le revêtement de la vaste fente nasale, qui va en haut jusqu'à la soudure, est constitué par un tissu cicatriciel dense, rayonné par places. Seule, la partie choanale fait exception; ici, la muqueuse est épaissie et hypertrophiée. L'extrémité postérieure du cornet moyen est atrophiée.

Muqueuse des sinus frontal et sphénoïdal normale; celle de l'antre est épaissie, solidement soudée à la couche osseuse sousjacente et pourvue à la surface de saillies renflées.

A droite (Pl. L, fig. 4) : La moitié droite se distingue de la moitié gauche, *en ce qu'une grande partie de la paroi nasale externe, y compris le cornet inférieur, la bulle ethmoïdale et l'apophyse unciforme, font défaut.* A leur place, se trouve une lacune qui présente à peu près la grandeur d'une pièce de deux francs et la fosse nasale est en large communication avec l'antre. En avant de la grande lacune, on voit l'orifice en forme de fente du canal nasal. Le revêtement muqueux de la cavité nasale et du sinus maxillaire est mince, blanc, luisant, semblable à une séreuse, composé partout de tissu cicatriciel qui, par places, est rayonnant.

Muqueuse des sinus frontal et sphénoïdal normale. Les cellules ethmoïdales s'ouvrent en partie dans la fissure ethmoïdale, en partie directement dans la fosse nasale, immédiatement au dessous de la soudure.

Examen microscopique : La muqueuse nasale et celle de l'antre présentent une dégénérescence fibreuse. On ne voit nulle part trace d'épithélium. Çà et là, on rencontre la tram. des glandes atrophiées.

Cas 8. — Syphilis avec lacune particulière de la cloison, et synéchie entre cette dernière et le cornet inférieur.

(Pl. LI, fig. 1).

Nez extérieur : Affaissé seulement à la pointe. La *cloison* n'est plus réunie au plancher, à l'exception de la partie qui correspond au vestibule du nez. Ainsi que le montre la figure, il manque la portion qui appartient au méat inférieur ; le bord devenu libre est soudé au cornet inférieur, sur une étendue de 1 cent. 1/2. La moitié supérieure de cette cloison (lame perpendiculaire de l'os ethmoïde) présente une perforation d'un volume un peu supérieur à une pièce de cinquante centimes. Les bords libres des perforations de la cloison sont recouverts.

Muqueuse nasale lisse, sans traces d'ulcérations ni de cicatrices.

Cornet inférieur très raccourci, aminci, atrophié. Il en est de même du cornet moyen qui, cependant, sur les bords de l'operculum, possède une hypertrophie polypeuse. Il existe aussi une hypertrophie épaissie, charnue, au niveau de l'apophyse unciforme, qui descend jusqu'au cornet inférieur.

Muqueuse des sinus renflée et intimement adhérente aux parois osseuses épaissies. La muqueuse la plus épaisse est celle du sinus maxillaire; l'épaississement est surtout dû à l'augmentation du tissu lamineux. Il existe une infiltration de cellules rondes.

Cas 9. — Syphilis avec synéchie.

Nez extérieur enfoncé; perforation de la *cloison cartilagineuse* immédiatement en arrière du bout du nez.

Muqueuse nasale bosselée.

Cornets atrophiés. On trouve une *synéchie* courte, épaisse, en forme de corde, tendue transversalement dans le vestibule du nez, entre la cloison et la paroi externe, un peu en avant du cornet inférieur.

Cas 10. — Syphilis probable. Grande lacune de la cloison. Synéchies.

Nez extérieur non enfoncé, parce que la cloison cartilagineuse est restée conservée. La lacune de la grandeur d'une pièce de deux francs et *à bords recouverts,* se trouve plus en arrière, dans la *cloison osseuse.*

Cornet inférieur mince, atrophié. Les cornets moyens ont un volume normal, et portent sur leurs bords épaissis des proliférations polypeuses.

Muqueuse nasale mince et sans cicatrices.

Synéchies cordiformes : Se trouvent sur un côté : *a)* entre la cloison et le bord antérieur du cornet moyen; *b)* entre la cloison et le cornet supérieur, sur le point désigné plus haut comme typique, dans le chapitre antérieur.

Résumé.

Le nez extérieur est enfoncé le plus souvent dans les cas de syphilis nasale que nous venons de décrire, et on peut prouver que cette difformité du nez cartilagineux survient à la suite de la perforation de la cloison cartilagineuse. Le seul cas dans lequel le nez extérieur n'a été modifié ni dans sa forme ni dans sa situation, possède une fosse nasale avec cloison cartilagineuse intacte.

Les défectuosités de la cloison sont très variables; la cloison peut manquer dans la portion antérieure, postérieure et inférieure, ou en presque totalité. Ce qu'il y a de caractéristique dans l'ulcération syphilitique et qui est important pour le diagnostic différentiel avec l'ulcère perforant de la cloison, c'est surtout la propagation de la perforation à la partie osseuse de la cloison. L'ulcère perforant, en effet, reste limité à la partie cartilagineuse. La *muqueuse nasale* montre un aspect variable selon l'état du processus syphilitique. Au début, elle se comportera comme dans la simple rhinite, car à côté d'une forte infiltration de cellules rondes, il survient une hypertrophie du tissu. Je partage l'opinion de Moldenhauer (1) qui dit que le plancher du nez est un siège de prédilection des infiltrations. Étant donné la fréquence des rhinites chroniques, on peut facilement confondre les proliférations d'origine syphilitique avec des proliférations polypeuses préexistantes; la rhinite syphilitique peut produire des proliférations semblables. Lorsque l'infiltration à petites cellules augmente, plus tard, la muqueuse offre un aspect irrégulier, qui se distingue notablement de celui d'une rhinite simple. Dans cette dernière, on trouve un gonflement uniforme de la muqueuse, tandis que dans la syphilis, les tuméfactions sont inégales. Les infiltrations muqueuses sont, de plus, très molles, friables, ce qui les distingue de celles du catarrhe chronique simple. Cette propriété semble être due à l'infiltration à petites cellules considérable, qui l'emporte sur le stroma fibrillaire. L'infiltration cellulaire envahit certainement, de très bonne heure la couche périostique. Cette dernière est atteinte presque en même temps, et il en résulte des altérations des couches osseuses sous-jacentes. Sa surface devient rugueuse, et sa structure, en totalité, se raréfie. Je suis donc d'avis que lorsque le processus de la muqueuse est tant soit peu intense, le périoste et le tissu osseux sont simultanément affectés. Je ne veux cependant pas dire que l'affection syphilitique ne puisse pas débuter par l'os. Lorsque l'affection cesse, il apparaît du *tissu cicatriciel* à la place de l'infiltration. Ce tissu cicatriciel se rencontre souvent à côté de points hypertrophiés : on voit la muqueuse amincie par îlots ; elle a perdu ses caractères de muqueuse, elle est blanche, dense, tendineuse et, comme dans le cas 7, elle peut, dans toute son étendue, être transformée en tissu cicatriciel. La formation de cicatrices dans le voisinage du nez cartilagineux, après les défectuosités de la cloison, contribue notablement à l'enfoncement et à l'aplatissement du nez extérieur, y compris le dos osseux. Moldenhauer dit que les os propres du nez forment une voûte qui, sur l'os frontal et sur le maxillaire, trouve des points d'appui si solides, qu'elle n'a pas

(1) *L. c.*

besoin du support de la cloison. Il ajoute que l'enfoncement du nez ne s'effectue que lorsque le tissu lamineux qui relie le nez cartilagineux aux os propres du nez, est également envahi par le processus inflammatoire.

A l'examen microscopique, on voit que la muqueuse cicatricielle est surtout formée de tissu lamineux; les éléments typiques ont complètement disparu. Je ne puis dire, d'après mes préparations, comment se comporte la dégénérescence cicatricielle vis-à-vis des ulcérations, car je n'ai pas vu de cas où les deux processus se soient rencontrés à des degrés divers de développement. Il est cependant probable que lorsque les cornets, la paroi latérale du nez avec l'ethmoïde manquent en grande partie ou totalement, et qu'à leur place se trouve du tissu fibreux, l'ulcération de la muqueuse et la nécrose ont fortement été en cause. On rencontre très fréquemment l'atrophie des cornets dans la syphilis nasale. Je viens de mentionner une forme de cette atrophie caractérisée par l'apparition du tissu cicatriciel. On rencontre encore une *seconde variété, dans laquelle on ne voit ni ulcérations ni résidu d'ulcérations. Les organes internes des fosses nasales se comportent comme dans l'atrophie essentielle des cornets, et je suis persuadé qu'il s'est agi, dans ce cas, d'une rhinite syphilitique, qui, primitivement, sans processus nécrosant, a conduit à l'atrophie des cornets.*

Les synéchies se rencontrent très souvent dans la syphilis nasale. Elles apparaissent surtout sur des points où des restes de la cloison sont venus en contact avec les cornets. Elles se distinguent de celles d'origine non syphilitique par leur grande étendue.

Sur les muqueuses des cavités accessoires, on observe des altérations semblables à celles de la muqueuse nasale.

CHAPITRE XII

Tuberculose.

Ainsi qu'il en résulte du travail de Hajek (1), il n'existe que peu d'observations de tuberculose des fosses nasales, 27 cas en tout;

(1) *Die Tuberculose der Nasenschleimhaut.* Internat. Klin. Rundschau. Wien, 1889.

ils démontrent que la tuberculose des fosses nasales apparaît sous forme d'ulcérations, de tubercules miliaires et de tumeurs de granulation de la muqueuse. Les tumeurs de granulation siègent d'habitude sur la cloison : elles envahissent facilement la profondeur et perforent assez souvent la cloison. Les nodules miliaires de la muqueuse, décrits pour la première fois par WEICHSELBAUM, sont constitués à la périphérie, de cellules lymphoïdes et d'un stroma interstitiel de tissu lamineux ; on a également trouvé des cellules géantes : les nodules étaient en partie caséifiés ; les ulcérations ont un bord fortement saillant, dont le stroma contient des petites cellules rondes en grande quantité. Les tumeurs de granulation sont souvent combinées aux ulcérations ; cela s'explique parce que les tumeurs de granulation deviennent plus tard des ulcérations. L'infiltration tuberculeuse diffuse, qui détruit la muqueuse sur une grande étendue, provient de l'apparition de groupes des nodules qui confluent et se ramollissent.

Je n'ai rencontré qu'*un* seul cas indubitable de tuberculose des fosses nasales. Il se rapportait à un jeune homme de dix-neuf ans, atteint de tuberculose généralisée. A l'autopsie, la fente olfactive du côté gauche était obstruée par une masse grumeleuse, caséiforme. Après son ablation, on vit, sur la cloison, une ulcération et une lésion, juste en face sur le cornet supérieur. L'ulcération de la cloison, un peu plus volumineuse qu'un haricot, siégeait sur la portion *osseuse*, tout près du toit du nez ; elle avait déjà occasionné une perforation. Sur le cornet, la muqueuse située en face de l'ulcération de la cloison était amincie ; quelques-uns des orifices glandulaires étaient dilatés et, entre eux, on voyait de petites défectuosités de la grosseur d'un grain de millet, à bords dentelés, qu'on pouvait considérer comme de petites ulcérations.

Nous devons faire remarquer ici que les ulcérations des fosses nasales sont rares en général. Les sujets de nos salles d'autopsie sont, pour la plus grande partie, morts de tuberculose ; néanmoins, je n'ai eu que deux cas d'ulcérations qui n'étaient pas dus à la syphilis. C'est le cas que nous venons de décrire, ainsi qu'un deuxième, dans lequel la charpente nasale était intacte et qui se trouve représenté (Pl. XLI, fig. 2). Il se rapporte à un homme qui, d'après l'indication du médecin traitant, était mort d'un mal de Bright.

CHAPITRE XIII

Rhinolithes [1].

J'ai observé dans ces dernières années deux cas de rhinolithes, dont le dernier surtout présentait un grand intérêt à cause de ses conséquences. Dans le premier cas, relatif à une femme, il s'agissait d'un noyau de cerise incrusté, enclavé dans le méat inférieur, entre le bord du cornet et le plancher. Il avait provoqué sur le cornet une dépression en forme de fossette, résultat de l'atrophie en ce point.

Dans le deuxième cas (Pl. LII, fig. 1 à 6), se rapportant à un homme de cinquante-deux ans, on trouvait un rhinolithe volumineux sans corps étranger. D'après E. Schmiegelow (2), l'absence de corps étranger paraît être la règle ; mais alors, ainsi que le pense Voltolini, le corps étranger a dû être remplacé par du mucus ou un coagulum sanguin.

A l'examen des fosses nasales par les choanes, on voyait un corps volumineux, de couleur jaune et mou comme de la pâte à sa surface, qui remplissait la moitié inférieure des deux fosses nasales et qui remontait, à droite, jusqu'au cornet moyen et, à gauche, jusqu'au cornet inférieur seulement. Au niveau de cette masse, la cloison présentait une lacune ovale, située immédiatement au-dessus du plancher nasal et qui allait du trou incisif jusqu'au voisinage du bord postérieur de la cloison. La lacune avait 40 millimètres de long et 15 millimètres dans sa plus grande largeur. Elle appartenait en partie à la portion cartilagineuse et en partie à la portion osseuse de la cloison. Le bord de l'orifice était recouvert d'une muqueuse renflée et verruqueuse. Dans l'orifice, on voyait une partie de la masse dont nous avons parlé, qui contenait le rhinolithe, d'une longueur de 50 millimètres et d'une largeur de 20 millimètres. Ce calcul nasal formait une concrétion irrégulière,

(1) Le travail de O. Chiari contient des indications bibliographiques. O. Chiari, *Rhinol. Casuistik*. Wien. Med. Wochenschr. 1885. N° 45-48. Dernièrement, Rohrer, Wien. Klin. Wochenschr. 1890, N° 2, a décrit un cas de Rhinolithe. Voir aussi A. Jurasz, *l. c.*

(2) *Ueber Nasensteine*, analysé dans le Med. Chir. Rundschau, 1885.

convexe-concave, épineuse à sa surface, dont un côté pourvu d'une rainure, contournait le bord supérieur de la lacune de la cloison, tandis que la face convexe touchait le plancher nasal, les cornets inférieurs et, à gauche aussi, le cornet moyen.

Après avoir enlevé le rhinolithe, la fosse nasale, notamment la fente respiratoire, apparaissait très vaste.

Par suite de la présence du rhinolithe, il existait des altérations de l'intérieur du nez, en partie de nature atrophique (atrophie par compression), en partie dues à un catarrhe chronique ancien.

Du *côté gauche*, on trouvait : *Cornet inférieur* très défectueux ; le point d'insertion faisait défaut et, à l'exception des deux extrémités, il manquait aussi la plus grande partie de cet organe. La portion moyenne n'était représentée que par une crête concave.

La muqueuse était fortement remplie et hypertrophiée à son extrémité antérieure, papillaire à son extrémité postérieure. La portion en forme de crête, ainsi que la surface inférieure des cornets, avait un aspect verruqueux et était pourvue de nombreuses tumeurs polypoïdes atteignant jusqu'à 1 centimètre de long, elle s'implantait par un mince pédicule. Il en existait 17 de ce côté.

La surface des proliférations était verruqueuse ou papillaire. A la loupe, on voyait sur les coupes colorées au carmin, une zone centrale moins colorée, entourée d'une couche corticale colorée d'une façon plus intense. Les préparations contenaient, de plus, de nombreuses coupes de vaisseaux.

A un grossissement plus fort, on voit : chute de l'épithélium ; par places seulement, les cellules de remplacement sont conservées. La portion centrale des prolongements est composée d'une trame fibreuse grêle, à grosses lacunes, dans laquelle, suivant l'axe longitudinal des tumeurs, on trouve de gros vaisseaux sanguins (artères et veines). On voit, en outre, dans cette zone, de nombreux corpuscules rouges extravasés.

La couche corticale des tumeurs correspond à la portion sous-épithéliale de la muqueuse ; elle est considérablement élargie et, à l'exception d'une mince zone superficielle, elle présente une riche infiltration de cellules rondes, de telle sorte qu'elles donnent l'impression d'un tissu de granulation. Les capillaires de cette région sont très nombreux, fortement dilatés et vont jusqu'à la surface.

Les glandes manquent complètement.

Nous avons donc affaire, dans ces prolongements, à des néoformations de tissu lamineux, qui se distinguent par leur richesse en vaisseaux et qui, ainsi que le prouve l'infiltration cellulaire, est de nature inflammatoire.

Sur le *plancher* et dans le *méat inférieur*, la muqueuse est épaissie, tuméfiée, excepté en un point situé immédiatement en avant de l'extrémité postérieure du cornet. Sur ce point, la muqueuse est bien mince, blanchâtre, atrophiée. Les portions renflées de la muqueuse portent des saillies polypeuses, lobulées, par places ressemblant à de petits champignons. La structure de ces saillies est la même que celle des longs prolongements papillaires du cornet.

Le gonflement de la muqueuse est tellement grand au pourtour de l'orifice du *canal nasal,* que cet orifice semble obstrué. La muqueuse du canal nasal, elle-même, est fortement épaissie et pourvue de nombreuses saillies verruqueuses et de quelques petites excroissances polypoïdes. Sur des coupes microscopiques du canal (Pl. LII, fig. 6), le stroma semble épaissi, relâché et si fortement infiltré de cellules rondes, ainsi que les glandes, que par places, le stroma est complètement dissimulé. Çà et là les masses de cellules rondes sont groupées en forme de follicules. La couche vasculaire du canal lacrymal, située au dessous de la muqueuse, est bien relâchée dans sa structure, mais elle ne contient pas de cellules rondes.

Le *cornet moyen* doit avoir été de tous temps volumineux, et dans le prolongement de la défectuosité du cornet inférieur, il a été creusé à la suite de l'atrophie par compression. Son revêtement muqueux présente une dégénérescence polypeuse, et est pourvu de nombreuses saillies verruqueuses. Dans le méat *moyen,* et au niveau de l'hiatus semilunaris, la muqueuse est hypertrophiée.

La muqueuse de *l'antre* est quelque peu épaissie, papillaire à la surface. Les glandes sont fortement infiltrées de cellules rondes, et présentent, par places, une dilatation kystique.

Dans la fosse nasale *droite* on trouve des altérations semblables, avec des variations insignifiantes. Le cornet *inférieur* forme une crête aiguë comme sur le côté opposé; la muqueuse est lisse au point comprimé et, dans les autres parties, elle est renflée et pourvue de petites excroissances polypeuses en grand nombre (20 environ), pédiculées le plus souvent. Sur le plancher et dans le méat inférieur, des points minces, lisses, transparents, d'aspect séreux, alternent avec des points hypertrophiés, sur lesquels existent des excroissances polypeuses qui peuvent atteindre une longueur de 1 centimètre.

Le cornet *moyen* est intact ; la muqueuse de *l'antre* est légèrement gonflée.

L'examen du calcul nasal, composé principalement de phosphate de chaux et de magnésie, ne montre pas de corps étranger à l'intérieur,

Ce cas présente un grand intérêt à plusieurs points de vue. Nous voyons d'abord une atrophie sur les endroits où le rhinolithe est resté appliqué constamment ou d'une façon transitoire par une large surface ou par quelques prolongements épineux. A cette catégorie de défectuosités, appartient l'atrophie des cornets, la lacune de la cloison et les points atrophiés d'aspect cicatriciel. Sur d'autres points, la muqueuse est hypertrophiée, et là où les prolongements épineux n'étaient pas étroitement appliqués à la muqueuse, on pouvait constater le développement d'excroissances polypeuses.

La muqueuse était donc dans un état de catarrhe chronique ayant envahi le canal nasal, où il a provoqué des altérations semblables à celle de la muqueuse nasale.

Cette description concorde avec celle que STÖRK (1) a donnée de la rhinolithiase. Cet auteur dit que quelques cas ne se traduisent par aucun symptôme, tandis que d'autres s'accompagnent d'inflammations dans le voisinage du calcul et de troubles notables, tels que douleur, gonflement du nez et souvent sécrétion fétide. Mon cas ressemble du reste quelque peu à celui que STÖRK a observé. Il existait une rhinorrhée fétide ; la cloison était déviée, la fosse nasale gauche, qui contenait un rhinolithe enclavé, était dilatée, et le cornet inférieur moyen de ce côté avait disparu, par suite de l'usure.

CHAPITRE XIV

Ostéoporose des cornets et de la cloison.

Je possède deux observations qui montrent que dans l'ostéoporose étendue du crâne et de la face, les os internes des fosses nasales participent au processus.

Cas 1. L'ostéoporose existe sur la voûte cranienne, puis sur la charpente du maxillaire et sur l'ethmoïde, du même côté (Pl. LIII,

(1) *L. c.*

fig. 1). A l'examen des fosses nasales, le cornet moyen tranche par son augmentation de volume en tous sens (épaississement) et par son aspect grossier. Il descend jusqu'à l'implantation du cornet inférieur, et fait saillie très loin vers le milieu de la fosse nasale ; il en résulte une déviation de la cloison vers le côté opposé. Nous avons donc affaire à un cas de déviation compensatrice de la cloison. Les cornets ethmoïdaux supérieur et moyen sont également hypérostosés, et font saillie dans la fosse nasale.

Du côté gauche, l'ethmoïde offre un aspect différent ; le cornet moyen est en effet atrophié, par suite de la compression de la cloison du côté dévié.

Cas 2 (Pl. LIII, fig. 2). — Dans ce cas, la moitié droite du crâne et de la face sont atteints d'ostéoporose. Le corps de l'os maxillaire droit est fortement épaissi sur le côté facial, et l'épaississement de l'apophyse maxillaire-frontale est voûté vers la fosse nasale (au niveau de l'implantation antérieure du cornet inférieur). Quant aux cornets eux-mêmes, ils sont normaux, mais la *lame perpendiculaire de l'os ethmoïde* est épaissie de la même façon que le maxillaire supérieur. Dans sa partie antérieure, la lame perpendiculaire est *transformée en une tumeur osseuse grossière, symétrique, fortement arrondie sur le côté*, qui rétrécit notablement la fente olfactive, et qui a provoqué l'atrophie par compression sur la partie antérieure de la cloison. Vomer tout à fait normal.

En tenant compte des tumeurs osseuses visibles à la surface de la tête, il n'eût pas été difficile, dans ces cas, de diagnostiquer les tumeurs des fosses nasales.

CHAPITRE XV.

Irruption des dents à l'intérieur des fosses nasales et tumeurs dentaires.

On a déjà remarqué plusieurs fois que les incisives qui se développaient au dessous du plancher du nez, poussaient dans les fosses nasales leur couronne en avant. Cette anomalie n'est possible qu'en supposant une rotation de 180° du germe dentaire ; l'émail, au lieu d'aller vers la gencive, se dirigerait vers la fosse nasale. La dent est alors située en sens inverse, et il s'ensuit que la couronne placée au niveau du plancher nasal, pénètre dans la fosse nasale. Salter, ainsi que j'ai pu le voir d'après les compilations de Sternberg (1) a observé un germe dentaire situé complètement en sens inverse, de telle sorte que la couronne était à la place de la racine, et vice versa. Il désigne cette anomalie sous le nom d'inversion. Des inversions semblables ont été constatées par cet auteur pour les incisives supérieures, et on pouvait voir les couronnes dans les narines par où on fut obligé d'extraire les dents. Un cas très intéressant de ce genre (anomalies des incisives médianes) est représenté (Pl. LIII, fig. 3 et 4).

On trouve sur la préparation une dent cheville, longue de 14 millimètres, complètement inversée, oblique entre la suture des deux os maxillaires, dont la couronne fait saillie dans la fosse nasale gauche. Cette dent ne représente pas une dent surnuméraire, mais l'incisive médiane rudimentaire du côté droit transposée. L'apophyse alvéolaire droite est raccourcie de la largeur de l'alvéole de l'incisive moyenne. L'incisive latérale est avancée vers la ligne médiane.

Sur la charpente maxillaire du même crâne, on voyait encore les anomalies suivantes : absence des os du nez, les apophyses frontales élargies bordent une fente étroite, qui est comblée dans sa portion supérieure par une apophyse du frontal et, dans sa portion inférieure, par la lame perpendiculaire.

Dans les mêmes conditions, on peut aussi trouver une canine dans les fosses nasales, par exemple dans les cas décrits dans le *Correspondenzblatt für Zahnärzte* (Bd., XII, Berlin, 1883). Il s'agit d'un homme qui depuis longtemps souffrait d'une obstruction des fosses nasales. A une distance de 2 centimètres 1/2 en arrière de l'orifice de la narine, on trouvait une canine mobile, qu'on put extraire facilement. S. Albini (2) a décrit et fait dessiner des canines absolument anormales comme siège; leur couronne était placée au niveau du bord infraorbitaire.

Il n'existe pas d'exemple, dans la littérature, d'irruption d'une prémolaire dans la fosse nasale. Le cas le plus anormal de ce genre est celui de J.-F. Meckel, décrit et dessiné dans le *Tabulae anat. path.*, fasc. iii, Pl. XVII, fig. 7. Il s'agit d'une prémolaire, à couronne dirigée vers l'orbite et à racine dirigée en bas.

(1) *Handbuch der Zahnheilkunde.* Édité par J. Scheff.
(2) *Acad. Annotat.* Leidae, 1754.

' En voici la description :

« In maxilla superiore dextra dens bicuspis omnino extra seriem positus et simul omnino inversus invenitur, ut corona sursum, radix deorsum spectet. Rarissimae hujus abnormitatis aliud exemplum Albinus (*Annot. acad.* Lib. 1, Cap. XIII, Pl. IV, fig. 1) delineavit, ubi caninus permanens uterque invertebatur. Initium ejusdem sistitur a TESMERO ubi bicuspidis inferioris sinistri, fere horizonti paralleli, in facie maxillae inferioris antica corona extrorsum protrudebatur. »

J'ai vu un cas de prémolaire dans la fosse nasale (Pl. LIII, fig. 5 et 6), dont voici la description : A l'autopsie d'une fosse nasale, je me heurtai, dans le méat inférieur, contre un corps dur, dont la surface était recouverte d'une masse poisseuse et qui, croisant le bord inférieur du cornet, allait tout près de la cloison. Tout autour on voyait une injection, une tuméfaction et, par places, une infiltration purulente. Je croyais avoir affaire à un rhinolithe et à un corps étranger. Ne pouvant ni mobiliser, ni extraire ce corps, je me mis à le nettoyer, chose que je ne réussis à faire qu'après de longs essais, et je vis alors apparaître une couronne dentaire ayant fait irruption obliquement à travers la paroi maxillaire.

Description : Fosse nasale gauche. Muqueuse relativement normale, à l'exception d'un gonflement assez considérable, au voisinage de la dent et sur le plancher, au-dessous de la dent. La muqueuse est amincie par suite de la compression exercée par la masse poisseuse.

La dent se trouve à 2 centimètres en arrière de l'ouverture pyriforme, dans le méat inférieur; elle a 25 millimètres de long, dont 11 millimètres situés dans la fosse nasale. La couronne a une longueur de 7 millimètres. La dent, une prémolaire, est placée de telle façon que le tubercule lingual est situé en haut et le tubercule buccal en bas vers le plancher, sans cependant le toucher. Il existe un intervalle de 3 millimètres environ, entre la base de la dent et le plancher nasal. La muqueuse de la paroi latérale du méat inférieur présente, pour la dent, un trou dont le bord est modérément appliqué sur la racine dentaire. L'os voisin de la dent est carié par suite d'une affection de la racine molaire.

Dans quel état sont les dents? Les dents du maxillaire inférieur sont présentes, à l'exception de la dent de sagesse ; elles sont rangées dans un ordre régulier, fortement usées par la mastication, de telle sorte que les dents à direction frontale présentent de larges

36

surfaces de mastication. Sur le maxillaire supérieur droit, il n'existe que les deux incisives, la canine et la première prémolaire ; les autres manquent. A leur place, l'apophyse alvéolaire est atrophiée et forme une crête large et épaisse. Les dents sont usées ; sur l'incisive médiane, le canal de la pulpe est même ouvert.

Dans le maxillaire supérieur gauche, on voit une grande irrégularité dans la position des dents.

a) Incisives : Les deux existent et sont saines ; elles sont usées jusqu'au bord de l'apophyse alvéolaire ; les canaux de la pulpe sont ouverts.

b) Canines : La canine n'est pas sortie ; elle se trouve obliquement située dans l'apophyse alvéolaire, de telle sorte que la pointe du tubercule de la couronne apparaît sur le palais, en arrière de l'incisive médiane, tandis que la pointe de la racine est placée latéralement dans la paroi maxillaire antérieure, environ à 8 millimètres au dessous du trou infraorbitaire (fig. 6).

c) Prémolaires : L'une d'elles manque ; je ne puis déterminer si c'est la première ou la deuxième, mais je crois que c'est la deuxième. La couronne de la première, comme nous l'avons dit, se trouve dans la fosse nasale avec une partie de sa racine. Une partie de cette racine, longue de 12 millimètres, se trouve située dans la paroi faciale du maxillaire, qu'elle voûte fortement. Sa direction est *oblique*, sa situation très élevée, presque jusqu'au niveau de la pointe de la molaire voisine (fig. 6).

Couronne intacte. La dent anormale occupe une position telle qu'elle est tournée de 90° vers la ligne médiane.

d) Molaires : La première est oblique et déviée de 45° ; elle est située dans l'apophyse alvéolaire, de telle sorte que la couronne est en avant, et la racine en arrière. La couronne est cariée. La deuxième molaire est complètement usée par la carie, sauf sa racine palatine. Troisième molaire petite et fortement usée.

Antre gauche : Rudimentaire ; il ne descend pas très bas, car les deux dents retenues l'ont empêché de descendre.

La croissance du sinus dépend du développement des dents. Lorsqu'une des dents qui, sur le crâne infantile est en relation avec le plancher du sinus, ne descend pas, la descente du sinus ne se produit pas non plus.

Je joins à ce cas rare d'inversion dentaire la description d'un odontome (Pl. LIII, fig. 7, 8, 9 et 10) qui, *selon toute apparence, a été provoqué par la rétention d'une canine, et qui a voûté la paroi nasale externe vers le méat inférieur* (1).

Il s'agit du crâne d'une personne âgée : dents intactes, dentition atypique, 7 dents à droite, 6 seulement à gauche. Des deux côtés, la troisième molaire est absente; elle ne s'est pas développée. A gauche, il manque de plus la canine qui, très probablement, n'est pas sortie. Du côté gauche, la première prémolaire, tournée en dehors, est située à côté de l'incisive. Entre la prémolaire et ses voisines, les interstices dentaires sont très larges. Cela s'explique à cause de la place laissée par l'absence de la canine.

Paroi maxillaire antérieure : Elle est profonde au niveau de la fosse canine, et voûtée à droite, car de ce côté se trouve l'odontome. La saillie en forme de tumeur va, dans sa hauteur, de l'apophyse alvéolaire (coupole des alvéoles) jusqu'au trou infraorbitaire, et, dans sa largeur, de l'incisive latérale jusqu'à la deuxième molaire, et on aurait pu la toucher à travers la joue.

Odontome : L'odontome qui constitue la tumeur maxillaire a une longueur de 27 millimètres, une largeur de 13 et une profondeur de 19 millimètres. La paroi faciale du maxillaire est défectueuse en cet endroit; il est permis de conclure à une défectuosité, vu l'état de la paroi nasale, qui était déhiscente et atrophiée, bien que la saillie nasale de l'odontome fut moins accentuée. Je ne puis donner des indications détaillées sur l'état de la paroi faciale du maxillaire par rapport à la tumeur, parce que je n'ai pu voir la chose que sur un cadavre déjà disséqué.

La forme de la tumeur est irrégulièrement quadrangulaire. Sa surface faciale est pourvue de dépressions et de saillies. Ces dernières représentent, sur quelques points, des épaississements arrondis, arqués et en forme de crêtes. La couleur est celle de la dentine ordinaire; elle n'est luisante et blanche qu'au point où la tumeur est couverte d'émail sous forme d'îlots ou de crêtes. Sur la surface faciale, on trouve trois îlots d'émail, dont le plus gros siège dans un enfoncement.

La face *inférieure* de la tumeur qui repose sur l'apophyse alvéolaire est tuméfiée; elle présente un amas d'émail volumineux, composé de plusieurs tubérosités, et, à une certaine distance, on voit un petit îlot d'émail, du volume d'un grain de millet. Un

(1) On trouve des indications détaillées sur les odontomes dans R. v. METNITZ. *Lehrbuch der Zahnheilkunde.* Wien., 1891. — Voir aussi SCHLENKER. *Handb. der Zahnheilk.* publié par J. SCHRFF, page 531.

prolongement de cette surface, en forme de cheville (fig. 8), se trouve logé dans une fossette assez profonde de l'apophyse alvéolaire.

La surface *supérieure* de la tumeur qui regarde le sinus maxillaire, possède un enfoncement bien marqué, cratériforme, dont le bord renflé est recouvert d'une couche d'émail (fig. 8).

En arrière, l'odontome est arrondi et ne possède pas une surface large.

Latéralement, la tumeur s'effile, et sur la ligne *médiane*, elle offre à nouveau une surface large, renflée, qui porte en un point une couche d'émail.

Rapports de l'odontome avec les cavités voisines. — L'odontome se trouve dans une cavité du corps du maxillaire, dont le volume est prortionnel à la tumeur. Son axe longitudinal est situé dans le sens frontal. Après avoir enlevé l'ondontome du maxillaire, on voit dans ce dernier une cavité profonde, qui, en dedans, va à la paroi externe du nez; en haut, elle s'étend jusqu'au sinus maxillaire, en bas, jusqu'à l'apophyse alvéolaire, et en dehors, jusqu'à l'apophyse zygomatique. L'odontome affecte certains rapports avec les *cavités nasale* et *maxillaire*. La portion interne de la tumeur borde la partie de la paroi *nasale externe* qui correspond au méat inférieur. Cette partie de la *paroi nasale* est voûtée du côté du méat et fait une saillie en forme de bourrelet, qui rétrécit ce méat. La paroi amincie est usée en un point limité, large de 1 centimètre environ. Au point usé, on voit une portion de l'odontome qui, lorsqu'il était intact, était appliqué à la muqueuse nasale. La partie supérieure de l'odontome se trouve immédiatement au niveau du plancher du sinus maxillaire mince et pourvu de déhiscences.

L'odontome est la cause du *développement* défectueux du sinus maxillaire qui n'a pu s'étendre en hauteur par suite de l'interposition d'une tumeur volumineuse. Au dessous du plancher de l'orbite que n'atteint pas l'odontome, le sinus a pu acquérir sa largeur normale. Cela est un nouvel exemple de la relation qui existe entre le volume de l'antre et l'état des parties voisines.

Examen microscopique de l'odontome. — Pour pratiquer l'examen microscopique, on a enlevé un fragment de la surface, qui a été aminci par frottement. La tumeur se compose de substance dentaire typique (Pl. LIII, fig. 9 et 10). A la surface, on trouve une couche de cément et par places, de l'émail, dans les couches profondes de la dentine, dont les canalicules ont un trajet ondulé. La couche de cément n'a pas partout une épaisseur égale. Sur les points particulièrement bien développés, elle est pourvue de nombreuses cellules osseuses, dont les prolongements sont longs et fortement ramifiés (Pl. LIII, fig. 10).

La partie superficielle de cément ne contient pas de corpuscules osseux.

CHAPITRE XVI

Kystes dentaires. Empyème du sinus maxillaire, hydropisie de l'antre d'Highmore.

Les processus pathologiques indiqués dans le titre, y compris l'hydropisie hypothétique de l'antre d'Highmore, présentent ce trait en commun ; la formation d'une tumeur au niveau du maxillaire supérieur, par suite de la distension de l'une ou de l'autre paroi du maxillaire. Il n'est pas toujours facile d'établir un diagnostic différentiel entre ces divers processus qu'on a souvent confondus entre eux. Cela s'explique, si l'on tient compte que la même paroi peut être distendue dans des affections diverses du maxillaire supérieur. Le manque de clarté dans le diagnostic différentiel a été le mieux mis en lumière par E. ALBERT, dans son *Traité de Chirurgie*, dont nous détachons le passage suivant :

« On désigne, dans la pratique, sous le nom d'hydropisie de l'antre d'Highmore, un état particulier qui ne mérite pas ce nom. On croit, communément, que l'orifice de l'antre s'obstrue grâce à un processus pathologique (polypes, etc.), et que la sécrétion, augmentant de plus en plus, remplit la cavité qu'elle distend ultérieurement. L'aspect clinique semble parler en faveur de cette opinion. On trouve, en effet, une voussure au niveau de la fosse canine. Si l'on introduit le doigt dans la cavité buccale antérieure, on s'aperçoit tout de suite que c'est la paroi antérieure du maxillaire supérieur qui est distendue, car immédiatement au dessus de l'apophyse alvéolaire, la paroi antérieure du sinus maxillaire forme une saillie arrondie, convexe en avant. Le doigt explorateur peut éprouver une sensation d'élasticité, et lorsqu'on exerce une courte pression, on a la sensation que donne une lame de parchemin (crépitation parcheminée). Les vieux chirurgiens ont signalé qu'en ouvrant la tumeur en ce point, il s'écoulait une grande quantité de mucus parfois mélangée à du pus. A cette opinion on a opposé des arguments importants. La théorie de l'obstruction a été battue en brèche et on a désigné sous le nom d'hydropisie, la dégénérescence kystique de la muqueuse de l'antre, dont les glandes muqueuses dégénèrent et se transforment, dans quelques cas rares, en gros kystes à parois minces qui, remplissant la cavité, la distendent et donnent lieu à l'aspect hydropique de l'antre d'Highmore. On peut considérer ce processus qui offre l'aspect extérieur d'une hydropisie de l'antre d'Highmore, comme une *formation de polypes kystiques*.

Dans d'autres cas, on observe ce qui suit : il se forme un *abcès chronique sous-périosté*, par suite d'une carie dentaire. Lorsque le périoste qui constitue la paroi antérieure de l'abcès, produit des lamelles osseuses, on a nettement la sensation d'une crépitation parcheminée, et lorsqu'on enlève la dent malade, il s'écoule du pus, ainsi que cela arrive dans la soi-disant hydropisie de l'antre. Il peut se présenter encore un troisième cas : lorsque les dents sont anormalement développées, soit qu'il existe une rétention d'une dent à sa place normale, soit qu'il y ait ectopie du germe dentaire, il peut survenir un *kyste dentaire* qui provient du saccule de l'émail de la dent anormale dans son développement. Ce kyste est situé dans une loge dentaire; il contient un liquide muqueux et atteint le volume d'une noix, parfois même celui d'une orange. Puisque de tels phénomènes se produisent surtout au niveau des canines et des prémolaires supérieures, et que l'os qui entoure le kyste forme autour de ce dernier une paroi mince, on peut de nouveau avoir sous les yeux l'aspect d'une hydropisie de l'antre d'Highmore. Quelques auteurs sont allés jusqu'à nier l'existence de l'hydropisie de l'antre. Ils ont déclaré que tous les cas étaient dus à un de ces trois états : polype kystique de l'antre, abcès sous-périosté, kyste dentaire. En effet, la question est à un point tel, que celui qui veut admettre l'existence de l'hydropisie de l'antre d'Highmore, doit encore prouver l'existence possible de cet état. Celle des autres états est démontrée. On pourrait cependant se rapporter aux cas où la sécrétion fait issue par le nez. On a, en effet, remarqué que l'aspect clinique de l'hydropisie de l'antre d'Highmore existait en même temps qu'une affection dentaire, une sécrétion muco-purulente s'éliminant par le nez, dans une certaine position de la tête. On ne peut pas conclure, toutefois, à une hydropisie, car, ainsi que le dit WERNHER, la rupture d'un kyste remplissant complètement la cavité de l'antre, peut donner lieu à un écoulement de son contenu par le nez. Dans quelques cas, on a remarqué que plus tard il s'était éliminé des fragments osseux, de telle sorte, qu'il est probable qu'une périostite des parois de l'antre a été alors l'origine de la maladie. Le diagnostic différentiel des cas précités est donc difficile. On peut conclure à une accumulation de liquide dans l'antre d'Highmore, dont nous ne voulons pas nier l'existence possible, ou à la rupture d'un kyste, lorsque la sécrétion muco-purulente s'écoule par le nez dans certaines positions de la tête. On peut diagnostiquer un kyste dentaire lorsqu'il manque une dent ou qu'on a affaire à une tumeur à forme plus nettement sphérique. Dans tous les cas, on précisera le diagnostic si, par l'ouverture de la cavité, on aperçoit une dent libre dans cette cavité ou dans la paroi ».

Passant à mes propres recherches, je parlerai d'abord des causes qui entraînent l'ectasie des parois du sinus et je trancherai la question de l'hydropisie de l'antre d'Highmore. L'ectasie du sinus maxillaire ne se rencontre point très souvent: c'est pour cela que je n'ai pu, dans la première partie de l'ouvrage, discuter que théoriquement la question de savoir laquelle des parois du sinus se distendait le plus facilement dans les ectasies du sinus maxillaire. J'ai résumé mes opinions par la phrase suivante : La paroi interne de l'antre d'Highmore est la plus faible du méat moyen. On doit admettre, par conséquent, que les ectasies de la fosse canine et de la paroi interne se produisent plus difficilement au niveau du méat inférieur, par suite des exsudations de l'antre d'Highmore, que celles de la portion supérieure de la paroi interne. Les expériences des médecins praticiens montrent, au contraire, que la paroi nasale du maxillaire ne se voûte pas aussi facilement que celle de la paroi faciale.

Les ectasies de la paroi de l'antre dans l'accumulation de liquides séreux échappent à la discussion, car il n'existe pas de véritable hydropisie de l'antre d'Highmore. Le contenu liquide de cette cavité est le plus souvent purulent, muqueux ou séro-muqueux, et résulte toujours d'un processus inflammatoire ou catarrhal. Les mentions nombreuses d'hydropisie de l'antre ont toutes trait à des cas mal interprétés et il reste à savoir quelles sont les affections du maxillaire supérieur qui ont pu prêter à la confusion. On pourrait tout d'abord penser à un *gonflement hydropique de la muqueuse du sinus maxillaire,* tel qu'on le rencontre souvent dans les affections inflammatoires ; puis à de *gros kystes dentaires.* Pour ce qui est de la première supposition, j'ai toujours remarqué que le gonflement considérable de la muqueuse de l'antre avec formation de grosses tumeurs d'aspect gélatineux, que l'on rencontre si souvent et qui donne au sinus l'aspect hydropique, n'occasionne jamais *l'ectasie du sinus.* Ces processus ne peuvent donc pas prêter à la confusion, car l'hydropisie de l'antre doit toujours, comme on le dit expressément, occasionner une distension de la paroi antérieure du maxillaire. De plus, le gonflement catarrhal de la muqueuse de l'antre n'est, du reste, pas étudié au point de vue clinique. Quant aux kystes dentaires, il se peut qu'on les ait pris pour une hydropisie de l'antre, car ces kystes donnent lieu, par excellence, à des ectasies des parois du maxillaire et renferment un contenu séro-muqueux.

Etudions maintenant plus en détail l'anatomie des kystes du maxillaire. Chaque kyste dentaire forme au début un petit saccule, qui adhère fortement à la racine et qui contient du liquide. L'extrémité de la racine fait saillie dans la cavité kystique et présente des altérations pathologiques telles, qu'une relation de cause à effet devient probable entre eux. La gaîne du kyste, constituée par des couches molles, se trouve dans une cavité osseuse de l'apophyse alvéolaire, à l'extrémité de la racine dentaire affectée, par conséquent au dessus de la dent, pour le maxillaire supérieur et, au dessous, pour le maxillaire inférieur (1). Sur un crâne macéré, on trouve une cavité dans l'apophyse alvéolaire. Sa paroi buccale est d'ordinaire déhiscente, et dans son intérieur, on trouve l'extrémité de la racine malade. Lorsque la dent est absente, l'alvéole dentaire correspondante communique souvent avec le kyste osseux. Les petits kystes sont limités à l'apophyse alvéolaire, les gros s'étendent au-delà d'elle ; ils voûtent plus ou moins les tables de l'apophyse et refoulent même les cavités pneumatiques voisines.

Les kystes dentaires se rencontrent sur toutes les dents, et leur situation dépend de l'état anatomique de l'apophyse alvéolaire, ainsi que des relations de cette dernière avec les cavités voisines. Les kystes des *incisives* situés immédiatement au dessous du plancher nasal sont, au début, à cause de la structure de l'os inter-maxillaire, entourés de couches spongieuses épaisses, et plus tard,

(1) Dans ce chapitre, je ne m'occuperai que des kystes dentaires du maxillaire supérieur.

ils se rapprochent du palais ou de la fosse nasale. Les *canines* siègent sur les côtés de la fosse nasale et sont le plus souvent assez éloignées du sinus maxillaire ; leurs kystes croissent d'habitude vers le palais. Les kystes des prémolaires (notamment de la deuxième prémolaire) situés dans le voisinage du sinus maxillaire, s'élèvent, lorsqu'ils atteignent un certain volume, vers le plancher de l'antre ; ils font bomber la paroi faciale de l'apophyse alvéolaire et forment des tumeurs qui proéminent sur la joue et dans le vestibule de la bouche. On observe rarement dans les kystes des prémolaires le refoulement en haut du plancher de l'antre, mais ce phénomène s'observe souvent pour les grosses molaires. Leurs kystes, selon leur siège, repoussent tantôt la paroi faciale, tantôt la paroi postérieure du maxillaire et aussi les deux, lorsque l'affection atteint plusieurs molaires. La lésion du plancher du sinus ou son intégrité dépendront du plus ou moins grand volume de la tumeur. Alors même que les coupoles alvéolaires ne touchent pas le plancher du sinus, ce plancher sera refoulé vers le haut, et le kyste se développera aux dépens du sinus.

Les kystes qui apparaissent sur les racines palatines des grosses molaires prolifèrent facilement vers la cavité buccale et forment des tumeurs au niveau du palais.

La paroi faciale des gros kystes maxillaires crépite à l'état frais ou sur le vivant, lorsqu'on la déprime. Ce phénomène s'explique par les mouvements de la coque osseuse amincie du kyste. Je n'ai pas toujours vu un amincissement semblable de la paroi qui regarde le sinus maxillaire ; j'ai, en effet, constaté parfois un épaississement.

Pour ce qui est de l'étiologie des kystes dentaires, deux opinions sont mises en avant ; elles ont pour représentants E. Magitot (1) et L. Malassez (2). Magitot croit que les kystes dentaires sont d'origine périostique et dit :

« D'après une théorie que nous avons défendue maintes fois, chaque kyste soi-disant périostique, est provoqué par un gonflement des tissus qui forment le périoste et les ligaments alvéolaires et cela sur un point constant, invariable, qui est le point culminant d'une racine dentaire. Pour être encore plus précis, disons que l'extrémité elle-même est le point d'origine exact du canal radicu-

---

(1) *Die Cysten des Oberkiefers etc.* Zahnärztl. Abhandl. ausländ. Autorit. Heft. 3. Berlin, 1888.

(2) *Comptes rendus et Mémoires de la Soc. de Biologie*, 1887.

laire. En effet, c'est sur ce point, en quelque sorte mathématique, que le processus pathologique s'établit sur le périoste du point culminant, en suivant le trajet du canal. Quelle que soit l'époque où l'on observe ces kystes, qu'ils aient le volume d'un grain de millet ou celui d'une orange, leur point d'origine et leur siège sont absolument indéniables. »

Pour ce qui est de la relation des kystes dentaires avec l'antre, Magitot s'exprime ainsi : « On voit dans certains cas que le sac des kystes se développe avec une lenteur extraordinaire ; il soulève la paroi osseuse du sinus et forme à l'intérieur de ce dernier, une cavité composée d'une plaque osseuse, plus ou moins dense et plus ou moins complète, et de deux enveloppes membraneuses, l'une supérieure, formée par la muqueuse du sinus, l'autre inférieure constituée par la paroi kystique. Dans une des préparations, le sinus est complètement supprimé, et c'est pour cela qu'on a pu, pendant si longtemps, prendre la cavité kystique pour le sinus lui-même. Mais à un examen plus minutieux, on a toujours pu retrouver sa trace sur un point du maxillaire plus ou moins éloigné. Dans une autre préparation, la paroi kystique, mal protégée par une coque osseuse incomplète, a été brisée et le contenu du kyste s'est épanché dans le sinus. »

Malassez, au contraire, attribue une grande importance aux résidus épithéliaux (paradentaires) du [germe de l'émail, dans la production des kystes dentaires. Cette assertion a été confirmée ces derniers temps par les recherches minutieuses de G. Scheff (1). On trouve assez souvent à l'extrémité des racines des dents malades, de petites tumeurs kystiques dans la cavité desquelles fait saillie l'extrémité radiculaire, dénudée de périoste. La paroi kystique est composée d'une gaine de tissu lamineux, munie à sa surface interne d'un épithélium pavimenteux. Ce dernier prolifère dans la paroi de la gaine, sous forme de traînées. L'épithélium pavimenteux de la gaine n'est autre chose que les restes épithéliaux dérivés du germe de l'émail qui, selon toute apparence, ont proliféré, grâce à l'irritation inflammatoire.

Comme exemple de kystes maxillaires volumineux, je vais donner la description de quelques cas remarquables.

_____

(1) *Ueber das Empyem der Kieferhöhle etc.* Wien, 1891.

Cas 1. — **Kyste dont le volume dépasse celui d'une noisette au niveau de la deuxième prémolaire.**

(Pl. LIV, fig. 1.)

Lame faciale de l'apophyse alvéolaire formant une tumeur hémisphérique sur la joue et dans le vestibule de la bouche. Sa paroi osseuse très défectueuse est en communication avec l'antre d'Highmore.

Je ne puis dire si le sac du kyste s'est ouvert dans l'antre, car la préparation provenait d'un crâne macéré.

Cas 2. — **Tumeur semblable au niveau de la tubérosité maxillaire.**

(Pl. LIV, fig. 2.)

Le kyste osseux, qui présente à peu près le volume d'une noisette, fait une forte saillie, et la coque osseuse mince présente une ouverture à sa surface, et une autre du côté de l'antre. La dent de sagesse, dont la lésion a provoqué le kyste, est tombée.

Cas 3. — **Kyste dentaire, dont le volume dépasse celui d'un œuf de pigeon, au niveau de la paroi antérieure du maxillaire.**

(Pl. LIV, fig. 3 et 4.)

La tumeur va de l'ouverture pyriforme jusqu'à l'apophyse zygomatique, et du bord alvéolaire au trou infra-orbitaire. La paroi faciale du gros kyste se voûte vers la joue et vers le vestibule de la bouche ; elle est défectueuse en deux points (fig. 3), mais la paroi postérieure du kyste n'a aucune communication avec l'antre. Les extrémités des racines des deux prémolaires font saillie dans la cavité. La fig. 4 représente la même préparation, mais tournée de manière à ce qu'on puisse voir les fosses nasales. On y voit que la *paroi nasale externe, dans sa moitié antérieure, est fortement voûtée*, et que le bord limite, entre l'ouverture pyriforme et la fosse nasale, est effacé.

Cas 4. — **Abcès alvéolaire volumineux dans la moitié antérieure de l'apophyse alvéolaire.**

(Pl. LIV, fig. 5 et 6.)

La moitié postérieure de l'apophyse alvéolaire est atrophié ; les alvéoles des incisives, des canines, des prémolaires et de la première grosse molaire font défaut. La paroi linguale et les alvéoles ne forment qu'un ; elles s'ouvrent dans une vaste cavité située sur le palais, dont le fond aminci communique en plusieurs endroits avec les fosses nasales (fig. 5).

La fig. 6 représente la même préparation vue de face. On voit que la moitié droite du plancher nasal correspondant à l'abcès, est située plus haut que la moitié gauche.

Cas 5. — Abcès alvéolaire au niveau de la première grosse molaire.
(Pl. LIV, fig. 7.)

Le processus avait certainement eu son point d'origine dans la racine palatine de la dent. Palais altéré notablement par la carie et largement ouvert dans la fosse nasale.

Cas 6. — Ouverture de l'alvéole d'une grosse molaire dans l'antre.

L'alvéole de la deuxième grossse molaire est dilatée ; sa coupole manque ; il s'ensuit une communication entre elle et le sinus maxillaire.

Cas 7. — Même état au niveau d'une dent de sagesse.

Cas 8. — Kyste du maxillaire du volume d'une noisette.

Le maxillaire gauche fait saillie vers le vestibule de la bouche et vers le palais. Le kyste va en haut jusqu'au plancher de l'antre, et en dedans jusqu'au plancher nasal. La face palatine et la paroi antérieure du kyste ne possèdent pas de coque osseuse ; elles sont fermées par les parties molles du palais et par le périoste du maxillaire. Paroi interne du kyste pourvue d'un revêtement mou et bosselé. Dans la cavité se trouvent trois tronçons de racines de la première grosse molaire, entourés d'une masse caséeuse grumeleuse. *Antre d'Highmore intact.*

Cas 9. — Gros kyste dentaire avec refoulement considérable du sinus maxillaire.
(Pl. LIV, fig. 8.)

Le kyste forme une tumeur d'un volume supérieur à celui d'un œuf de pigeon, qui fait moins saillie sur la joue que sur la paroi postérieure du maxillaire. Il va, en arrière, de la ligne qui s'étend du trou infraorbitaire à la première prémolaire, jusqu'à l'apophyse ptérygoïde du sphénoïde. La paroi antérieure de la tumeur est molle et fluctuante ; le revêtement du kyste est formé par une paroi lisse d'une épaisseur de 2 millimètres et contient une masse muco-purulente. Dans l'intérieur du kyste font saillie les racines cariées de la deuxième prémolaire et de la première grosse molaire. Sans aucun doute, la lésion dentaire a donné lieu à la formation du kyste.

Rapports du kyste avec les cavités nasale et maxillaire voisines : La paroi *interne* du kyste est voûtée vers le *méat inférieur,* la paroi *supérieure,* vers le *sinus maxillaire.* La cloison qui sépare ces cavités est épaissie et ne présente aucune perforation. Le rétrécissement du méat inférieur n'est pas considérable. Le sinus maxillaire, par contre, est rétréci, et son plancher (paroi supérieure du kyste) se trouve refoulé près du plancher inférieur de l'orbite. (Voir le dessin.) Le sinus maxillaire ne se trouve que dans la projection du méat moyen. La paroi du sinus est épaissie, tuméfiée, intimement adhérente au revêtement. La muqueuse nasale, bien que fortement tuméfiée, ne présente nulle part des hypertrophies sous forme de tumeurs. Il existe peut-être une relation de cause à effet entre les kystes et les processus inflammatoires des cavités maxillaire et nasale, mais on ne peut en fournir la preuve anatomique.

Comment peut-on s'expliquer le refoulement de l'antre par un gros kyste ? Il n'est pas possible de dire qu'il existe un refoulement au sens strict du mot. Mieux vaut admettre que le kyste, qui primitivement était dans l'apophyse alvéolaire, a entraîné, en se développant, une résorption osseuse au pourtour externe de sa paroi molle. Tandis que cette résorption s'effectue, il se forme sur la couche périostée de l'antre des couches osseuses successives. La même chose se produit sur la voussure du méat inférieur ; de cette manière, le kyste augmente de volume aux dépens des cavités pneumatiques voisines, sans qu'il se produise de communication entre elles.

Le cas représenté (**Pl. XXXI,** fig. 6), et qui se rapporte à un crâne macéré, semble appartenir à la même catégorie de tumeurs. J'ai cru autrefois que l'abcès était dû au percement difficile de la deuxième grosse molaire ; je ne puis aujourd'hui soutenir cette opinion.

Cas 10. — **Vésicule osseuse dans l'antre.**

La coupole des alvéoles de la deuxième prémolaire est dilatée et forme une vésicule osseuse à paroi mince, du volume d'une cerise. Cette vésicule se trouve dans l'antre. A la Pl. XXXI, fig. 3, on trouve un cas semblable.

Cas 11. — **Tumeur osseuse creuse de l'apophyse alvéolaire droite, faisant saillie dans l'antre.**
(Pl. LV, fig. 1.)

Ce cas a été examiné à l'état frais. Molaires et deuxième prémolaire cariées. L'apophyse alvéolaire, au niveau des dents cariées, est très défectueuse. Au dessus de l'apophyse alvéolaire s'élève une tumeur osseuse *creuse*, ressemblant à une exostose, qui a 2 centimètres de long et 10 millimètres de large. Sa lumière est remplie de tissu lamineux et est en communication avec les lacunes de l'apophyse alvéolaire cariée. La surface de la tumeur est pourvue de quelques saillies épineuses et se trouve recouverte par la muqueuse de l'antre. Le cas que nous venons de décrire se rapproche du cas représenté à la Pl. XXXI, fig. 4 et 5.

Cas 12. — **Exostose massive de l'apophyse alvéolaire, faisant saillie dans l'antre.**
(Pl. LV. fig. 2.)

La préparation a trait au cas 2, décrit dans le chapitre XI (Syphilis). L'apophyse alvéolaire est complètement atrophiée et de sa paroi qui regarde l'antre, part une tumeur osseuse de 2 centimètres 1/2 de long, implantée par une large base, qui fait saillie dans le sinus, et qui se distingue des deux cas précédents par l'absence d'une cavité. Je ne doute pas qu'il s'agisse d'une tumeur osseuse développée à la suite d'une périostite des apophyses alvéolaires.

Résumé.

Les kystes du maxillaire se divisent en *kystes internes* et en *kystes externes*. Les *premiers* sont superficiels et, lorsqu'ils ont atteint un certain volume, ils font bomber les parois antérieure, postérieure du maxillaire et le palais, et forment dans le vestibule ou dans le plancher de la bouche des tumeurs saillantes. Des masses séromuqueuses, grumeleuses, parfois purulentes, constituent le contenu du kyste.

Les kystes dentaires, au niveau de l'os intermaxillaire, se développent vers le plancher nasal, l'amincissent et établissent parfois une communication entre le kyste et la fosse nasale. Les kystes qui se développent vers la voûte palatine, excavent et perforent également le plancher nasal. Par suite de la propagation du processus, il survient aussi une inflammation purulente de la muqueuse nasale.

Lorsqu'un gros kyste, pendant sa croissance, progresse jusqu'au plancher de l'antre, il le refoule en haut vers le plancher de l'orbite, et il rétrécit le sinus. Dans ce cas, le maxillaire contient deux cavités : l'une inférieure, volumineuse, formée par le kyste, l'autre supérieure, petite, constituée par le sinus maxillaire rétréci. Dans le cas dessiné Pl. LIV, fig. 8, le sinus maxillaire, dans sa plus grande hauteur, n'avait pas plus de 9 millimètres. Sur la même préparation, on voit que le méat inférieur perd de sa profondeur, lorsque les kystes se développent vers la fosse nasale, chose qui a toujours lieu pour les kystes volumineux. La paroi *faciale* de ces kystes est fortement voûtée et facile à déprimer. Dans les grosses tumeurs kystiques, elle est flexible et crépite sous le doigt (crépitation parcheminée).

Le phénomène de la crépitation parcheminée permet de poser avec certitude le diagnostic de kyste dentaire. Le fait que plusieurs des kystes renferment un contenu liquide, qu'on peut voir s'écouler dans les fosses nasales, a dû faire prendre les kystes maxillaires pour des hydropisies de l'antre d'Highmore et la crépitation parcheminée pour un signe pathognomonique de ces hydropisies. Mais dans ces cas il s'agit simplement d'un kyste vidé dans le sinus maxillaire.

Les *kystes dentaires internes* siègent dans l'antre et ne se révèlent extérieurement par aucun signe. Ils se développent certainement lorsque les coupoles alvéolaires de la racine malade forment directement le plancher du sinus, dans les cas où les alvéoles sont près du sinus, ainsi que cela se produit souvent pour les dernières grosses molaires et parfois aussi pour les dents ordinaires éloignées du sinus, lorsque ce dernier descend très bas.

Empyème du sinus maxillaire.

Sous le nom d'empyème, les anatomo-pathologistes désignent une accumulation de pus dans une des cavités closes du corps. On ne pourrait donc, d'après cette définition, appliquer le terme d'empyème aux suppurations du sinus maxillaire, car ces suppurations existent dans une cavité qui s'ouvre à l'extérieur, et dont l'orifice de communication ne se ferme que rarement, sous l'influence de processus pathologiques. La désignation d'empyème, pour les suppurations de l'antre, est toutefois admise communément.

La cause première de l'empyème de l'antre doit être recherchée dans une inflammation purulente de la muqueuse, due à une affection de la muqueuse elle-même ou à une affection des parties voisines. Il existe donc un empyème *primitif* et un empyème *secondaire*. Le premier est beaucoup plus rare que le second.

Je vais, comme je l'ai déjà fait dans d'autres chapitres, rapporter mes observations, que je ferai suivre de remarques détaillées.

Cas 1. — **Empyème de l'antre droit avec proliférations polypoïdes du méat moyen.**

(Pl. LV, fig. 3-7.)

La fosse nasale ne contient ni mucus ni pus. *Muqueuse des cornets* normale.

Méat moyen : La paroi *externe de ce méat* (paroi interne de l'antre) *est voûtée vers le méat, notamment au niveau de ses fontanelles. Muqueuse de la bulle, de l'apophyse unciforme et de l'infundibulum fortement épaissie et transformée en petites tumeurs* (hypertrophies polypeuses) qui, surtout au niveau du bord de l'orifice maxillaire, s'accolent et obstruent cet orifice ; *avant de trouver l'orifice rétréci, il faut soulever avec le stylet les petites tumeurs.* Au niveau de l'*apophyse unciforme,* il existe un polype épais, en forme de *crête de coq,* dont la base occupe toute la longueur de cette apophyse et qui, par conséquent, va de l'orifice frontal jusqu'à la lame verticale de l'os palatin. Quant à leur structure, les polypes sont formés d'un tissu lamineux aréolé, à fibres fines ; ils sont remarquables par leur grande richesse en glandes. Signalons aussi l'infiltration considérable de la muqueuse par les cellules rondes (Pl. LV, fig. 5).

L'*hiatus semilunaris* est fortement dilaté, de telle sorte qu'on peut le voir dans toute son étendue. L'apophyse unciforme semble attirée en bas, la bulle ethmoïdale est, en quelque sorte, aplatie. Ces altérations ont produit la dilatation de l'infundibulum. Au centre du polype se trouve une plaque osseuse mince, ramollie, qui représente l'apophyse unciforme considérablement allongée et comme attirée en bas (Pl. LV, fig. 5, *k.*)

Sinus maxillaire gauche: Sa muqueuse est gonflée, d'aspect gélatineux, épaissie et forme des tumeurs jaunâtres, flasques, hydropiques.

Sinus maxillaire droit : Orifice maxillaire obstrué par suite du gonflement de la muqueuse de l'antre ; muqueuse relâchée dans sa structure, verruqueuse à sa surface, recouverte de plusieurs lacunes (Pl. XXXVIII, fig. 6), et de plusieurs petits kystes. Infiltration considérable de cellules rondes ; vaisseaux dilatés, disparition ou dégénérescence kystique des glandes (Pl. LV, fig. 6 et 7). Il existe une assez grande quantité *de pus épais dans l'antre.*

Denture relativement bonne : à *droite*, la deuxième grosse molaire manque et la couronne de la dent de sagesse a été détruite par la carie ; ses racines se trouvent dans leurs alvéoles et sont normales, ainsi que le périoste.

Nulle part, il n'existe un processus pathologique de l'apophyse alvéolaire. La plaque osseuse qui sépare l'alvéole de l'antre, est normale ; aussi, ne puis-je affirmer qu'il s'agisse dans ces cas d'un empyème d'origine dentaire.

Sinus frontal : Muqueuse légèrement gonflée.

Sinus sphénoïdal : Revêtement normal.

Cas 2. — Empyème avec obturation de l'orifice maxillaire droit chez un vieillard.

(Pl. LVI, fig. 1.)

La *fosse nasale* contient une grande quantité de mucus.

Muqueuse nasale atteinte de catarrhe chronique. Paroi *externe* du *méat moyen* voûtée vers la fosse nasale, notamment au niveau des deux fontanelles. *Hiatus semilunaris* normal. L'*infundibulum*, par contre, est notablement altéré. La muqueuse de l'apophyse unciforme se continue sans interruption avec la bulle ethmoïdale. *Il n'existe pas d'orifice maxillaire ; il s'agit ici d'une soudure des parties de la muqueuse que nous avons indiquées, avec obturation de l'orifice maxillaire.* On ne voit pas d'orifice maxillaire accessoire.

Sinus maxillaire : Le sinus contient une grande quantité de pus épais ; sa muqueuse est gonflée, relâchée, papillaire à sa surface, et les glandes atteintes de dégénérescence kystique présentent une infiltration abondante de cellules rondes. Pas de traces d'orifice maxillaire.

Sinus frontal et *sinus sphénoïdal* : normaux.

Sinus maxillaire gauche : normal.

Les dents sont tombées, sauf la canine droite qui est intacte.

Apophyses alvéolaires : complètement atrophiées ; elles ressemblent à des crêtes osseuses épaisses.

Dans ce cas aussi, malgré l'empyème considérable, on ne peut plus savoir si on a affaire à un empyème d'origine dentaire ou nasale. L'aspect que présente l'apophyse alvéolaire pourrait être attribué à des altératious séniles, mais on ne peut pas nier que les processus pathologiques anciens n'aient pas occasionné une destruction de l'apophyse alvéolaire et l'empyème de l'antre.

Cas 3. — **Empyème du sinus maxillaire droit avec altération considérable de la fosse nasale**.

(Pl. LVI, fig. 2 et 3.)

Ce cas a été malheureusement examiné dans un état de putréfaction tellement avancé, que je ne puis donner des détails exacts sur quelques points : sur l'état de la muqueuse nasale et sur l'aspect de l'hiatus semilunaris.

Fosse nasale droite. Le cornet inférieur est aminci, un peu atrophié. Le *cornet moyen* est mou, flexible, *atrophié* et donne l'impression qu'il ne renferme pas de substance osseuse. Ces altérations sont consécutives à la compression provoquée sur le cornet, par *une tumeur fluctuante, molle, d'un volume supérieur à celui d'une noix, qui était implantée sur la paroi externe du méat moyen*. La tumeur refoulait le cornet vers la cloison, de telle sorte qu'il n'existait plus de fente olfactive. A un examen plus minitieux, on voyait que cette tumeur n'était autre chose que la paroi nasale externe voûtée vers la fosse nasale, en forme de monticule. La portion inférieure de la tumeur repose sur le cornet inférieur : en haut et en dedans elle est en contact avec l'éthmoïde qu'elle a rapproché de la cloison, ainsi que le cornet moyen.

Dans le méat inférieur, comme cela a lieu pour le méat moyen, la paroi externe voûtée fait une saillie en forme de tumeur.

Hiatus semilunaris : Etant donné le mauvais état de la préparation, on ne peut donner des indications précises sur son état, mais il est probable que l'orifice maxillaire a été obstrué, car ce n'est qu'ainsi qu'on peut expliquer l'ectasie considérable de la paroi nasale externe. Après incision de la tumeur, il s'écoula de l'antre un liquide louche, épais et on vit apparaître avec lui une *concrétion volumineuse ressemblant à un rhinolithe* (Pl. LVI, fig. 3) dont j'aurai encore à parler. *Muqueuse de l'antre*, sale, épaisse, intimement adhérente à la paroi osseuse, ce qui permet de conclure avec certitude à un processus inflammatoire.

Pour avoir une vue d'ensemble des altérations, j'ai fait macérer la préparation, et j'ai pu voir ce qui suit :

Le cornet inférieur est de moitié plus bas que d'habitude, et, sur son point d'implantation, il présente plusieurs perforations.

Le cornet moyen est aminci et présente aussi plusieurs perforations ; il est fortement voûté et très défectueux sur sa portion moyenne. Entre les deux cornets, on trouve sur la paroi nasale externe voûtée, un orifice de 27 millimètres de long (direction sagittale) et de 23 millimètres de haut. L'antre et la fosse nasale communiquent, grâce à cet orifice. Les bords de ce dernier sont retournés vers la fosse nasale, notamment les parties fournies par le cornet inférieur et la lame verticale de l'os palatin.

Dans le *méat inférieur*, la paroi externe fait une saillie en forme de bourrelet ; elle est plus mince que d'habitude et perforée en un point.

Ethmoïde : On trouve sur l'ethmoïde les altérations suivantes :

a) Il n'existe de l'apophyse unciforme que le fragment antérieur ; l'autre fragment, plus volumineux, a disparu par suite de l'atrophie.

b) La bulle ethmoïdale est considérablement atrophiée, réduite à une crête mince. La distance entre la bulle et l'apophyse unciforme, mesure, par conséquent, plus d'un centimètre. Les cellules ethmoïdales sont atrophiées au niveau du cornet moyen ; elles se réunissent et forment une grande cavité qui envoie des prolongements assez volumineux dans les cellules pneumatiques de la partie orbitaire de l'os frontal.

Antre d'Highmore : Paroi osseuse épaissie et recouverte, surtout en arrière, de couches d'ostéophytes épaisses, perforées en plusieurs endroits.

Concrétions : La concrétion qui a existé dans l'antre, présente une coloration brun noir ; elle a le volume d'une noisette, et sa structure ressemble à celle d'un rhinolithe.

Dents : Les dents manquent, à l'exception d'une molaire de chaque côté. Ces deux dents sont intactes.

Apophyse alvéolaire tuméfiée et épaisse : Il existe des signes de carie et des restes d'inflammation intense qui ont produit des lacunes, des fossettes et des ostéophytes.

Sinus frontal et sphénoïdal normaux.

Selon toute apparence, nous avons, dans ces cas, affaire à un empyème d'origine dentaire qui a amené des altérations notables de quelques-unes des parties squelettiques. Le volume de la tumeur, sur la paroi externe du méat moyen, puis la voussure de la paroi nasale du maxillaire vers le méat inférieur, sont une preuve de l'intensité et de la longue durée des processus. Ce point distingue le cas 3 des deux cas précédents.

Cas 4. — **Suppuration récente dans les deux sinus maxillaires chez un vieillard.**

Fosse nasale : Dans les deux fosses nasales, il existe un mucus purulent épais, coloré par places par des extravasations sanguines récentes.

Muqueuse nasale : Injectée, tuméfiée.

Sinus maxillaire : Des deux côtés, il contient du mucus purulent. Muqueuse légèrement tuméfiée.

Apophyse alvéolaire complètement atrophiée, avec une seule dent qui est saine.

Amygdale pharyngienne considérablement hypertrophiée.

Cas 5. — **Mêmes altérations.**

Ici cependant toutes les cavités accessoires sont prises.

Muqueuse de l'antre à peine tuméfiée; elle présente des ecchymoses. Les sinus maxillaires renferment du pus.

Apophyse alvéolaire : Atrophie sénile complète. Dans ces deux cas, nous voyons des collections purulentes de l'antre, qui proviennent d'une inflammation de la muqueuse de cette cavité, consécutive à une rhinite. Les ecchymoses montrent qu'il s'agit de processus récents.

J'aurais pu enrichir le nombre des observations en rapportant d'autres cas de ce genre.

Cas 6. — **Empyème de l'antre droit, d'origine dentaire.**

La fosse nasale et *sa muqueuse* sont normales. On voit un petit polype implanté sur l'apophyse unciforme.

Sinus maxillaire droit : Les parois sont recouvertes d'un pus épais ; sa muqueuse est épaissie.

Dents : Carie et inflammation purulente du périoste de la racine d'une dent postérieure du côté droit.

A gauche : Tumeur flasque, hydropique, de la muqueuse de l'antre.

Cas 7. — **Empyème de l'antre consécutif à la carie de l'apophyse alvéolaire.**

Lèvres. — Elles ne sont plus en relation avec l'apophyse alvéolaire ; les culs de sac de la muqueuse manquent en effet, et la joue est complètement minée par un processus suppuratif. C'est pour cette raison que la lèvre supérieure se laisse détacher du maxillaire supérieur, jusqu'au bord infraorbitaire. Le vestibule de la bouche est élargi et recouvert d'une masse poisseuse purulente.

Alvéoles. — La table labiale et l'apophyse alvéolaire manquent en grande partie ; la table linguale ne fait défaut que par places. C'est pour cela que les racines sont à nu dans toute leur longueur et les dents très mobiles. Les incisives médianes et une grosse molaire sont cariées. Les couronnes des deux prémolaires gauches sont intactes, mais leurs racines sont tellement altérées qu'on peut voir le canal de la pulpe. Les couronnes des deux dernières grosses molaires sont disloquées et ne tiennent plus que par quelques lambeaux de tissu. *L'apophyse alvéolaire*, mise à nu, est mince et rugueuse.

Corps du maxillaire : Des deux côtés, il est ramolli et défectueux, de telle sorte que la muqueuse du sinus est visible.

L'antre gauche présente un point carié à l'angle postéro-supérieur, qui amène le rapprochement des parties molles de la fosse infra-temporale avec la muqueuse du sinus.

Sinus maxillaire : Il contient du pus ; sa muqueuse a 15-20 fois son épaisseur normale ; elle est adhérente et présente des kystes.

Muqueuse nasale : Elle est modérément enflammée ; sans aucun doute, on a affaire ici à un processus périostique de l'apophyse alvéolaire qui a amené la carie et la nécrose du maxillaire, ainsi qu'une affection dentaire et un empyème de l'antre.

Résumé.

État de la muqueuse du sinus dans l'empyème. — Nous avons déjà fait remarquer, dans un chapitre antérieur, que la muqueuse du sinus maxillaire devient lâche dans l'empyème, qu'elle gonfle, qu'elle présente souvent un aspect papillaire, et que son stroma, dans toute son épaisseur, est infiltré de cellules rondes. Dans quelques cas, les cellules rondes vont jusqu'à la couche périostée, et cette infiltration apparaît surtout en masse, autour des vaisseaux dilatés et des glandes. La destruction des glandes débute par l'infiltration cellulaire. Plus tard, on ne trouve plus que quelques restes de glandes ; par places, les acini glandulaires et les conduits excréteurs présentent une dégénérescence kystique.

État de l'orifice maxillaire de l'hiatus semilunaris dans l'empyème. — L'orifice de communication de l'antre offre un aspect variable, selon l'intensité et la durée de l'inflammation. Lorsque le gonflement de la muqueuse est insignifiant, l'orifice maxillaire est libre et l'infundibulum, ainsi que l'hiatus semilunaris, se comportent normalement. Lorsque, au contraire, il est plus prononcé, on observe bien parfois la libre communication entre le sinus et la fosse nasale et l'intégrité de l'hiatus semilunaris, mais l'orifice maxillaire est rétréci. A l'examen du sinus, on trouve un épaississement du bord de son orifice, tandis qu'à celui des fosses nasales, dans la région de l'hiatus, on peut constater un état normal. Dans des cas d'empyèmes très prononcés, l'orifice maxillaire peut être obstrué par suite du gonflement considérable de la muqueuse, tandis que l'hiatus semilunaris est normal, ou, comme dans le cas 1, dilaté, par suite de l'hypertrophie polypeuse de l'apophyse unciforme. Enfin, par suite de la *soudure* des bords renflés de la muqueuse, il peut se produire une occlusion permanente du sinus maxillaire.

Distension de la paroi maxillaire nasale en dedans : Lorsqu'il n'y a que peu de pus dans le sinus, et que l'orifice de communication est ouvert, on n'observe *aucune* altération sur les parois du sinus maxillaire. *Mais, lorsque l'épanchement est plus abondant, notamment dans les cas qui s'accompagnent de l'obstruction de l'orifice maxillaire par soudure ou par gonflement, la paroi nasale du maxillaire se voûte vers la fosse nasale, en forme de tumeur, au niveau du méat moyen, par suite de la pression exercée par l'exsudat accumulé. Les autres parois du sinus ont un aspect normal.*

La paroi ectasiée du maxillaire se rapproche du plan médian de la fosse nasale, et, lorsqu'elle atteint un volume assez considérable, elle peut même entrer en contact avec la cloison. Je ne puis, d'après mon expérience, dire si, dans des cas d'empyèmes très anciens, on observe une voussure de la paroi antérieure du maxillaire, mais je pencherais volontiers vers l'opinion de Ziem (1), qui nie l'existence de cette voussure. Cette idée m'est venue autrefois, en étudiant l'état de la charpente maxillaire, bien que mon opinion fut en contradiction avec celle des praticiens. Dernièrement, les rhinologistes ont reconnu la justesse de cette remarque, et A. Hartmann (2) dit même avoir observé une voussure de la paroi nasale du sinus maxillaire vers le cornet moyen, dans la moitié de ses cas.

Il faut faire la distinction entre la voussure de la paroi nasale du maxillaire et les tumeurs de la région de l'hiatus semilunaris. Cette voussure se développe indépendamment de l'empyème ou à sa suite.

On comprendra facilement pourquoi c'est la paroi nasale du sinus qui se voûte dans l'empyème, si l'on considère que c'est la seule paroi du sinus qui ne se compose pas exclusivement d'os, mais qui possède aussi des couches molles. On sait qu'il existe, entre l'apophyse unciforme et l'os palatin d'une part, et entre cette apophyse et le cornet inférieur d'autre part, des lacunes qui sont obturées par la muqueuse qui les recouvre, et que j'ai appelées, dans un travail antérieur (3), fontanelles nasales. J'ai appelé la première de ces fontanelles, postérieure, et la seconde, inférieure ou antérieure. Ces fontanelles sont souples et bombent facilement. Disons encore que l'apophyse unciforme, elle-même, grâce à sa structure grêle et à la faible insertion de son extrémité postérieure, est susceptible de s'incurver et de se déplacer; elle cédera donc facilement à une pression partant du sinus. Pour cette raison, dans quelques cas, les signes anatomiques de l'empyème de l'antre sont nettement prononcés au niveau du méat moyen. Ce fait a une grande importance pour le diagnostic, d'autant que dans l'empyème, on n'observe qu'exceptionnellement une voussure de cette paroi au niveau du méat inférieur. On n'a rien trouvé de semblable, ainsi que nous l'avons déjà dit, sur les autres parois du maxillaire, qui, d'après Ziem, s'aplatiraient même. Cet auteur croit que, par suite du gonflement du nez, à un âge avancé, et du manque de ventilation du sinus, sa cavité se réduirait. Je ne crois pas que le sinus adulte, pourvu de parois rigides, puisse diminuer de volume.

(1) *Ueber die Bedeutung u. Behandl. d. Naseneiterungen.* Monatsschr. f. Ohrenheilk. Berlin, 1886.

(2) *Verhandl. d. otiat. Sect. d. Versamml. deutscher Naturf. in Köln.* 1888.

(3) Article : « *Nasenhöhle* », *in* Eulenburg's *Real-Encyklopädie.*

Diagnostic différentiel entre l'empyème et les kystes dentaires :
Si on compare les altérations de l'empyème et des kystes dentaires
du maxillaire supérieur, on trouve les données anatomiques
suivantes qui pourront aider au diagnostic différentiel.

a) La voussure de la table labiale de l'apophyse alvéolaire, c'est-
à-dire de la paroi faciale du maxillaire, ainsi que la crépitation
parcheminée à la pression, parlent en faveur des kystes maxillaires. Des kystes dentaires volumineux envahissent bien le nez et
provoquent sur la paroi externe des voussures en forme de tumeur;
mais, dans ces cas, il n'est guère possible de les confondre avec
l'empyème de l'antre, car les gros kystes dentaires se manifestent
aussi sur la joue.

b) La voussure de la paroi nasale du maxillaire vers le méat
moyen, parfois seulement au niveau de l'hiatus semilunaris, est
la caractéristique de l'empyème de l'antre. On évitera la confusion
de l'empyème avec les kystes du maxillaire, si l'on songe que, dans
les kystes, la tumeur est dure, et que, dans l'empyème, au contraire,
elle est élastique et fluctuante. Parfois, on trouve sur la fontanelle
postérieure, une voussure sans accumulation de liquide. L'apophyse unciforme fait, elle aussi, parfois saillie dans la fosse nasale;
le faible volume de ces saillies et leur localisation circonscrite
parleront contre la possibilité d'une ectasie due à l'empyème.

c) La voussure de la paroi maxillaire nasale, au niveau du méat
inférieur, apparaît dans les gros kystes dentaires et dans les empyèmes considérables du sinus maxillaire. Si, en même temps, il
existe une ectasie molle, sous forme de tumeur, de la paroi maxillaire nasale, au niveau du méat moyen, on a affaire à un empyème;
dans les cas contraires, on doit penser à un kyste dentaire. Ce
dernier diagnostic sera d'autant plus aisé, que les kystes qui se
voûtent au niveau du méat inférieur atteignent un volume tel,
qu'ils occasionnent une difformité de la face.

d) La voussure de la paroi maxillaire nasale, *au devant* du méat
moyen (cornet moyen), peut avoir plusieurs significations; pour
épuiser le sujet, je dirai que les *kystes du sac lacrymal et du canal
nasal* provoquent des ectasies volumineuses de ces organes. Ces
ectasies, au début, ne voûtent que la paroi maxillaire nasale, dans
le trajet du canal nasal. Plus tard, cette voussure gagne en étendue
et il se produit dans la fosse nasale, comme j'ai pu l'observer dans
deux cas, de grosses tumeurs, au niveau de l'apophyse frontale du
maxillaire (Pl. LVI, fig. 4 *e*). Le diagnostic différentiel entre les

tumeurs de ce genre, les kystes dentaires et l'empyème, se fera aisément, car les gros kystes dentaires, à situation semblable sur la paroi externe du nez (Pl. LIV, fig. 3 et 4), forment aussi une tumeur sur la joue; on sera guidé, de plus, par l'ectasie du sac lacrymal. Les kystes dentaires et les ectasies du sac lacrymal se distingueront de l'empyème par leur dureté et leur situation en avant du méat moyen.

Les ostéomes volumineux de la partie maxillaire nasale se différencieront des formations pathologiques énumérées, par l'absence d'une série de symptômes.

De tout ce que nous avons dit, il résulte que la paroi nasale maxillaire peut se comporter d'une manière semblable dans différentes affections et que le médecin, lorsqu'il soupçonne un empyème, doit diriger son attention sur cette paroi.

Empyème et rhinite : La rhinite provoque parfois une formation de pus dans le sinus, et, inversement, un empyème de l'antre peut provoquer la rhinite. Assez souvent se développent, à la suite de l'empyème, toutes les formes d'hypertrophies de la muqueuse, qu'on observe dans la rhinite primitive. La relation topographique entre l'hiatus, la paroi et l'antre, explique le développement des hypertrophies de la muqueuse au niveau de l'hiatus, dans la rhinite consécutive à l'empyème de l'antre. C'est ainsi que je me représente la propagation de l'affection du sinus à la muqueuse nasale. E. KAUFMANN (1) est d'un avis contraire et dit : « Pour ce qui est de la cause véritable du bourrelet latéral de la muqueuse et du véritable processus, on peut éliminer les irritations mécaniques exercées sur la paroi nasale externe par d'autres tumeurs muqueuses, parce que le bourrelet latéral de la muqueuse n'apparaît jamais seul dans la formation des polypes, sans un empyème simultané de l'antre. On ne peut pas, tout au plus à un faible degré, incriminer les sécrétions venues de l'antre qui, grâce à leur nature spéciale, exercent une irritation sur la muqueuse de la paroi nasale externe. Il faut, en effet, éliminer cette idée, d'abord à cause de la distance assez grande qui existe entre le bourrelet et l'orifice maxillaire, de la situation variable de ce dernier et de la disproportion considérable qui se manifeste dans les empyèmes non compliqués, entre les bourrelets volumineux et les proliférations polypeuses minimes qui sont les premières touchées par la sécrétion.

(1) *L. c.*

La vraie cause de la formation des bourrelets doit être attribuée à d'autres facteurs, à ceux qui se produisent en même temps que les inflammations purulentes de l'antre. Ce sont : les troubles de circulation et de nutrition dans le revêtement muqueux de la paroi nasale externe, qui avoisine le foyer suppuratif. Ce revêtement est en rapport avec la muqueuse de l'antre, soit à l'aide de lacunes de la paroi, soit directement, à l'aide d'anastomoses vasculaires multiples. Les conséquences de ces troubles sont, comme toujours, l'hyperhémie, les gonflements inflammatoires et, lorsque ces troubles persistent, la néoformation de vaisseaux et de tissu lamineux dans la muqueuse, l'hypertrophie de cette dernière, et enfin la formation du bourrelet hypertrophique latéral. Par contre, je n'hésite pas à attribuer surtout les proliférations polypeuses des bords de l'orifice à l'irritation permanente de la muqueuse par les sécrétions ».

E. Kaufmann (1) croit que l'hypertrophie de la paroi externe du méat moyen est un signe indéniable d'empyème de l'antre. Cette opinion est trop exclusive, et on doit la combattre énergiquement. Dans aucun des cas d'hypertrophie précités et qu'on trouvait à côté d'atrophie des cornets, on n'a pu constater aucune relation avec la suppuration de l'antre. A priori, il est clair que si une rhinite secondaire peut provoquer un bourrelet de la muqueuse, une rhinite primitive réussira aussi à aboutir à une production analogue. Cela résulte nettement des cas qui ont été rapportés par J. M. Jeanty (2) et de ceux publiés par Kaufmann lui-même. Jeanty a trouvé dans les 22 cas d'empyème observés à la clinique du Dr Lichtwitz, que 10 étaient combinés à des hypertrophies et à des polypes de la muqueuse nasale, dont 4 avec formation de polypes doubles, tandis que l'empyème n'était qu'unilatéral.

Parmi les 37 cas mentionnés par Kaufmann, il en existait 12

(1) « Nous savons.... que le bourrelet latéral de la muqueuse doit exclusivement son origine à un empyème de l'antre actuel ou antérieur. »

(2) De l'empyème latent de l'antre d'Highmore. Étude accompagnée de 22 observations inédites recueillies à la clinique du Dr Lichtwitz (de Bordeaux). Th. Bordeaux, 1891.

Note des traducteurs : Ce sont, du reste, les idées que l'un de nous a déjà exposées en 1890 : « Depuis que nous le cherchons, nous avons vu aussi le bourrelet hypertrophique dans plusieurs cas d'empyème du sinus. Cependant, on ne peut pas lui attribuer une valeur pathognomonique, car il nous a manqué dans le cas dont nous rapportons plus loin l'observation, et nous l'avons rencontré dans quelques cas d'ozène sans empyème de l'antre. » L. Lichtwitz. Du diagnostic de l'empyème « latent » de l'antre d'Highmore. Bulletin médical, n° 86, 1890.

dans lesquels les dents étaient absolument saines, et où l'empyème ne pouvait être d'origine dentaire. Pour ces cas, nous devons admettre très vraisemblablement une rhinite primitive, qui, d'abord, a amené la production du bourrelet latéral de la muqueuse, et plus tard celle de l'empyème. Kaufmann mentionne encore un cas de bourrelet latéral double, sans autre altération, qui s'est donc développé sans l'intervention d'un empyème.

Il faut, par conséquent, lorsqu'on étudie la provenance de l'hypertrophie de la muqueuse, faire intervenir la critique ; il serait dangereux de vouloir tirer des conclusions générales de quelques observations.

Empyème et atrophie des cornets. — Les relations qui existent entre la rhinithe atrophiante et les inflammations de l'antre, ont été étudiées dans la première partie de cet ouvrage, et on a vu que l'ozène restait limité à la fosse nasale ou bien qu'il se propageait à l'une ou à l'autre des cavités accessoires. Dans ces derniers temps, l'hypothèse déjà émise par Michel a été remise en lumière par E. Kaufmann ; Michel, en effet, disait que la rhinite atrophiante prenait naissance dans les cavités accessoires. Kaufmann n'admet pas, il est vrai, l'exactitude absolue de cette hypothèse, mais il se prononce d'une façon telle, qu'il est permis de lui adresser quelques critiques. Cet auteur a trouvé dans huit cas d'ozène simple la présence constante du « bourrelet latéral de la muqueuse ». Il lui semble que cette coïncidence jette la lumière sur l'étiologie de cette affection, jusqu'à présent si obscure. La carie dentaire produit une affection suppurative de l'antre, et cette affection doit entraîner l'ozène dans certains cas. L'intégrité des cavités accessoires qu'on observe à l'autopsie, dans la plupart des cas d'ozène, prouverait seulement, d'après Kaufmann, que, outre les affections des cavités accessoires, il faut encore invoquer d'autres causes de l'ozène.

Je suis trop impartial pour ne pas admettre qu'une rhinite, engendrée par l'empyème, ne puisse conduire à l'atrophie des cornets. Je l'admets d'autant plus facilement que je crois à une prédisposition individuelle pour la production de l'ozène ; dans ce cas, une rhinite, de quelque origine qu'elle soit, provoquera une atrophie des cornets. Mais il ne faut pas généraliser ; aussi dirons-nous que : pour la plupart des cas, une rhinite primitive amène l'atrophie des cornets, et puisqu'une rhinite peut aussi être consécutive à l'empyème de l'antre, l'atrophie du cornet peut provenir indirectement de l'empyème.

JEANTY (1), contrairement à ce que dit KAUFMANN, affirme que l'ozène se combine souvent avec des affections du sinus, mais que l'affection du sinus est la conséquence et non la cause de la rhinite. Il a observé des cas dans lesquels il y avait bien empyème, mais non rhinite atrophiante. Dans un autre cas, il a trouvé une rhinite atrophiante à gauche et un empyème à droite.

Pour le cas de KAUFMANN, on ne peut admettre que 7 fois une relation entre l'atrophie des cornets et l'empyème. Dans 18 cas avec atrophie du cornet moyen, cette atrophie était due à la compression exercée par les hypertrophies de la muqueuse de la paroi nasale externe, et KAUFMANN eût mieux fait de ne pas gâter ses données par une hypothèse si peu fondée.

E. KAUFMANN dit : « Parmi les 28 cas mentionnés à la table, qui se rapportent à des empyèmes simples ou compliqués de polypes, on n'a guère observé qu'une fois l'intégrité du cornet moyen du côté de l'empyème. D'habitude, le cornet est plus ou moins atrophié, rapetissé, mais surtout aminci ; dans 5 cas, il a même complètement disparu. Plus rarement, on constate aussi à côté de l'affection du cornet moyen, une affection du cornet inférieur, mais à un degré plus faible. L'atrophie du cornet moyen provient-elle exclusivement de la compression exercée par le bourrelet ou est-elle due, en même temps, à la nature particulière de la sécrétion de l'antre ? Nous ne pouvons pour le moment trancher la question. Nous dirons seulement qu'il n'y a pas d'objection sérieuse à opposer à la dernière hypothèse ». Il existe, au contraire, une objection sérieuse : comment la sécrétion de l'antre qui, au niveau de l'hiatus, favorise la formation des productions polypeuses ou tout au moins ne les empêche pas, peut-elle produire l'atrophie au niveau du cornet moyen ? Ne vaut-il pas mieux rattacher cette espèce d'atrophie à la catégorie des atrophies par compression ? Ce qui parle aussi en faveur de cette opinion, c'est que, dans 26 cas d'atrophie essentielle, le cornet inférieur a été plus souvent et plus fortement atteint que le cornet moyen.

Etiologie de l'empyème : Les accumulations de pus dans l'antre naissent de différentes manières. D'après nos observations, ce sont les affections de la *muqueuse nasale*, des *dents* et du *maxillaire*, qui engendrent les affections suppuratives de la muqueuse du sinus. La discussion des causes de l'empyème de l'antre, très

(1) *L. c.*

vive dans ces derniers temps, a été mal conduite, parce qu'on a
trop insisté sur *un* des facteurs étiologiques, sur l'origine dentaire
et qu'on a négligé la cause nasale et les autres causes, comme si
elles ne jouaient qu'un rôle secondaire ou même nul. J. Scheff (1),
dans un travail récent sur l'étiologie de l'empyème de l'antre, dit :
« Il s'agit..... d'établir, en se basant sur des recherches exactes,
laquelle des deux opinions est la vraie. La question ainsi posée
n'est pas exacte, car il importe de constater d'abord les causes de
l'empyème du sinus maxillaire et de grouper ensuite les facteurs
étiologiques d'après la statistique. Ainsi on obtiendra des résultats
plus probants.

Le travail de Magitot (2) montre combien la question a été envisagée d'une manière exclusive. En effet, cet auteur se laisse aller
jusqu'à dire : « Pour ce qui est de la pathogénie du catarrhe
du sinus, on ne peut douter du rôle que joue l'apophyse alvéolaire.
A l'exception des cas de traumatismes ou de corps étrangers, on
trouve, en effet, l'origine dentaire dans toutes les observations. Il
est vrai que l'idée de l'origine nasale compte deux partisans,
Krause et Hartmann, mais ces auteurs n'appuient pas leurs opinions
de preuves assez convaincantes ». Parlant du mécanisme de propagation du processus pathologique des dents à la muqueuse du sinus
maxillaire, Magitot dit que le gonflement inflammatoire du périoste
radiculaire et des tissus qui composent le ligament alvéolaire, est
suivi de l'accumulation de liquide dans le voisinage de la paroi du
sinus. Cette paroi se rompt et il se développe un catarrhe de
l'antre.

Bien que la carie dentaire soit une cause fréquente de l'empyème
de l'antre, on devrait, quand même, examiner chaque cas à tous
les points de vue. Il y a, en effet, peu de personnes assez heureuses
pour n'avoir jamais souffert des dents et on ne trouve que rarement
une denture intacte. Prenons un exemple : Il survient chez une
personne, une rhinite suivie d'une inflammation purulente de la
muqueuse de l'antre, soit unilatérale, soit bilatérale. Le malade a
des dents cariées et, interrogé, il dit avoir perdu, il y a plusieurs
années, une prémolaire ou une grosse molaire, et on conclut immédiatement à un empyème d'origine dentaire. On devrait toutefois
être circonspect en cette circonstance, parce qu'on peut trouver des

(1) *L. c.*
(2) *Die Cysten des Oberkiefers in ihrer Beziehung zum Sinus max.* Traduit en
allemand par B. Massasewitsch. Berlin, 1888.

dents cariées alors que l'empyème est d'origine nasale et qu'on ne peut exclure l'idée d'une combinaison des deux formes.

H. Walb (1), qui est également partisan de l'origine dentaire de l'empyème de l'antre, dit : « Nous devons nous appuyer sur des antécédents exacts ; si nous trouvons des dents cariées, et qu'elles aient déjà provoqué une inflammation des racines avec gonflements répétés de la joue, le cas paraît d'emblée suspect. Mais il ne faut pas croire que l'existence d'une dent cariée doive être toujours nécessaire. En effet, nous trouvons plus souvent..... une ou plusieurs prémolaires plombées ou déjà tombées, qui sont néanmoins la cause de la suppuration. Des dents plombées depuis longtemps, ou celles plombées sans précautions antiseptiques, provoquent souvent la suppuration..... De même, ainsi que nous l'avons déjà dit, la dent qui a donné naissance à l'empyème, peut être tombée depuis longtemps. Les antécédents précis, notamment ceux qui ont trait à l'époque où la dent existait encore à l'état malade, donnent souvent des renseignements certains ».

J'approuve Walb, mais j'ajouterai que ses indications, avec une idée préconçue, peuvent donner facilement lieu à des conclusions erronées.

J. Scheff (2), lui aussi, admet l'origine dentaire de l'empyème, et la rhinite lui semble être, comme aux autres auteurs, une conséquence plutôt qu'une cause. Il croit que les inflammations nasales aiguës ne seraient jamais suivies d'un empyème de l'antre. Il dit, en effet : « Comment voulez-vous que le pus, lorsqu'il existe en grande quantité dans la fosse nasale, comme dans la rhinite purulente, choisisse pour s'écouler la voie incommode et étroite de l'hiatus semilunaris et de l'infundibulum ? L'écoulement est certainement plus facile par la narine ou par les choanes..... De plus, pourquoi dans le gonflement inflammatoire de la muqueuse, la muqueuse gonflée de l'hiatus, qui se trouve plus près du nez, doit-elle moins s'opposer à l'entrée du pus qu'à sa sortie ?..... On pourrait s'expliquer plus facilement la théorie de la propagation des inflammations purulentes de la muqueuse du nez à celle de l'antre, s'il existait un orifice accessoire..... La plupart des recherches faites sur le vivant, contredisent aussi l'hypothèse d'un catarrhe purulent de la muqueuse qui va, par propagation, de la fosse nasale à l'antre..... Ce n'est que rarement que nous voyons

(1) *Erfahrungen auf dem Gebiete der Nasen-und Rachenkrankheiten.* Bonn, 1888.

(2) *L. c.*

une inflammation catarrhale simple de la muqueuse se propager sur une partie voisine de la muqueuse isolée, à cause de sa situation sur un autre plan. Combien de fois voit-on la muqueuse nasale atteinte d'inflammation catarrhale, et la muqueuse de l'antre saine, alors que l'inflammation dure depuis longtemps? La muqueuse voisine de la trompe ne montre pas d'habitude d'altérations dans le catarrhe chronique du nez. »

Je considère ces données comme inexactes. Personne, autant que je sache, n'a affirmé l'issue du pus, par regorgement, de la fosse nasale dans le sinus maxillaire, et pour ce qui est de la propagation du processus d'une cavité à une autre, que SCHEFF croit rare pour la trompe d'Eustache, tous les traités d'otologie montrent qu'elle est fréquente. Le catarrhe, ainsi que l'inflammation purulente de la caisse, sont le plus souvent provoqués par des affections de la muqueuse du pharynx, propagés directement par la trompe à la muqueuse de l'oreille moyenne.

Un travail de SCHNEIDER (1), qui contient les données suivantes, montre le peu de connaissance anatomique que possèdent certains auteurs qui traitent ce sujet. SCHNEIDER dit : « L'inflammation de la muqueuse nasale est la cause la plus rare de l'empyème, parce que la structure de la muqueuse de l'antre facilite peu une telle affection ; cette muqueuse est mince et très pauvre en glandes. Les recherches anatomiques de WERNHER ont prouvé que la communication entre le sinus et la fosse nasale était très souvent supprimée, ce qui explique la rareté de la propagation de l'inflammation de la muqueuse nasale à l'antre ». — *Sapienti sat.*

J. M. JEANTY (2), dans une monographie, renfermant une bibliographie complète, traite ce sujet d'une façon impartiale. On a plaisir à opposer ses conclusions aux données partiales des auteurs. JEANTY reconnaît à l'empyème de l'antre, une origine traumatique, nasale, dentaire et maxillaire. L'origine nasale et dentaire est la plus fréquente.

Pour ce qui est de la relation entre la carie dentaire et l'empyème de l'antre, JEANTY se prononce très prudemment ; il dit : « Les vingt-deux malades de la clinique du Dr Lichtwitz, qui font l'objet de nos observations, présentaient tous, à l'exception du n° III, une mauvaise denture ; ce sont surtout les molaires du

(1) Monatsschr. f. Zahnheilk. 1887.
(2) *L. c.*

maxillaire supérieur, correspondantes à l'antre affecté, qui étaient
cariées. Mais de là à conclure que les dents sont seules la cause,
serait téméraire. Dans presque aucune observation, les antécédents ne nous ont permis d'établir si l'affection avait précédé ou
suivi l'affection du sinus.

J'approuve entièrement ce que JEANTY dit au point de vue de
l'étiologie. La cause de l'empyème doit être le plus souvent
recherchée dans une affection des dents ou de la muqueuse nasale ;
l'origine dentaire semble être la plus fréquente, car, parmi les cas
d'empyèmes mentionnés dans la littérature, à moins qu'il y ait
erreur, ce n'est que dans 25 °/₀ des cas qu'on a trouvé l'origine
nasale.

Aux adversaires de l'origine nasale, j'opposerai de nouveau :
a) les cas de suppuration de la muqueuse du sinus, avec intégrité
de la denture; b) le fait que, souvent dans la rhinite, ce n'est que
la muqueuse du *sinus sphénoïdal* qui suppure, ce qui prouve qu'un
empyème des sinus peut survenir, sans carie dentaire, sans
affection du maxillaire, seulement à la suite d'une inflammation
de la muqueuse nasale; enfin, c) l'inflammation suppurative de la
muqueuse nasale, avec cavités accessoires normales, preuve qu'il
peut exister une inflammation purulente primitive de la muqueuse
nasale.

J'ai déjà dit que la plupart des inflammations du sinus maxillaire étaient des processus propagés par continuité à la muqueuse
nasale. Il n'y a rien à modifier à cette assertion, car je n'ai pas eu
seulement en vue l'empyème de l'antre d'Highmore, mais l'inflammation de ce sinus en général, dont la forme sécrétoire, à elle
seule, concerne 70 °/₀ des cas. On comprend que les praticiens
connaissent mieux la forme suppurative avec symptômes aigus,
que les autres inflammations de la muqueuse, d'autant que le
diagnostic de la forme sécrétoire est difficile à faire.

Je crois donc avoir assez nettement insisté sur mon opinion, et
j'espère qu'à l'avenir, mes indications ne seront pas faussement
interprétées (1). Je n'ai jamais nié l'origine dentaire de l'empyème;
cela eût été ridicule, car la relation intime entre l'appareil dentaire

(1) B. FRAENKEL, par exemple, me fait dire que la carie dentaire serait une
conséquence de l'affection de l'antre. Je n'ai jamais eu cette idée, je n'ai pas dit
qu'il s'agissait d'une affection courante, mais j'ai dit seulement qu'étant donné la
déhiscence des canaux nerveux du maxillaire supérieur, l'affection pouvait se
propager aux nerfs dentaires.

et le sinus maxillaire fait, *à priori*, penser à cette origine, et, depuis Highmore, on a rapporté assez de cas probants dus à cette cause. Dans la première édition de la première partie de cet ouvrage, j'ai plutôt insisté sur l'origine nasale de l'empyème, parce qu'à côté de nombreux cas de ce genre, je n'avais pu disposer que d'un *seul* cas avéré d'empyème dentaire.

CHAPITRE XVII.

Polypes du sinus maxillaire.

Dans le sinus maxillaire se retrouvent toutes les formes d'hypertrophie de la muqueuse que nous avons rencontrées dans les fosses nasales. On y voit l'hypertrophie *verruqueuse diffuse*, que j'ai fait représenter Pl. XXXVIII, fig. 6, et Pl. XLVI, fig. 5. La muqueuse est gonflée dans ces cas, et sa surface est recouverte de prolongements verruqueux ou papillaires qui, ainsi que la couche muqueuse sous-épithéliale, sont souvent fortement infiltrés de cellules rondes. Les orifices glandulaires sont très dilatés ; cette hypertrophie se greffe, ainsi que nous l'avons vu, sur l'une des deux formes d'inflammation de la muqueuse.

Les *polypes* des antres, dont le volume est variable, forment des tumeurs tantôt aplaties, tantôt arrondies, et apparaissent surtout à la suite d'une inflammation séreuse. La muqueuse gonfle dans ces cas et constitue de grosses saillies, composées en grande partie d'exsudats tout d'abord et qui, plus tard, lorsque survient l'hypertrophie des tissus et la disparition totale ou partielle de l'exsudat, forment des tumeurs solides, adhérentes au revêtement du sinus par des pédicules épais. Il peut se faire aussi que çà et là la trame des tumeurs enflammées, fortement distendue, perde sa propriété contractile. On trouve alors, après la résorption de l'exsudation, des polypes plats, à pédicule étroit, en forme de crête de coq.

Les polypes du sinus présentent un certain intérêt au point de vue de la formation des hypertrophies de la muqueuse, car ils montrent clairement, à en juger par la description des cas suivants, comment leur structure est sous la dépendance de l'état du point d'origine.

38

Cas 1. — **Polypes kystiques et polypes ordinaires des sinus maxillaires.**

A. *Cavité nasale droite* (Pl. LVI, fig. 5).

Le cornet moyen est très élevé et descend très bas; il est fortement voûté; l'operculum est atrophié et allongé. L'atrophie de
cette partie du cornet est probablement due à la présence des
polypes du méat moyen qui l'ont comprimée. On voit :

1° Sur le coin de l'operculum du cornet moyen, un polype gélatineux, long de plus de 1 centimètre, dans lequel se trouve un prolongement du cornet osseux en forme d'épine jusqu'au tiers inférieur de la tumeur;

2° Un petit polype mince, long de quelques millimètres seulement, implanté par une large base sur une crête de la paroi latérale du cornet et qui fait saillie dans la fissure ethmoïdale;

3° Sur la bulle ethmoïdale, fortement augmentée de volume,
distendue et allongée, on voit un gros polype kystique qui, couvrant
l'hiatus semilunaris, descend jusqu'au cornet inférieur. Sa partie
postérieure va, dans sa portion effilée, jusqu'au plancher nasal. Au
niveau du point où le polype de la bulle ethmoïdale vient toucher
la paroi du méat moyen, la muqueuse est hypertrophiée et sa surface est recouverte de nombreuses petites verrues;

4° Un petit polype gélatineux, en forme de crête de coq, se trouve
au niveau de l'apophyse unciforme;

5° En avant du méat moyen, au dessous de l'agger nasi, existe
un polype de plus de 1 centimètre, à pédicule étroit;

6° Un petit polype à large base est placé en avant dans le méat
supérieur;

7° Enfin, on voit une forte hypertrophie de la muqueuse sur le
bord libre du cornet moyen.

L'*orifice maxillaire*, vu de l'antre, apparaît très élargi, à cause
d'un kyste, du volume d'une noisette, qui, venu de la muqueuse
sur la paroi latérale de la bulle, a fait issue dans l'antre, à travers
cet orifice (Pl. LVII, fig. 1 c).

Une seconde tumeur, dont le volume dépasse celui d'une noix,
adhère au bord inférieur de l'orifice maxillaire et comble la plus
grande partie de l'antre; elle est recouverte de kystes nombreux,
dont l'un atteint le volume d'une petite noisette (Pl. LVII, fig. 1).
Ces kystes siègent sur toute la périphérie de la tumeur, sauf sur sa

moitié supérieure où la tumeur kystique est suspendue comme par un pédicule. Un examen minutieux montre que ce polype provient, en grande partie, de la muqueuse de l'apophyse unciforme ; il existe, en effet, dans le pédicule épais de la tumeur, une plaque osseuse large, épaissie ; lorsqu'on a détaché cette tumeur, on voit que la plaque n'est autre chose que l'apophyse unciforme allongée. La même altération existe sur le squelette, dans quelques polypes du nez, avec cette différence que, dans notre cas, le prolongement osseux fait saillie dans l'antre et qu'il n'est pas ramolli. Le développement dans l'antre d'un polype implanté sur l'apophyse unciforme de l'ethmoïde, s'explique, selon toute apparence, par l'implantation de la tumeur sur la surface de l'apophyse unciforme qui regarde l'antre.

Muqueuse du sinus maxillaire : Par places, elle a son aspect normal ; sur d'autres points, elle est un peu épaissie et recouverte de kystes nombreux, du volume d'un grain de chénevis à celui d'un haricot.

Examen du polype kystique : A la loupe, on peut voir déjà que la partie voisine du pédicule contient un stroma riche en glandes et de petits kystes, tandis que l'autre partie de la tumeur est uniquement composée de kystes, dont un surtout, se distingue par son fort volume (Pl. LVII, fig. 2). A un plus fort grossissement, on voit que la partie située près du pédicule est constituée par un stroma à fibres fines, qui contient quelques cellules rondes. Ce stroma renferme un grand nombre d'amas glandulaires qui, pour la plupart, sont en voie de transformation kystique. On trouve quelques acini simplement dilatés, puis plusieurs qui, à en juger par leur contours extérieurs, ont l'air de corps creux en forme de feuilles de trèfle. On rencontre aussi des kystes plus volumineux, sphériques, saillants à la surface. Tous les kystes sont recouverts d'une couche épithéliale bien conservée. Quant à la partie éloignée du pédicule, elle renferme aussi, ainsi que nous l'avons déjà dit, de gros kystes, séparés les uns des autres par des cloisons minces. La paroi kystique est par endroits excessivement mince ; elle est constituée par un stroma analogue à celui de la muqueuse de l'antre. Sur quelques points, la paroi est plus épaisse ; la muqueuse a pris la forme caractéristique du catarrhe chronique du revêtement de l'antre. Les mailles du stroma sont considérablement élargies et présentent de grosses lacunes avec une exsudation séreuse.

Le reste de la muqueuse de l'antre qui, macroscopiquement,

a une épaisseur normale, et qui n'est aminci qu'aux endroits kystiques, contient des glandes, et sa surface est pourvue de prolongements villeux et en forme de champignons. Dans le voisinage des saillies papillaires, on voit, sur quelques points, un processus identique à celui qu'on observe sur la muqueuse nasale hypertrophiée et sur les polypes, processus qui contribue notablement à l'allongement des saillies.

Les conduits excréteurs des glandes sont, en effet, dilatés; à la surface, ils s'unissent directement aux excavations de la muqueuse, et se prolongent dans la muqueuse elle-même, confluant avec les follicules glandulaires dégénérés. Ces derniers se dilatent et forment des canaux à direction rectiligne et à diamètre considérable, qui se trouvent dans le prolongement du conduit excréteur.

Aux points où la muqueuse a son épaisseur normale, la surface est également papillaire, de même qu'à la Pl. XXXVIII. fig. 3, signe qu'elle non plus, n'a pas été épargnée par l'inflammation. Le stroma est partout composé de tissu lamineux onduleux; çà et là, seulement, on trouve de petites lacunes irrégulières, remplies d'un contenu finement ponctué. Par places, font saillie dans ces lacunes, des travées lacérées de tissu lamineux. Sur les points de la muqueuse plus épaissis, on aperçoit plusieurs cavités plus vastes, où l'on trouve, même dans le stroma, une fente unique qui mine la muqueuse sur un long trajet. Le contenu et les trabécules de tissu lamineux de cette fente, sont identiques à ceux des parties périphériques. Probablement. par suite du catarrhe, la muqueuse a été autrefois altérée de la façon décrite au chapitre VII, cas 2 et 8. Nous avons affaire, dans notre cas, à un stroma hydropique en régression presque complète.

Muqueuse nasale : Rien de particulier à noter. Au microscope, elle présente un aspect presque normal, sauf sur les points où il existe des polypes.

B. *Fosse nasale gauche* (Pl. LVI, fig. 6, et Pl. LVII, fig. 3).

La muqueuse nasale se comporte comme celle du côté opposé ; elle présente, en effet, un aspect normal, excepté sur les parties où existent des polypes.

Les polypes et les hypertrophies polypoïdes se groupent dans cette cavité, sur la partie marginale du cornet moyen, d'où ils rayonnent vers la bulle.

Sur l'apophyse unciforme, la muqueuse n'est que peu renflée.

Sinus maxillaire : La muqueuse n'est pas épaissie; elle est recouverte par de petits kystes nombreux et par quelques gros kystes. Ces derniers siègent sur le plancher. Dans la portion inférieure de la cavité, existe une tumeur solide de 1 cent. 1/2 environ, aplatie comme une lentille, et suspendue par un court pédicule, mince comme un fil. Cette tumeur (polype) est très mobile (Pl. LVII, fig. 4).

Examen microscopique de la tumeur : Au microscope, le polype présente une coque mince, traversée par quelques rares cellules rondes et un noyau dont la charpente est composée de mailles de tissu lamineux dilatées fortement, ou même, par places, excessivement. Une masse finement granuleuse est épanchée dans ces mailles. Le pédicule étroit et légèrement papillaire, nettement fibrillaire au centre, renferme, par places, un contenu granuleux; cette partie aussi a donc contenu autrefois, ainsi que le polype, une plus grande quantité d'exsudats. A la surface, existe, par contre, une bordure large, plus homogène, qui, çà et là, renferme encore des cellules. L'aspect est semblable à celui des polypes gélatineux pourvus de glandes, tels qu'on les rencontre souvent sur les bords de l'hiatus semilunaris.

Je m'imagine qu'autrefois, à la place du polype, il a existé une tumeur bosselée, volumineuse. Cette tumeur est devenue turgescente dans la portion éloignée du pédicule et s'implantait, par un pédicule, à la façon d'un champignon, ce qui lui donnait une certaine mobilité. Dans les changements de position du corps, le pédicule s'est tordu, à la longue, et est devenu plus mince par suite des troubles de nutrition. Dans un cas de ce genre, il peut se faire que la tumeur s'étrangle complètement et tombe dans l'antre.

Tumeur du corps du sphénoïde : Le sinus sphénoïdal contient, dans notre cas, une tumeur qui a à peu près le volume d'une noix et qui semble partir du toit de la cavité. Cette tumeur descend jusqu'au plancher du sinus; elle atteint aussi la paroi antérieure avec laquelle elle se soude. La surface de la tumeur est lisse, son parenchyme est mou. Sur la préparation, on voit qu'on n'a pas affaire à une tumeur de la muqueuse du sinus, mais à un néoplasme de la glande pituitaire, qui a envahi le sinus sphénoïdal. Cette glande est hypertrophiée et se laisse facilement énucléer de la selle turcique. Le toit du sinus sphénoïdal présente des lacunes, il est rugueux, poreux, épineux comme dans le carcinome et a été en grande partie usé par le néoplasme.

La muqueuse du sinus est mince ; elle contient un petit polype et dans toute son étendue elle est intimément soudée avec la surface osseuse renflée de la cavité.

Quant à la *structure* de la *tumeur*, elle est composée, comme on peut déjà le distinguer à la loupe, de cordons ramifiés anastomosés, notamment au centre de la tumeur. Plus on se rapproche de la surface et moins cette structure est distincte, et immédiatement au dessous de la capsule de tissu lamineux, il n'y a plus trace de la charpente parenchymenteuse décrite. Les cordons (c'est-à-dire toute la tumeur), entre lesquels existent des capillaires en grande quantité, se composent de toutes petites cellules rondes, à contenu granuleux. Nous avons donc affaire à un cas d'adénome de la glande pituitaire (1).

La coïncidence des polypes des fosses nasales et de ceux du sinus sphénoïdal avec l'adénome de cette dernière cavité est accidentelle. Au contraire, les polypes des deux cavités sont en relation causale, en ce sens que le catarrhe chronique de la muqueuse nasale a donné naissance aux polypes du nez et que le catarrhe, qui, de la fosse nasale s'est propagé au sinus sphénoïdal, a engendré aussi des polypes dans le sinus.

Cas 2. — **Polype mince en forme de feuille de la muqueuse du sinus maxillaire.**

(Pl. LVII, fig. 5.)

La muqueuse du sinus maxillaire n'est que peu épaissie et, sur plusieurs points, elle est pourvue de polypes minces, en forme de feuilles et à pédicule large. Sur la tumeur choisie pour l'examen microscopique, la muqueuse ne renfermait pas de glandes et contenait, dans sa couche périostée, des néoformations formées d'écailles osseuses. Le polype se compose d'un stroma de tissu lamineux, à structure plus dense à la périphérie qu'au centre.

Cas 3 — **Tumeur lobulée, plus grosse qu'un haricot, implantée sur le bord postérieur de l'orifice maxillaire.**

(Pl. LVIII, fig. 1.)

La tumeur se relie à la paroi interne du maxillaire, à l'aide d'un

(1) Les indications bibliographiques sur les tumeurs de la glande pituitaire sont contenues dans un travail de E. Breitner, publié dans le Virchow's Arch. Bd. 93.

pédicule étroit. Sur le plancher de l'antre gauche, se trouve un kyste de la muqueuse assez volumineux.

Cas 4. — **Grosses tumeurs kystiques dans les deux antres.**

(Pl. LVIII, fig. 2.)

A droite, se trouve une tumeur du volume d'une petite noix, implantée à la paroi externe du maxillaire, par un pédicule court et épais. Elle est formée, à l'exception du pédicule, par un gros kyste unique. A gauche, il s'agit seulement d'une agglomération de kystes qui adhère par une large base au plancher et à la paroi interne de l'antre. Au niveau du méat moyen gauche, siège un gros polype.

_____

Nous trouvons donc dans l'antre, des polypes *avec ou sans glandes*. Les polypes sans glandes sont seulement formés d'un stroma de tissu lamineux de la muqueuse; les autres renferment, outre ce stroma, des glandes qui, souvent, présentent une dégénérescence kystique. Sur quelques tumeurs, la dégénérescence est si marquée, qu'on peut les envisager comme des polypes kystiques. La différence d'aspect des polypes du sinus maxillaire s'explique aisément, si on tient compte de la distribution des glandes dans la muqueuse du sinus. Les glandes n'y sont pas, en effet, disposées aussi régulièrement que dans les autres muqueuses ; des *points dépourvus de glandes* alternent souvent avec des *points qui en contiennent*. Lorsqu'un polype se développe en un point dépourvu de glandes, il est clair qu'il ne renferme que du tissu fibrillaire ; dans les cas contraire, il renfermera aussi de la substance glandulaire.

Pour ce qui est de l'étiologie, je dirai encore une fois que, comme pour les polypes du nez, le processus inflammatoire joue un grand rôle. En effet, dans la pluport des cas, il existe des signes certains d'inflammation, tantôt récents, tantôt anciens.

CHAPITRE XVIII.

Empyème du labyrinthe ethmoïdal.

L'empyème des cellules ethmoïdales semble être très rare. Je n'en ai vu qu'un seul cas, et la littérature n'en mentionne que peu d'exemples. E. Berger et J. Tyrnau (1), qui ont compilé ce qui a été écrit sur ce sujet, ne rapportent en tout que 7 cas de dilatation du labyrinthe ethmoïdal, dans lesquels il existait une atrophie des cloisons qui séparent les cellules, et une transformation du labyrinthe en un kyste uniloculaire. Ce sont :

1° Les cas de Hulke, avec ectasie des cellules ethmoïdales gauches, produite par l'accumulation de mucus et abcès aigu du sinus frontal droit.

2° Celui de Brainard, analogue au précédent.

3° Celui de Schuh. Il existait, dans ce cas, une protrusion de l'œil gauche et une abolition de l'odorat du même côté, ainsi qu'une gêne respiratoire dans la fosse nasale gauche. A l'angle interne, on voit une tumeur assez saillante; à l'incision, il s'écoule un liquide crémeux. L'auteur a pu pénétrer, avec le doigt, dans la cavité, jusqu'au trou optique.

Des cas semblables (cas 4, 5 et 6) ont été décrits par Knapp, par de Vicentiis et par Evetzky. Ce dernier a observé, chez un homme de 27 ans, une tumeur fluctuante, hémisphérique, au dessus du ligament interne des paupières. A l'incision, il s'écoula un liquide visqueux et filant; la cavité était limitée par le labyrinthe ethmoïdal, la lame papyracée manquait. Evetzky, se basant sur l'examen macroscopique et microscopique, porta le diagnostic de mucocèle du labyrinthe ethmoïdal.

7° Enfin, celui de Langenbeck, avec ectasie des cellules ethmoïdales et du sinus frontal communiquant entre eux. Cette lésion était due à un traumatisme de la moitié du nez et de l'œil gauches. Deux ans plus tard s'est développé une tumeur fluctuante à l'angle interne de l'œil, et une protrusion du globe de l'œil. La voix était celle d'un homme dont le nez est obstrué par des polypes. Après incision de la tumeur, il s'écoula une masse blanc-grisâtre. Par le sinus frontal, on sentait nettement la paroi interne de l'orbite qui faisait saillie vers l'orbite.

L'ectasie des cellules ethmoïdales peut aussi se produire uniquement vers la fosse nasale. M. Mackenzie signale des préparations du musée de l'hôpital de Saint-Thomas, qui provenaient de malades qu'on aurait pu croire atteints de polypes du nez. Spencer Watson dit que, dans ces derniers cas, la dureté de la paroi, ainsi que

---

(1) *Die Krankheiten der Keilbeinhöhle und des Siebbeinlabyrinthes.* Wiesbaden, 1886.

l'écoulement d'un liquide muqueux après la ponction, auraient dû permettre de trancher facilement le diagnostic.

A côté des cas cités par BERGER et TYRNAU, il faut encore mentionner un cas rapporté par L. BAYER (1). Il s'agit d'une obstruction complète des fosses nasales, produite par une tumeur solide du volume d'une noix, occupant le cornet moyen droit, avec déviation de la cloison du côté gauche.

A l'examen rhinoscopique postérieur, on ne trouve rien d'anormal. Diagnostic : kyste osseux, multiloculaire, du cornet moyen. On pratique une ponction de la tumeur, qui laisse s'écouler un liquide visqueux; on fait ensuite une cautérisation, la tumeur diminue et le nez devient libre. Plus tard, apparaît une exophtalmie droite, les fosses nasales s'obstruent de nouveau, et l'on voit deux tumeurs, l'une au niveau du cornet moyen, l'autre, plus petite, au niveau du cornet supérieur; la ponction de cette tumeur donne issue à un liquide muqueux. La cause de l'exophtalmie était un kyste rempli de mucus sur le plancher de l'orbite, qui communiquait avec l'antre. L'exopthalmie disparaissait avec la régression de la tumeur. BAYER résume ainsi son cas : « Je ne crois pas que le cas ait besoin d'une longue explication, après ce que j'ai dit dans mon introduction. Il s'agit, purement et simplement, de kystes osseux, qui se sont formés d'abord dans le tissu osseux des cornets, et après, dans l'ethmoïde et dans le maxillaire même, avec lequel les cornets sont articulés ».

Le cas que j'ai observé moi-même (Pl. LVIII, fig. 3 et 4), ressemble à ceux de l'hôpital Saint-Thomas, car la portion ectasiée de l'ethmoïde ne fait saillie que vers la fosse nasale. L'orbite, ainsi que le squelette de la face, sont normaux. J'ai rencontré cette anomalie sur le crâne macéré d'une vieille femme, dont les os craniens étaient atrophiés en plusieurs endroits. Peut-être est-il utile de faire remarquer qu'il existait à gauche une carie du rocher, avec perforation dans la fosse crânienne moyenne, et que toute la paroi postérieure du conduit faisait défaut.

A l'examen des fosses nasales par l'ouverture pyriforme, on voyait qu'à droite, l'ethmoïde faisait saillie comme une tumeur, et que, traversant le plan moyen, il avait refoulé la cloison vers le côté gauche; à gauche, la portion antérieure épaissie de l'ethmoïde s'appliquait également contre la cloison, mais elle ne constituait

(1) *Des Kystes osseux de la cavité nasale.* Paris, 1885.

pas une tumeur (Pl. LVIII, fig. 3). La portion de la cloison enclavée entre les deux moitiés du labyrinthe ethmoïdal était mince, atrophiée et perforée.

L'examen par les choanes montre le même aspect. La moitié droite du labyrinthe ethmoïdal forme aussi une tumeur dans sa portion postérieure, contrairement à ce qui a lieu pour le côté opposé. Cette tumeur va jusqu'à l'aile du vomer. *Par conséquent, la moitié droite du labyrinthe ethmoïdal, dans toute son étendue, est considérablement augmentée de volume.*

Le crâne a été divisé en deux moitiés par une coupe sagittale médiane, et voici ce qu'on observe :

A droite : Le cornet inférieur est petit, mais normal et, sur le labyrinthe dilaté dans toute son étendue, on ne voit plus les contours du cornet; la fissure ethmoïdale a disparu; en arrière seulement, dans la projection du trou sphéno-palatin, on voit à peine une trace de cette fissure. La région du cornet ethmoïdal inférieur est très fortement distendue, et la plus grande partie du labyrinthe ethmoïdal semble transformée en un gros kyste osseux multiloculaire. La paroi médiane de ce kyste est formée par les cornets ethmoïdaux métamorphosés; en bas, les kystes proéminent sous forme de tumeurs, vers le méat moyen. Sur les côtés de la vésicule osseuse, on voit quelques cellules ethmoïdales qui s'appliquent contre la lame papyracée normale. Sur l'extrémité antérieure de la vésicule osseuse, on observe, sur la ligne médiane, au point où elle est appliquée contre la cloison, un épaississement osseux, poreux, aplati, du volume d'un haricot environ ; un épaississement semblable, mais plus petit, se trouve sur la face inférieure de la vésicule qui regarde le méat moyen. A cet épaississement, s'ajoute, tout près, une exostose pédiculée, en forme d'épine.

La *bulle ethmoïdale* est réduite à une lame étroite, par suite de la compression exercée par la vésicule osseuse.

L'apophyse unciforme est épaissie, notamment en avant, où elle fait suite à l'épaississement du labyrinthe ethmoïdal. La paroi interne de la vésicule est lisse. Les *sinus* sont normaux.

A gauche : Cornet inférieur petit, mais à contours normaux. Il existe trois cornets ethmoïdaux; le cornet ethmoïdal inférieur est quelque peu atrophié, et ainsi que celui du côté opposé, pourvu d'épaississements osseux (2 fragments), en forme de tumeurs. Le segment antérieur s'applique à la cloison et se continue dans une des cellules ethmoïdales.

La bulle ethmoïdale n'est pas libre; elle est soudée avec le cornet ethmoïdal inférieur. Les sinus sont normaux.

Nous trouvons, par conséquent, une dégénérescence kystique du labyrinthe ethmoïdal droit, avec épaississement et exostose sur la paroi libre, puis des épaississements sur la moitié gauche de l'ethmoïde qui, d'ailleurs, est normale.

Résumé.

Nous avons, dans ce cas, affaire à une affection du labyrinthe ethmoïdal droit, tandis qu'à gauche, il ne s'agit que d'un processus secondaire venu du côté droit.

De quelle nature était cette affection? J'ai souvent vu des kystes de la muqueuse de l'ethmoïde, mais ces tumeurs, alors même qu'il s'agit de polypes kystiques volumineux, ne produisent pas une irritation semblable. On pourrait plutôt penser à une accumulation de mucus, par suite d'un catarrhe chronique, mais il est plus probable qu'il a existé un état analogue à l'empyème de l'antre d'Highmore, ou, peut-être, un catarrhe qui, plus tard, est devenu purulent. Les épaississements et les exostoses de l'ethmoïde sont primitifs et dus à l'empyème, ou secondaires, et produits par le frottement entre l'ethmoïde et la cloison.

Sur le vivant, on aurait pu confondre l'ectasie du labyrinthe ethmoïdal avec un bourrelet des cornets, avec un cornet moyen distendu en forme de vésicule (Pl. XLVIII, fig. 3 et 4), et avec des néoformations de l'ethmoïde. Mais les bourrelets du cornet sont le plus souvent circonscrits, et l'extrémité postérieure du cornet montre en même temps un enroulement normal. La tumeur se distingue de la transformation vésiculeuse du cornet moyen, par son développement sur la ligne médiane, et par l'envahissement de la partie postérieure de l'ethmoïde. Enfin, la ponction de l'ectasie de l'ethmoïde peut faciliter le dignostic différentiel.

CHAPITRE XIX.

Proéminence en forme de tumeur, des vertèbres cervicales supérieures, faisant saillie dans le pharynx.

Je terminerai cet ouvrage par la description d'un cas de rétrécissement du pharynx, dû à une saillie des vertèbres cervicales. Les cas de ce genre sont importants à connaître pour le rhinologiste, parce qu'ils rendent difficile ou même impossible l'examen des fosses nasales par les choanes.

La saillie mentionnée est immobile et siège au niveau des deux vertèbres supérieures. Elle proémine dans le pharynx, dont la muqueuse est légèrement mobile sur elle ; la saillie est placée de telle façon, qu'une moitié est au dessus du voile du palais, et l'autre moitié au dessous.

Cette proéminence des vertèbres a la forme d'une colline peu élevée, longue de 3 centimètres, large de 14 millimètres, et haute de 12 millimètres. Son diamètre longitudinal a une direction verticale. Si on refoule le voile du palais en haut, on voit que la tumeur s'effile sur son extrémité supérieure et qu'elle est limitée latéralement par une rainure distante de 7 millimètres de la ligne médiane. La moitié supérieure de la saillie a une dureté osseuse, tandis que la moitié inférieure présente une certaine élasticité au toucher.

En disséquant la préparation, on voit que la saillie décrite est physiologique ; il est donc indiqué de rappeler l'anatomie des deux premières vertèbres cervicales supérieures. L'atlas, ainsi que l'axis, possèdent un contour très net à leur face antérieure. L'atlas présente au milieu de sa face antérieure, le tubercule antérieur où s'insère le muscle *longus atlantis*.

L'axis est la plus haute de toutes les vertèbres cervicales. Sur sa face antérieure, une crête médiane va, en s'élargissant vers le bas, de la base de l'apophyse odontoïde, jusqu'au bord inférieur du corps de la vertèbre. LUSCHKA (1) l'a appelée *crista epistrophei*. « On voit, traversant cette crête, une bandelette qui naît du tubercule antérieur de l'atlas. Cette bandelette est étroite, elle fait saillie en forme de carène, et s'insère sur l'extrémité inférieure large de cette crête..... De chaque côté de la face antérieure de l'axis..... se trouve une dépression située immédiatement à côté de cette crête..... Dans cette dépression, en forme de fossette, on voit l'extrémité supérieure de la portion droite du long du cou. Les tendons, de chaque côté, convergent vers la ligne médiane et s'unissent en partie avec la bandelette tendue sur la crête de l'axis. Ils se fusionnent en partie avec le périoste qui revêt la fossette de l'axis ».

Je n'ai rien à ajouter à cette description, si ce n'est que le tubercule antérieur de l'atlas, ainsi que la crête de l'axis, sont

---

(1) *Der lange Halsmuskel des Menschen.* Müller's Archiv., 1864.

variables. Tantôt ils sont fortement développés, tantôt à peine esquissés.

Sur notre préparation, les deux vertèbres cervicales supérieures présentent les détails suivants : *le tubercule antérieur de l'atlas est d'un volume extraordinaire;* il fait saillie, comme une épine, et a une longueur de 16 millimètres, mesuré au niveau du bord supérieur de l'arc antérieur de l'atlas, et de 10 millim., du bord inférieur de cet arc.

La crête de l'axis est bien développée, et les portions latérales de sa face antérieure sont profondément cannelées. Entre le tubercule antérieur de l'atlas et la base de la crête de l'axis, est tendue la bandelette décrite par Luschka, à côté de laquelle s'insère le muscle droit du cou. Par suite du développement considérable du tubercule de l'atlas que nous avons décrit, la bandelette et les parties voisines font saillie comme un bourrelet qui est limité latéralement par une rainure du côté du grand droit antérieur de la tête. La saillie de la paroi postérieure du pharynx est formée par cette paroi même, puis par le tubercule antérieur de l'atlas excessivement volumineux, et par la bandelette. Nous pouvons, à présent, nous expliquer l'élasticité qu'on percevait à l'extrémité inférieure de la tumeur.

Donc, des formations physiologiques peuvent simuler une tumeur sur la paroi postérieure du pharynx, et si l'on aperçoit, à l'avenir, une saillie sans augmentation de volume au niveau de deux vertèbres cervicales analogues à celles que nous avons signalées, on aura affaire à une production physiologique quoique anormale.

Je n'ai pas trouvé de cas semblables dans la littérature.

Un cas qui se rapproche le plus du nôtre, est celui de G. Scheff (1). Cet auteur a constaté ce qui suit chez un malade : « La tumeur siège sur le corps de la deuxième vertèbre cervicale; elle a un diamètre transversal de 13 millimètres, un diamètre longitudinal de 2 cent. 1/2, et une hauteur de 6 millimètres; elle est dure comme une pierre, et sa surface est lisse. Le néoplasme a une forme conique et s'unit au corps de la vertèbre sans limites visibles ou palpables. Cette tumeur présente une légère encoche sur sa surface qui regarde la voûte du pharynx. La muqueuse est lisse et luisante ». On n'a pas observé d'augmentation de volume de la tumeur.

(1) *Retropharyngeal-Exostose.* Allg. Wien. Med. Zeitung, 1881, n° 23.

Bordeaux. — Imprimerie J. DURAND, rue Condillac, 20.

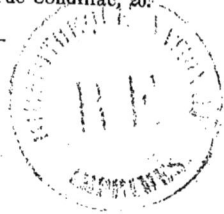

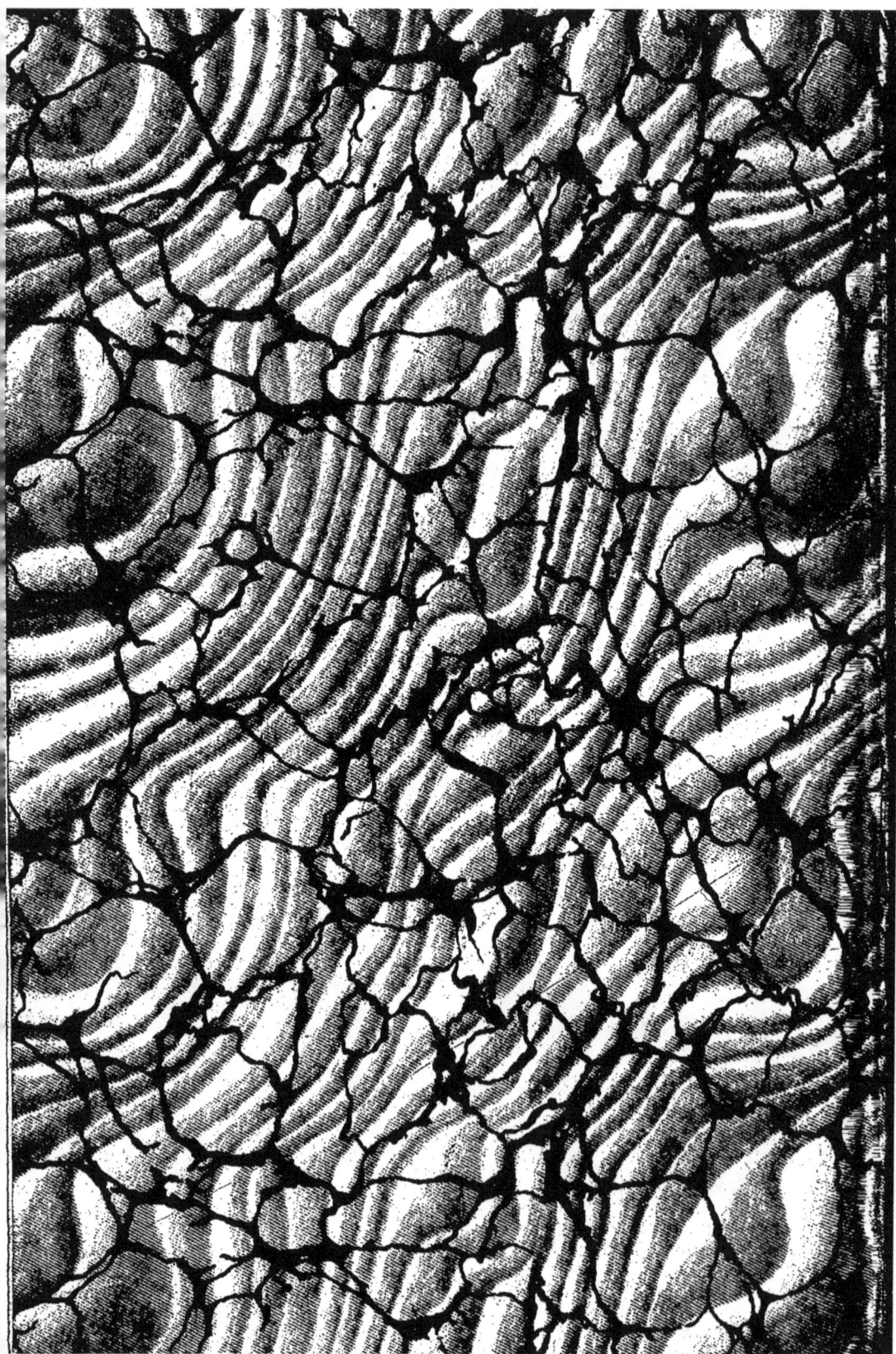

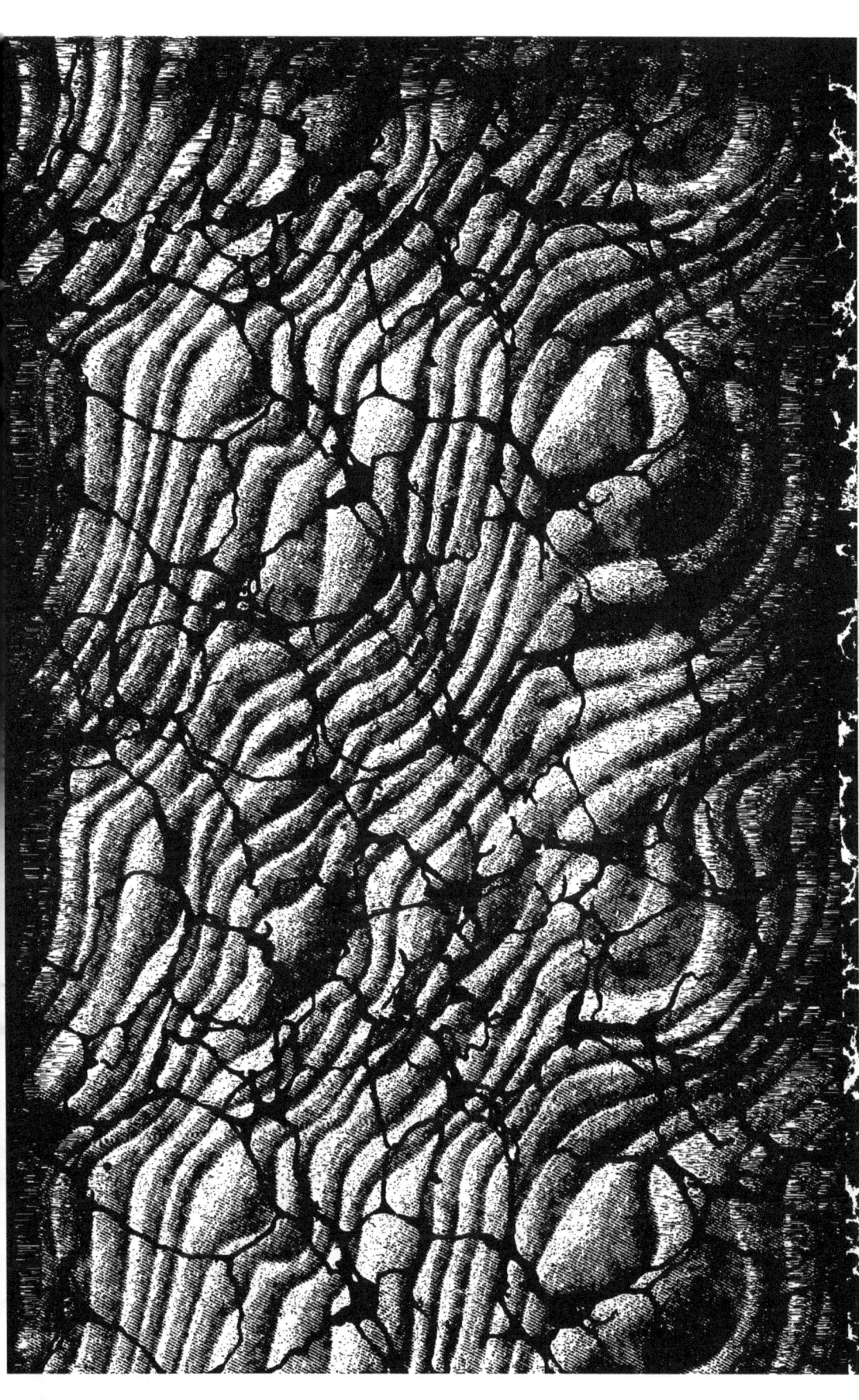

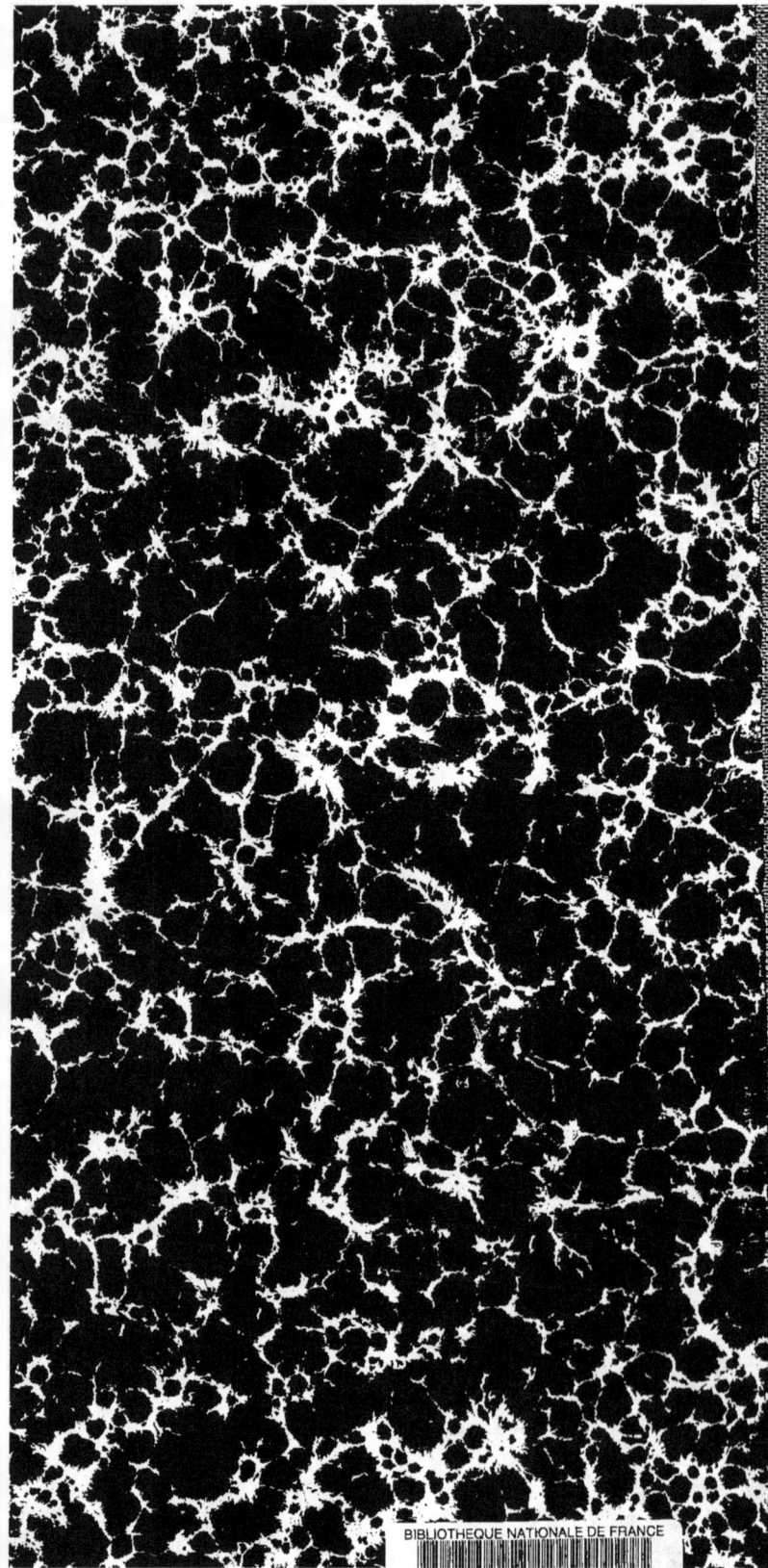

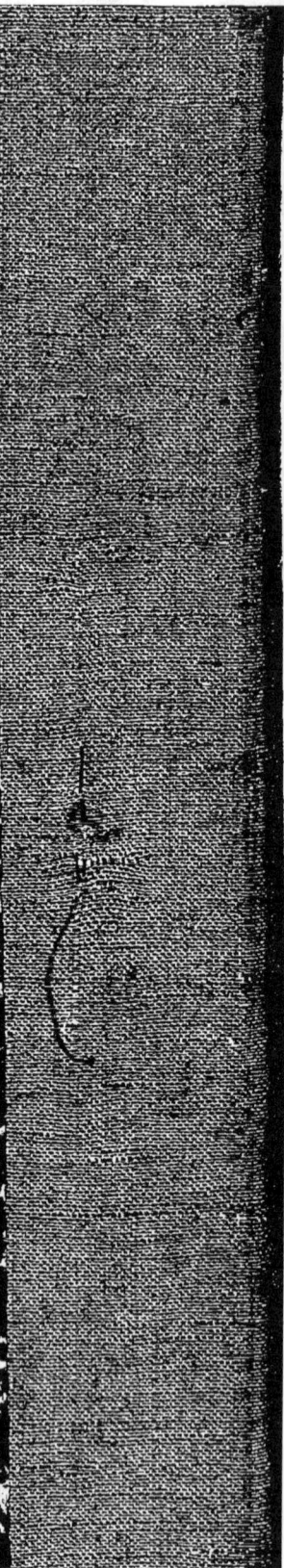

www.ingramcontent.com/pod-product-compliance
Lightning Source LLC
Chambersburg PA
CBHW060842220326
41599CB00017B/2366